D1942607

BEITRÄGE
ZUR NEUEREN
LITERATURGESCHICHTE
Band 165

DIRK VON BOETTICHER

Meine Werke sind lauter Diagnosen

Über die ärztliche Dimension im Werk Arthur Schnitzlers

Universitätsverlag
C. WINTER
Heidelberg

Die Deutsche Bibliothek – CIP-Einheitsaufnahme

Boetticher, Dirk von :
Meine Werke sind lauter Diagnosen: über die ärztliche Dimension
im Werk Arthur Schnitzlers / Dirk v. Boetticher. – Heidelberg: Winter, 1999
(Beiträge zur neueren Literaturgeschichte; Bd. 165)
Zugl.: Heidelberg, Univ., Diss. 1997
ISBN 3-8253-0861-8

Gedruckt mit Unterstützung
des Förderungs- und Beihilfefonds Wissenschaft
der VG Wort

ISBN 3-8253-0861-8

Alle Rechte vorbehalten.
© 1999 Universitätsverlag C. Winter Heidelberg GmbH
Photomechanische Wiedergabe und die Einspeicherung und Verarbeitung
in elektronischen Systemen nur mit ausdrücklicher Genehmigung
durch den Verlag
Imprimé en Allemagne · Printed in Germany
Druck: Strauss Offsetdruck GmbH, 69509 Mörlenbach

Meinen Eltern gewidmet

Vorbemerkung

Die vorliegende Studie ist eine leicht überarbeitete Fassung meiner Dissertation, die Ende 1996 abgeschlossen und im Herbst 1997 von der Medizinischen Fakultät der Ruprecht-Karls-Universität Heidelberg angenommen wurde.

Mein Dank gilt Herrn Professor Dr. med. Axel Bauer für die Überlassung des Themas dieser Arbeit und seine freundliche Unterstützung bei dessen Bearbeitung an der Schnittstelle von Medizin- und Literaturgeschichte.

Gedankt sei ferner den Mitarbeitern der Handschriftenabteilung des Deutschen Literaturarchivs / Schiller National-Museum Marbach a.N. für völlig unbürokratische Hilfe bei der Einsicht in den dort aufbewahrten Teil des Schnitzlerschen Nachlasses.

Der VG Wort, München, danke ich sehr für die Gewährung eines Druckkostenzuschusses. Meinen Eltern Vera und Peter v. Boetticher danke ich herzlich für ihre langjährige großzügige Unterstützung, durch die sie es mir ermöglichten, neben einem weitgehend naturwissenschaftlich ausgerichteten Fachstudium auch breiter gefächerten geisteswissenschaftlichen Interessen zu folgen. Meinen Schwiegereltern Angelika und Sigmar Groeneveld danke ich für ihre großzügige Gastfreundschaft, die ein Jahr konzentrierter Arbeit am Thema ermöglichte.

Ein ganz eigener und besonderer Dank gilt natürlich meiner Frau Antje v. Boetticher und unseren Kindern Anna-Jacoba und Paul für ihre extreme Geduld und vielfältige Anregung und Unterstützung.

Göttingen, im Mai 1999

Dirk v. Boetticher

Inhaltsverzeichnis

Einleitung

1. Historische Positionen

1.1 Medizin zwischen "stummer Kunst" (Vergil) und "eigener Wissenschaft" (v. Krehl)

Der Mythos berichtet in der Gestalt des Gottes Apoll[1] von einer inneren Korrespondenz zwischen den einzelnen Künsten: Apollon, "der Arzt" (ιητρος), wie der Hippokratische Eid ihn als einzigen nannte, war auch Apollon, "der Musenführer" (μουσαγετης), der Gott der schönen Künste, vornehmlich der Musik und der aus ihr hervorgegangenen Poesie; Apollon Φοιβος, der Gott der heilenden Reinigung, war auch der des Maßes, der Wahrheit und der sittlichen Ordnung; der "griechischste aller Götter"[2] war der des delphischen γνωθι σεαυτον ("Erkenne dich selbst"), der Selbsterkenntnis als Erkenntnis sterblicher Schwäche und Gebrechlichkeit.

Lain Entralgo[3] legte dar, wie schon die Hippokratischen Ärzte, obwohl ihnen ein seelischer Einfluß auf den Leib nicht unbekannt war, in der strikten Trennung von priesterlicher Mantik und ärztlicher Therapeutik die Medizin als eine rein somatotrope "stumme Kunst"[4] entwickelten. In Platons *Charmides* mußten sie sich darum von einem Thrakischen Arzt vorhalten lassen, daß sie deswegen so schlechte Heilerfolge hätten; denn man könne nicht das Auge behandeln, ohne nicht auch den Kopf zu behandeln; den Kopf nicht behandeln, ohne nicht auch den Leib zu behandeln, und schließlich den Leib nicht behandeln, ohne nicht auch die Seele zu behandeln; diese würde aber allein durch die richtigen Worte (επωδαι) wiederhergestellt.[5] Platon gilt Lain Entralgo als Begründer einer rationalen verbalen Psychotherapie. Denn sein Konzept einer *Katharsis* mittels Dialektik konnte in der Antike auch eine grundlegende medizinische Bedeutung beanspruchen. Aristoteles formte das Platonische Erbe auf seine Weise um: einerseits galten auch seine Überlegungen über das "überzeugende Wort" in

---

1 Charles Lichtenthaeler: Der Eid des Hippokrates. Ursprung und Bedeutung. Köln 1984; Walter F. Otto: Die Götter Griechenlands. Das Bild des Göttlichen im Spiegel des griechischen Geistes. 8. Aufl.. Frankfurt/M. 1987; Robert v. Ranke-Graves: Griechische Mythologie. Quellen und Deutung. Reinbek 1984

2 W. F. Otto, a.a.O., S. 99

3 Pedro Lain Entralgo: The Therapy of the Word in Classical Antiquity. Edited and translated by L. J. Rather and John M. Sharp. Foreword by Walter F. Ong. New Haven London 1970

4 "muta ars", ein Ausdruck Vergils, s. P. Lain Entralgo, a.a.O., S. XXI

5 P. Lain Entralgo, a.a.O., S. 114-115; vgl. Platon: Sämtliche Werke in zehn Bänden. Griechisch und deutsch. Nach der Übersetzung Friedrich Schleiermachers, ergänzt durch Übersetzungen von Franz Susemihl und anderen. Hrsg. von Karlheinz Hülser. Band I. Frankfurt/M Leipzig 1991, S. 435 [156d - 157a]

der *Rhetorik* einer verbalen Psychotherapie; andererseits bestimmte er als "Katharsis" ein umfassenderes "psychosomatisches" Geschehen, hervorgerufen nicht durch dialektische Unterdrückung bestimmter Affekte, wie bei Platon, sondern gerade durch deren vornehmlich im Angesicht der Tragödie ermöglichten Provokation. Für Aristoteles war darum ein Arzt, der mit seinen Worten bei einem Patienten eine der Tragödie vergleichbare "kathartische" Wirkung erzielen konnte, therapeutisch sehr viel wirkungsvoller als ein Vertreter der nur "stummen Kunst". Mit dem Tod von Aristoteles, so Lain Entralgo, "original speculation on the psychological action of the human word, and hence on its curative power, comes to an end".[6] Die Medizin, die jeweils als "wissenschaftlich" galt, enthielt sich weitgehend der Ausbildung sprachlicher psychotherapeutischer Techniken, während medizinische Praktiken, die Worte in Form von Beschwörungen, Segenssprüchen oder magischen Formeln verwandten, nicht als wissenschaftlich gelten konnten, sondern nur als Ausdruck von Aberglauben und Magie. Zwar wurden im Rahmen der traditionellen Diätetik immer wieder literarische Werke (im weitesten Sinn) einer therapeutischen Wirkung auf den Bereich der Affekte zugeordnet, doch geschah auch dies höchstens am Rande der jeweils Wissenschaftlichkeit beanspruchenden Medizin.

Der Siegeszug des naturwissenschaftlichen Objektivismus etwa seit den dreißiger Jahren des 19. Jahrhunderts führte zu einer Abwertung der Sprache im Bereich der Diagnostik: in einer die Biographie und Krankheitserfahrung des einzelnen weitgehend ausklammernden klinischen und labormedizinischen Diagnostik verloren die subjektiven sprachlichen Äußerungen des Patienten zunehmend an Bedeutung.

Die Rehabilitation der Sprache innerhalb einer wissenschaftlich ausgerichteten Diagnostik und vor allem Therapeutik zählt zweifellos zu den großen Leistungen Freuds. Dabei gehört das sprachliche Ineinandergreifen von Diagnose und Therapie zu den Eigentümlichkeiten seines Konzepts; denn eine "merkwürdige Erfahrung" hatte ihm gezeigt, "daß hier Verständnis und Heilung beinahe zusammenfallen, daß ein gangbarer Weg von dem einen zum anderen führt" (GW XV, S. 156). Die Entwicklung der Psychoanalyse aus einer psychologischen Interpretation der Hysterie war dabei nur *eine* Reaktion auf das um die Jahrhundertwende auch unter Ärzten um sich greifende Unbehagen an einer rein materialistisch ausgerichteten Schulmedizin. Denn gerade die Unmöglichkeit, die ubiquitär auftretenden hysterischen Symptome einem organischen Substrat eindeutig zuzuordnen, zeigte die Grenzen der scheinbar "Objektivität" garantierenden materialistischen Idee. Andererseits bewirkte deren konsequente Verwirklichung eine zunehmende Entfremdung zwischen objektivierendem Arzt und objektiviertem Patienten als "Fall". Drittens führten eindrucksvolle Ergebnisse in den naturwissenschaftlichen Grundlagendisziplinen (Pathologie und Physiologie, später auch Bakteriologie), da sich aus ihnen zunächst nur ausnahmsweise einmal auch ein Fortschritt im Bereich der Therapie ableiten ließ, zu einer zunehmenden Kluft zwischen medizinischer Forschung und ärztlicher Praxis. Eine immer differenzierter werdende Diagnostik ließ dabei die Grenzen der therapeutischen Einflußmöglichkeiten nur um so schmerzlicher bewußt werden.

Gerade dies entfachte immer wieder von neuem Diskussionen über Status und Selbstverständnis der Medizin: Kunst oder Wissenschaft? - und welche Form der Wissenschaft zuerst? Je stärker die Medizin naturwissenschaftlich (im modernen Sinn) geprägt wurde, um so

---

6 A.a.O., S. 240

deutlicher zeigte sich, daß eine "ausschließlich naturwissenschaftlich-positivistische Bestimmung des Menschen sein eigentliches Wesen verfehlt".[7] Denn, so Ludolf von Krehl, einer der Wegbereiter der *anthropologischen Medizin*, der Mensch ist "nicht nur Objekt, sondern stets zugleich Subjekt: das ist es, was die nie sich erschöpfende Vielseitigkeit der krankhaften Vorgänge am Menschen erzeugt". Krehl forderte darum "eigenartige Betrachtungsformen, die zu den in der unbelebten und belebten Natur notwendigen, sie umfassend, als etwas Neues hinzukommen". Das aber sei "das Zeichen einer *eigenen* Wissenschaft".[8] Der Arzt, so Krehl, sei erst dann auch "der Arzt des Kranken", wenn er "mit dem Kranken seine Krankheit von innen ansehen"[9] könne.

1.2 Medizin und Literatur

Im Verhältnis von Literatur und Medizin lassen sich nach von Engelhardt idealtypisch drei Funktionen unterscheiden: eine "literarische Funktion der Medizin"[10] als Funktion der Medizin "für Thema und Struktur des literarischen Werkes"[11]; eine "medizinische Funktion der Literatur"[12], zu der von Engelhardt neben einer Veranschaulichung und Erläuterung medizinischen Wissens durch literarische Werke auch deren mögliche diätetische und therapeutische Wirkung zählt; und eine "genuine Funktion der literarisierten Medizin"[13], durch die sich Literatur "als ein allgemeiner Zugang zur Welt des Kranken und seiner Subjektivität, zum Selbstverständnis des Arztes und seinem therapeutischen Tun [erweist] - gleichberechtigt neben Philosophie, Theologie und Sozialwissenschaften und ihren Beobachtungen und Interpretationen".[14]

Vor dem Hintergrund dieser Typologie kann Literatur sicherlich als *ein* Medium gelten, das es ermöglicht, den Horizont der wissenschaftlichen Medizin im Sinne der von Krehl intendierten "eigenartigen Betrachtungsformen" *praxisrelevant* zu erweitern oder zu überschreiten. Schon seit Platon die Dichtung, indem er sie etwas abschätzig mit einem Spiegel verglich, als Nachahmung zweiten Grades bezeichnete[15], gehört die Frage nach ihrer kognitiven Dimension zur Grundsatzdiskussion jeder Poetik.

Der Aufstieg der Naturwissenschaften im 19. Jahrhundert beeinflußte nicht nur nachhaltig das Selbstverständnis der Medizin, sondern auch das der Literatur: Emile Zolas 1879/80 er-

---

7 Paul Christian: Das Personverständnis im modernen medizinischen Denken. Tübingen 1952, S. 5

8 Ludolf v. Krehl: Pathologische Physiologie. 13.Aufl. Leipzig 1930, S. VIII

9 Zit. n. Heinrich Schipperges: Heidelberger Medizin in Bewegung. In: Viktor von Weizsäcker zum 100. Geburtstag. Hrsg. v. Peter Hahn und Wolfgang Jacob. Berlin Heidelberg New York 1987, S.59

10 Dietrich v. Engelhardt: Medizin in der Literatur der Neuzeit. Bd. 1. Darstellung und Deutung. Hürtgenwald 1991, S. 12

11 A.a.O., S. 13

12 A.a.O., S. 12

13 A.a.O.

14 A.a.O., S. 18

15 Platon: Sämtliche Werke in zehn Bänden. Griechisch und deutsch. Nach der Übersetzung Friedrich Schleiermachers, ergänzt durch Übersetzungen von Franz Susemihl und anderen. Hrsg. von Karlheinz Hülser. Band V. Frankfurt/M Leipzig 1991, S. 719-729 [596c-599c]

schienene poetologische Abhandlung *Le roman expérimental*[16] stützte sich explizit auf Claude Bernards 1865 veröffentlichte *Introduction à l'étude de la médecine expérimentale*[17] und liest sich über weite Strecken wie ein Exzerpt aus dieser. Der Literaturtheoretiker Wilhelm Bölsche begründete etwas später *Die naturwissenschaftlichen Grundlagen der Poesie*.[18]

Dominierte anfangs, insbesondere im Umkreis des Naturalismus, eine eher wissenschafts-affirmative Haltung, die sich einseitig der positivistischen Methode unterordnete, so traten um die Jahrhundertwende stärker wissenschaftskritische Intentionen hervor, die zugleich die Eigenständigkeit der poetischen Erkenntnis betonten.

Freud verwarf jede Anstrengung, andere Erkenntnisformen neben der wissenschaftlichen zu legitimieren. Dichter waren ihm zwar stets, wo sie seine Theorien bestätigten oder zumindest zu bestätigen schienen, "[w]ertvolle Bundesgenossen" (GW VII, S. 33), jedoch nie eigentlich gleichberechtigte Erkenntnispartner. Mit einer Ausnahme wohl: "Verehrter Herr Doktor [...] ich habe mich oft verwundert gefragt, woher Sie diese oder jene geheime Kenntnis nehmen könnten, die ich mir durch mühselige Erforschung des Objektes erworben [...]".[19] Und, sechzehn Jahre später, zu des Empfängers sechzigstem Geburtstag: "Ihr Determinismus wie Ihre Skepsis - was die Leute Pessimismus heißen - Ihr Ergriffensein von den Wahrheiten des Unbewußten, von der Triebnatur des Menschen, Ihre Zersetzung der kulturell-konventionellen Sicherheiten, das Haften Ihrer Gedanken an der Polarität von Lieben und Sterben, das alles berührte mich mit einer unheimlichen Vertrautheit. [...] So habe ich den Eindruck gewonnen, daß Sie durch Intuition - eigentlich aber infolge feiner Selbstwahrnehmung - alles das wissen, was ich in mühseliger Arbeit an anderen Menschen aufgedeckt habe. [...] im Grunde Ihres Wesens sind Sie ein psychologischer Tiefenforscher, so ehrlich unparteiisch und unerschrocken wie nur je einer war [...]".[20]

2. *Meine Werke sind lauter Diagnosen*

2.1 Schnitzlers Selbstverständnis

Der Freud so *unheimlich* vertraute *Verehrte Herr Doktor*, Arthur Schnitzler, Enkel, Sohn und Bruder bekannter und bedeutender Wiener Ärzte, und zunächst selber Arzt, wies mehrfach auf die Bedeutung seiner medizinischen Herkunft nicht nur für die Themenwahl, sondern auch für seine "Weltanschauung" und künstlerische Haltung im ganzen hin. Wohl am deutlichsten spricht dies sein von Olga Schnitzler überlieferter Satz aus: "Wer je Mediziner war, kann nie

---

[16] Emile Zola: Le roman expèrimental. In: Oeuvres Complètes. Tome dixième. Paris 1968, S. 1173-1417

[17] Claude Bernard: Introduction à l'étude de la médecine expérimentale. Paris 1865

[18] Wilhelm Bölsche: Die naturwissenschaftlichen Grundlagen der Poesie. Prolegomena einer realistischen Ästhetik. Leipzig 1887.

[19] Freud am 8.05.1906 an A. Schnitzler; in: Heinrich Schnitzler (Hrsg.): Sigmund Freud. Briefe an Arthur Schnitzler. In: Die Neue Rundschau 66 (1955), S. 95

[20] Freud am 14.05.1922 an A. Schnitzler; in: H. Schnitzler (Hrsg.), a.a.O. S. 97

aufhören, es zu sein. Denn Medizin ist eine Weltanschauung".[21] Schnitzler, der zu Beginn des Studiums "über den innigen Zusammenhang zwischen Medizin und Poesie" (Tgb. 15.12.1880; S. 91) meditierend, beides für im Grunde unvereinbar hielt; der als Assistent den unauflösbar scheinenden Widerspruch zwischen seinem Beruf und "jenem andern Heiligen" (OW, S. 145), der Kunst, beklagte und nur mit "Schaudern" und "Widerwillen" (Tgb. 18.08.1889; S. 261) an seinen Arzt-Beruf dachte, erklärte dann als Dichter, er sei eigentlich "Naturforscher" (Tgb. 5.10.1925; S. 278), Medizin seine "Weltanschauung" und jedes Werk eine "Diagnose".[22]

2.2 Forschungsstand

Die wissenschaftliche Schnitzler-Forschung verteilt sich auf drei Disziplinen: die Psychologie (insbesondere eine psychoanalytisch ausgerichtete Psychologie), die Germanistik und die Medizingeschichte. Aufgrund vielfacher Überschneidungen - viele Germanisten beispielsweise argumentieren psychoanalytisch - ist eine themenbezogene Gliederung des Forschungsstandes einer fachbezogenen vorzuziehen. Der Vollständigkeit halber werden hierbei auch Stimmen von Zeitgenossen Schnitzlers, die nicht einer im engeren Sinne wissenschaftlichen Forschung zugerechnet werden können, aufgeführt.

Die Bedeutung der medizinischen Herkunft Schnitzlers für sein literarisches Werk wurde sowohl von Zeitgenossen, als auch in der Forschung immer wieder und auf verschiedene Weise betont. Dabei lassen sich grob fünf ineinander verschränkte Bereiche unterscheiden (wobei die einzelne Darstellung chronologisch erfolgt):

1.) die *ärztliche Haltung* und der *ärztliche Blick*;
2.) eine mit diesen (fälschlicherweise) oft gleichgesetzte *(natur)wissenschaftlich* geprägte Sichtweise;
3.) der *psychologische* Blick;
4.) die *Diagnose*;
5.) und ihr Gegenstand, die diagnostizierte *Krankheit*.

2.2.1 Die *ärztliche Haltung* und der *ärztliche Blick*

Wer auf eine ärztliche Haltung des Dichters hinwies, tat dies meist in einem positiven Sinn: "Als Arzt gewohnt, das Kranke zu behandeln, und mit dem Gedanken an den Tod vertraut, hat er viel von der Gesichtsweise des Arztes in seinem psychologischen Blick"[23], urteilte Georg *Brandes* (1912) anerkennend. Demgegenüber monierte *Körner* (1921), der Mediziner Schnitz-

[21] Zit. n. Olga Schnitzler: Spiegelbild der Freundschaft. Salzburg 1962, S. 53; vgl. A. Schnitzler selbst in *Jugend in Wien*: "Meine Stimmungen [...], um nicht zu sagen meine Weltanschauung, war früh von der Atmosphäre der Räume beeinflußt, in denen der Tageslauf eines Mediziners [...] sich naturgemäß abrollt" (JW, S. 124), und: "Nach wie vor blieb ich dem Studium der Medizin dankbar dafür, daß es mir den Blick geschärft und die Anschauung geklärt hatte [...]." (ebd., S. 222)

[22] Zit. n. Bernhard Blume: Das nihilistische Weltbild Arthur Schnitzlers. Stuttgart 1936, S. 72

[23] Georg Brandes: Schnitzler-Medaillon. In: Der Merker 9 (1912), S. 337

ler stelle "Fälle" dar, nicht einzelne Menschen.[24] Thomas *Mann* (1922) würdigte "eine gewisse Lebensstrenge, die *weh* tut. [...] Es mag vom Ärztlichen herrühren, - das Unempfindliche, Unerbittliche".[25] *Specht* (1922) sah in Schnitzlers Haltung zu seinen Gestalten nicht nur die ihres "Schöpfers", sondern auch die eines Hausarztes, "der nicht nur über das Seelische, sondern auch über ihren körperlichen Habitus, über ihre kleinen Gewohnheiten und Defekte, ja ebenso über die Prognose des Künftigen genauen Bescheid weiß".[26] Hedwig *Fischer* glaubte, Schnitzler "war einer der wenigen Weisen unserer Zeit", und fügte hinzu: "Auch als Dichter blieb er Arzt, Heilender".[27] Für *Olga Schnitzler* (1962) konnte "der Enkel und Sohn, Bruder und Schwager von Ärzten [...] gar nicht anders als seit früher Jugend in der Terminologie der Medizin denken, Menschen und ihr Verhalten als mit dem Auge dessen sehen, der tiefer in den Lebensmechanismus schauen gelernt hat".[28] *Politzer* (1962) hob Schnitzlers ärztliches Einfühlen und sein Mitleid hervor: "Der Dichter Arthur Schnitzler war ein guter Arzt. [...] er war zu sehr eins mit den Gestalten, die er schuf, um sie, wie seine Nachfolger auf dem Gebiet der Tragikomödie [...] von oben her bloßzustellen und einem über sich selbst erschrockenen Gelächter preiszugeben. An ihren Betten, welche Betten der Liebe und des Todes waren, verweilte er lange und litt".[29] Auch für *Daviau* (1978) charakterisierte Schnitzlers Charaktergestaltung neben der "rational, dispassionate analysis of a clinical physician and scientific observer" zugleich die "compassion for human beings of a good physician".[30] *Hinck* (1986) interpretierte "das Lebensechte der Gestalten Schnitzlers als Ausdruck seiner ärztlichen Beobachtungsgabe"[31] und wies mehrfach auf die "auch medizinische Herkunft seiner Menschenkenntnis"[32] hin.

2.2.2 Die *wissenschaftlich* geprägte Perspektive

Körner (1921) betrachtete Schnitzlers Vorgehen primär als ein problembezogenes, das die Individualität des Charakters dessen allgemeiner Naturgesetzlichkeit opfert: "das Problem ist zuerst da und setzt Gestalten an. Ein erlebter, noch besser: ein aus dem Erlebnis ergrübelter *Fall* ruft den Psychologen in unserm Dichter auf. Er ersinnt eine Anzahl von Figuren, die ihm den *Fall* gleichsam vorspielen, und so erhalten jene nur eine sekundäre Bedeutung". Man sei versucht, "die von Windelband und Rickert so scharf formulierte Unterscheidung naturwissen-

---

24 Josef Körner: Arthur Schnitzler. Gestalten und Probleme. Zürich Leipzig Wien 1921, S. 20

25 Thomas Mann: Rede und Antwort. Über eigene Werke, Huldigungen und Kränze: über Freunde, Weggefährten und Zeitgenossen. Nachwort von Helmut Koopmann. Gesammelte Werke in Einzelbänden. Bd. 19. Frankfurter Ausgabe. Hrsg. von Peter de Mendelssohn. Frankfurt/M. 1984, S. 474

26 Richard Specht: Arthur Schnitzler. Der Dichter und sein Werk. Eine Studie. Berlin 1922, S. 15

27 Brigitte B. Fischer: Sie schrieben mir - oder was aus meinem Poesiealbum wurde. München 1981, S. 81

28 O. Schnitzler, a.a.O., S. 52

29 Heinz Politzer: Diagnose und Dichtung. Zum Werk Arthur Schnitzlers. In: ders.: Das Schweigen der Sirenen. Studien zur deutschen und österreichischen Literatur. Stuttgart 1968, S. 140

30 Donald Daviau: Introduction. In: ders. (Hrsg.): The Letters of Arthur Schnitzler to Hermann Bahr. Edited, annotated, and with an introduction by Donald G. Daviau. Chapel Hill 1978, S. 9

31 Valeria Hinck: Träume bei Arthur Schnitzler (1862 bis 1931). Köln 1986, S. 37

32 A.a.O., S. 26

schaftlicher und historischer Methode auf den Dichter und seine Arbeitsweise anzuwenden. Ihm ist es nicht um die individuelle Ausgestaltung seiner erdichteten Personen zu tun, - sie interessieren ihn nur so weit, als er seinen *Fall* an ihnen studieren kann [...]. Arthur Schnitzler, Mediziner von Beruf, steht zu den Gestalten seiner Dichtung wie der Arzt zu seinen Patienten, als welcher für seine Anamnesen ja auch nicht vollständiger Biographien bedarf".[33] Schnitzlers "naturwissenschaftliche" Methode bedeute, "die Fülle des Individuellen, die extensive und intensive Mannigfaltigkeit des Geschehens und der Gestalten fortzuschaffen, um das Problem, den *Fall* sauber bloßzulegen - etwa wie einen Muskel mit dem Seziermesser".[34] *Scheible* (1976) dagegen betonte neben dem Einfluß der positivistischen Naturwissenschaften des ausgehenden 19. Jahrhunderts als Schnitzlers zweite Grundposition die liberal-aufklärerische: "für Schnitzler ein Stück intakter, bis ins 18. Jahrhundert reichender Tradition".[35] Schnitzlers fehlendes Interesse an der Naturwissenschaft [!] sei "auf die Verödung des Naturbegriffs durch die vorherrschende positivistische Wissenschaft zurückzuführen".[36] Scheible kommt so zu einer Ansicht, die derjenigen Körners genau entgegengesetzt ist: "Wenn Schnitzler wiederholt bedauert, daß weder der Lehrplan noch die häusliche Erziehung auf das *'Sehen- und Schauenlernen'* angelegt waren, dann ist damit die Vorherrschaft des bloß quantifizierenden Begriffs über die Anschauung, des Gesetzes über das lebendige Detail angedeutet."[37] Schon während Schnitzlers Arbeit auf der Station Theodor Meynerts falle auf, daß er "hier die Kranken nicht als 'Fälle' ansieht; er erkennt - eine für die damalige Psychiatrie ganz ungewöhnliche Perspektive - die sozialen Bedingungen seelischer Erkrankungen: *'Die Ödigkeit der Existenz jagt die armen Teufel in die Schnapsboutique ... und damit jagt sie der Schnaps in den Irrsinn - zu uns.'*".[38] In einer eigenen, ein Jahr später veröffentlichten Studie über *Arthur Schnitzler und die Aufklärung* (1977) betonte *Scheible* die Differenz zwischen ästhetischer und wissenschaftlicher Erkenntnis und wandte sich zugleich gegen das seit der Begründung des naturwissenschaftlichen Methodenideals durch Descartes übliche "Vorurteil [...], der ästhetischen Erkenntnis komme eine mindere Qualität zu, anstatt: eine *andere*."[39] In seiner Interpretation von Schnitzlers *Paracelsus* (1898) bestätigten sich ihm dessen Einblicke in die 'Dialektik der Aufklärung': "Aufklärung durch eine instrumentalisierte, auf die Beschreibung von Fakten beschränkte Wissenschaft und Entmündigung werden eins."[40] Der Bürger Cyprian drücke die Erkenntnis Schnitzlers aus, "daß naturwissenschaftliche Einsicht Vorbedingung, nicht schon Ziel psychologischen Bemühens sein muß. Mit dieser Einsicht, die den an den Naturwissenschaften orientierten Wissenschaftsbegriff des 19.Jahrhunderts endgültig hinter sich läßt, hat Schnitzler eine Position erreicht, die für sein Verhältnis zur Psychologie von entscheidender Bedeutung sein wird."[41] In der etwa um 1900 sich für Schnitzler verän-

---

33 J. Körner, a.a.O., S. 20

34 A.a.O., S. 22

35 Hartmut Scheible: Arthur Schnitzler. Mit Selbstzeugnissen und Bilddokumenten. Reinbek 1976, S. 9

36 A.a.O.

37 A.a.O.

38 A.a.O., S. 30

39 Hartmut Scheible: Arthur Schnitzler und die Aufklärung. München 1977, S. 49

40 A.a.O., S. 56-57

41 A.a.O., S. 57

dernden Funktion der Psychologie - "vom (folgenlosen) Selbstzweck zur Voraussetzung verantwortlicher Praxis"[42] -, sah Scheible den "wichtigste[n] Einschnitt in Schnitzlers Werk überhaupt".[43] *Worbs* (1983) unterstellte demgegenüber wieder stärker einen reduktionistischen Positivismus. Schnitzler erhebe den Anspruch, als Dichter "wissenschaftliche Aussagen über die psychische Struktur des Menschen in literarischer Gestaltung faßbar machen und korrigieren zu können. Er meint, gerade der Dichter sei hierzu in der Lage". Schnitzler "verkörperte beides - Dichtung und Wissenschaft in einer Person".[44] Charakteristisch sei dabei für ihn "die objektive, nüchterne Einstellung des Naturwissenschaftlers dem zu erkennenden Objekt gegenüber [...]. Im Seziersaal, wo die emotionsfreie Haltung des Anatomen dem menschlichen Leichnam gegenüber [...] herrscht, ist seine 'Weltanschauung' geprägt worden [...]. Den Naturalismus hat er nie ganz überwunden, der Empirismus des modernen Mediziners hat ihn geprägt".[45] Schnitzlers 'Unempfänglichkeit' für die Psychoanalyse begründete Worbs mit der "empiristische[n] Haltung des im Geiste von Naturwissenschaft und Positivismus gebildeteten Mediziners. [...] Deshalb mußte er das spekulative Element, das in der Psychoanalyse *auch* steckt und ohne das eine Systematisierung notwendig begrenzter Erfahrung zum theoretischen Konstrukt nicht auskommen kann, ablehnen".[46] *Geißler* (1986) bestimmte Schnitzlers Erzähl*haltung* als eine experimentelle und bezog sie auf die experimentelle Methodik der zeitgenössischen Naturwissenschaft. Analog zur wissenschaftlichen Methode habe Schnitzler "das Experiment zur zentralen Gestaltungsfigur seiner Erzählung"[47] gemacht. Im Kunstwerk jedoch bekomme die "Nachahmung der Experimentierhaltung [...] eine andere Intention als bei den Naturwissenschaften".[48] Geißler sah nun die Leistung des Schnitzlerschen Erzählens gerade darin, daß es durch eine ästhetische Wiederholung aus der bestimmenden Macht der neuzeitlichen Denkstrukturen befreie. Indem es diese erkennbar mache, übersteige es ihre unbedachte Selbstverständlichkeit: "Das sich durch das Experiment zentral bestimmende neuzeitliche Denksyndrom von objektivem Wissen, Theorie, Subjektivität, Depersonalisierung etc. wird seinerseits erfahrbar".[49] *Perlmann* (1987) wies für die Interpretation von Literatur der Psychologie eine "subsidiäre Funktion"[50] zu, da sie helfe, individuelle literarische Texte besser zu verstehen, und zielte hierbei auf eine "Pluralität der Erkenntnisebenen [...], wobei die Literatur als Ebene der Beschreibung singulärer Beobachtung mit dem Ziel einer subjektiven ästhetischen Aussage, die Psychologie dagegen als Ebene der Erklärung des Allgemeingültigen mit dem Ziel einer objektiven wissenschaftlichen Theorie"[51] aufgefaßt werden können. Schnitzler hätte "den Wert seiner literarischen Texte hauptsächlich in ihrer Funktion als alternatives

---

42 A.a.O., S. 67
43 A.a.O.
44 Michael Worbs: Nervenkunst. Literatur und Psychoanalyse im Wien der Jahrhundertwende. Frankfurt/M 1983, S. 192
45 A.a.O., S. 197
46 A.a.O., S. 258
47 Rolf Geißler: Experiment und Erkenntnis. Überlegungen zum geistesgeschichtlichen Ort des Schnitzlerschen Erzählens. In: Modern Austrian Literature 19,1 (1986), S. 55
48 A.a.O.
49 A.a.O., S. 62
50 Michaela L. Perlmann: Der Traum in der literarischen Moderne. Untersuchungen zum Werk Arthur Schnitzlers. München 1987, S. 17
51 A.a.O.

Erkenntnismedium gegenüber dem eng gesteckten Rahmen der Wissenschaft auf der einen [...] und gegenüber der reinen Spekulation auf der anderen [Seite]"[52] gesehen. *Knorr* (1988) griff Geißlers (1986) Ansatz in einer detaillierten Untersuchung der Erzählungen Schnitzlers auf. Schnitzlers experimentelles Erzählverfahren sei aus dem Kontext der medizinisch-experimentellen Wissenschaft erwachsen, die "zum strukturellen Vorbild der Schnitzlerschen Erzählästhetik wird".[53] Spätestens seit *Sterben* (1892) simuliere das Schnitzlersche Erzählen immer wieder "abgewandelte experimentelle Situationen, mit denen entweder einzelne oder kleinere Gruppen von Individuen überprüft werden".[54] Dabei zeige es nicht nur einen "allgemeinen Zerfall des 'Ich'", sondern ermögliche darüberhinaus die Einsicht, "daß zwischen einem unbedingten Selbstsein- und Subjektsein-Wollen der einzelnen, der Auflösung des Individuums sowie seiner gesellschaftlichen Funktionalisierung konstitutive Zusammenhänge existieren".[55] Experimentelles Erzählen bedeute daher bei Schnitzler immer "Kritik der scheinhaften spielerischen Selbstverständ- und Äußerlichkeiten"[56] in Lebenswelt *und* Wissenschaft, da diese "sich ebenfalls Spiegelwelten [produziere], da sie sich ihre objektiven Gesetzlichkeiten mit ihren eigenen Mitteln herstellt".[57] Das Erzählen Schnitzlers erhalte "seinen Sinn aus dem Netz der Experimente, die aufeinander verweisen und sich gegenseitig deuten und differenzieren. [...] Gerade durch die ästhetische Wiederholung der experimentell-wissenschaftlichen Strukturen [...] werden im ästhetischen Raum die Illusionen der objektiv-theoretischen Wissenschaft aufgehoben. [...] Durch die Kritik des herrschenden Subjekt-Objekt-Prinizps werden die existentiellen und lebenspraktischen Voraussetzungen des menschlichen Lebens wieder erkennbar und als Verlust markiert".[58] Für *Thomé* (1991) erwies sich Schnitzlers Psychologie, wie Freuds Psychoanalyse auch, "als originelle und eigenständige Weiterbildung der französischen Neurosenforschung, dürfte aber auch, wollte man sie zu einer Theorie des psychischen Geschehens systematisieren, eminente wissenschaftliche Schwierigkeiten aufwerfen."[59] Schnitzler sei sich wohl der Differenz zwischen den beiden Diskurssystemen Literatur und Medizin bewußt gewesen. Und eine Synthese von Literatur und Medizin sei nicht dadurch zu erreichen, "daß korrekte Krankengeschichten konstruiert werden, die obendrein auch noch den Erkenntnissen eines neueren Forschungsstandes zu entsprechen haben. Immerhin aber ermöglicht das *literarische Probehandeln* eine Reflexion genuin wissenschaftlicher Intentionen, die sich jenseits begründeter und unbegründeter Zwänge des Forschungsdiskurses bewegt, ohne deshalb schon ins Willkürliche abzugleiten. Unter ästhetischen Aspekten unterbindet der Rekurs auf einen professionellen "medizinischen" Wissensstandard das unverbindlich illusionsgesättigte "Phantasieren", an dem Schnitzlers früheste Produktionen durchaus laborieren. Die Desillusion des literarischen Klischees durch die wissenschaftliche Einsicht in die wahre Natur des Men-

---

52 Michaela L. Perlmann: Arthur Schnitzler. Stuttgart 1987, S. 183

53 Herbert Knorr: Experiment und Spiel. Subjektivitätsstrukturen im Erzählen Arthur Schnitzlers. Frankfurt/M Bern New York 1988, S. 213

54 A.a.O.

55 A.a.O.

56 A.a.O., S. 217

57 A.a.O., S. 216

58 A.a.O., S. 218

59 Horst Thomé: Vorwort. Arthur Schnitzlers Anfänge und die Grundlagenkrise der Medizin. In: Arthur Schnitzler: Medizinische Schriften. Frankfurt/M, S. 54

schen wird denn auch in den Texten selbst thematisch. [...] Schnitzlers endlich erreichte Synthese von Literatur und Wissenschaft manifestiert sich auch darin, daß die Wissenschaftskritik immer auch die Kritik an einer nur noch unverbindlichen Literatur einschließt."[60] *Lindgren* (1993) verwies in ihrer Untersuchung der Briefe und Tagebücher Schnitzlers wieder allgemeiner auf den "scharfen Blick des naturwissenschaftlich gebildeten Beobachters, dem auch kaum wahrnehmbare Erscheinungen nicht entgehen".[61]

2.2.3 Der *psychologische Blick*

Auch Schnitzlers *psychologischer Blick* ist - gerade in seinem Verhältnis zu Freud - vielfach Gegenstand der Forschung gewesen: In seiner die Schnitzler-Forschung im engeren Sinne einleitenden Studie *Arthur Schnitzler als Psycholog* (1913) ehrte *Reik* Schnitzler als "den Kenner der Höhen und Tiefen der menschlichen Seele"[62] und behandelte als Schüler Freuds aus dessen Perspektive "die Gestalten der Dichtungen Arthur Schnitzlers als Objekte psychologischer Analyse; so, als wären sie wirklich lebende Menschen. Und das sind sie ja auch gewissermaßen: gelöste Teile seines Ichs, Abspaltungen seiner Persönlichkeit."[63] *Körner* (1916/17 und 1921) sah wichtige Einsichten der Psychoanalyse in Schnitzlers Dichtung "aus eigener Kraft vorhergeahnt"[64]: die Manifestation latenter Eifersucht im Traum in *Alkandis Lied*, die Vorstellung von Träumen als verkleideten Erfüllungsphantasien unterdrückter Wünsche in *Der Schleier der Beatrice*, die Darstellung einer komplizierten Ambivalenz von Liebe und Haß in *Der junge Medardus*; die Erkenntnis, daß sich "in aller geistigen Tätigkeit nur verhaltene *libido* sublimiert"[65], sowie Einsichten in das Wesen des Unbewußten und der psychoanalytischen Neurosentherapie. Dabei war für Körner das "übertriebene oder ausschließliche Interesse an erotischen und sexuellen Fragen" schon immer "das Kennzeichen politisch toter [...] Zeiten".[66] Das letzte Jahrzehnt des 19. Jahrhunderts habe nicht von ungefähr "neben Schnitzlers Sexualpoesie [!] *Weiningers* Sexualphilosophie und Sigmund *Freuds* Sexualbiologie"[67] hervorgebracht. Für Egon *Friedell* (1922) war Schnitzler der Darsteller der "Topographie der Wiener Seelenverfassung um 1900".[68] *Beharriell* (1953 und 1967) sah in Schnitzlers Studie *Über funktionelle Aphonie und deren Behandlung durch Hypnose und Suggestion* (1889) eine Vorwegnahme Freudscher Vorstellungen (*Studien über Hysterie*, 1893) über Hypnotismus und Neurose; an Schnitzlers frühen Skizze *Frühlingsnacht im Seziersaal* (1880) glaubte er, eine Antizipation Freudscher Gedanken aus der *Traumdeutung* (1899/1900) nachweisen zu können,

---

60 A.a.O., S. 54-55

61 Irène Lindgren: Arthur Schnitzler im Lichte seiner Briefe und Tagebücher. Heidelberg 1993, S. 46

62 Theodor Reik: Arthur Schnitzler als Psycholog. Mit einer Einleitung und Anmerkungen hrsg. von Bernd Urban. Frankfurt/M 1993, S. 30

63 A.a.O.

64 Josef Körner: Arthur Schnitzler und Sigmund Freud. In: Literarisches Echo 18/19 (1916/17), S. 803

65 Josef Körner: Arthur Schnitzler. Gestalten und Probleme, a.a.O., S. 15

66 A.a.O., S. 14

67 A.a.O.

68 Zit. n. Michael Worbs, a.a.O., S. 186

und an Schnitzlers kurzen Erzählung *Der Empfindsame* (1895) dessen Kenntnis der sexuellen Ätiologie der Hysterie.[69] *Schrimpf* (1963) wollte dagegen bei aller Nähe zwischen Schnitzler und Freud auch deren Differenzen nicht übersehen. Denn Schnitzler intendiere keineswegs, "die Erfahrungen seiner Figuren ganz aus dem Geschlechtlichen und aus dem bloßen Unbewußten als einem subjektiv Nicht-mehr-Bewußten herzuleiten." Vielmehr gehe es ihm um "das komplexe Verhältnis der Realitätsschichten, ihre gleitenden Grenzen gegeneinander [...], wenn er die Abenteuer des Möglichen und Imaginären in symbolischen Bilderfolgen artistisch kombiniert, erst in zweiter Linie und nur vordergründig um die Allmacht der 'libido'."[70] *Schneider* (1968) arbeitete den Einfluß Nietzsches sowohl auf die psychologischen Vorstellungen Freuds als auch auf die Schnitzlers heraus und relativierte damit einen vermeintlichen 'Prioritätenstreit' zwischen Schnitzler und Freud.[71] *Urban* (1974) führte die Übereinstimmungen zwischen Schnitzler und Freud auf biographische Gemeinsamkeiten hinsichtlich Herkunft und Ausbildung zurück. Unter Ärzten seien längst aphonische als hysterische Erscheinungen bekannt gewesen und deren Ursache in Verdrängungen des Sexuallebens vermutet worden: "Worum man aber auch in Fachkreisen nicht wußte, waren der *Mechanismus*, der zwischen Sexualleben [...] und körperlichem Symptom, die *Dynamik*, die zwischen Triebanspruch und Verdrängung [...] walteten. Was das Neue der Psychoanalyse ausmacht, ist der Übergang vom Beobachten und Feststellen jener Phänomene zum Erklären- und Verstehenkönnen ihrer innerpsychischen und psychisch-somatischen Gesetzmäßigkeit und Wechselbeziehung."[72] Urban setzte jedoch den Akzent wieder mehr zugunsten Freuds, wenn er feststellt, daß gerade Schnitzler jenen Prozeß der entstehenden Psychoanalyse verständnisvoll begriffen haben dürfte.[73] *Thomé* (1984) kritisierte, daß "der permanente Vergleich von Schnitzler und Freud die Perspektive auf die Spezifika der Schnitzlerschen Psychologie verengt und die Frage nach dem Zusammenhang seiner psychologischen Annahmen verschüttet haben dürfte".[74] Schnitzlers Konzeption sei "durchaus originär"[75] und Freuds Neurosenlehre kein Modell, innerhalb dessen Schnitzlers ätiologische und psychodynamische Basisannahmen verdeutlicht werden können. Thomé arbeitete für Schnitzlers Verständnis der Hysterie dessen Nähe zum Ansatz Janets heraus: für beide

---

69 Frederick J. Beharriel: Schnitzler's Anticipation of Freud's Dream Theory. In: Monatshefte für Deutschen Unterricht, Deutsche Sprache und Literatur 45 (1953), S. 81-89; und ders.: Freuds Doppelgänger. In: Literatur und Kritik 19 (1967), S. 546-555

70 Hans Joachim Schrimpf: Arthur Schnitzlers *Traumnovelle*. In: ders.: Der Schriftsteller als öffentliche Person. Von Lessing bis Hochhuth. Beiträge zur deutschen Literatur. Berlin 1977, S. 230

71 Gerd Klaus Schneider: Arthur Schnitzler und die Psychologie seiner Zeit, unter besonderer Berücksichtigung der Philosophie Friedrich Nietzsches. Phil. Diss., Washington 1986

72 Bernd Urban: Arthur Schnitzler und Sigmund Freud. Aus den Anfängen des 'Doppelgängers'. Zur Differenzierung dichterischer Intuition und Umgebung der frühen Hysterieforschung. In: Germanisch-Romanische Monatsschrift 24 (1974), S. 214

73 A.a.O., S. 222

74 Horst Thomé: Kernlosigkeit und Pose. Zur Rekonstruktion von Schnitzlers Psychologie. In: Klaus Bohnen, Uffe Hansen und Friedrich Schmöe (Hrsgg.): Fin de siècle. Zu Naturwissenschaft und Literatur der Jahrhundertwende im deutsch-skandinavischen Kontext. München 1984, S. 62. Eine weiterführende, detailliertere Darstellung von Schnitzlers Konzeption im Kontext der zeitgenössischen psychologischen, philosophischen und medizinischen Diskussionen bietet seine wichtige Studie "Ethik und Ich-Kohärenz in Schnitzlers Erzählungen" in : Horst Thomé: Autonomes Ich und "Inneres Ausland". Studien über Realismus, Tiefenpsychologie und Psychiatrie in deutschen Erzähltexten. Tübingen 1993, S. 598-722

75 H. Thomé, Kernlosigkeit und Pose, a.a.O.

sei die "zeitliche Desintegration [...] das zentrale Symptom, von dem aus sich die übersteigerten Emotionen, Launen und Stimmungswechsel erklären lassen."[76] Sie beschrieben "die pathologischen Ausfälle als Defekte in dem Sinn, daß dem mit ihnen Behafteten die Ausführung gewisser psychischer Operationen nicht oder nicht in dem Maße möglich ist wie den Gesunden. Beide unterscheiden sich damit tiefgreifend von Freud, nach dessen Auffassung die neurotischen Fehlreaktionen nur scheinbar sinnlose Gebilde sind."[77] Schnitzlers Ablehnung des Konzepts der infantilen Sexualität bringe ihn in die Nähe der psychoanalytischen 'Renegaten', mit denen er auch verschiedene Annahmen zum Krankheitsgewinn teile: so entspreche sein Begriff der "Bequemlichkeit" in etwa dem der "Trägheit" C.G. Jungs[78], und seine Vorstellung einer unbegründeten Erhöhung des Selbstbewußtseins durch unbewußten Selbstbetrug oder bewußte Trübung des Gefühls in etwa Adlers Konzept der "Überkompensation der Minderwertigkeit".[79] Thomé wies auf die heilsame Wirkung, die Schnitzler der Wahrheit zuschreibe, hin: "Wie die psychoanalytische Therapie verwandelt sie neurotisches Elend in gewöhnliches, das dann aber zumindest potentiell durch veränderndes Verhalten verbessert werden kann."[80] *Hinck* (1986) kam in ihrer umfassenden Untersuchung des Traumphänomens in Schnitzlers Tagebuch und seinem literarischen Werk zu dem Ergebnis, daß auch für Schnitzler der Traum nicht nur, wie in der zeitgenössischen Psychologie, "eine physiologische Erscheinung, sondern eine wichtige Ausdrucksform seelischen Erlebens darstellt. Ein dynamisches Verständnis der Psyche, das über das mechanistische Menschenbild des späteren 19. Jahrhunderts hinausgeht, kennzeichnet Schnitzlers gesamtes Werk."[81] Wie bei Freud bringe auch bei Schnitzler der Traum Verdrängtes ins Bewußtsein. Dennoch betonte auch Hinck bei aller Nähe zu Freud die bestehenden Gegensätze. Diese sah sie "zum einen in Schnitzlers Seelenverständnis mit einer stärkeren Betonung des Bewußten und Halbbewußten sowie in seiner Gegnerschaft zur Lehre der infantilen Sexualität [...]. Zum anderen erklären sie sich aber auch aus seiner inneren Abneigung gegen eine direkte Analyse."[82] Ähnlich betonte auch *Perlmann* (1987) in ihrer Analyse des Traum-Themas in Schnitzlers literarischem Werk, daß Schnitzler "im wesentlichen nur jene Aspekte von Freuds Theorie akzeptierte, die nicht von diesem allein, vielmehr auch von anderen, gemäßigten Traumforschern, wie Havelock Ellis und Herbert Silberer, vertreten wurden. Zustimmung zeigte Schnitzler für Freuds Rehabilitation des Traums aus dem Negativ-Status einer Störung und Fehlleistung zum vollwertigen psychischen Phänomen, dessen Sinn nur entstellt ist"[83] und dessen Bedeutung durch Berücksichtigung vergangener Erlebnisse entschlüsselt werden könne - eine Erkenntnis, die sich bei Schnitzler bereits vor der Rezeption der *Traumdeutung* finde. "Bei jenen Punkten dagegen, die sich in der zeitgenössischen Diskussion als Scheideweg für Anhänger und Gegner der Psychoanalyse herauskristallisierten, bewahrte Schnitzler skeptische Distanz. Dazu zählen die infantilen Traumquellen, insbesondere die Komplextheorie, die einseitige Fixierung der Trieblehre

---

[76] A.a.O., S. 68
[77] A.a.O.
[78] Vgl. a.a.O., S. 74
[79] Vgl. a.a.O.
[80] A.a.O., S. 75
[81] V. Hinck, a.a.O., S. 257
[82] A.a.O., S. 258
[83] M. L. Perlmann, Der Traum in der literarischen Moderne, a.a.O., S. 209

auf die Libido, wodurch Angstträume ausschließlich in Abhängigkeit von sexuellen Energien erklärt werden, und schließlich die Geringschätzung aller physischen Traumquellen."[84] *Lukas* (1996) ging es in seiner Analyse der Schnitzlerschen Psychologie um deren Einordnung in den "denkgeschichtlichen Kontext der Jahrhundertwende".[85] Ihn interessierten hierbei weniger einzelne Differenzen oder Gemeinsamkeiten zwischen Schnitzler und Freud als die "tendenziell allen Zeitgenossen gemeinsamen Denkmodelle[]".[86] Lukas beschrieb auf einer abstrakteren Ebene die auch den Texten Schnitzlers zugrundeliegende neue Psychologie der Epoche als gekennzeichnet durch einen prinzipiellen Dualismus gegensätzlicher Interessen. Die Person sei hierin begriffen "als Schauplatz des unversöhnlichen Konfliktes zwischen den auf das Individuum bezogenen Interessen und den überindividuellen, auf die Gesellschaft bezogenen Interessen [...]. Ob nun wie bei Simmel und anderen von 'egoistischen' vs 'altruistischen' Interessen, ob wie bei Durkheim vom 'personnel' und dem 'impersonnel' als '*les deux* aspects de notre vie psychique', oder wie bei Freud von der Opposition zwischen 'Sexualtrieben' und 'Ichtrieben' [...] die Rede ist: Jeweils wird ein fundamentaler '*dualisme* de la nature humaine' [Durkheim] bzw. eine prinzipielle '*Spaltung* der Persönlichkeit' [Freud] in ein 'Individuelles' und ein 'Überindividuelles' in der Person konzipiert."[87] Die biographischen Beziehungen zwischen Schnitzler, Freud und der Freud-Schule haben vor allem Hausner[88], Urban[89], Worbs[90] und zuletzt Weinzierl[91] untersucht.

2.2.4 Die (ärztliche) *Diagnose*

Innerhalb der Forschung wurde Schnitzlers Wort von seinen Werken als "Diagnosen" aufgenommen, doch in einem eher vagen und allgemeinen Sinn, etwa in der Bedeutung 'genauer kritischer Wahrnehmung', belassen: *Blume* (1936) meinte, Schnitzlers dekuvrierende Diagnostik unterscheide ihn vor allem von den Künstler-Gestalten, die er geschildert habe. Den Künstlern als den "Illusionisten des Daseins"[92] stünden die Ärzte als dessen "Desillusionisten"[93] gegenüber (Blume unterstellte dabei jedoch irrigerweise eine fast ausnahmslose Identifizierung des Autors mit seinen Arzt-Gestalten und setzte deren dargestellte 'Diagnostik' mit der literarisch intendierten ihres Autors gleich). *Fontana* (1960) befand allgemein: "alle seine Werke haben den Rang, Wert und Sinn von Diagnosen, von Versuchen zu Heilungen."[94]

---

84 A.a.O.
85 Wolfgang Lukas: Das Selbst und das Fremde. Epochale Lebenskrisen und ihre Lösung im Werk Arthur Schnitzlers. München 1996, S. 12
86 A.a.O., S. 13
87 A.a.O., S. 45-46
88 Henry H. Hausner: Die Beziehungen zwischen Arthur Schnitzler und Sigmund Freud. In: Modern Austrian Literature 3,2 (1970), S. 48-61
89 B. Urban: Arthur Schnitzler und Sigmund Freud, a.a.O. und ders.: Einleitung. In: Theodor Reik: Arthur Schnitzler als Psycholog, a.a.O., S. 7-25
90 M. Worbs: Nervenkunst, a.a.O.
91 Ulrich Weinzierl: Arthur Schnitzler. Lieben Träumen Sterben. Frankfurt/M 1994
92 B. Blume, a.a.O., S. 72
93 A.a.O.
94 Oskar Maurus Fontana: Arthur Schnitzler (1862-1931) In: Grosse Österreicher. Neue Österreichische Biographie ab 1815. Bd. XIV. Zürich Leipzig Wien 1960, S. 129

Politzer (1962) überschrieb seine Schnitzler-Studie "Diagnose und Dichtung"[95]; und *Janz / Laermann* (1977) gaben ihrer soziologisch orientierten Schnitzler-Studie den Untertitel "Zur Diagnose des Wiener Bürgertums im Fin de siècle".[96] *Aspetsberger* (1973) bekräftigte die Ansicht, "daß Schnitzlers große Leistung darin bestehe, in seiner Dichtung seine Zeit zu diagnostizieren"[97] - und auch *Nehring* (1977) wandte sich gegen die Ansicht, Schnitzlers Werke seien nur als psychologische Studien und nicht auch als gesellschaftliche Analysen zu lesen: "Schnitzler is the diagnosing physician feeling the pulse of society."[98] *Müller-Seidel* (1985) glaubte, "Diagnose" sei in der Auseinandersetzung mit Schnitzler "schon fast zum Schlüsselbegriff geworden", auch darum, weil "der Spielraum dargestellter Heilungen und heilen Daseins [...] innerhalb der Moderne äußerst schmal [sei], so daß Krankheit und Pathologie, Diagnose und allseitige Kritik Vorrang vor anderem erhalten".[99] Er wandte jedoch ein, daß Schnitzler als Schriftsteller weit mehr an dem interessiert sei, "was sich dem Begriffsapparat der Diagnostik entzieht. Er ist an Zusammenhängen und Übergängen interessiert: zwischen dem Kranken und dem Gesunden, zwischen individueller Psyche und *gesellschaftlich-sozialem* Milieu. [...] Das Pathologische ist mithin ein Motiv neben anderen. Aber es ist nicht der Zielpunkt, auf den alles Geschehen zuläuft. In Verbindung verschiedener Motive mit bestimmten Krankheitsbildern kann ein Ganzes entstehen - ein in jeder Hinsicht *ästhetisches* Gebilde, keine Krankengeschichte, versteht sich."[100] *Schwarz* (1985) brachte Schnitzler als "kontemplative[n] Mensch[en] und Diagnostiker von Seelenzuständen" in einen Zusammenhang mit dem "therapeutischen Nihilismus", womit gemeint sei, "daß in seinem Ärzteberuf (und wohl überhaupt in seiner Gesellschaft) die Erkenntnis des Übels seiner Kur weit vorgezogen wurde".[101] Für *Geißler* (1986) machte es gerade Schnitzlers "Rang aus, daß er den realistisch-naturalistischen Ansatz übersteigt, daß er in seinem Werk mehr gibt als soziologische und sozialpsychologische Befunde. Diagnostiker, der er ist, thematisiert er zum Bild der bürgerlichen Gesellschaft des Fin de siècle doch auch die Gründe des Zerfalls."[102] *Knorr* (1988) schließlich kritisierte, daß bisher "nur wenige Interpreten [...] über den mehr und mehr klischeehaft verwandten Topos des 'Diagnostikers' seiner Zeit hinausgekommen"[103] seien; den *Colin* (1992) dann mehr oder weniger wiederholte: "With the cunning perspectiveness of the diagnostician, Schnitzler discerned the illness of his time"[104]; und auch *Lindgren* (1993) gab an, daß Schnitzler "sich dazu berufen

---

[95] Vgl. Anm. 29

[96] Rolf-Peter Janz und Klaus Laermann: Arthur Schnitzler. Zur Diagnose des Wiener Bürgertums im Fin de siècle. Stuttgart, 1977

[97] Friedbert Aspetsberger: Arthur Schnitzlers *Der Weg ins Freie*. In: Sprachkunst 4 (1973), S. 65

[98] Wolfgang Nehring: Schnitzler, Freud's Alter Ego? In: Modern Austrian Literature 10 (1977), S. 187

[99] Walter Müller-Seidel: Moderne Literatur und Medizin. Zum literarischen Werk Arthur Schnitzlers. In: Giuseppe Farese (Hrsg.): Akten des Internationalen Symposiums 'Arthur Schnitzler und seine Zeit'. Bern Frankfurt/M New York 1985, S. 84

[100] A.a.O., S. 80-81

[101] Egon Schwarz: Arthur Schnitzler und das Judentum. In: Gunter E. Grimm und Hans-Peter Bayerdörfer (Hrsgg.): Jüdische Schriftsteller und deutsche Literatur im 20. Jahrhundert. Königstein/Ts 1985, S. 82

[102] R. Geißler, a.a.O., S. 50

[103] H. Knorr, a.a.O., S. 30

[104] Amy Colin: Time, Death, ans Secrets in Arthur Schnitzler's *Therese: Chronik eines Frauenlebens*. In: Modern Austrian Literature 25, 3/4 (1992), S. 215

fühlte, in seiner Dichtung einer kranken Zeit die Diagnose zu stellen, anstatt '[seine] Zeit der Untersuchung von Sputis und ä. [zu] widmen' (Tgb., 9.5.1886)."[105]

2.2.5 Die diagnostizierte *Krankheit*

Auch die Krankheiten, die der Arzt Schnitzler in seinem Werk eben nicht nur darstelle, sondern selber diagnostiziere, variierten innerhalb der Forschung, je nach Interpretationsansatz: *Blume* (1936) sah in der existentiellen Verlorenheit der Menschen den eigentlichen Gegenstand von Schnitzlers Diagnose: "für Schnitzlers Menschen ist es traurig, vom Leben ausgeschlossen zu sein, und nicht weniger traurig, an ihm teil zu haben. Diese Menschen sind so oder so verloren [...] sie können wohl dem Leben entfliehen, aber nicht dem Tode. Diesen Sachverhalt zu durchschauen betrachtet Schnitzler als seine eigentliche Aufgabe. 'Meine Werke sind lauter Diagnosen!' hat er selbst gesagt".[106] *Fontana* (1960) sprach von "Krankheiten der Zeit, der Gesellschaft, der Seele, des Triebes und der Liebe, die er erkannte und darstellte".[107] *Politzer* (1962) befand, Schnitzler "analysierte die Psyche einer dem Untergang bestimmten Gesellschaft, weil er den epidemischen Charakter der Neurosen fürchtete, die hier gebrütet wurden."[108] *Doppler* (1979) sah im Drama *Der einsame Weg* "die Diagnose einer Epochenkrankheit, in der Tätigkeit nur noch in Form der Selbstbefriedigung möglich scheint."[109] *Geißler* (1986) charakterisierte die "gesellschaftliche Krankheit zur Zeit Schnitzlers" als "eine solche des falschen Denkansatzes."[110] Die "experimentelle Erzählstruktur" des Schnitzlerschen Werkes ermögliche deren Erkenntnis (Diagnose) und verweise zugleich, in manchen Erzählungen, auch auf deren Therapie. *Colin* (1992) bezog sich wieder auf die 'Krankheit der Zeit' infolge eines zeittypischen kulturellen Umbruchs.[111]

Daneben sind aber auch mehrfach konkrete Krankheitsbilder untersucht worden: *Reik* (1913) sah in der "Zwangsneurose"[112] die für die Mehrzahl der Gestalten Schnitzlers charakteristische Seelenhaltung. *Weiss* (1958 und 1968) identifizierte 32 Psychosen in Schnitzlers Werk, "composed of the following clinical entities: psychotic breaks, 12; schizophrenic disease, 8; constitutional psychopathy, 6; paranoid disorders, 2; manic-depressive insanity, 2; involutional psychosis, 1; senile psychosis, 1."[113] Schnitzlers Darstellung dieser Psychosen "were entirely correct in the light of modern knowledge [1955], as well as amazingly advanced

---

[105] I. Lindgren, a.a.O., S. 50
[106] B. Blume, a.a.O., S. 72
[107] O.M. Fontana, a.a.O., S. 129-130
[108] H. Politzer, a.a.O., S. 140
[109] Alfred Doppler: 'Der Ästhet als Bösewicht-?' (Schnitzlers Schauspiel *Der einsame Weg*). In: Modern Austrian Literature 12,1 (1979), S. 16
[110] R. Geißler, a.a.O., S. 62
[111] A. Colin, a.a.O., S. 215: "Schnitzler discerned the illness of his time and recognized how fundamental transformations, hardly visible at first, gradually changed the social structure of the Habsburg Monarchy, ultimately leading to its downfall. [...] In this atmosphere of decay and willfull blindness, Schnitzler registered socio-political and psychological turbulence the way a seismograph records the tremors that announce an earthquake."
[112] Th. Reik, a.a.O., S. 63
[113] Robert Otto Weiss: A Study of the Psychiatric Elements in Schnitzler's *Flucht in die Finsternis*. In: Germanic Review 33 (1958), S. 251-275

in comparison with the general status of psychiatric knowledge in his own time."[114] Gerade die Darstellung Roberts in *Flucht in die Finsternis* war für Weiss eine paradigmatische Darstellung einer 'paranoiden Schizophrenie', die er anhand von 15 Symptomen glaubte, sicher diagnostizieren zu können.[115] Ausgehend von der "neueren Schizophrenie- und Kommunikationsforschung" *ihrer* Zeit, die "nicht mehr das Individuum, sondern die Familie als Kern psychischer Krankheit"[116] ansehe, hat *Seidel* (1981) den Ansatz von Weiss zurückgewiesen. Roberts schizophrene Entwicklung beruhe auf exogenen Faktoren, und nicht, wie von Weiss unterstellt, auf einer endogenen Disposition. Dem hat noch im gleichen Jahr *Lindken* (1981) widersprochen: "der Text verdeutlicht, daß es sich bei dieser Krankheit [Roberts] und diesem Krankheitsverlauf sehr wohl um eine endogen auf eine Individualdisposition angelegte Entwicklung handelt, die nicht erst durch exogene Einflüsse in Gang gesetzt worden ist."[117] Beiden Ansätzen (dreier Literaturwissenschaftler) widersprach *Perlmann* (1987), die die ästhetische Dimension vernachlässigt sah: "Daß Literatur einen weniger simplifizierenden Zugang zum Phänomen der Krankheit bieten kann als die Medizin, zeigt am eindringlichsten die Novelle *Flucht in die Finsternis* (1931). Untersuchungen, die Schnitzlers Krankheitsdarstellungen allein mit Definitionen aufbereiten, die von der Medizin bereitgestellt werden, erschließen daher nur die thematische Oberfläche des Textes."[118] Schnitzler habe "die Funktion der Literatur nicht in der Diagnose, sondern in der Kritik der Diagnose"[119] gesehen. Auf Schnitzlers Wort von seinen Werken als "Diagnosen" ging Perlmann jedoch nicht ein.

Alexander (1965) untersuchte Darstellungen der Stimmlosigkeit im literarischen Werk und bezog sie auf Schnitzlers eigene klinische Studie über Aphonie.[120] *Gadomski* (1970) behandelte die Darstellung von Schwindsucht, Verfolgungswahn und Hysterie.[121] *Beetz* (1974) gab eine Auflistung der bei Schnitzler vorkommenden Krankheitsbilder und -darstellungen, die er nach Rothschuhs Unterscheidung von klinischem (Nosos), naturwissenschaftlichem (Pathos) und personalistischem (Aegritudo) Krankheitsbegriff einzuteilen versuchte.[122] *Ringel* (1982) analysierte als Psychiater den Suizid im Werk Schnitzlers, den man ja "als das 'Lieblingsthema' Schnitzlers bezeichnen" könne, "gibt es doch kaum ein Werk von ihm, in dem er nicht in direkter oder indirekter Form vorkommt."[123] Ringel suchte an verschiedenen Beispiele zu zeigen, daß Schnitzler "viele Erkenntnisse, die wir jetzt Schritt für Schritt anhand vieler, auch

---

114 R.O. Weiss: Psychoses in the Works of Arthur Schnitzler. In: German Quarterly 16 (1968), S. 398-399

115 A.a.O., S. 381-382

116 Heide Seidel: Wahn als Selbstbehauptung? Die Identitätsproblematik in *Flucht in die Finsternis*. In: Hartmut Scheible (Hrsg.): Arthur Schnitzler in neuer Sicht. München 1981, S. 216

117 Hans-Ulrich Lindken: Zur Ätiologie und Semiotik des 'Wahns' in Schnitzlers *Flucht in die Finsternis*. In: Text und Kontext 10 (1982), S. 347

118 M. Perlmann: Arthur Schnitzler, a.a.O., S. 140-141

119 M. Perlmann: Der Traum in der literarischen Moderne, a.a.O., S. 168

120 Theodor W. Alexander: The Author's Debt to the Physician: Aphonia in the Works of Arthur Schnitzler. In: Journal of the International Arthur Schnitzler Research Association 4, 4 (1965), S. 4-16

121 Ursula Gadomski: Ärztliche Fragen im Werk Arthur Schnitzlers. Med. Diss., Heidelberg 1970

122 Wolfgang Beetz: Die Rolle des Arztes, der Krankheit und der medizinischen Wissenschaft im Werk Arthur Schnitzlers. Med. Diss., Münster 1974

123 Erwin Ringel: Das Selbstmordproblem bei Schnitzler. In: Literatur und Kritik 161/62 (1982), S. 33

bitterer Erfahrungen, erarbeitet haben, vorweggenommen hat."[124] *Schader* (1987) verglich die Darstellung der Tuberkulose in drei in ihrem Erscheinungsjahr jeweils um 30 Jahre auseinanderliegenden Texten im medizinhistorischen Kontext: Paul Heyses Novelle *Unheilbar* (1864) als "Literarisierung einer 'Medizin des Übergangs'"[125], Arthur Schnitzlers Erzählung *Sterben* (1894) als "Literarisierung des 'therapeutischen Nihilismus'"[126] und Thomas Manns Roman *Der Zauberberg* (1924) als "Literarisierung einer 'Krise der Medizin'".[127] *Freeman* (1992) brachte die Symptomatik Gustls (*Leutnant Gustl*, 1900) in Zusammenhang mit Freuds (und Charcots) Begriff der "männlichen Hysterie": "The symptoms which Gustl displays might have been labeled 'hysteria' around the turn of the century, but today in the German-speaking world they would be called 'schizoid'."[128]

2.3 Fragestellung

Schnitzlers Wort von seinen Werken als "Diagnosen" verweist auf den Anspruch eines eigenständig kognitiven Elements seines medizinisch geprägten Werkes. Neben dem kognitiven Moment der Literatur (und Kunst im allgemeinen) ist auch deren emotive Dimension kontinuierlicher Gegenstand der Diskussion. Aristoteles verwandte in der Kennzeichnung der Wirkung der Tragödie als einer "Katharsis" einen Ausdruck mit zu seiner Zeit stark medizinischen Konnotation.[129] Die von ihm initiierte Diskussion darüber hat sich ins Grundsätzliche geweitet und ist nach wie vor offen und längst nicht erledigt.[130] Auch die aus einem als "kathartisch" bezeichneten Verfahren hervorgegangene Psychoanalyse Freuds kann im Zusammenhang mit der nicht enden wollenden abendländischen Katharsis-Diskussion gesehen werden - und ist seinerzeit auch in diesem Zusammenhang leidenschaftlich diskutiert worden.

Gegenstand der vorliegenden Arbeit ist nun eine Interpretation der kognitiven und emotiven Dimension des (im weitesten Sinn) literarischen Werkes von Freuds (scheinbarem) "Doppelgänger", des Arzt-Dichters Arthur Schnitzler, im medizin- und literarhistorischen Kontext und deren mögliche medizinischen Implikationen vor dem Hintergrund seines eigenen Selbstverständnisses. Denn Schnitzler, der sich zeitlebens als "Naturforscher" sah und "Diagnosen" schrieb, die letztlich einem "Reinigungswerk des Geistes, am Geiste", das "bei der Sprache beginnen" (AuB I, S. 30) müsse, galten, erklärte, daß "die ärztlichen [sic] Elemente meiner Natur [...] erst später und - so paradox es klingen mag - um so entschiedener in mir zur Ent-

---

124 A.a.O.

125 Brigitta Schader: Schwindsucht - Zur Darstellung einer tödlichen Krankheit in der deutschen Literatur vom poetischen Realismus bis zur Moderne. Frankfurt/M Bern New York 1987, S. I

126 A.a.O., S. II

127 A.a.O., S. III

128 Thomas Freeman: Leutnant Gustl: A Case of Male Hysteria? In: Modern Austrian Literature 25, 3/4 (1992), S. 45

129 Hellmut Flashar: Die medizinischen Grundlagen der Lehre von der Wirkung der Dichtung in der griechischen Poetik. In: Hermes 84 (1956), S. 12-48

130 Vgl. Volker Riedel: Rez. von Luserke, Matthias (Hrsg.): Die Aristotelische Katharsis. Dokumente ihrer Deutung im 19. und 20. Jahrhundert. Hildesheim Zürich New York. In: Zeitschrift für Germanistik N.F. 3 (1993), S. 210: "Von einer definitiven Lösung des Katharsisproblems kann [...] auch heute noch nicht gesprochen werden."

wicklung [kamen], je mehr ich mich dem Bereich ärztlicher Verpflichtungen und Verantwortungen entrückt fühlen durfte" (JW, S. 92) - und je weiter er sich im Bereich der künstlerischen Praxis ausgebildet hatte.

Meine Deutung von Schnitzlers Haltung und Selbstverständnis orientiert sich - nach einer Darstellung der biographischen Positionen - an den Themen *Tod*, *Wissenschaft und Kunst*, *Sprache*, *Spiegel* und *Katharsis*. Sie beabsichtigt dabei zugleich, in der Interpretation eines historischen Einzelfalls, ein Beitrag zu einer Theorie der ärztlichen Selbsterkenntnis zu sein.

2.4 Material und Methode

Als Quellen-Basis für die Interpretation dient Schnitzlers poetisches, aphoristisches, epistulographisches und diaristisches Werk, soweit es (in z.T. hervorragenden Editionen) veröffentlicht vorliegt. Aus dem Nachlaß konnten vor allem die noch nicht publizierten Jahrgänge der Tagebücher Schnitzlers in ihrer maschinenschriftlichen Abschrift in der Handschriftenabteilung des Deutschen Literaturarchivs / Schiller-Nationalmuseum Marbach a.N. berücksichtigt werden. Für den medizinhistorischen und -theoretischen Kontext sind weitgehend maßgebend die Werke Bauers[131], Dudens[132], Illichs[133], Lain Entralgos[134] und Schipperges'[135], sowie die Perspektive von Autoren der *anthropologischen Medizin.*[136] Die historischen Linien werden bisweilen skizzenhaft bis in die Antike ausgezogen; einmal, weil die Antike für die literarische Intelligenz im Wien der Jahrhundertwende von konstitutiver Bedeutung war; dann, weil die Themen selbst durch eine wenn auch nur Skizzierung ihrer Genese deutlicher hervortreten; und schließlich, weil das theoretische Grundthema dieser Arbeit, das der ärztlichen Selbsterkenntnis, des ärztlich-apollinischen γνωθι σεαυτον, eine über alle historischen Umbrüche hinweg aus der Antike bis in die Gegenwart reichende (und oft genug mißlingende) Aufgabe bleibt.

---

131 Axel Bauer: Bemerkungen zur Verwendung des Terminus *Anthropologie* in der Medizin der Neuzeit (16.-19. Jahrhundert). In: Eduard Seidler (Hrsg.): Medizinische Anthropologie. Beiträge für eine Theoretische Pathologie. Berlin Heidelberg New York 1984, S. 32-55; ders.: Die Krankheitslehre auf dem Weg zur naturwissenschaftlichen Morphologie. Pathologie auf den Versammlungen Deutscher Naturforscher und Ärzte von 1822 - 1872. Stuttgart 1989

132 Barbara Duden: Geschichte unter der Haut. Ein Eisenacher Arzt und seine Patientinnen um 1730. Stuttgart 1987

133 Ivan Illich: Die Nemesis der Medizin. Von den Grenzen des Gesundheitswesens. Reinbek 1981; ders.: Genus. Zu einer historischen Kritik der Gleichheit. Reinbek 1983; ders.: H_2O and the Waters of Forgetfulness: Reflections on the Historicity of *Stuff*. Dallas 1985

134 P. Lain Entralgo, The Therapy of the Word in Classical Antiquity, a.a.O.

135 Heinrich Schipperges: Kosmos Anthropos. Entwürfe zu einer Philosophie des Leibes. Stuttgart 1981; ders.: Medizin als konkrete Philosophie. In: Jeanne Hersch, Jan Milic Lochmann und Reiner Wiehl (Hrsgg.): Karl Jaspers. Philosoph, Arzt, politischer Denker. Symposium zum 100. Geburtstag in Basel und Heidelberg. München 1986, S. 88-111; ders.: Der Garten der Gesundheit. Medizin im Mittelalter. München 1990

136 Ludolf v. Krehl: Pathologische Physiologie, a.a.O.; Viktor-Emil Freiherr v. Gebsattel: Zur Sinnstruktur der ärztlichen Handlung. In: Karl E. Rothschuh (Hrsg.): Was ist Krankheit? Erscheinung, Erklärung, Sinngebung. Darmstadt 1975, S. 233-255; Viktor v. Weizsäcker: Natur und Geist. München 1964; ders.: Der Arzt und der Kranke. In: Karl Eduard Rothschuh (Hrsg.): Was ist Krankheit?, a.a.O., S. 214-232; Paul Christian: Das Personverständnis im modernen medizini-schen Denken, a.a.O.;

Biographische Positionen in Elternhaus und Studium, als Assistent und Redakteur

1. Elternhaus

Arthur Schnitzler kam am 15.Mai 1862 in einem liberal-großbürgerlichen jüdischen Elternhaus in Wien als erstes von vier Kindern zur Welt. Die Atmosphäre dieses Hauses war von Medizin geprägt wie die wohl keines anderen deutschsprachigen Dichters seiner Zeit. Schnitzler wurde nicht nur selber Arzt (wie ja auch sein Bruder), er war zunächst Arztsohn und -enkel.

Philipp Markbreiter (1819-1892), der Großvater mütterlicherseits, "Doktor der Medizin und Philosophie, war in früheren Jahren ein sehr gesuchter praktischer Arzt gewesen" (JW, S. 15). Johann Schnitzler (1835-1893), sein Vater, "Leitfigur und Trauma zugleich"[1], war Sohn eines armen Tischlers in der ungarischen Provinz, hatte sich als Privatlehrer unter Entbehrungen sein Studium - zunächst in Budapest, dann in Wien - finanziert und wurde dort 1860 zum Doktor der Medizin promoviert.[2] 1861 übernahm er die Leitung der von seinem Schwiegervater gegründeten *Wiener Medizinischen Presse*, 1863 wurde er Assistent des berühmten Internisten Johann v. Oppolzer; drei Jahre später habilitierte er sich als Dozent für Krankheiten der Respirations- und Zirkulationsorgane, wurde 1878 a.o. Professor und 1882 zum k.k. Regierungsrat ernannt. 1872 gehörte er zu jenen 12 jungen Dozenten, die die Allgemeine Wiener Poliklinik gründeten[3], und die er von 1884 bis zu seinem Tod als Direktor leitete. In dieser Stellung wurde er Ziel zahlreicher antisemitischer Anfeindungen.

---

1 Renate Wagner: Arthur Schnitzler. Eine Biographie. Wien München Zürich 1981, S. 16

2 Vgl. Egon Schwarz: Arthur Schnitzler und das Judentum. In: Gunter E. Grimm und Hans-Peter Bayerdörfer (Hrsgg.): Jüdische Schriftsteller und deutsche Literatur im 20. Jahrhundert. Königstein/Ts 1985, S. 67: "Die Geschichte seiner Familie erfüllt in vielen Einzelheiten ein soziohistorisches Paradigma: Auszug aus dem östlichen Städtel oder Ghetto in Polen, der Bukowina, Ungarn; Übersiedelung nach Wien mit möglichen Zwischenstationen in größeren Provinzhauptstädten wie Prag und Budapest; [...] Heirat mit der Tochter einer schon früher emanzipierten Familie, die [...] ihnen Liebe zur deutschen Sprache und Literatur einflößt. Herangewachsen widmen sich die Sprößlinge dieser Verbindungen dem Aufbau des väterlichen Geschäfts, aber ebenso häufig einem freien Beruf wie Medizin oder Jus. Deren Kinder wieder werden Intellektuelle, Künstler, Schriftsteller. Natürlich ist dieser Prozeß [...] von einer geistigen Entwicklung begleitet: Verlust der Orthodoxie, ja fast des ganzen jüdischen Kulturerbes, Aufgabe der jiddischen Umgangssprache und der hebräischen Sakralsprache, Anpassung der Sitten an die westliche Welt, Assimilation."

3 "Die Poliklinik wurde im Jahre 1872 von zwölf jungen Dozenten [...] gegründet, die sich für ihre Lehrtätigkeit, um dem mißlichen Gastverhältnis an den staatlichen Kliniken zu entgehen, eine

Schnitzler war ein neuen Methoden stets offen gegenüberstehender Arzt: 1862 bediente er sich als einer der ersten in Wien der von Jean Sales-Giron (1840-1897) in Frankreich begründeten Inhalationstherapie und entwickelte zu diesem Zweck einen eigenen Pulverisationsapparat. Daneben gehörte er zu den Wegbereitern in der Anwendung der Galvanokaustik[4] bei Kehlkopferkrankungen (1867) und der pneumatischen Therapie[5] bei Lungen- und Herzkrankheiten (1874). Mitte der achtziger Jahre dann war er der erste, der die in Wien nun auch wissenschaftlich beliebter werdende Hypnose innerhalb der Laryngologie anwandte. Und nachdem Robert Koch (1843-1910) im August 1890 auf dem X. Internationalen Medizinischen Kongreß von einem Therapeutikum gesprochen hatte, das zumindest beim Meerschweinchen die Tuberkulose aufhalten könne, reiste Schnitzler noch Mitte November nach Berlin, um sich vor Ort über Zusammensetzung und Wirkung dieses sogenannten "Kochins"[6] zu informieren. Nach Wien zurückgekehrt, erprobte er es auf der eigenen Abteilung in einer Reihe von Versuchen.[7] Als Schüler Oppolzers stand er der anfangs ja gerade in Wien so ausgeprägten Tradition des *therapeutischen Skeptizismus* ablehnend gegenüber.

Johann Schnitzler zählte zu den bekanntesten und angesehensten Ärzten Wiens.[8] Aufgrund seiner Fachrichtung, der Laryngologie, gehörten zu seinen Patienten zahlreiche Sänger und Schauspieler, darunter Burgtheater-Größen wie Charlotte Wolter und Adolf v. Sonnenthal. Auch schon darum besuchte die Familie häufig das Theater und die vielfältigen ärztlichen und

---

eigene Stätte des Lehrens, Lernens und Heilens zu schaffen wünschten" (JW, S. 194). Zur Konkurrenz zwischen Fakultät und Poliklinik und der zunehmend antisemitisch geprägten Feindseligkeit des Kollegiums dieser gegenüber s. JW, S. 195-197

4 Vgl. hierzu Paul Diepgen: Geschichte der Medizin. Die Historische Entwicklung der Heilkunde und des ärztlichen Lebens. II. Bd., II. Hälfte: Die Medizin vom Beginn der Zellularpathologie bis zu den Anfängen der modernen Konstitutionslehre (etwa 1858-1900). Mit einem Ausblick auf die Entwicklung der Heilkunde in den letzten 50 Jahren. 2. durchges. Aufl. Berlin 1965, S. 251: "die galvanokaustische Operationstechnik [...] erleichterte schon wegen der bei ihr gewährleisteten primären Blutstillung das Operieren in weitem Umfange und setzte an die Stelle der rohen Evulsion von Polypen der Luftwege die behutsame Entfernung mit der glühenden Drahtschlinge."

5 Vgl. P. Diepgen, a.a.O., S. 192: Die "'pneumatische' Therapie [...] ist dadurch charakterisiert, daß der Kranke gezwungen war, mit Hilfe von Apparaten in komprimierter oder verdünnter Luft ein- und auszuatmen. Man verwendete transportable Apparate mit entsprechendem Mundstück und pneumatische Kammern, deren Vorbild die Taucherglocke war. Die Applikation dieser Druckschwankungen verglich man gelegentlich mit einer orthopädischen Behandlung des rachitischen Thorax und erhoffte von ihnen bei katarrhalisch-entzündlichen Prozessen einen günstigen Einfluß durch die mechanische Entfaltung der Lungen und durch Anregung der Zirkulation."

6 Glyzerinextrakt aus Kulturen von Tuberkelbakterien

7 Vgl. Erna Lesky: Die Wiener medizinische Schule im 19. Jahrhundert. Graz Köln 1965, S. 419: "Die Berichte und Abbildungen, die er in seinem *Klinischen Atlas der Laryngologie* (Wien und Leipzig 1895) veröffentlichte, gehören zu jenen Dokumenten, an denen man unmittelbar die Hoffnung und die Enttäuschung ablesen kann, die sich bald aus der therapeutischen Verwertung des Tuberkulins ergaben."

8 Vgl. E. Lesky, a.a.O., S. 417-18: "1878, als er um seine Ernennung zum Titularextraordinarius beim Ministerium einkam, konnte er bereits darauf hinweisen, daß er in den sechs Jahren seiner Tätigkeit an der Poliklinik nicht weniger als 500 Hörer hatte, 175 aus Deutschland, 118 aus den Vereinigten Staaten, 62 aus Rußland, selbst Asien und Australien waren mit 10 bzw. 2 jungen Ärzten vertreten." Zu seinem fünfundzwanzigjährigen Doktorjubiläum vermerkte die "Wiener Zeitung" auf Seite 2 die Glückwünsche der Königin und der Prinzessin von Hannover, des Herzogspaares von Cumberland, des Herzogs von Württemberg, des Herzogs von Nassau und des Prinzen von Coburg.

freundschaftlichen Beziehungen seines Vaters zu den Personen 'hinter den Kulissen' - die er gelegentlich auch in der Garderobe besuchte und ärztlich behandelte; oder die während einer Aufführung, für die anderen Zuschauer unbemerkt, Grüße in die Loge der Familie sandten - waren nach Arthur Schnitzlers eigenem Urteil prägend für die "Entwicklung jenes Grundmotivs vom Ineinanderfließen von Ernst und Spiel, Leben und Komödie, Wahrheit und Lüge" (JW, S. 27).

In seinem Elternhaus wurde das Künstlerische und der Umgang mit Künstlern höher geschätzt als anderswo - doch eben auch als Dekoration. Johann Schnitzler, der in jüngeren Jahren selbst Dramen verfaßt[9], nach der Lektüre der Hyrtlschen Anatomie jedoch "allen dichterischen Zukunftsplänen entsagt und sich mit Begeisterung für die medizinische Laufbahn entschieden" (JW, S. 30) hatte, förderte zunächst auch die dichterischen Versuche seines Sohnes und zeigte manche davon stolz seinem Freund und Patienten Adolf v. Sonnenthal. Erst als sich deutlicher abzuzeichnen begann, daß jene Versuche immer ernsthafter die ärztliche und wissenschaftliche Karriere des Sohnes bedrohten, hielt er mit Spott, Ironie und Tadel dagegen. "[...] noch bis in seine letzten Jahre erklärte er mit Überzeugung, [...] daß er seinen Anlagen nach mindestens zu den gleichen poetischen Aspirationen berechtigt gewesen wäre" (ebd., S. 30) wie sein ältester Sohn. Dieser befand allerdings, daß das "künstlerische Element" seiner (des Vaters) Natur sich "mehr in einer dem Schein und der Oberfläche zugewandten Weise aus[gesprochen habe] als in einem tieferen Verhältnis zu dem Wesentlichen der Kunst, - zu dem, was in ihr Arbeit, Berufung und Schicksal" (ebd., S. 31) bedeute, wie denn seinen Eltern überhaupt "die Anerkennung für wichtiger galt als die Leistung und die Meinung der Welt höher gewertet wurde als die Selbsterkenntnis" (ebd., S. 45). Und:

> "Bei aller Zärtlichkeit, deren wir uns von den Eltern zu erfreuen hatten, bei aller Sorgfalt, die auf unseren Unterricht [...] verwendet wurde, war mein Vater nach Anlage, Beruf und Streben [...] doch so sehr von sich selbst erfüllt [...] und die Mutter [...] hatte sich seiner Art und seinen Interessen so völlig und bis zur Selbstentäußerung angepaßt, daß sie beide an der inneren Entwicklung ihrer Kinder viel weniger Anteil zu nehmen vermochten und dieser Entwicklung vor allem viel weniger echtes und befruchtendes Verständnis entgegenbrachten, als sie sich jemals einzugestehen auch nur fähig gewesen wären." (ebd., S. 44-45)

Die Atmosphäre seines Elternhauses war "eher als herzlich, denn als innig" (ebd., S. 44) zu bezeichnen; die Mutter stand ganz im Schatten des bestimmenden Vaters, "in Urteilen und Stimmungen völlig sein Geschöpf" (ebd., S. 130), hatte sie "niemals eine andere Meinung als die ihres Gatten" (ebd., S. 306).

Schnitzlers Kindheit und Jugend fielen in die Zeit der, wenn auch nur kurzen, Spätblüte des österreichischen Liberalismus, dessen Grundpositionen von seinem Vater überzeugt und offensiv repräsentiert wurden. Schnitzlers spätere Kritik am Liberalismus trifft sich darum auch mit der am Vater: in der Kritik liebenswürdiger Teilnahmslosigkeit, weltkluger Selbstzufriedenheit und ihrer Unfähigkeit zu Selbstkritik und tieferer Selbsterkenntnis: "Guter Wille, Neigung zur Pose, Gerührtheit über sich selbst, Hochachtung vor allem Äußerlichen, kein eigentlicher Sinn für Wahrheit, kein rechtes Verständnis für Diskretion. Minderwertige Eigenschaften werden als Tugenden hingestellt" (ebd., S. 320). Und: "Man glaubte damals zu wis-

[9] So daß einer seiner Gymnasialprofessoren prophezeit hatte, aus "dem kleinen Judenbuben" (zit. n. JW, S. 30) werde noch der "ungarische Shakespeare" (ebd.).

sen, was das Wahre, Gute und Schöne war, und das ganze Leben lag in großartiger Einfachheit da" (ebd., S. 319).

2. Studium

Zu seinem Studium hatte sich Schnitzler nie bewußt entschlossen. Vielmehr "ergab es sich als ganz selbstverständlich" durch "das Vorbild meines Vaters, mehr noch die ganze Atmosphäre unseres Hauses von frühester Jugend" an, wenn auch "ohne wirkliche Begabung oder auch nur ein auffallendes Interesse nach der naturwissenschaftlichen Seite hin" (JW, S. 90). Gewiß hätten auch "rein praktische Erwägungen" (ebd., S. 91) mitgespielt, wenn er sich "ohne Schwanken" (ebd.) für die medizinische Laufbahn entschied. Schnitzler durchlief, von Oktober 1879 bis Mai 1885, wie sechs Jahre vor ihm Freud, eine der damals modernsten Medizinischen Schulen. Zu seinen Lehrern gehörten: Ernst *Brücke* (1819-1892), Theodor *Billroth* (1829-1894), Hermann *Nothnagel* (1841-1905) und Theodor *Meynert* (1833-1892).

2.1 Zur Wiener Medizinischen Schule

Die Neue oder Zweite Wiener Schule - in Abgrenzung zur Alten Wiener Schule um die Boerhaave-Schüler Gerhard van Swieten (1700-1772) und Anton de Haen (1704-1776), sowie Leopold Auenbrugger (1722-1809) und Johann Peter Frank (1745-1821) - gehörte mit der Pariser, Londoner und Dubliner Schule zu den bestimmenden klinischen Schulen der europäischen Medizin des 19. Jahrhunderts. Unter diesen führend war anfangs Paris. Die dort entwickelten Konzepte, die von den anderen Schulen im wesentlichen übernommen wurden, beruhten auf der genauen Beobachtung des Patienten, auf dessen physikalischer Untersuchung durch Palpation[10], Perkussion[11] und Auskultation[12] und auf der Kombination von klinischer Symptomatik und Pathologischer Anatomie (postmortale Sektion) mit Hilfe der statistischen Auswertung. Die Lebensgeschichte und die Krankheitserfahrungen des einzelnen sowie die Bedeutung von deren *sprachlicher* Äußerung, die zuvor entscheidend waren, traten innerhalb

10 Untersuchung durch Betasten; die tastende Hand erfaßt krankhafte Resistenzen in Größe, Form, Lokalisation, Konsistenz, Oberflächenbeschaffenheit, Verschieblichkeit und Schmerzhaftigkeit.

11 Untersuchung durch Beklopfen der Körperoberfläche, um aus den unterschiedlichen Klangqualitäten des Schalls auf Ausdehnung und Beschaffenheit darunterliegender Körperteile zu schließen. Diese Methode wurde erstmals von Leopold Auenbrugger (1722-1809) in Wien entwickelt und hier 1761 publiziert, sie fand jedoch erst nach Übersetzung seiner Schrift ins Französische (1808) ihre weitere Verbreitung.

12 Abhorchen der im Körper entstehenden Töne und Geräusche; dabei wird die direkte Auskultation durch Auflegen des Ohres über die zu untersuchende Körperregion von der indirekten Auskultation mit Hilfe des 1819 durch Laennec (1781-1826) eingeführten Stethoskops unterschieden.

der nun (scheinbar) rein empirisch fundierten nosologischen und diagnostischen Klassifikationen völlig zurück.[13]

Zu den herausragenden Repräsentanten der ersten Generation der Neuen Wiener Schule gehörten der Kliniker Joseph *Skoda* (1805-1881) und der Pathologe Carl von *Rokitansky* (1804-1878). Beide folgten der Richtung der um die eindeutige Lokalisation der Krankheit bemühten Pariser Schule. Skoda konzentrierte sich vor allem auf die Systematisierung und Verfeinerung der physikalischen Diagnostik (Perkussion und Auskultation) in ihrer Beziehung zur Pathologischen Anatomie[14], während Rokitansky, der "Linné der Pathologischen Anatomie"[15], versuchte, so ein Zeitgenosse, "zweien Anforderungen unserer Zeit zu entsprechen, die bis jetzt kaum unternommen wurden und wenigstens nie gelungen waren: Die wahre Bedeutung der Pathologischen Anatomie für Pathologie und Therapie zu zeigen [...] und eine Pathologie zu gründen, die, ohne von der meist so oberflächlichen und immer unvollkommenen Symptomenbeobachtung beherrscht zu seyn, nur an die nachweisbaren Veränderungen sich hält und deren mögliche Deutung von physikalischen und physiologischen Gesetzen entlehnt".[16] Rokitansky, der jährlich zwischen 1500 und 1800 Sektionen durchführte[17], sah andererseits in seiner teilweise an humoralpathologische Vorstellungen anknüpfenden Krasenlehre[18] noch im

---

13 Vgl. Stanley S. Reiser: Medicine and the Reign of Technology. Cambridge 1978, S. 1: "The world of the seventeenth-century physician was very different. To determine the nature of illness, he relied chiefly on three techniques: the patient's statement in words which described his symptoms; the physician's observation of signs of the illness, his patient's physical appearance and behaviour; and, more rarely, the physician's manual examination of the patient's body."

14 Vgl. E. Lesky, a.a.O., S. 142: "[...] mit ihm ist jene Epoche in der Interne zum Durchbruch gekommen, die man die 'Anatomische Klinik' nennt" Skoda (1839) bemühte sich dabei um eine rein physikalische Begründung der Schallqualität: "Es gibt keinen eigenthümlichen Leber-, Milz-, Herz-, Lungen-, Magenton etc. [...] Die Verschiedenheiten im Schalle [...] sind nicht in dem eigenthümlichen Schalle dieser Organe begründet, sondern entspringen aus den Verschiedenheiten in der Menge, Vertheilung, Spannung etc. der enthaltenen Luft" (zit. nach E. Lesky, a.a.O., S. 143). Diese Besinnung auf den rein physikalischen Zustand der Organe, erforderte, so Lesky, a.a.O., S. 144, "ein völliges Umdenken, ein sehr voraussetzungsreiches und kompliziertes diagnostisches Raisonnement. Es genügte nicht, die Veränderung des Schalles beim Kranken gegenüber dem Gesunden festzustellen. In einem zweiten Akt hatte man aus den akustischen Veränderungen die physikalischen der Organe zu erschließen und in einem dritten alle pathologisch-anatomischen Möglichkeiten durchzugehen, welche der erschlossenen physikalischen Organveränderung zugrunde liegen könnten."

15 Ein Ausdruck Virchows; zit. n. E. Lesky, a.a.O., S. 132

16 Karl August Wunderlich: Wien und Paris. Stuttgart 1841, S. 76

17 Vgl. K.A. Wunderlich, a.a.O., S. 72: "Die neue Schule ging aus dem Leichenhof hervor."

18 Humoralpathologie heißt die auf Empedokles und Hippokrates zurückgehende Krankheitslehre, die in einer unausgeglichenen, schlechten Mischung (Dyskrasie) der Körpersäfte, insbesondere der vier Kardinalsäfte Blut, Schleim, gelber und schwarzer Galle, die Ursache aller Krankheitszustände sah und Gesundheit als Ausdruck einer harmonischen Mischung (Eukrasie) der Körpersäfte beschrieb. Krasenlehre heißt jede Krankheitsauffassung, die der Mischung der Körpersäfte grundlegende Bedeutung für Gesundheit und Krankheit zuweist. Rokitanskys Krasenlehre betonte die besondere Bedeutung des Blutes bei der Krankheitsentstehung gegenüber den festen Bestandteilen des Organismus. Sie gilt als der letzte wissenschaftliche Versuch einer Etablierung säftepathologischer Vorstellungen. Rudolf Virchow (1821-1902), der zu den entschiedensten Kritikern dieser Blutpathologie gehörte, entwickelte in der Auseinandersetzung mit dieser seine Zellularpathologie (1858), die in der Zelle den "Träger des Lebens" sah und alle Krankheitserscheinungen auf krankhafte Veränderungen der Zellen zurückführte.

Blut den "Träger des Lebens" und wies diesem eine besondere Rolle bei der Entstehung von Krankheiten zu.

Für die neue klinische Schule charakteristisch war das Auseinandertreten von Diagnose und Therapie: "Wir können eine Krankheit diagnostizieren, beschreiben und begreifen, aber wir sollen nicht wähnen, sie durch irgendwelche Mittel beeinflussen zu können".[19] Dieser *therapeutische Skeptizismus*, der auch von den anderen europäischen Schulen weitgehend geteilt wurde, fand in Wien in dem (von seinen Kritikern so genannten) *therapeutischen Nihilismus* des Skoda-Schülers Joseph Dietl (1804-1878) eine besondere Ausprägung.[20] Skodas Skepsis hatte jedoch noch nichts von jenem diagnostischen Zynismus, der später im Allgemeinen Krankenhaus oft zum 'guten Ton' zu gehören schien.[21] Seine Skepsis gründete vielmehr auch in einer therapeutischen Nüchternheit gegenüber der *Heilkraft der Natur*, wenn er es als die Aufgabe bezeichnete, zu bestimmen, "welcher Mittel sich die Natur zu ihrer Heilung bediene, und welche Mittel die Erfahrung als die zweckmäßigste zur Unterstützung der Naturthätigkeit bis jetzt angewiesen habe".[22]

Skoda hatte Erfolge in der mechanischen Therapie von Pleura- und Perikardergüssen durch Punktion; sein Schüler Ferdinand von Hebra (1816-1880), einer der angesehensten Dermatologen seiner Zeit, konnte an seiner Abteilung die neuere Dermatotherapie begründen; und von Anfang an unterstützte Skoda (wie auch Rokitansky und Hebra) die neue Lehre seines Schülers Ignatz Philipp Semmelweis (1818-1865) zur Prophylaxe des Kindbettfiebers. Überhaupt galt eines seiner Hauptinteressen der Prävention, vor allem der der großen Seuchen des 19. Jahrhunderts: des Typhus und der Cholera. Er setzte sich (seit 1858) für den Bau der Wiener Hochquellenleitung ein[23], bemängelte das Desinfektionsverfahren in Wien (1856), befasste sich mit dem Kretinismus in Österreich (1861), mit der Verhütung von Tierseuchen (1862), mit den Mineralwasserpreisen, dem Impfzwang und dem Findelhauswesen (1864) und wies auf den gesundheitsschädlichen Staub der Gehwege hin (1864). Lesky bezeichnete ihn darum auch auf dem therapeutischen Sektor als den "erste[n] moderne[n] Kliniker der Wiener Schule".[24]

---

19 Skoda, zit. n. Eduard Seidler: Die Medizin und ihre Auswirkungen auf Freud. In: Heinrich Balmer (Hrsg.): Die Psychologie des 20. Jahrhunderts. Bd. I. Die Europäische Tradition. Tendenzen, Schulen, Entwicklungslinien. Zürich 1976, S. 708

20 Vgl. Joseph Dietl: Praktische Wahrnehmungen nach den Ergebnissen im Wiedner-Bezirkskrankenhaus. In: Zschr. d. k. k. Gesellsch. der Ärzte zu Wien. 1. Jg. 2. Bd. Wien 1845, S. 17: "Das höchste Ziel der ersteren [der älteren Schule] war: Heilen, und das Wissen nur ein zufälliges Ergebnis ihrer Heilversuche. Das höchste Ziel der letzteren [der neuen Schule] ist Wissen, und das Heilen ist ein nothwendiges Ergebnis des Wissens."

21 Vgl. William M. Johnston: Österreichische Kultur- und Geistesgeschichte. Gesellschaft und Ideen im Donauraum 1848 bis 1938. Wien Köln Graz 1974, S. 235, der den Bericht eines Arztes anführt, der 1898 das Allgemeine Krankenhaus besucht hatte: "[...] er habe eine Gruppe von Studenten gesehen, die alle eine Frau abhörten, die gerade an Lungenentzündung oder Rippenfellentzündung im Sterben lag, daß jeder das Rasseln in ihren Lungen mitanhören könnte, wenn ihr letzter Augenblick gekommen war. Sie starb, noch ehe die Gruppe den Saal verlassen hatte. Als dann besagter Arzt zu dem Professor, der diese jungen Männer unterrichtete, eine Bemerkung über Behandlungsmethoden in vergleichbaren Fällen machte, erhielt er die Antwort: 'Behandlung, Behandlung, das ist gar nichts; die Diagnose wollen wir.'"

22 Zit. n. E. Lesky, a.a.O., S. 147-148

23 Vgl. E. Lesky, a.a.O., S. 148: "1871 wies das Allgemeine Krankenhaus noch 1530 Typhus-Fälle aus, 1879 nach dem Bau der Wiener Hochquellenleitung war ihre Zahl auf 180 gesunken."

24 A.a.O., S. 148

Die wichtigsten Kritiker dreier Grundströmungen der bisherigen Neuen Wiener Schule waren Johann von *Oppolzer* (1808-1871), als Opponent ihrer skeptisch-pessimistischen Haltung sowie der Dominanz der Pathologischen Anatomie, jedoch innerhalb ihres klinischen Paradigmas bleibend, und Ernst von *Feuchtersleben* (1806-1849), mit seiner Warnung vor ihrer einseitig analytisch-positivistischen Ausrichtung und deren Gefahr eines einseitigen Spezialistentums.

Oppolzer war 1850 zum Vorstand der neugegründeten Zweiten Medizinischen Klinik berufen worden. Zwei Jahre zuvor hatte er in seiner Antrittsrede in Leipzig auf Dietls Artikel erwidernd emphatisch erklärt: "Gewaltig irren diejenigen, die da meinen, ein Arzt des neuesten Standpunktes sei derjenige, welcher einen Kranken mit der größten Genauigkeit untersucht, selbigen beklopft und behorcht, und sich damit zufrieden stellt, daß er seine Diagnose in der Leiche bestätigt findet. Ein solcher Arzt hat nicht begriffen, daß das höchste Ziel aller medicinischen Forschung das Heilen sei".[25] Nie dürfe der Arzt vergessen, daß er es nicht mit Krankheiten, sondern mit kranken Menschen zu tun habe. Zugleich stellte er - im Widerspruch zu Skoda und Rokitansky - den physiologischen Aspekt über den pathologisch-anatomischen.[26]

Oppolzer wurde einer der gesuchtesten Ärzte und Lehrer nicht nur Wiens, sondern Europas. Virchow zufolge habe er seine Klinik "zur höchsten Potenz der praktischen Medizin"[27] erhoben, und Moritz Benedikt (1835-1920), einer seiner Schüler, schrieb über ihn: "Er war enorm reich an therapeutischen Hilfsmitteln. Sein Gebaren und das Timbre seiner Stimme zeugten von der größten Teilnahme. Die ganze Heilwissenschaft besaß kein Beruhigungsmittel, das mit der Gegenwart Oppolzers und seinem Zuspruche am Krankenbette wetteifern konnte."[28]

Feuchtersleben, ein Schüler des noch in der Tradition der Romantik stehenden Philipp C. Hartmann (1773-1830), wandte sich entschieden gegen die konzeptionelle Ausblendung der seelisch-ethischen Dimension aus dem Verständnis von Krankheit und ihrer damit verbundenen Reduktion auf einen ichlosen, amoralischen, allein der Materie inhärenten Gesetzen folgenden Naturprozeß, als der sie in den neueren Nosologien entworfen wurde und sich durchgesetzt hatte: "Seele und Leib durchdringen sich aufs innigste in allen Gebilden des lebendigen Individuums, und wie die Krankheiten der Seele oft genug durch pharmazeutische Mittel gehoben werden, so sind es keineswegs bloß die Seelenkrankheiten, welche den psychologischen Arzt verlangen, sondern ebensooft die körperlichen."[29] Seine 1838 veröffentlichte popularphilosophische Abhandlung *Zur Diätetik der Seele* war eine zuerst aufgrund eigener Krankheitserfahrungen entwickelte Gesundheitslehre, in der er in Anlehnung an Hufelands "Makrobiotik" seine

---

25 Zit. n. Albert Hirsch: Johann Ritter von Oppolzer. In: Allgemeine Deutsche Biographie, Bd. 24. Leipzig 1887, 406

26 Oppolzers primär physiologisches Krankheitsverständnis führte, so Alfred Vogl: Six Hundred Years of Medicine in Vienna. In: ders.: Essays on the History of Medicine. New York 1976, S. 319, "logically toward active and individualizing therapy, while at Skoda's clinic the guiding principle was still [...] to refrain from any action that might interfere with the natural healing power of the human organism."

27 Zit. n. E. Lesky, a.a.O., S. 152

28 Moritz Benedikt: Aus meinem Leben. Erinnerungen und Erörterungen. Wien 1906, S. 75

29 Zit. n. Elisabeth Keppelmüller: Ernst von Feuchtersleben (1806-1849). In: Grosse Österreicher. Neue Österreichische Biographie ab 1815. Bd. X. Zürich Leipzig Wien 1957, S. 37

Vorstellungen einer "Kalobiotik" auseinandersetzte.[30] In aphoristischer Form thematisierte seine Schrift eine Prophylaxe der Körperkrankheiten auf seelischem Wege. Feuchtersleben, der neben medizinischen Abhandlungen auch Gedichte und Literaturkritiken veröffentlichte[31] und der mit Grillparzer und Hebbel befreundet war, wurde mit dieser Schrift (1874 40. Auflage) schlagartig berühmt. Sein 1845 erschienenes *Lehrbuch der ärztlichen Seelenkunde* gilt als das erste in Österreich veröffentlichte wissenschaftliche Werk über medizinische Psychologie und Psychiatrie. Es ist eine rein phänomenologisch orientierte Darstellung des gesunden wie des kranken Seelenlebens, die sich trotz des großen Bucherfolges (Übersetzungen ins Englische, Französische, Holländische und Russische) jedoch genausowenig durchsetzen konnte, wie das wissenschaftliche Werk seines großen Vorbilds Goethe.

Von 1840-1844 war er Sekretär der neugegründeten k.k. Gesellschaft der Ärzte in Wien, wurde 1845/46 Dekan der medizinischen Fakultät und 1847 Vize-Direktor der medizinisch-chirurgischen Studien. 1848, im 'Revolutionsjahr', bekleidete er, allerdings nur für wenige Monate, das Amt eines Unterstaatssekretärs im Unterrichtsministerium.

Feuchtersleben forderte auch für den Arzt die Bildung einer "philosophisch kultivierte[n] Vernunft"[32]; denn im Wissen häufe sich mittlerweile der Stoff, "geistiger wie empirischer ins Ungeheure und ist kaum mehr zu übersehen"[33] und in der Wissenschaft werde "durch das sich in ihr häufende Detail und die sich immer mehr vermehrenden neuen Ansichten, die auf die vorhandenen keine Rücksicht nehmen, das Chaos immer größer [...] und eine zweite babylonische Epoche steht uns bevor".[34]

Die bedeutendsten Vertreter der zweiten Generation der Neuen Wiener Medizin waren weitgehend auch die Lehrer Schnitzlers (und Freuds): der Physiologe Ernst Wilhelm v. *Brücke* (1819-1892), der Chirurg Theodor *Billroth* (1829-1894), der Internist Hermann *Nothnagel* (1841-1905) und der Psychiater Theodor *Meynert* (1833-1892).

Brücke, für Freud "die größte Autorität, der ich jemals begegnete" (GW XIV, S. 290), gehörte zum Schülerkreis des Physiologen Johannes Müller (1801-1858), der sich in Deutschland am konsequentesten für die Begründung der Physiologie als einer experimentellen und "exakten" Wissenschaft eingesetzt hatte. Schon in seiner Dissertation *De diffusione humorum per septa mortua et viva* (1842) versuchte Brücke zu zeigen, daß Sekretion und Resorption nicht auf einer postulierten *Lebenskraft* (vis vitalis), sondern auf objektivierbaren physikalisch-chemischen Gesetzen beruhen. Im gleichen Jahr schrieb sein Freund Emile du Bois-Reymond (1818-1896) in einem Brief die bekannten Sätze:

---

30 Zit. n. E. Keppelmüller, a.a.O., S. 35: "Unter Seelendiätetik wird man sich eine Lehre von den Mitteln denken, wodurch die Gesundheit der Seele selbst bewahrt wird. Diese Lehre ist die Moral [...] so haben wir doch hier vorzugsweise seine [des Menschen] Kraft des Geistes vor Augen, wodurch er die dem Körper drohenden Übel abzuwehren vermag: eine Kraft, deren Vorhandensein kaum je geleugnet, deren Wunder oft erzählt [...], deren Gesetze selten untersucht, deren Tätigkeit noch seltener ins praktische Leben gerufen zu werden pflegt."

31 Sein von Felix Mendelssohn-Bartholdy vertontes Gedicht *Es ist bestimmt in Gottes Rath* wurde fast ein Volkslied.

32 Zit. n. E. Keppelmüller, a.a.O., S. 41

33 Zit. n. a.a.O., S. 40

34 Zit. n. a.a.O., S. 41

"Brücke und ich, wir haben uns verschworen, die Wahrheit geltend zu machen, daß im Organismus keine anderen Kräfte wirksam sind, als die gemeinen physikalisch-chemischen; daß, wo diese bislang nicht zur Erklärung ausreichen, mittels der physikalisch-mathematischen Methode entweder nach ihrer Art und Weise der Wirksamkeit im konkreten Fall gesucht werden muß, oder daß neue Kräfte angenommen werden müssen, welche, von gleicher Dignität mit den physikalisch-chemischen, der Materie inhärent, stets auf nur abstoßende oder anziehende Componenten zurückzuführen sind."[35]

Zu dieser "Verschwörung" stießen 1845 die Physiologen Hermann v. Helmholtz (1821-1894) und Carl Ludwig (1816-1895), und gemeinsam gründeten sie in Berlin im Hause des Physikers Gustav Magnus (1802-1870) die *Berliner Physikalische Gesellschaft*. Ihr antivitalistisch-materialistisches Programm wurde wegweisend für die Entwicklung der Physiologie in der zweiten Hälfte des 19. Jahrhunderts.

Im Frühjahr 1848 wurde Brücke 'Professor für Physiologie und Allgemeine Pathologie' in Königsberg (hier entstanden seine klassischen Arbeiten über die Reizbewegungen der Mimosen) und im Frühjahr 1849 Professor auf der im Rahmen der Thun'schen Unterrichtsreform neugegründeten Lehrkanzel für 'Physiologie und Höhere [i.e. Mikroskopische] Anatomie' in Wien. Zu seinen Arbeitsgebieten gehörten die physiologische Optik[36], die Physiologie der Stimme und Sprache[37], die Physiologie der Verdauung, die allgemeine Nerven- und Muskelphysiologie sowie die Physiologie der Blutgerinnung.

Brücke gilt als einer der vielseitigsten Physiologen seiner Zeit und als der Begründer der Laboratoriumsmedizin in Wien. In seinem Labor, "dem schier unerschöpflichen Impulszentrum der Wiener Medizin der zweiten Jahrhunderthälfte"[38], habe man "nicht nur Physiologie, sondern eine neue Form medizinischen Denkens gelernt".[39]

Daneben befaßte sich Brücke, der der Sohn eines Kunstmalers war und der in seiner Jugend selbst erwogen hatte, Maler zu werden, auch mit kunsthistorischen (er galt in Wien als einer der ersten Kenner der italienischen Renaissance) und kunsttheoretischen Fragen und veröffentlichte auch auf diesen Gebieten verschiedene Schriften.[40] Er hielt darin (wie später ja auch Freud) an einem klassizistischen Kunstideal fest und stand dem modernen Realismus

---

35 Zit. n. E. Lesky, a.a.O., S. 260

36 Auf seinen Untersuchungen über das Leuchten der Augen der Wirbeltiere (1845) (bei dem es sich um eine Reflexion und nicht Emission von Licht handeln würde) beruhte wesentlich Helmholtz' Entwicklung des Augenspiegels (1851).

37 Hier versuchte er die Aufstellung eines physiologisch begründeten internationalen Alphabets (einer sog. "Pasigraphie"), das es ermöglichen würde, die Worte jeder beliebigen Sprache so zu schreiben, daß der Kenner dieses Alphabets sie sofort richtig aussprechen könnte, auch ohne die betreffende Sprache jemals gehört zu haben. Brücke studierte hierzu nicht nur die Aussprache deutscher Dialekte oder des Englischen und Französischen, sondern im polyglotten Wiener Milieu auch die des Slawischen, Ungarischen, Neugriechischen, sowie des Arabischen und Hindustani.

38 E. Lesky, a.a.O., S. 537

39 A.a.O., S. 259

40 *Die Physiologie der Farben für die Zwecke des Kunstgewerbes* (1866), *Die physiologischen Grundlagen der neuhochdeutschen Verskunst* (1871), *Bruchstücke aus der Theorie der bildenden Künste* (1877), *Die Darstellung der Bewegung durch die bildenden Künste* (1881), *Nacht und Morgen des Michelangelo* (1890), *Schönheit und Fehler der menschlichen Gestalt* (1892)

ablehnend gegenüber. Brücke, der ein erklärter Gegner von Militarismus und Klerikalismus war, wurde 1879 der erste protestantische Rektor der Wiener Universität.

Theodor *Billroth*, von Hugo v. Hofmannsthal als "Mensch in großem Stil" und "Arzt der Renaissance"[41] verehrt, später einer der engsten Freunde von Johannes Brahms und Eduard Hanslick, wollte eigentlich Musiker werden und mußte von seinen Eltern zur medzinischen Laufbahn überredet werden. Er studierte in Greifswald, Göttingen und Berlin; hier gehörten zu seinen Lehrern Johannes Müller (1801-1858), Johann Lucas Schönlein (1793-1864), Moritz Heinrich Romberg (1795-1873) und Ludwig Traube (1818-1876). Nach seiner Promotion (1852) reiste er 1853 nach Wien, um Kurse bei Oppolzer, Heschl und Hebra zu belegen. Während seiner Assistentenzeit (1853-1860) bei dem Chirurgen Bernhard v. Langenbeck (1810-1887) beschäftigte er sich bevorzugt mit Fragen der Pathologischen Histologie. 1856 erfolgte seine Habilitation für 'Chirurgie und Pathologische Anatomie', 1860 wurde er Professor für Chirurgie in Zürich und 1867 folgte er einem Ruf auf die II. Chirurgische Lehrkanzel in Wien.

Billroth gehörte zu den ersten Chirurgen, die in klinisch-statistischen Berichten öffentlich Rechenschaft über Erfolge und Mißerfolge ablegten. Durch seine Synthese von chirurgischer Klinik, experimenteller Chirurgie, Pathologischer Anatomie und -Physiologie gehörte er zu den Mitbegründern der wissenschaftlichen Chirurgie. Einen Schwerpunkt seines Interesses (seit seiner Zürcher Zeit) bildeten Arbeiten über das Wundfieber; stets um die Klärung ätiologischer Zusammenhänge bemüht, sei er hier derjenige gewesen, durch den "die Wiener Schule ein erstes Mal in den zukunftsträchtigen Bereich der Bakteriologie eindrang".[42] Ein anderer Schwerpunkt galt der systematischen Erschließung von bis dahin unzugänglichen Operationsgebieten.[43] Billroth's Operationserfolge trugen entscheidend dazu bei, daß mit Beginn der achtziger Jahre die Tradition des *therapeutischen Skeptizismus* in Wien an Einfluß verlor. Daneben gehörte Billroth zu den Mitbegründern des Rudolfinerhauses, einer heute noch bestehenden Krankenpflegeschule. Seine Schrift *Die Krankenpflege im Hause und Hospitale* (1881), in neun Sprachen übersetzt, wurde ein "Klassiker der Krankenpflegeliteratur".[44] Neben der Betonung von Billroths Humanismus werden die antisemitischen Passagen seiner Schrift *Über das Lehren und Lernen der medizinischen Wissenschaften an den Universitäten der deutschen Nation nebst allgemeinen Bemerkungen über Universitäten* (1876) gerne verschwiegen. Sie trugen das Ihre dazu bei, antisemitisches 'Denken' salon-, bezw. universitätsfähig werden zu lassen.

---

41 Hugo v. Hofmannsthal: Aufzeichnungen. Gesammelte Werke in Einzelausgaben hsrg. v. Herbert Steiner. Frankfurt/M 1959, S. 107

42 E. Lesky, a.a.O., S. 440

43 1871 Teilentfernung des Ösophagus, 1873 erste operative Entfernung des Kehlkopfs, 1881 erste Magenresektion: 'Billroth I' (Entfernung von vier Fünfteln des Magens und Wiederherstellung der Magen-Darm-Passage durch End-zu-End-Verbindung zwischen Magenrest und Zwölffingerdarm: Gastro-Duodenostomie), 1885 erste Magenresektion 'Billroth II' (Resektion wie bei 'Billroth I' und Wiederherstellung der Magen-Darm-Passage durch eine Verbindung zwischen Magen und Leerdarm (Jejunum) unter Umgehung des davor liegenden Zwölffingerdarms, der 'blind' verschlossen wird.

44 E. Lesky, a.a.O., S. 445

Hermann *Nothnagel*, Sohn eines angesehenen Arztes in der Mark Brandenburg, trat 1859 als Eleve zur militärärztlichen Ausbildung in das Friedrich-Wilhelm-Institut in Berlin ein. Zu seinen Lehrern gehörten vor allem Rudolf Virchow und Ludwig Traube. Zunächst schwankend zwischen Pathologischer Anatomie und Innerer Medizin, entschied er sich unter dem Einfluß Traubes schließlich für die klinische Laufbahn. Von 1865-1868 war er Assistent des Traube-Schülers Ernst Leyden (1832-1910) in Königsberg, bei dem er sich 1866 habilitierte und unter dessen Einfluß er sich vermehrt neurologischen Fragen zuwandte. Von 1868-1870 arbeitete er als Militärarzt in Berlin, von 1870-1872 in derselben Eigenschaft in Breslau. 1870 erschien sein vielbeachtetes *Handbuch der Arzneimittellehre* (Übersetzungen ins Englische, Französische, Italienische, Polnische und Russische). Dessen Erfolg, aufgrund der geglückten Synthese von experimenteller Pharmakologie und internistischer Klinik, verdankte er im wesentlichen seine Berufung nach Freiburg (1872) auf die Professur für Arzneimittellehre und Medizinische Poliklinik, für die sich im besonderen Adolf Kußmaul (1822-1902) eingesetzt hatte. 1874 erhielt er einen Ruf nach Jena auf die Professur für Spezielle Pathologie und Therapie sowie die Direktion der Medizinischen Klinik. Hier erschien seine *Topische Diagnostik der Gehirnkrankheiten* (1879), die den damaligen Wissensstand präzise wiedergab und Nothnagels Autorität als einem der bedeutendsten Neurologen begründete. Mit Beginn der achtziger Jahre bildete sich sein zweiter Schwerpunkt, die Enterologie[45], heraus. 1882 gründete er mit Leyden und Frerichs den Kongreß für Innere Medizin in Wiesbaden, und noch im gleichen Jahr wurde er als Professor der Speziellen Pathologie und Therapie und Vorstand der I. Medizinischen Klinik in Wien Nachfolger Skodas und Ducheks. In den Arbeiten seiner Wiener Zeit, die neben seinen neurologischen und enterologischen Schwerpunkten Themen der gesamten Inneren Medizin behandelten, bemühte er sich in besonderer Weise um eine klinisch orientierte Verbindung von experimenteller Physiologie und Pathologischer Anatomie. Das von ihm seit 1894 herausgegebene *Handbuch der speciellen Pathologie und Therapie* blieb über Jahre hinaus ein Standardwerk der Inneren Medizin. Gegenüber der durch Pflüger und Roux wieder verstärkt hervorgetretenen vitalistischen und teleologischen Naturerklärung hielt Nothnagel an der rein mechanisch-antivitalistischen Analyse der Natur fest, wie sie für den Großteil der Wiener Medizin charakterisitsch war. Andererseits versuchte er, seine Therapeutik unter der ursprünglich hippokratischen Vorstellung einer *Heilkraft der Natur* zu begreifen.[46]

Theodor *Meynert* war, seinem Selbstverständnis nach, wie vor ihm in Deutschland Wilhelm Griesinger (1817-1868) und in Wien Joseph Dietl und Maximilian Leidesdorf (1816-1889), Vertreter einer streng empirisch-somatisch ausgerichteten Psychiatrie. Er war Schüler Rokitanskys, bei dem er sich 1865 habilitierte, der ihm im Jahr darauf eine eigene Prosektorstelle[47]

---

45 Lehre des Dünn- und Dickdarms

46 Vgl. H. Nothnagel, zit. n. E. Lesky, a.a.O., S. 321-322: "Die Entstehung, die Art und das Geschehen der krankhaften Veränderungen genau zu erforschen, festzustellen, durch welche Vorgänge und unter welchen Bedingungen der Organismus die Störungen am leichtesten überwindet oder ausgleicht, wenn möglich in zweckmäßiger Weise diese Vorgänge und Bedingungen zu unterstützen und nachzuahmen, vor allem nicht zu schaden, das ist der Weg, auf welchem die Heilkunst Bedeutendes und Gutes vollbringen kann."

47 Stelle zur Durchführung von Sektionen

und 1870 an der Landesirrenanstalt eine psychiatrische Klinik einrichten ließ. Seiner eigenen Forderung folgend, die Psychiatrie durch einen strengen anatomischen Unterbau zu einer wissenschaftlichen Disziplin umzubilden, wurde er zu einem der renommiertesten Hirnanatomen seiner Zeit. Seine Sichtweise der menschlichen Persönlichkeit gründete auf der (empirisch allerdings nicht ableitbaren) Annahme eines funktionalen Antagonismus zwischen dem phylogenetisch älteren Hirnkern als dem Ort der unwillkürlichen Bewegungen und der auf diesen hemmend wirkenden jüngeren Hirnrinde als dem Ort der Ichbildung innerhalb des Gehirns. In diesem Gegensatz von Rinde und Kern sah er "einen wichtigen Schlüssel zum abnormen Spiel des Hirnmechanismus innerhalb der Geisteskrankheiten".[48] Innerhalb der Hirnrinde unterschied er Projektionsfasern (zwischen Rindenzellen und Hautoberfläche ["Fühlfäden"] bezw. Muskulatur ["Fangarme"]) von Assoziationsfasern (innerhalb verschiedener Rindenregionen). Das projektive System, vermittels dessen sich der Mensch der Außenwelt bemächtige, bezeichnete er als Ort des "primären Ichs"[49], und das Assoziationssytem, das Rationalität und Ethik begründe, als Ort des "sekundären Ichs".[50] Die Affekte reduzierte Meynert auf zwei Grundtypen: Affekte des Angriffs und Affekte der Abwehr, die er jeweils zur Ernährung, bezw. Durchblutung des Gehirns in Beziehung setzte. Über Melancholie und Manie beispielsweise schrieb er:

> "Weil bei der Melancholie die Arterien eng sind, weil die Leistung der Cortex als Gefäßcentrum groß ist, wird die Associationsleistung und die der Bewegungsimpulse klein, und weil bei der Manie durch eine vasomotorische Störung die Gefäßinnervation klein ist, wird die Leistung des Associationsspieles und der motorischen Rindenimpulse gross durch ein Zerrbild functioneller Hyperämie."[51]

Meynert errichtete ein geschlossenes psychiatrisches System auf anatomisch-topographischer und physiologischer Grundlage. Daß dessen Einheitlichkeit weitgehend auf experimentell nicht verifizierbaren, spekulativen Hypothesen beruhte, hat bereits Emil Kraepelin (1856-1926) 1887 kritisch angemerkt. Deutlicher kennzeichnete Karl Jaspers (1883-1969) 1913 Meynerts in die Gehirnanatomie projizierte Psychologie als "in naturwissenschaftlichem Gewande ganz unnaturwissenschaftlich phantasiert".[52] Meynerts Spekulationen gründeten in seinem Wunsch, die Psychiatrie als eine "erklärende Wissenschaft" (auf anatomisch-funktioneller Grundlage) zu etablieren. Eine "Behandlung der Seele" lehnte er ab, da dies mehr erfordere "als wir vollbringen können, und über die Grenzen exakter naturwissenschaftlicher Untersuchung hinausgeht".[53] Er war darum prädestiniert, in Wien zum Mittelpunkt jenes Konfliktes zu werden, den Jaspers als den Gegensatz von Universitäts- und Anstaltspsychiatrie bezeichnete:[54]

---

48 Zit. n. E. Lesky, a.a.O., S.
49 Zit. n. a.a.O., S. 376
50 Zit. n. a.a.O.
51 Zit. n. a.a.O., S. 377
52 Zit. n. Jakob Wyrsch: Wege der Psychopathologie und Psychiatrie. In: Heinrich Balmer (Hrsg.): Die Psychologie des 20. Jahrhunderts. Bd. I. Die Europäische Tradition. Tendenzen, Schulen, Entwicklungslinien. Zürich 1976, S. 999
53 Zit. n. W.M. Johnston, a.a.O., S. 239
54 Vgl. E. Lesky, a.a.O., S. 379

"Es wäre aber wahrlich um das Wohl der Geistesgestörten traurig bestellt, wenn man die Reform bezüglich der Pflege und Sicherstellung des Rechtsschutzes der Geistesgestörten davon abhängig machen möchte, bis daß die mühsamen Forschungen im Gebiet der Gehirnanatomie, [...] die der Natur der Sache nach noch vielfach ins Gebiet der subjektiven Deutung fallen, durch eine allseitig bestätigende Kritik als positive Forschungsresultate festgestellt sind"[55]

schrieb der (Anstalts-)Psychiater Ludwig Schlager (1828-1885) 1870 in seinem *Bericht über die Bestrebungen zur Erlangung eines Irrengesetzes in Österreich [...]*. Als dieser 1873 Direktor der Landesirrenanstalt und damit Vorgesetzter Meynerts wurde, verschärfte sich dieser Konflikt derart, daß Meynert 1875 zum Rücktritt gezwungen wurde. Wieder war es sein Förderer Rokitansky, dem es gelang, für Meynert am Allgemeinen Krankenhaus die sog. "Beobachtungszimmer" zu einer eigenen psychiatrischen Klinik zu erweitern. Dessen Schüler war Meynert nicht nur in seinem antomischen Lokalismus, sondern auch in seiner darwinistisch-pessimistischen Weltanschauung, die er in Vorträgen und z.T. düsteren Gedichten äußerte.

2.2 Schnitzlers Studienzeit

"Zwischen Beginn und Ende der Wiener Medizin des neunzehnten Jahrhunderts liegt der Ablauf einer Entwicklung, mit der sich kaum ein anderer Abschnitt in der Geschichte der Heilkunde vergleichen läßt".[56] Dieses Urteil der (Wiener) Historiographin der *Wiener Medizinischen Schule im 19. Jahrhundert*, Erna Lesky, dürfte einiges von dem Selbstgefühl der ihrer Weltgeltung wohl bewußten Wiener Medizin widerspiegeln.

Zu diesem in auffälligem Kontrast stehen die Erfahrungen der Studien- und Assistentenzeit des jungen Schnitzler. Schnitzler hatte anfang Oktober 1879 sein Studium begonnen, doch schon gegen Ende des Monats festgestellt: "Ich fühl' es schon, die Wissenschaft wird mir nie das werden, was mir die Kunst schon jetzt ist" (Tgb. 27.10.1879; S. 12). Quälende Unsicherheit und Unentschiedenheit zwischen Wissenschaft und Kunst, sowie gründliche Selbstzweifel beiden gegenüber prägten die gesamte Studien- und Assistentenzeit. Das anfängliche Unbehagen angesichts des Medizinstudiums und der Aussichten des Arztberufes steigerte sich im weiteren Verlauf, durch positive Eindrücke nur selten unterbrochen, zu "Ekel" (Tgb. 22.12.1882; S. 214) und "Schaudern" (Tgb. 18.08.1889; S. 261).

Lindgren bezeichnete Schnitzlers Tagebuch als Ausdruck einer "permanenten Krise".[57] In Schnitzler habe sich "eine historisch-kulturelle Krise mit einer persönlich-künstlerischen"[58] getroffen. Die historische Krise ist grob charakterisiert: *politisch* durch den Niedergang des Liberalismus und das Aufkommen antiliberaler 'Massenbewegungen' wie der Christlich-Sozialen und Deutsch-Nationalen; *sozial* durch einen immer aggressiver auftretenden Antisemitismus (in Schnitzlers Tagebuch und literarischem Werk deutlich gespiegelt); und *wirtschaftlich* durch

---

[55] Zit. n. E. Lesky, a.a.O., S. 380
[56] E. Lesky, a.a.O., S. 11
[57] Irène Lindgren: Arthur Schnitzler im Lichte seiner Briefe und Tagebücher. Heidelberg 1993, S. 28
[58] A.a.O., S. 46

die "Große Depression"[59], gekennzeichnet durch Monopolisierungs- und Konzentrationsprozesse in der Industrie und unter den Banken, deren Opfer in erster Linie Handwerker, Kleingewerbetreibende und Arbeiter waren.

Tiefer reichte die geistig-kulturelle Orientierungslosigkeit: 'Leere des Daseins' und Zynismus, Langeweile und Selbstbespiegelung, Sprachverlust und 'Lebensphilosophie'. Ernst Machs Diktum vom "unrettbaren Ich" (1885) war Ausdruck dieser Selbstverlorenheit mehr als Einsicht in die menschliche Natur.[60] Hermann Brochs Worte von der "fröhliche[n] Apokalypse"[61] und dem "Wert-Vakuum"[62] im Wien des Fin de siècle sind bekannt; als "gemütliches Siechtum"[63] empfand Karl Kraus die Atmosphäre seiner Zeit; und Stefan Großmann schrieb über ein Gespräch mit Ernest v. Koerber, der zwischen 1897 und 1916 zweimal Ministerpräsident war: "[...] er sprach mit einem ungenierten, ich möchte sagen familiären Zynismus und mit einer selbstverständlichen, beinahe schon fröhlichen Resignation über die Atmosphäre von Greisenhaftigkeit, die unter Franz Joseph über dem Lande lagerte, daß man sich zuweilen im Zimmer umsah und sich fragte, ob man wirklich im Hause des ersten Beamten des Reiches sitze."[64] Eilert faßte zusammen: "An keinem anderen Ort Europas war die Endzeitstimmung des europäischen Fin de siècle so bedrängende historische Realität wie im Wien der Jahrhundertwende."[65]

Vor dem Hintergrund dieser abgründigen Krise gewann die Kunst, zumindest in Teilen des Bürgertums, eine ganz neue Bedeutung: "Von einem Ornament wurde die Kunst zum Wesentlichen verwandelt, und von einem Ausdruck von Werten zu einer Quelle der Werte."[66] Kunst - Musik, Theater, Literatur, später auch die Bildende Kunst - wurde auch für Schnitzler (über-) lebenswichtig. Der beständige Konflikt zwischen ihm und seinem Vater war darum nicht nur ein persönlicher Streit und auch nicht einfach Ausdruck einer Unvereinbarkeit von 'Wissenschaft' und 'Kunst', sondern war genauso ein Streit zwischen zwei Generationen (innerhalb des liberalen jüdischen Bürgertums), für die 'Kunst' und 'Wissenschaft' jeweils sehr verschiedene Bedeutungen hatten: die 'Wahrheit' einer unter der Fiktion der 'Wertneutralität' stehenden Wissenschaft konnte nicht mehr die Orientierung bieten, die man durch die 'Wahrheit' der Kunst nun zu gewinnen hoffte.

---

59 Vgl. Rolf-Peter Janz und Klaus Laermann: Arthur Schnitzler. Zur Diagnose des Wiener Bürgertums im Fin de Siècle. Stuttgart 1977, S. 176

60 E. Mach 1885, zit. n. Manfred Diersch: Empiriokritizismus und Impressionismus. Über Beziehungen zwischen Philosophie, Ästhetik und Literatur um 1900 in Wien. 2. Aufl. Berlin 1977, S. 24: "Nicht das Ich ist das Primäre, sondern die Elemente (Empfindungen). Die Elemente *bilden* das Ich. *Ich* empfinde Grün, will sagen, daß das Element Grün in einem gewissen Komplex von anderen Elementen (Empfindungen, Erinnerungen) vorkommt. Wenn *ich* sterbe, so kommen die Elemente nicht mehr in der gewohnten Gesellschaft vor."

61 Hermann Broch: Hofmannsthal und seine Zeit. In: ders.: Schriften zur Literatur 1. Kritik. Kommentierte Werkausgabe. Hrsg. von Paul Michael Lützeler. Bd. 9/1. Frankfurt/M. 1975, S. 175

62 A.a.O., S. 140

63 Zit. n. Heide Eilert: Abschied von Kythera? Zu Arthur Schnitzlers *Komödie der Verführung* und der Rokoko-Rezeption des Fin de siècle. In: Sprachkunst 22 (1991), S. 215

64 Zit. n. H. Scheible, a.a.O., S. 24

65 H. Eilert, a.a.O., S. 215

66 Carl E. Schorske: Wien. Geist und Gesellschaft im Fin de siècle. Frankfurt/M 1982, S. 9

Doch zunächst zu Schnitzlers Studium: Die Rigorosenordnung von 1872 (sie galt bis 1899) erbrachte nicht nur die schon von Feuchtersleben angestrebte Vereinheitlichung des Ärztestandes durch die Einführung eines einzigen *Doktors der gesamten Heilkunde*, sondern führte auch zu einem Maß an Lernfreiheit, "wie es ein solches vor- und nachher nicht mehr in Österreich gegeben hat."[67] Vorgeschrieben waren ein fünfjähriges Studium und die Mindestzahl von 10 Wochenstunden je Semester, sowie die Teilnahme an Sezierübungen (über zwei Semester) und der Besuch internistischer (über vier Semester), chirurgischer (ebenfalls vier Semester), ophthalmologischer und geburtshilflicher (je ein Semester) Vorlesungen. Der seit de Haen obligat gewesene Unterricht am Krankenbett wurde völlig gestrichen und durch Übungen im Hörsaal ersetzt. Das Bestehen der drei 'strengen Prüfungen' (Rigorosen) berechtigte zum Doktorgrad und, anders als z.B. in Preußen, zur Praxisausübung. Billroth, der Fakultäts- und Staatsexamen trennen wollte, beklagte: "Das jetzige österreichische medicinische Rigorosum ist [...] das leichteste Examen, was es in der Art gibt."[68]

Schnitzler inskribierte sich, ohne wirkliches Interesse, durch die Atmosphäre seines Elternhauses bestimmt, "und da ein anderes Studium [...] überhaupt nicht in Frage gekommen war" (JW, S. 90), im Oktober 1879 in Wien für Medizin. Seine eigentliche Neigung, ja "Sehnsucht" (Tgb. 29.11.1881; S. 117), galt der Kunst: dem Theater, der Musik und Literatur.[69] Der Zwiespalt zwischen wissenschaftlichem Studium und künstlerischer Tätigkeit durchzieht wie ein roter Faden von Anfang an das ganze Tagebuch der Studien- und Assistentenzeit, ist aber *auch* Teil und Ausdruck einer allgemeineren inneren "Zerfahrenheit" (Tgb. 31.12. 1879; S. 17) und "Zersplitterung" (Tgb. 15.12.1880; S. 92):

> "Oh ich fühls - ich bin kein Mensch, der zum Studium taugt. Wenn ich nur so sehr Künstler wäre, als ich Künstlernatur[70] bin. Aber in ein paar Jahren werde ich vielleicht auf dem Punkte stehen, wo ich einsehe, daß ich nicht zu diesem nicht zu jenem tauge - und meine Zukunft wird sein: ein mittelmäßiger Arzt zu werden! - " (Tgb. 2.01.1880; S. 18);[71] "Ich mag wie viel immer über den innigen Zusammenhang zwischen Medizin und Poesie meditiren - es bleibt doch wahr, daß man nicht zu gleicher Zeit ein ganzer Poet und ein ganzer Mediziner sein kann. Hin und hergeworfen zwischen Wissenschaft und Kunst bringe ich zu keinem von beiden mein ganzes Ich mit und werde in der Arbeit durchs Dichten, im Dichten durch die Arbeit gestört." (Tgb. 15.12.1880; S. 91-92)

Selten scheint beides, zumindest *neben*einander, vereinbar: "Meine Beschäftigung im Laufe dieser Woche war Anatomie und Poesie. Oft beides mit Begeisterung" (Tgb. 25.09.1880; S. 84). Dazwischen immer wieder die grundlegenderen Klagen:

> "Im allgemeinen verbumml' ich und verthu ich [...] die Zeit" (Tgb. 8.11.1879; S. 13); "Ich lebe jetzt colossal dumm. Planlos" (Tgb. 11.03.1880; S. 31); "Mir ist sentimental zu Mute bis zur

---

[67] E. Lesky, a.a.O., S. 300

[68] Zit. n. a.a.O., S. 306

[69] Im Mai 1880, als Achtzehnjähriger, notierte er: "Somit hab ich bis auf den heutigen Tag zu Ende geschrieben 23, begonnen 13 Dramen, soweit ich mich erinnere [...]." (Tgb. 25.05.1880; S. 57)

[70] "Als Künstlernatur bezeichnen wir im allgemeinen die Summe von Eigenschaften, die den Künstler im Produzieren behindert." (AuB I, S. 115)

[71] Fast im gleichen Alter schrieb Freud seinem Jugendfreund Emil Fluß, daß er sich "vor Mittelmäßigkeit fürchtet" (zit. nach Siegfried Bernfeld und Suzanne Cassirer Bernfeld: Bausteine der Freud-Biographik. Eingel., hrsg. und übers. von Ilse Grubrich-Simitis. Frankfurt/M 1981, S. 112).

Lächerlichkeit" (Tgb. 8.04.1880; S. 41); "Ich ärgre mich über mein fades Selbst und gäbe was drum, wenn sich aus dem thatlosen Embryo was entwickelte. Ich bin mir selbst zuwider.- Mein Gemüt geht leer aus - oder was im Gemüt ist, drängt sich krankhaft vor" (Tgb. 17.05.1880; S. 53); "Mir ist zu Mut - elend, elend, wie ichs nicht schildern kann. Meine Zeit geht hin, sinnlos, zu nichts verwendet [...]. Ich bin ein larmoyanter Kerl mit 18 Jahren" (Tgb. 18.05.1880; ebd.); "Wesenlosigkeit des Lebens! - Wie doch eigentlich alles nur geschieht, der Langeweile zu entfliehen" (Tgb. 25.09.1880; S. 83); "Es ist, als ob man in einem zugenagelten gläsernen Sarg durchs Dasein getragen würde ..." (Tgb. 12.11.1881; S. 113); "Ich fühle mich manchmal so alt, dass mich fröstelt. Meine melancholische Grundstimmung nimmt zu" (Tgb. 4.02.1888; S.227).

Das Studium läßt er zumeist schleifen.[72] Allein die Nervenpathologie interessiere ihn zumeist.[73] Teils gefällt er sich in scheinbarer Lässigkeit[74], teils in Zynismus.[75] Dennoch bleibt der Gegenstand des Studiums nicht ohne prägenden Einfluß auf seine 'Weltbetrachtung' im ganzen:

> "Die Anschauung der Materialisten wird mir zu meinem eigenen Leidwesen immer plausibler [...]. Hyrtl polemisirt (bei Gelegenheit der Anatomie des Gehirns) dagegen. Mich dünkt, es wird eine Zeit kommen, wo man einsehen wird, daß es, was [...] das Bewußtsein anbelangt, nichts gibt als die Zellen und ihre Anordnung. Wenn diese Zeit nie kommen wird, so wird die Schuld daran liegen, daß sich das Mikroskop nicht weiter vervollkommnen kann. Freilich - dahin wird man nie gelangen, daß man die Frage lösen wird: Wie kommt es, daß bei der und der Gestalt der Zelle, bei der und der Anordnung der einzelnen Zellen das betreffende Individuum viel Phantasie besitzt - ? oder viel Gedächtnis - ? Man kann höchstens dahin gelangen zu sagen: Wenn das Gehirn so gebildet ist, ist der Mensch ein Dichter. Ist diese Zelle rundlich, so wendet sich sein Geist mehr der That zu. Schließen jene zwei ellipsoide Zellen eng an einander, so hat er Talent zur Malerei. [...] Vielleicht wird man sogar durch äußere mechanische Einflüsse die Geistesrichtung eines Individuums ändern können. [...] Ich bin immer zu solchen Fragen gedrängt" (Tgb. 28.04.1880; S. 45); am folgenden Tag bezeichnet er als die "letzten" unbeantwortbaren Fragen: "Die Naturwissenschaft frägt: Wie entstand die Zelle? und die Geschichte: Wie kam Bewegung in die Zelle?" (Tgb. 29.04.1880; S. 47)

---

72 "Besuche keine Vorlesungen [...] Secire sehr sehr wenig.- Komme höchst selten ins chem. Labor" (Tgb. 26.01.1880; S. 23); "Monate lang den ganzen Vormittag verbummelt, den Nachm. im Kaffeehaus verplaudert, verspielt, dämmrig hingebracht" (Tgb. 11.06.1881; S. 104); "Aus mir wird nie ein fleißiger Mensch. Das angestrengte Studiren [...] ist mir in der Seele zuwider" (Tgb. 19.05.1882; S. 133); "Das Studium wieder sehr vernachlässigt" (Tgb. 16.05.1883; S. 150); "als Mediziner noch immer nicht fleißig!!" (Tgb. 19.10.1887; S. 221); "[...] kann mich zum wahrhaften Studiren nicht aufraffen." (Tgb. 20.09.1888; S. 237)

73 Vgl. Tgb. 23.02.1880; S. 28

74 "Warf ein, zwei Blicke in Hufeland's Makrobiotik. Da müßt man ja vor lauter Vorsicht ein Hundeleben führen." (Tgb. 21.06.1880; S. 65)

75 "Ich bin im Secirsaal gewöhnlich sehr gesprächig und gut gelaunt" (Tgb. 14.04.1880; S. 42). In seiner Autobiographie geht Schnitzler rückblickend in zu milder Selbstkritik auf diesen Zynismus ein: bevor er den Seziersaal betrat, hätte er noch nie einen Toten gesehen; und wie alle seine Kollegen habe auch er erfahren, daß "der tote menschliche Körper [...] ausschließlich als Objekt dargeboten [...] des düster-unheimlichen Charakters bald verlustig" (JW, S. 124) gehe; und wie die anderen habe auch er dazu geneigt, wie aus Schutz gegen "laienhaft-sentimentale[] Regungen" (ebd.), "die Gleichgültigkeit gegenüber dem nun einmal zur Sache gewordenen Menschenbild [...] ein wenig zu übertreiben; - wenn ich im Zynismus auch nicht so weit ging wie andere, die sich was darauf zugute taten, ihre gebratenen Kastanien vom Seziertisch, ja von der Leiche weg mit Appetit zu verzehren" (ebd.).

In dieser Zeit erwägt er für sein 50. Lebensjahr die Abfassung einer 'Naturphilosophie', oder er dichtet, vielleicht auch verunsichert durch die Unvereinbarkeit von lebensweltlicher Empfindung und wissenschaftlicher Erkenntnis: "[...] Die schöne Brühl / Umgab uns mit dem Schatten ihrer Wälder / Mit ihrer Wies' und Blumen üppgem Duft - / Ich schritt mit einem Buche in der Hand / Das flugs in Zellen all dies Leben theilte / Durch's Grün der Au'n. 'Botanik' hieß das Buch, / Und alles, was ringsum mein Haupt umblühte, / War Eiweiss nur und schnödes Protoplasma" (Tgb. 28.06.1880; S. 68).

In diesem Zusammenhang findet sich auch eine der wenigen enthusiastischen Eintragungen: "Studiere mit Eifer und Lust. Weitrer Schritt in der Entwicklung der Zellentheorie: durch die Gehirnmechanik Meynerts angeregt" (Tgb. 9.09.1880; S. 82). Denken und Vorstellungswelt insgesamt werden naturwissenschaftlich (mitunter ironisch) gefärbt: seine Seele sei "wie ein Rhizopodon.- Sie steckt Fortsätze aus und zieht sie wieder ein - ins Ideale und wieder zurück" (Tgb. 18.03.1880; S. 33); einem kirchlichen Brauch widersetze sich "jenes Etwas in meinen Gehirnzellen, dessen nähere Consistenz man vielleicht in ein paar Jahrzehnten dank der vergleichenden Anatomie und dem Mikroskop gefunden haben wird" (Tgb. 29.04.1880; S. 48); Glück gäbe es nur für Augenblicke, "weil wir nichts sind als so'n vergänglicher Zellencomplex" (Tgb. 17.05.1880; S. 53); und seine Geliebte bezeichnete er einmal als "das Himmelswesen, [...] den süßesten aller Zellencomplexe" (Tgb. 4.06. 1880; S. 62).

Trotz seiner vielfachen Abneigungen gegen Studium und Universität, bleibt die Autorität wissenschaftlicher Wahrheit zunächst noch unangetastet: "die Ungebildeten werden immer und ewig eine Religion brauchen [...] und die Zeit wird niemals kommen, wo alle Köpfe reif sind, die Stimme der Wissenschaft zu vernehmen" (Tgb. 29.04.1880; S. 47); schon von Jugend auf werde "die Menschheit [...] zur Dummheit erzogen" (Tgb. 31.05.1880; S. 59), schon in der Schule bringe man den Kindern "unklare, mystische unnaturwissenschaftliche also unnatürliche, ja geistlose Anschauungen bei" (ebd.); "Wie doch auf jeden Menschen Erwähnung mediz. Fakten einigen Eindruck übt. Hier findet sich eben das Individuum selber wieder, ja genauer, als es sich eigentlich selber kennt" (Tgb. 3.10.1880; S. 86).

Gegenstand der ersten vier Semester waren vor allem Anatomie (Langer), Chemie (E. Ludwig) und Physiologie (Brücke) in Theorie und Praxis, sowie Physik (Lang); dann Botanik, Mineralogie, Zoologie und Pharmakologie. Die Vorprüfungen aus Mineralogie, Zoologie und Botanik bestand er innerhalb des ersten Jahres, "die beiden ersten [...] sogar noch mit Auszeichnung" (JW, S. 92). Im fünften und sechsten Semester lag der Schwerpunkt auf Vorlesungen über 'Medizinische [Innere] und Chirurgische Klinik', neben 'Physiologischen Übungen' (im fünften Semester) und der Pathologischen Anatomie (im fünften und sechsten Semester). Im Verlaufe dieses dritten Jahres, mit Beginn der klinischen Vorlesungen, begannen sich seine hypochondrischen Ängste zu verstärken.[76] Trotz seiner Nachlässigkeit und überwiegenden Ablehnung dem Studium gegenüber legte er im Laufe des dritten Jahres "immerhin wie mancher fleißigere Kollege das erste Rigorosum pflichtgemäß" (JW, S. 135) ab.

---

[76] "[...] es ist wahrhaftig deprimierend, die Fülle von Krankheiten zu kennen, denen man allüberall ausgesetzt ist" (Tgb. 27.06.1881; S. 105); "Leide in der letzten Zeit an hypochondrischen Anwandlungen; hoffe, es ist das eine rein 'drittjährige' Erscheinung." (Tgb. 7.04.1882; S. 128)

Nach abgelegtem ersten Rigorosum begann der praktische Teil der Ausbildung, dessen erstes Jahr Schnitzler, dem alles Militärische zutiefst zuwider war, als 'Einjährig-Freiwilliger' im Corps der militärärztlichen Eleven[77] im Garnisonsspital Nr. 1 ableisten mußte. Er bereitete sich darauf in der Poliklinik vor, nicht ohne wieder - zumindest kurzfristig - "immer mehr Interesse für die Medicin zu fassen" (Tgb. 30.08.1882; S. 138). Am 1.Oktober begann sein Dienst, die ersten beiden Monate war er dem Leichenhof zugeteilt; hier mußte er den Sektionen beiwohnen und sie gelegentlich protokollieren. Von Anfang Dezember 1882 bis Juli 1883 versah er den Dienst dann zumeist auf internen Abteilungen. Die Vorlesungen in dieser Zeit: 'Chirurgische Klinik' bei Billroth[78], 'Geburtshilfliche Klinik' bei Späth und 'Syphilis und Hautkrankheiten' bei Neumann konnte (und wollte) er nur unregelmäßig besuchen:

> "Täuschen wir uns nicht: die Medicin ist mir nun geradeaus zuwider. Ich empfinde eine Art Ekel, wenn ich in das Garnisonspital hineingehe. Die paar Dinge, die mich dran interessiren, interessiren eben den Menschen - vielleicht den Poeten in mir - aber nichts weiter. [...] Und das schlimmste: sie macht mich vollkommen hypochondrisch. [...] Ich wollt' ich wüßt von der Medicin nichts mehr" (Tgb. 22.12.1882; S. 144); "einiges interessirt mich wirklich. Freilich mehr noch ist mir zuwider" (Tgb. 26.03.1883; S. 149).

Auch das fünfte Studienjahr schwankte zwischen diesem (seltenen) wirklichen Interesse und seiner deutlichen Antipathie.[79] Gegenstand des neunten und zehnten Semesters waren: 'Medizinische Klinik' (Nothnagel und Bamberger), 'Augenklinik' (Stellwag), 'Pathologisch-anatomische Secierübungen' (Kundrat), 'Allgemeine Pathologie' (Stricker), 'Gerichtliche Medizin und Übungen' (Hofmann), 'Physiologie und Pathologie des Nervensystems' (Stricker), 'Krankheiten des peripheren Nervensystems' (Nothnagel) und ein 'Chirurgischer Operationscursus' (Albert).

Seine letzten beiden Semester standen ganz im Zeichen der Vorbereitung des zweiten und dritten, abschließenden Rigorosums. Das zweite bestand er im Oktober und November 1884

---

77 "Mit einem ziemlich billigen Witz [...] 'Mosesdragoner' genannt [...]." (JW, S. 137)

78 "[...] ein Prachtmensch!" (Tgb. 13.11.1882; S. 143)

79 Einerseits: "so leidlich hineingewöhnt in die Medizin. [...] manches, was mich mächtig interessirt" (Tgb. 27.10.1883; S. 161); "interne Medizin [...], welche mich - besonders natürlich Nervenkrankheiten - intensiver zu interessiren beginnt, ist meine Abendlecture" (Tgb. 18.04.1884; S. 169) - und dann andererseits wieder: "Meine Rigorosen rücken heran und beinahe der gesammte Stoff [...] lässt mich kalt - ja läuft mir [...] und [...] meinem Naturell direct zuwider. Mit welcher Fadaise erfüllt mich z.B. der chirurg. Operat.-curs an der Leiche, den ich jetzt höre - Wie unangenehm berührt mich Stellwags (der Mensch trägt gelbe Hosen zu seinem Salonrock) Buch über die Augenheilkunde - Wie deprimiren mich - rein menschlich - so viele Kapitel aus dem unendlichen Gebiet der Krankheiten und Gebrechen! [...] Nur einzelnes aus der Pathologie geht mich nahe an [...] und wie wenig kommt dabei, scheint mir, auf Rechnung meines naturwissenschaftlichen Interesses" (Tgb. 10.06.1884; S. 171-172). Schnitzler schrieb in seiner Autobiographie über diese Epoche seines Lebens: "Unsicher und schwankend war auch mein Verhältnis zur Medizin geblieben. Und gerade die aus äußeren Gründen immer dringender werdende Notwendigkeit des Studierens machte, daß ich mich bald mit besonderer Heftigkeit abgestoßen, bald angelockt und bis in die Wurzel meines Wesens angerührt fühlte. Dies glaube ich heute, nach so vielen Jahrzehnten, da meine seelische Beziehung zur Medizin, ungetrübt durch jeden äußeren Zwang und jede praktische Betätigung, sich in einer fast experimental zu nennenden Reinheit entwickeln durfte, entschiedener zu wissen, als ich es damals gewußt habe. Dabei will ich das Interesse für Nerven- und Geisteskrankheiten, das ich als das einzige in mir zweifellos vorhandene empfand, nicht einmal sonderlich hoch bewerten, da es nicht so sehr im eigentlich Medizinischen als im Poetischen oder doch Belletristischen wurzelte." (JW, S. 187)

"mit sehr gutem Erfolge" (Tgb. 28.11.1884; S. 174) in Pathologischer Anatomie (theoretisch und praktisch), Allgemeiner Pathologie, Pharmakologie und Interner Medizin (theoretisch und praktisch bei Widerhofer und Nothnagel mit 'ausgezeichnet'). Das dritte zog sich von Januar bis Mai 1885 hin, bestehend aus Prüfungen in Geburtshilfe, Augenheilkunde und Chirurgie, jeweils in Theorie und Praxis, sowie Gerichtlicher Medizin. Am 30. Mai 1885 wurde er schließlich (von Theodor Meynert) zum "Doktor der gesamten Heilkunde" (JW, S. 188) promoviert.

Je näher das Ende seines Studiums rückte, um so schmerzhafter brach die Diskrepanz zwischen künstlerischer "Sehnsucht" (denn sicher war er sich seiner Begabung noch keineswegs) und beruflicher Notwendigkeit auf, die sich wohl am deutlichsten in einem Tagebucheintrag drei Wochen vor seiner Promotion ausgedrückt hat:

> "Ich vergesse ganz, was und wer ich bin, dadurch spüre ich, daß ich nicht auf der richtigen Bahn bin. [...] ich habe das entschiedene Gefühl, daß ich, abgesehen von dem wahrscheinlich materiellen Vorteil, ethisch einen Blödsinn begangen habe, indem ich Medizin studierte. Nun gehöre ich unter die Menge. Kommt dazu noch erstens meine Faulheit, als zweiter und wohl noch ärgerer Nachteil die schändliche Hypochondrie, in die mich dies jämmerliche Studium, jämmerlich in Beziehung auf das, wo es hinweist und was es zeigt, gebracht hat. Ich fühle mich häufig ganz niedergebügelt, mein Nervensystem ist dieser Fülle deprimierender und dabei ästhetisch niedriger Affekte nicht gewachsen. Ich weiß es noch nicht, [...] ob in mir ein wahres Talent für die Kunst steckt, daß ich aber mit allen Fasern meines Lebens [...] dahin gravitiere, daß ich etwas wie Heimweh nach jenem Gebiet empfinde, das fühl' ich deutlich und hab' es nie deutlicher gefühlt als jetzt, da ich bis über den Hals in der Medizin stecke." (Tgb. 7.05.1885; S. 178)

3. Aspirant, Sekundararzt und Assistent

Im September 1885 begann Schnitzlers Weiterbildung als Aspirant im Allgemeinen Krankenhaus, zunächst auf der Inneren Abteilung des Primarius Standthartner; die Tätigkeit eines Aspiranten bestand hauptsächlich in der Untersuchung von Patienten, der Aufzeichnung und Ergänzung ihrer Krankengeschichten und der Teilnahme an der Visite. Im Oktober begann er zusätzlich eine Hospitanz bei Moritz Benedikt auf der Abteilung für Neuropathologie der Poliklinik.[80] Gelegentlich vertrat er auch seinen Vater in dessen Privatpraxis. Im Frühjahr 1886 reiste er für mehrere Wochen wegen einer seit Jahresbeginn an seiner linken Halsseite stetig größer gewordenen Lymphdrüse unter Tuberkulose-Verdacht nach Meran. Vier Wochen nach seiner Rückkehr schrieb er in sein Tagebuch:

> "Zu Hause unangenehme Auftritte. Mein Vater wirft mir meinen mangelhaften wissenschaftl. Ernst vor. Er hat im Grunde recht, und das ärgste dran ist nur, daß ich mir beim besten Willen keinen Vorwurf machen kann - durch die Hypochondrien, zu welchen mir insbesondre die letzten Monate reichlichen Anlass boten, ist meine Abneigung gegen die Medizin in so erschreckendem Maße gesteigert worden, daß mir vor meiner Zukunft auf *dieser* Bahn ernstlich bange ist. Wenn ich bedenke, daß mein Leben sich zwischen Krankenbetten weiterspinnen soll, daß

[80] "[...] wo mich manchmal ein oder der andre Fall anregt." (Tgb. 1.02.1886; S. 188)

> ich meine Zeit der Untersuchung von Sputis und ä. widmen, stets die Stimmung finden soll, innerhalb der widerlichsten (aesthetisch oder gemütlich widerlichsten) Eindrücke mich aufrechtzuerhalten, so muss ich an eine gar gewaltige Aenderung meiner Anschauungen, ja eigentlich meines ganzen Wesens glauben, um ein halbwegs glückliches Dasein für mich möglich zu finden. - Mehr als je - und beim Himmel, es ist nicht gemeine Faulheit, die mich so empfinden läßt [...], mehr als je fühl ich in mir eine Künstlernatur. [...] Es war eine Rieseneselei von mir - Mediziner zu werden, und es ist leider eine Eselei, die nicht mehr gut zu machen ist. Abgesehen von einer gewissen Schärfe des Blicks und geklärtern Anschauungen, in die mich das mediz. Studium eingeführt hat, möcht ich, daß alles mir wieder genommen wird." (Tgb. 9.05.1886; S. 196)

Daran änderte sich auch nichts während seiner Sekundararzt-Tätigkeiten auf der psychiatrischen Abteilung bei Theodor Meynert (01.11.1886 bis 31.03.1887), auf der Abteilung für Syphilis und Hautkrankheiten bei Isidor Neumann[81] (01.04.1887 bis 31.12.1887) und auf der chirurgischen Abteilung bei Joseph Weinlechner[82] (01.01.1888 bis 01.04.1888). Und auch die verschiedenen Bemühungen seines Vaters, ihn "auf alle Weise und von jeder Seite her in die Medizin einzuführen"[83] (JW, S. 274), brachten ihn seinem Beruf letztlich nicht näher.

Im Herbst 1888 wurde Schnitzler Assistent seines Vaters auf der laryngologischen Abteilung der Poliklinik (und eröffnete gleichzeitig eine wenn auch nur wenig besuchte Privatpraxis). Hier begann er, sich ernsthafter mit den Neurosen des Kehlkopfes und mit hypnotischen Experimenten zu beschäftigen. Schnitzlers einzige wissenschaftliche Arbeit, seine Studie *Über funktionelle Aphonie und deren Behandlung durch Hypnose und Suggestion*, die er im folgenden Jahr veröffentlichte, ging aus dieser Beschäftigung hervor.

Darüberhinaus versuchte er "nach dem Muster bekannter Hypnotiseure" (JW, S. 313) verschiedene andere "psychologische Experimente" (ebd.): beispielsweise sei es ihm gelungen, allein durch suggestive Ansprache - ohne Hypnose - in bestimmten Körperregionen eine Anästhesie zu erreichen, wodurch kleinere Operationen oder schmerzlose Zahnextraktionen möglich wurden. Oder er ließ sein Medium im hypnotischen Zustand "allerlei Situationen und Empfindungen durchleben [...], wie es mir eben beliebte, sie zu erfinden" (ebd.). Felix Salten berichtete über zwei dieser Versuche:

> "Ich stand dabei, als er eine Nasenoperation an einem jungen Mädchen ausführte [...]. Das Mädchen saß, von Schnitzler in hypnotischen Schlaf versetzt, und während er ihr mit glühendem Draht in die Nase fuhr, suggerierte er ihr: 'Sie halten jetzt ein Veilchenbukett und atmen den starken Duft.' Das Mädchen, das heftig blutete, zog gehorsam den Atem ein und seufzte ent-

[81] "Auf Vorschlag meines Vaters lenkte ich mein Hauptaugenmerk auf die luetischen Erkrankungen des Rachens und des Kehlkopfes, indem ich eine gewisse Zeit hindurch alle unsere Kranken mit dem Kehlkopfspiegel untersuchte. Aber mein Eifer hielt auch diesmal nicht lang genug vor, um eine, wenn auch nur statistisch verwertbare Leistung zustande zu bringen." (JW, S. 262)

[82] "[...] wo ich mich noch weniger zu Hause fühlte und noch weniger leistete als in meinen früheren sekundarärztlichen Stellungen. Von einer eigentlichen chirurgischen Tätigkeit hielt ich mich so fern als möglich [...]. Auf die Visite kam ich öfters zu spät und meist in verschlafenem Zustand, was den Chef veranlaßte, mich für einen Alkoholiker zu halten [...]." (JW, S. 280)

[83] Im Januar 1887 wurde er Redakteur der von seinem Vater neugegründeten *Internationalen Klinischen Rundschau*; im Herbst dieses Jahres durfte er ihn zur Naturforscherversammlung nach Wiesbaden begleiten; im Frühjahr 1888 ermöglichte sein Vater ihm eine einmonatige Studienreise nach Berlin (wo er u.a. bei Bernhard Fränkel [1836-1911] einen laryngologischen Kurs belegte), und im Sommer des gleichen Jahres einen dreimonatigen Studienaufenthalt in London.

zückt ein 'Ah' um das andere. [...] Dann wohnte ich auch der Ausführung eines posthypnotischen Befehls bei. Schnitzler hatte ein schmales, kleines Lineal im Vorraum auf das Fensterbrett gelegt. Der Frauensperson, der er die Mandeln operierte, befahl er: 'Sie werden jetzt von hier fortgehen, beim Schottentor umkehren, zurückkommen, den Dolch, der im Vorzimmer draußen auf dem Fensterbrett liegt, ergreifen und ihn dem Herrn Dr. Hajek [seinem Schwager] in den Rücken stoßen.' Die junge Frau entfernte sich, aber nach etwa zwanzig Minuten kam sie wieder, hatte mit allen Zeichen furchtbarer Erregtheit das Lineal in der Faust, schlich wahrhaftig wie eine Mörderin in den Saal, suchte mit schuldbewußten, tückischen Augen den Dr. Hajek, pirschte sich fast ganz in seine Nähe - da wurde sie von Schnitzler angerufen: 'Erwachen Sie!', ließ das Lineal fallen, blickte ganz verdutzt, offenbar auch unendlich erleichtert umher und rannte kopfschüttelnd mit verlegenem Lachen davon. Es war bei diesem seltsamen Schauspiel mit aller Deutlickeit zu beobachten, wie aus einem harmlosen Menschen ein Verbrecher und wie aus diesem durch Suggestion zum Verbrecher gewordenen wieder ein harmloser Mensch zum Vorschein kommt."[84]

Zu dem Publikum dieser Versuche gehörten nicht nur engere Kollegen der Abteilung oder der Poliklinik, sondern auch Ärzte anderer Krankenhäuser und verschiedene Freunde, so daß der (nicht unberechtigte) Vorwurf aufkam, Schnitzler veranstalte 'Vorstellungen' an der Poliklinik. Als er jedoch merkte, daß gerade die "interessantesten Medien durch die Wiederholung der Versuche nicht nur in ihrer Willenskraft, sondern auch in ihrer körperlichen Gesundheit geschädigt wurden" (JW, S. 313), sah er von weiteren Experimenten ab und wandte die Hypnose "nur noch fallweise [...] zu festumrissenen Heilzwecken an" (ebd.).

Doch vermochte auch dieses ernstere Interesse nicht dauerhaft ein positiveres Verhältnis zu seinem Beruf zu festigen. Im Gegenteil. Je weiter die Zeit fortschritt, um so stärker und bedrängender wurden sein Unbehagen und Widerwille:

"dieser immer stark vortretende Widerstreit zwischen meinem Beruf und mir selbst. Ich sage: mir selbst - nicht - der Kunst. [...] Fremd steh ich heute noch der Medizin gegenüber, werde auch nirgendwo als Mediziner ernst genommen, kann mich zum wahrhaften Studiren nicht aufraffen. [...] vorbei das Jünglingsalter; ich bin Mann, ein gereifter Mann, und nichts hat sich gefestigt [...] Da liegen sie herum, die großen medizinischen Werke auf den Schreibtischen, ich soll sie durchstudiren, soll auf die Klinik gehen, gehe die Kranken beobachten, arbeite an Leichen, sitze im Laboratorium. Deutlich empfind ichs, dass ich mich da nie und nimmer zurechtfinde" (Tgb. 20.09.1888; S. 237-238); "Aber ich habe die ganze Zeit über nur mit Schaudern - wirklich mit Schaudern - nein, doch mit Widerwillen an meinen erwählten medizinischen Beruf gedacht. Und soll noch arbeiten! wissenschaftlich! Nie werd ich da was zu Stande bringen. Ein elender Winter liegt vor mir!" (Tgb. 18.08.1889; S. 261); "mein Widerwille gegen Publicum, Aerzte, Praxis, Medizin erheblich gestiegen; schaudre vor der Zukunft. [...] Ich bin mit der Medizin innerlich fertig. Ich weiss - etwas spät - tauge absolut nicht dazu. Mich ekelt vor den Patienten, vor den Collegen, vor allem, was mich an den Beruf erinnert" (Tgb. 17.01.1890; S. 283); "Medizin, wie früher. Das aufstehen des morgens, das in den Hals schauen - halt es eben aus, weil ichs aushalten muss, es ist aber entsetzlich. [...] Nur eins, ein Fortschritt, Kenntnis meiner selbst" (Tgb. 30.11.1890; S. 313); "Mediz. auf dem alten Fleck. Polikl.[inik] widerlich" (Tgb. 31.12.1891; S. 360).

Bis 1890 hatte Schnitzler eine Anzahl kleinerer Arbeiten veröffentlicht: Gedichte, Aphorismen, Stimmungsbilder und Prosa-Skizzen, darunter *Der Andere*, *Amerika*, *Mein Freund Y.*

[84] Zit. n. Hans-Ulrich Lindken: Arthur Schnitzler. Aspekte und Akzente. Materialien zu Leben und Werk. Frankfurt/M Bern New York 1984, S. 55

Aus den Papieren eines Arztes und die Einakter *Das Abenteuer seines Lebens* und *Episode*. Im April 1890 notierte er "Ansätze zu einem lit.[erarischen] Verein Jung Wien" (Tgb. 2.04. 1890; S. 286). Im Herbst lernte er Richard Beer-Hofmann (1866-1945) kennen, im Winter Felix Salten (1869-1945) und im Februar 1891 den siebzehnjährigen Hugo v. Hofmannsthal (1874-1929). Im gleichen Monat vermerkte er den Beginn literarischer Anerkennung. 1891 schrieb er *Das Märchen* (1893 uraufgeführt) und im Frühjahr 1892 die Erzählung *Sterben*, eine fast klinische Studie über das letzte Jahr eines tuberkulosekranken jungen Schriftstellers. Im Herbst dieses Jahres erschien sein Einakter-Zyklus *Anatol* mit einem Prolog von Hugo v. Hofmannsthal. Schnitzler wurde sich seiner literarischen Begabung nun zunehmend sicherer. Nach dem Tod seines Vaters im Mai 1893 schied er aus der Poliklinik aus und eröffnete eine neue Privatpraxis, die er dann jedoch mit weiterem literarischem Erfolg immer mehr einschränkte.

4. Medizinische Schriften

Schnitzlers medizin-journalistische Tätigkeit begann als Siebzehnjähriger im September 1879, einen Monat vor Beginn seines Studiums, als er im Auftrag des Vaters, der die Familie zum 6. Internationalen Medizinischen Kongreß nach Amsterdam mitgenommen hatte, einen kurzen Reisebericht über eine Bootsfahrt *Von Amsterdam nach Ymuiden*[85] verfaßte, den sein Vater innerhalb seines eigenen Artikels über den Kongreß in der von ihm herausgegebenen *Wiener Medizinischen Presse* abdrucken ließ. Dieser Reisebericht ist noch ganz im Stile eines jungen, zu "so vielen bedeutenden Männern" (MS, S. 66) (u.a. Virchow, Lister und Donders) demütig aufschauenden, wissenschaftsgläubigen Gymnasiasten gehalten. Etwa ein Jahr später, im Juli 1880, während seines zweiten Semesters, wurde er dann als Korrektor bei seinem Vater angestellt.

Eigene 'medizinische Schriften' sind ab 1886 nachweisbar, zuerst in der *Wiener Medizinischen Presse*, dann, ab Januar 1887, in deren Nachfolgerin, der *Internationalen Klinischen Rundschau*, deren Redakteure - mehr als Strohmänner seines Vaters - er und Bela Weiss wurden. Beide Zeitschriften waren klinisch ausgerichtete Wochenzeitungen, die sich in erster Linie an den Praktiker wandten und neben wissenschaftlichen Studien Zusammenfassungen von Artikeln anderer Fachzeitschriften oder Auszüge daraus, Sitzungs- und Kongreßberichte, kleinere kasuistische Mitteilungen, standespolitische Nachrichten u.ä., sowie einen ausgedehnten, ebenfalls klinisch orientierten Rezensionsteil enthielten. Die publizistische Tätigkeit war ein Schwerpunkt Johann Schnitzlers, der "stets mitten im ärztlichen Parteigetriebe stand" (JW, S. 31), und die ihm gerade während des "Kampfes" (ebd.) des Professorenkollegiums und der praktischen Ärzte gegen die Poliklinik zugute kam.

---

[85] Vgl. MS, S. 63-67

Von Arthur Schnitzler erschienen zwischen 1886 und 1893 über 70 Beiträge, unter denen die Rezensionen (zum Teil nur als einfache Inhaltsangaben) eindeutig dominieren. Daneben finden sich Berichte über die 60. und die 64. Versammlung deutscher Naturforscher und Ärzte, über das Allgemeine Krankenhaus in Wien, die medizinische Aus- und Weiterbildung und das Spitalswesen in England, seine klinische Studie *Über funktionelle Aphonie und deren Behandlung durch Hypnose und Suggestion*, Silvesterbetrachtungen, Tagesnachrichten oder einfach Mitteilungen "An die Leser". Sein "schwankendes Verhältnis zur Medizin" drückte sich auch in seiner Redakteurstätigkeit aus. Der Tagebucheintrag vom März 1887: "Bin mit Hr. Dr. B. W. zusammen Red. einer 'Intern. kl. Rundschau'. [...] Ich bin überhaupt kein Journalist - gewiss kein medizinischer!" (Tgb. 10.03.1887; S. 214), gibt darum nur einen Teil seiner Haltung wieder, der allerdings vielen der Rezensionen anzumerken ist. Sein Interesse andererseits galt vornehmlich jenen psychologischen und psychiatrischen Fragen, die gegen Ende des 19. Jahrhunderts die streng materialistischen Konzepte der Wiener Schule teilweise infrage stellten:

> "Im Laufe der letzten Jahre hat sich das hervorragende Interesse der Nervenpathologen dem Krankheitsgebiet der Neurosen zugewandt, dessen Grenzen kaum noch als streng umschrieben gelten können, ja, in dessen Wesen es eigentlich liegt, daß man seine Grenzen immer enger ziehen möchte. Unsere durch die gewaltigen Fortschritte der vergangenen Jahrzehnte etwas verwöhnte Wißbegier kann sich dort kaum recht befriedigt fühlen, wo das Seziermesser des Anatomen vergebens den Veränderungen nachzugehen bestrebt ist, die der Kliniker nachzuweisen imstande war, und wo selbst das scharfe Auge des Histologen es nicht vermag, einen sichtbaren Grund für die mannigfachen Erscheinungen aufzudecken, aus welchen der Diagnostiker am Bette des Leidenden sich längst ein abgeschlossenes Krankheitsbild geformt. Freilich findet gerade hier, wo vielleicht tatsächlich jedes anatomische Substrat der vorhandenen Störungen fehlt (wenn wir von supponierten chemischen oder molekularen Veränderungen absehen, für deren Erforschung uns bisher alle Hilfsmittel zu fehlen scheinen), die Phantasie des geistreichen Arztes ein ergiebiges Feld für seine Deduktionen und Ansichten" (MS, S. 90),

schrieb Schnitzler im Januar 1887 im ersten Heft der *Internationalen Klinischen Rundschau* in einer Rezension über die von Freud "in so ausgezeichneter Weise" (ebd., S. 93) übersetzten *Neue[n] Vorlesungen über die Krankheiten des Nervensystems, insbesondere über Hysterie* von Jean Martin Charcot (1825-1893).

4.1 Zur Geschichte der Hysterie und der Hypnose im 19. Jahrhundert

Charcot, ursprünglich Pathologe, für Ackerknecht "wahrscheinlich der bedeutendste Kliniker jener Zeit"[86], war seit 1862 Chefarzt an dem großen Pariser Frauen-Hospiz, der Salpêtrière. Hier galt sein Hauptinteresse den neurologischen Erkrankungen. Seine neuropathologischen Arbeiten und seine Vorlesungen machten ihn auch im Ausland berühmt. Von 1872 bis 1881 hatte er die Professur für Pathologische Anatomie an der Pariser medizinischen Fakultät inne, und seit 1882 die eigens für ihn eingerichtete Professur für Klinik der Nervenkrankheiten an der Salpêtrière. Zu Beginn der achtziger Jahre erklärte er die Lehre von den organischen Nervenkrankheiten für vorläufig abgeschlossen und wandte sein Interesse fast ausnahmslos der

86 Erwin H. Ackerknecht: Geschichte der Medizin. 4. Aufl. Stuttgart 1979, S. 176

Hysterie zu, jener für Freud "rätselhafteste[n] aller Nervenkrankheiten" (GW I, S. 30), deren "Omnipräsenz"[87] zur Signatur dieser Zeit gehört.

Hysterie galt bis gegen Ende des 19. Jahrhunderts als ein spezifisches Frauenleiden. Noch bis in die achtziger Jahre betonte man in ihrer Deutung zuerst die Rolle der Gebärmutter (die man darum auch operativ traktierte) und des geschlechtlichen Begehrens. Mit *Briquet* etwa setzte ihre neurologische Interpretation ein: 1859 beschrieb er sie als eine nichtentzündliche Erkrankung des Gehirns und brachte sie als erster mit positiven Eigenschaften 'der' Frau in Verbindung: ihrer besonderen Sensibilität und Neigung zu edlen Gefühlen. Als neurologische Erkrankung verlor die Hysterie zugleich auch ihre strenge Geschlechtsspezifität; schon Briquet erklärte, daß es auch männliche Hysterie gäbe und sie bei Frauen nur sehr viel häufiger vorkomme. Die Hysterie wurde eines der großen Themen der aus der Inneren Medizin hervorgehenden Neurologie. Da aber ihre eindrucksvolle Symptomatik nicht mit sichtbaren nervlichen Schädigungen erklärt werden konnte, und da Vielgestaltigkeit und Veränderbarkeit hysterischer Phänomene (bei denselben Patientinnen) es fraglich erscheinen ließen, auch mit genaueren Untersuchungsmethoden einmal ein organisch-morphologisches Substrat zu finden, haftete ihr auch weiterhin stets etwas Zweifelhaftes und Ominöses an. Charcot suchte sie darum als feste neurologische Entität zu etablieren, er gab, so Freud, "dem Thema zunächst seine Würde wieder" (GW I, S. 30). Die Kranke mußte nicht länger fürchten, als Simulantin zu gelten, der Arzt, der sie ernstnahm, nicht mehr um seine Reputation besorgt sein:

> "Er [Charcot] behandelte die Hysterie wie ein anderes Thema der Neuropathologie, gab die vollständige Beschreibung ihrer Erscheinungen, wies Gesetz und Regel in denselben nach, lehrte die Symptome kennen, welche eine Diagnose der Hysterie ermöglichen. [...] Die mannigfachen Formen des hysterischen Anfalls wurden beschrieben, ein Schema aufgestellt, welches die typische Gestaltung des großen hysterischen Anfalls in vier Stadien schilderte und die Zurückführung der gemeinhin beobachteten 'kleinen' Anfälle auf den Typus gestattete [...]." (ebd., S. 32)

In der Ätiologie der Hysterie ließ Charcot allein die Heredität gelten; ihre Ursache sah er einzig in einer erblich bedingten reizbaren Schwäche des Nervensystems; sie gehörte damit in die Gruppe der Neuropathien und galt als eine Form der 'Entartung'; andere Gründe wie Traumen verschiedenster Art kamen nur als auslösende Ursachen in Frage. Indem er jedoch nachwies, daß hysterische Symptome (in erster Linie Lähmungen) durch Hypnose nicht nur beseitigt, sondern auch wieder künstlich reproduziert werden konnten, eröffnete er den Weg ihrer psychologischen Interpretation[88], ohne ihn jedoch noch selbst zu gehen. Während Charcot (und die von ihm begründete Pariser Schule) noch in der Hypnotisierbarkeit selbst ein (erblich-neuropathisches) hysterisches Phänomen sah, und durch die hypnotische Technik neben der Suggestion jener "Vorstellungen" auch direkte somatische Wirkungen annahm, erklärte Hippolyte-Marie *Bernheim* (1840-1919), neben Ambroise *Liébault* (1823-1904) Mittelpunkt der Schule von Nancy, daß Hypnose als rein psychogenes Geschehen allein auf der suggestiven Wirkung der hypnotischen Technik beruhe und darum auch bei geeigneten Gesunden eintreten könne.

87 Alain Corbin: Kulissen. In: Michelle Perrot (Hrsg.): Geschichte des privaten Lebens. Bd. 4. Von der Revolution zum Großen Krieg. Frankfurt/M 1992, S. 588

88 "Es gelang ihm durch lückenlose Schlußfolge nachzuweisen, daß diese Lähmungen Erfolge von Vorstellungen seien, die in Momenten besonderer Disposition das Gehirn des Kranken beherrscht hatten." (GW I, S. 34)

Bernheim seinerseits versuchte, neben Hysterie und anderen Neurosen auch verschiedene Magen-Darm-Erkrankungen und Rheumatismus hypnotisch zu behandeln, distanzierte sich dann jedoch mit der Zeit von der Hypnose und gab an, die hypnotisch gewonnenen Wirkungen könnten genausogut im Wachzustand durch suggestive Rede erreicht werden.

Die psychologische Interpretation der Hysterie begann mit Pierre *Janet* (1859-1947). Janet, eigentlich Philosoph, begann aufgrund seines Interesses an psychologischen und psychopathologischen Fragen als Dreißigjähriger in Paris Medizin zu studieren und wurde hier Schüler Charcots, der ihm an der Salpêtrière ein eigenes Laboratorium einrichten ließ. Im Mittelpunkt seiner psychologischen Untersuchungen stand der 'seelische Automatismus'. Seine Studien über Erinnerungslücken und die hysterische Lüge brachten ihn zu der Auffassung, daß nicht nur frühere Empfindungen, sondern auch 'verlorene Erinnerungen' unbewußt fortwirken können: amnestische Patienten, denen eine bewußte Erinnerung vergangener Situationen und Erlebnisse unmöglich geworden war, verhielten sich andererseits unbewußt so, als wäre diese Erinnerung ihnen noch immer deutlich gegenwärtig. Janet ging, nicht nur im Falle der Hysterie, von der Existenz pathogener, unbewußt wirkender 'fixer Ideen' aus; die Ursache für deren Entstehung sah er in einer in der Regel traumatisch bedingten psychischen Dissoziation auf der Grundlage einer hereditär begründeten Nervenschwäche.

Stand für die Schule Charcots innerhalb ihres streng neuropathologisch-klinischen Paradigmas die genaue Beobachtung[89] und systematisierende Beschreibung aktueller hysterischer Phänomene, unabhängig von der Lebensgeschichte der Patienten, noch ganz im Vordergrund, so begann nun wieder mit Janet die über die krankhaften Erscheinungen hinausgehende Berücksichtigung von "Lebensgang, Erziehung, Charakter und Ideen".[90] Und versuchte die neurologische Interpretation, die Hysterie als eine Krankheitseinheit zu bestimmen, die sich vom Bereich der Gesundheit eindeutig abgrenzen ließe, so ging die psychologische Erklärung mit der Vorstellung von fließenden Übergängen und oft nicht genau bestimmbaren Grenzen zwischen 'Gesundheit' und 'Krankheit' einher, "so daß von der Psychologie der Neurosen her Einblicke in die psychischen Prozesse der 'Normalen' gewonnen werden können".[91] Janet sah beispielsweise in der Zerstreutheit eine alltäglich vorkommende, abgeschwächte Vorform von hysterischer Dissoziation. Die Identifizierung und Bewußtmachung unbewußter 'fixer Ideen' allein war für ihn nicht das einzige Ziel der Therapie, da er darin eine nicht ausreichende Auflösung oder Umwandlung ihrer pathogenen Existenz sah. Verschiedene Formen psychischen Trainings, elektrotherapeutische Anwendungen, Massage u.a. traten darum ergänzend hinzu.

Ganz neue Akzente in der Auffassung der Hysterie setzten Joseph *Breuer* (1842-1925) und Sigmund *Freud* (1856-1939). Breuer trat 1860, während seines zweiten Studienjahres, als Famulus in Brückes Laboratorium ein und wurde hier ein überzeugter Anhänger von dessen physikalistischen Physiologie. Nach seiner Promotion, 1867, wurde er Assistent an Oppolzers Klinik, im Jahr darauf erfolgte die Ernennung zum Privatdozenten. 1871, nach Oppolzers Tod,

---

89 Charcot bemühte sich, die Zeichen und einzelnen Stadien der Hysterie auch photographisch genau zu dokumentieren (dargestellt in der dreibändigen *Iconographie photographique de la Salpêtrière (service de M.Charcot)* (1876-1880) von Bourneville und Regnard).

90 Zit. n. Horst Thomé: Kernlosigkeit und Pose. Zur Rekonstruktion von Schnitzlers Psychologie. In: Klaus Bohnen, Uffe Hansen und Friedrich Schmöe (Hrsgg.): Fin de siècle. Zu Naturwissenschaft und Literatur der Jahrhundertwende im deutsch-skandinavischen Kontext. München, S. 67

91 H. Thomé, a.a.O., S. 66

eröffnete er eine Privatpraxis, habilitierte sich 1875 für Innere Medizin und unterrichtete bis 1885 an der Wiener Universität. Er veröffentlichte wenige, aber zum Teil richtungsweisende Arbeiten.[92] 1894 wurde er auf Initiative von Mach, Hering und Exner Korrespondierendes Mitglied der Wiener Akademie der Wissenschaften. Breuer war ein überaus geschätzter und angesehener Internist Wiens, u.a. Hausarzt Brückes, Billroths, Chrobaks, Exners, Fleischls und anderer Größen der Wiener Medizin.

Freud war Sohn eines jüdischen Wollhändlers in Mähren. Die Familie zog, als er vier Jahre alt war, über Leipzig nach Wien. Das Gymnasium absolvierte er hier als Primus summa cum laude. Obwohl materiell eingeschränkt, ermöglichte es ihm sein Vater, in der Berufswahl ganz seinen Neigungen zu folgen. Unter dem Eindruck des Goethe zugeschriebenen Aufsatzes "Die Natur" entschied er sich 1873, Medizin zu studieren - aus einer "Art von Wißbegierde, die sich aber mehr auf menschliche Verhältnisse als auf natürliche Objekte bezog" (GW XIV, S. 34), und nicht wegen einer Vorliebe für die Tätigkeit des Arztes. Die ein Jahr zuvor erlassene neue Studienordnung ermöglichte ihm auch hier die Pflege seiner Interessen: er besuchte das Aristoteles-Seminar Franz v. Brentanos (1838-1917) und widmete sich zoologischen Studien bei Carl Claus[93] (1835-1899), der ihm zweimal Stipendien an die Zoologische Station in Triest vermittelte. In seinem dritten Studienjahr wechselte er von dem Zoologischen Institut Claus' in das Physiologische Brückes[94], des "über alles verehrte[n] Lehrer[s]" (GW XIV, S. 35). Hier blieb er, mit wenigen Unterbrechungen, von 1876-1882, arbeitete zur Zufriedenheit Brückes über die Histologie der Nervenzelle und galt allgemein als designiert für die nächste sich dort ergebende Assistentenstelle.[95] Auf Brückes Rat, aufgrund seiner schlechten wirtschaftlichen Situation die wissenschaftliche Laufbahn aufzugeben, verließ er im Juni 1882 dessen Institut, um sich auf die Niederlassung als praktizierender Arzt vorzubereiten. Während seiner neun Universitätsjahre hatte er insgesamt fünf wissenschaftliche Arbeiten sowie die Übersetzung

---

92 1868 beschrieb er die Selbststeuerung der Atmung durch den Nervus Vagus; zwischen 1873 und 1875 untersuchte er die Funktion der Bogengänge und der Otolithen im Gleichgewichtsorgan (Innenohr) und zeigte aufgrund experimenteller und vergleichend-anatomischer Studien deren Mechanismus (Mach-Breuer'sche Strömungstheorie der Endolymphe).

93 Carl Claus, Direktor des Institus für Vergleichende Anatomie, galt als einer der führenden Zoologen Europas.

94 Den Einfluß von Brückes physikalistischem Denkstil auf die psychoanalytische Begriffsbildung Freuds hat als einer der ersten Siegfried Bernfeld (1944) untersucht; vgl. S. Bernfeld und S. Cassirer Bernfeld: Bausteine der Freud-Biographik, a.a.O., S. 122-123: "beide [Organismen und Arbeit verrichtende Maschinen] sind Phänomene der physikalischen Welt; Systeme von Atomen, von Kräften, bewegt nach dem von Helmholtz formulierten Gesetz von der Erhaltung der Kraft: die Summe der Kräfte [...] bleibt in jedem isolierten System konstant. [...] Der Fortschritt der Erkenntnis hat sie [die Arten von Kräften] auf zwei reduziert - Anziehung und Abstoßung. Dies gilt auch für den Organismus Mensch. [...] Ich wüßte nicht, wie sich Geist und Inhalt von Brückes Vorlesungen besser als mit jenen Worten charakterisieren ließen, die Freud 1926 zur Kennzeichnung des dynamischen Gesichtspunkts seiner Lehre benutzte: die Psychoanalyse führe alle psychischen Vorgänge *'auf das Spiel von Kräften zurück, die einander fördern oder hemmen, sich miteinander verbinden, zu Kompromissen zusammentreten usw.'.*" Vgl. a. Uwe Pörksen: Die Terminologie der Psychoanalyse. In: ders.: Deutsche Naturwissenschaftssprachen. Historische und kritische Studien. Tübingen 1986, S. 150-181

95 "Die eigentlich medizinischen Fächer zogen mich - mit Ausnahme der Psychiatrie - nicht an. Ich betrieb das medizinische Studium recht nachlässig, wurde auch erst 1881, mit ziemlicher Verspätung also, [...] promoviert." (GW XIV, S. 35)

eines Essay-Bandes von John Stuart Mill aus dem Englischen veröffentlicht.[96] Freud durchlief von Juli 1882 bis zum Sommer 1885 die Stationen eines Aspiranten und Sekundararztes am Allgemeinen Krankenhaus, seit 1883 mit dem Ziel, sich zum Neurologen auszubilden. Etwa parallel dazu arbeitete er im hirnanatomischen Laboratorium Theodor Meynerts, "dessen Spuren ich mit so hoher Verehrung gefolgt bin" (GW II, S. 439), über die Anatomie der Medulla oblongata.[97] Während seiner Tätigkeit an der IV. Medizinischen Klinik[98] des neurologisch interessierten Primarius Franz Scholz, der ihm später die Funktionen eines Sekundararztes I. Klasse übertrug, veröffentlichte er drei Falldarstellungen, die als "Musterbeispiele konziser neurologischer Deduktion"[99] gelten können.[100] Im Frühjahr 1885 wurde er aufgrund seiner histologischen und klinisch-kasuistischen Arbeiten, unterstützt von Brücke und Meynert, Privatdozent für Neuropathologie. Auf Empfehlung Brückes erhielt er im Herbst 1885 ein größeres Stipendium für einen halbjährigen Studienaufenthalt in Paris bei Charcot. Dessen Untersuchungen über die Hysterie "machten mir den größten Eindruck" (GW XIV, S. 37).[101] Freud, ursprünglich ja selbst Neuropathologe, begann sich hier verstärkt, und über Charcot hinaus, einem psychologischen Verständnis der Neurosen zu öffnen.[102] Über Berlin, wo er sich bei dem bekannten Pädiater Baginsky einige Wochen mit Pädiatrie befaßte, kehrte er im Frühjahr 1886 nach Wien zurück und eröffnete hier am Ostersonntag seine neurologische Pri-

---

96 *Über den Ursprung der hinteren Nervenwurzeln im Rückenmarke von Ammocoetes (Petromyzon Planeri) (1877a); Beobachtungen über Gestaltung und feineren Bau der als Hoden beschriebenen Lappenorgane des Aals (1877b); Über Spinalganglien und Rückenmark des Petromyzon (1878); Notiz über eine Methode zur anatomischen Präparation des Nervensystems (1879); Über den Bau der Nervenfasern und Nervenzellen beim Flußkrebs (1882)*

97 Das sog. Nachhirn, bezw. verlängerte Rückenmark; vgl. S. Bernfeld und S. Cassirer Bernfeld, Bausteine der Freud-Biographik, a.a.O., S. 169-170: "Alle Untersuchungen Freuds über die Medulla haben ein auffallendes Merkmal gemeinsam, nämlich die Methode, deren er sich dabei bediente [...], den Aufbau des Hirns nicht am voll ausgereiften, sondern am fetalen Objekt zu studieren. [...] In den Oblongata-Studien richtete sich sein Augenmerk erneut auf das Thema der Evolution, doch stand diesmal der ontogenetische Aspekt im Mittelpunkt. Es bedarf keiner langen Erläuterung, um deutlich zu machen, daß ein Hauptthema der Psychoanalyse sich bis zu den Oblongata-Studien zurückverfolgen läßt."

98 Dezember 1883 bis Sommer 1885

99 S.E. Jelliffe, zit. n. S. Bernfeld und S. Cassirer Bernfeld, a.a.O., S. 173

100 "[...] ich verstand es, einen Herd in der Oblongata so genau zu lokalisieren, daß der pathologische [sic] Anatom nichts hinzuzusetzen hatte, ich war der erste in Wien, der einen Fall mit der Diagnose Polyneuritis acuta zur Sektion schickte. Der Ruf meiner durch die Autopsie bestätigten Diagnosen trug mir den Zulauf amerikanischer Ärzte ein, denen ich in einer Art von Pidgin-Englisch Kurse an den Kranken meiner Abteilung las. Von den Neurosen verstand ich nichts. Als ich einmal meinen Hörern einen Neurotiker mit fixiertem Kopfschmerz als Fall von chronischer zirkumskripter Meningitis vorstellte, fielen sie alle in berechtigter kritischer Auflehnung von mir ab [...] es war die Zeit, da auch größere Autoritäten in Wien die Neurasthenie als Hirntumor zu diagnostizieren pflegten." (GW XIV, S. 36-37)

101 Vgl. Freuds Brief vom 24.11.1885 aus Paris: "Charcot, der einer der größten Ärzte, ein genial nüchterner Mensch ist, reißt meine Ansichten und Absichten einfach um. Nach manchen Vorlesungen gehe ich fort wie aus Notre-Dame, mit neuen Empfindungen vom Vollkommenen" (Freud B, S. 189). Seinen ersten Sohn nannte Freud später nach Charcot Jean-Martin.

102 "Ich wollte den Satz durchführen, daß bei der Hysterie Lähmungen und Anästhesien einzelner Körperteile sich so abgrenzen, wie es der gemeinen (nicht anatomischen) Vorstellung des Menschen entspricht. Er [Charcot] war damit einverstanden, aber es war leicht zu sehen, daß er im Grunde keine besondere Vorliebe für ein tieferes Eingehen in die Psychologie der Neurose hatte. Er war doch von der pathologischen [sic] Anatomie her gekommen." (GW XIV, S. 38)

vatpraxis: "Mein therapeutisches Arsenal umfaßte nur zwei Waffen, die Elektotherapie und die Hypnose" (ebd., S. 39). Erstere, welche er nach dem Erb'schen Handbuch praktizierte, gab er bald auf, da sie "niemals half [...]. Die Einsicht, daß das Werk des ersten Namens der deutschen Neuropathologie nicht mehr Beziehung zur Realität habe als etwa ein ägyptisches Traumbuch [...] war schmerzlich" (ebd., S. 40). Durch seine Erfahrungen in Paris und die Arbeiten Bernheims bestärkt, wurde darum die hypnotische Suggestion sein "hauptsächliches Arbeitsmittel" (ebd.), was jedoch mit dem Verzicht auf die Behandlung organischer Nervenerkrankungen verbunden war. Die Arbeit mit der Hypnose war "wirklich verführerisch. Man hatte zum erstenmal das Gefühl seiner Ohnmacht überwunden, der Ruf des Wundertäters war sehr schmeichelhaft" (ebd., S. 41). Im Oktober 1886 berichtete er in der *K. k. Gesellschaft der Ärzte*, der angesehensten medizinischen Gesellschaft Wiens, über die Ergebnisse seines Studienaufenthaltes bei Charcot:[103] gewöhnlich verbänden die Ärzte mit 'Hysterie' keinen festen und eindeutigen Begriff; so werde sie auch oft etwa gleichbedeutend mit 'nervös' gebraucht. Die Diagnose resultiere meist aus der Unmöglichkeit, das Symptomenbild einer anderen bekannten nosologischen Kategorie zuzuordnen, und beruhe auf Alter und Geschlecht der Patienten, sowie Krankheitsverlauf und Wandelbarkeit der Erscheinungen. Ferner sei es selbstverständlich, in der Hysterie ausschließlich eine Erkrankung des weiblichen Geschlechts zu sehen. Charcots großes Verdienst sei es nun gewesen, einen Typus der Erkrankung aufgestellt zu haben, nämlich die "grande hystérie", der nun durch eine Reihe positiver, z.T. pathognomonischer Merkmale[104] eindeutig diagnostiziert werden könne. Nicht immer seien alle Merkmale feststellbar, dennoch durch sie eine Annäherung an den Typus gegeben. Zweitens habe Charcot eine genau bestimmbare Ordnung in den Symptomen erkannt und damit das Vorurteil widerlegt, Hysteriker seien Simulanten; und schließlich habe er die irrtümliche Zuordnung der Hysterie zum weiblichen Geschlecht aufgezeigt, indem er die männliche Hysterie als eine gar nicht so seltene Erfahrungstatsache hätte ausweisen können. Diese unterscheide sich in der Symptomatik von der weiblichen nicht, vielmehr finde sich gerade die "grande hystérie" beim männlichen Geschlecht häufiger. Charcot sei überzeugt, daß bei Männern auch nach unbedeutenden Traumen, wohl infolge eines psychischen Schocks, Hysterie auftreten könne.

Die nachfolgende Diskussion[105], in der Freud "eine üble Aufnahme" (GW XIV, S. 39) fand, war weniger von sachlichem Interesse als von gekränkter Eitelkeit[106] der Wiener Ordi-

---

[103] Die wichtigen medizinischen Zeitschriften, auch außerhalb Wiens, entsandten zu den Sitzungen der Gesellschaft eigene Korrespondenten. Ob der Sitzungsbericht in der *Wiener Medizinischen Presse*, der nur mit "S." unterzeichnet war, von Arthur Schnitzler stammte, ist nicht mehr zu entscheiden. Auf jeden Fall war er Schnitzler genau bekannt, da er sich in der Rezension Charcots auf Freuds Vortrag bezog (vgl. MS, S. 92).

[104] Freud nannte fünf Merkmale: 1. eigentümliche Anfälle (welche in vier Phasen unterteilt werden können), 2. charakteristische Sensibilitätsstörungen (meist in Form zerebraler Hemianästhesie), 3. Störungen an Sinnesorganen (v.a. den Augen), 4. motorische Störungen (Lähmungen, Kontrakturen), 5. Nachweis hysterogener Plaques (schmerzhafte Stellen, deren Druck einen Anfall provozieren, aber auch cupieren können).

[105] Rosenthal eröffnete die Diskussion mit der Bemerkung, daß die männliche Hysterie durchaus bekannt sei, ebenso die Tatsache, daß auch unbedeutende Traumatisierungen Hysterie auslösen könnten, wobei die Erregung hier von den kortikalen Zentren ausgehe. Meynert widersprach Freud und Rosenthal, indem er anführte, daß er seit zehn Jahren traumatogene psychische Veränderungen (v.a. in Form epileptischer Anfälle und von Bewußtseinsstörungen) beobachte, die er als "epileptoid" und nicht als Hysterie bezeichne, deren Erregung übrigens kaum von den kortikalen

narien bestimmt, und dürfte der Beginn von Freuds zunehmenden Entfremdung gegenüber den früheren Autoritäten gewesen sein. Im Sommer 1889 reiste er für mehrere Wochen zu Liébault und Bernheim nach Nancy. Bernheims Experimente machten "mir die stärksten Eindrücke von der Möglichkeit mächtiger seelischer Vorgänge, die doch dem Bewußtsein des Menschen verhüllt bleiben" (ebd., S. 41). Doch zugleich wurde er sich auch der therapeutischen Grenzen der hypnotischen Suggestion so weit bewußt, daß er, nach Wien zurückgekehrt, sich ganz jenem anderen hypnotischen Verfahren zuwandte, das Breuer entwickelt und mit beeindruckendem therapeutischen Erfolg ausgeübt hatte.

Breuer, den Freud noch aus Brückes Laboratorium kannte, berichtete ihm bereits 1882 von einer jungen Frau, die unter klassischen hysterischen Symptomen litt. Mehr zufällig hatte er bemerkt, daß eines der Symptome, ihr Ekel vor Getränken, verschwand, nachdem es ihr gelungen war, im hypnotisierten Zustand "mit allen Zeichen des Abscheues" (Stud., S. 55) über die Umstände zu berichten, die die Entwicklung dieses Symptoms zur Folge hatten, und von denen sie im wachen Zustand nichts mehr wußte. Breuer entwickelte aus dieser Erfahrung eine Methode der Behandlung: "Jedes einzelne Symptom dieses verwickelten Krankheitsbildes wurde für sich vorgenommen [...]. War dieses [in seiner Ursache und Entstehung *affektiv*] erzählt, so war das Symptom damit für immer behoben. So wurden die Kontrakturparesen[107] und Anästhesien, die verschiedensten Seh- und Hörstörungen, Neuralgien, Husten, Zittern u. dgl. und schließlich auch die Sprachstörungen *wegerzählt*" (ebd.). Regelmäßig sei zu beobachten gewesen, daß ein Symptom, während es in der Hypnose "abgesprochen" (ebd., S. 57) wurde, mit gesteigerter Intensität aufgetreten wäre: "Auf diese Weise schloß auch die ganze Hysterie ab" (ebd., S. 60). Breuer nannte diese Form der hypnotischen Behandlung, durch die das Symptom verschwand, sobald dessen Entstehung in der Hypnose erinnert und mit allen zuvor unterdrückten Gefühlen "so lebhaft als möglich wiederholt, in statum nascendi gebracht und dann *ausgesprochen* werden" (ebd., S. 30) konnte, *kathartische Hypnose*. Zusammen mit Freud setzte er seit 1886 die Arbeit an dieser Methode fort, der sich Freud dann seit 1889 fast ausschließlich widmete. 1893 veröffentlichten sie ihre Erfahrungen gemeinsam in der vorläufigen Mitteilung *Über den psychischen Mechanismus hysterischer Phänomene* und 1895 in den *Studien über Hysterie*. Ihre darin entwickelte Theorie, auch wenn sie "nicht die Natur der Hysterie ergründen, sondern bloß die Entstehung ihrer Symptome beleuchten" (GW XIV, S. 46) wollte, steht am Anfang der Psychoanalyse. Ihre Theorie betonte die Bedeutung des Ge-

---

Zentren ausgehen würde. Freud könne an seine Klinik kommen, um ihm dort an *seinen* Fällen die Thesen Charcots zu demonstrieren. Anders Bamberger: bei aller Verehrung für Charcot, enthalte der Bericht Freuds doch nichts, was nicht in Wien längst bekannt sei. Neu wäre allenfalls die traumatische Ätiologie, doch hätte Freud diese nicht beweisen können. Leidesdorf wollte die Möglichkeit einer traumatischen Ätiologie nicht unbedingt ausschließen, doch halte er sie aufgrund seiner eigenen Erfahrungen für unbegründet. Traumatisierungen führten zumeist zu Veränderungen, die mit Hysterie nichts zu tun hätten (vgl. MS, S. 78-80).

[106] Vgl. Julius Wagner-Jauregg: Lebenserinnerungen. Wien 1950, S. 72: "Er [Freud] ging nach Paris und begeisterte sich für Charcot [...]. Nach Wien zurückgekehrt, hielt er einen Vortrag in der Gesellschaft der Ärzte, in dem er nur von Charcot sprach und ihn in den höchsten Tönen pries. Das vertrugen aber die Wiener Größen schlecht. Bamberger und Meynert wiesen Freud in der Diskussion schroff zurück, und damit war er quasi bei der Fakultät in Ungnade gefallen." Wagner-Jauregg, seit 1893 Nachfolger Meynerts an der Universität, 1927 Medizin-Nobelpreisträger, war bei Freuds Vortrag und der anschließenden Diskussion anwesend gewesen.

[107] Gelenksteife infolge einer unvollständigen Lähmung

fühlslebens und der Unterscheidung zwischen bewußten und unbewußten seelischen Vorgängen. Das hysterische Symptom deuteten sie als Folge einer Umwandlung (*Konversion*) der seelischen "Energiemenge" (ebd.) verdrängter unbewußter traumatischer Erlebnisse. Die therapeutische Wirksamkeit der Methode erklärten sie sich mit dem Gelingen, in der Hypnose "den zur Erhaltung des Symptoms verwendeten Affektbetrag, der auf falsche Bahnen geraten und dort gleichsam eingeklemmt war, auf die normalen Wege zu leiten, wo er zur Abfuhr gelangen konnte (abreagieren)" (ebd., S. 46-47). Die Breuer-Freud'sche Theorie begründete, z.T. in der Sprache der zeitgenössischen Physik, ein rein psychologisches Verständnis der Neurosen. Die hysterische Bewußtseinsspaltung galt darin als eine traumatisch erworbene, sekundäre Dissoziation und konnte damit, im Gegensatz zur Auffassung der französischen Schulen, die von Morels und Magnans Entartungstheorien geprägt waren, auch psychogen, mittels Hypnose und Sprache, geheilt werden. Ihr die Lebensgeschichte minutiös berücksichtigender Ansatz ging mit einer literarischen Wiedergabe seelischer Vorgänge einher, die sich in Genauigkeit und Individualität der des Dichters anzunähern schien:

> "Ich bin nicht immer Psychotherapeut gewesen, sondern bin bei Lokaldiagnosen und Elektroprognostik erzogen worden wie andere Neuropathologen, und es berührt mich selbst noch eigentümlich, daß die Krankengeschichten, die ich schreibe, wie Novellen zu lesen sind und daß sie sozusagen des ernsten Gepräges der Wissenschaftlichkeit entbehren. Ich muß mich damit trösten, daß für dieses Ergebnis die Natur des Gegenstandes offenbar eher verantwortlich zu machen ist als meine Vorliebe; Lokaldiagnostik und elektrische Reaktionen kommen bei dem Studium der Hysterie eben nicht zur Geltung, während eine eingehende Darstellung der seelischen Vorgänge, wie man sie vom Dichter zu erhalten gewöhnt ist, mir gestattet, bei Anwendung einiger weniger psychologischer Formeln doch eine Art von Einsicht in den Hergang einer Hysterie zu gewinnen. Solche Krankengeschichten wollen beurteilt werden wie psychiatrische, haben aber vor letzteren *eines* voraus, nämlich die innige Beziehung zwischen Leidensgeschichte und Krankheitssymptomen, nach welcher wir in den Biographien anderer Psychosen vergebens suchen." (Stud., S. 180)

Im weiteren Verlauf entzweiten sich Breuer und Freud: dessen weiterentwickelte Theorie der 'Abwehr', der 'Übertragung' und vor allem der ätiologischen Bedeutung der 'Sexualität' für *jede* Neurose wollte Breuer nicht mehr teilen. Technisch veränderte Freud (ab 1896) die kathartische Behandlung insofern, als er die Hypnose aufgab und stattdessen die Patienten aufforderte, den Rücken ihm zugewandt auf einem Sofa liegend sich ganz auf ihre Einfälle zu konzentrieren und diese ihm vorbehaltlos mitzuteilen ('freie Assoziation'). Diese Konzentration auf die Sprache förderte die Entwicklung eines - Schriftstellers, "der, mit der *einen* Ausnahme Luthers, unter den deutschen Schriftstellern der wortbesessenste ist - jeder kleinsten Verschiebung, jedem Versprechen, jeder Pointe, jedem Witz auf der Spur: wohl wissend, daß allein durch exakteste Wort-Analyse die langsame, Schicht für Schicht vorandringende *Archäologie der Seele* möglich sei, und Eroberung neuer Kontinente für Freud nur dann gelingen konnte, wenn die freien Assoziationen der Patienten durch eine bündelnde, konzentrierende und auf Koordination des Disparaten bedachte Sprachgebung konterkariert wurden".[108]

Hysterie war nicht nur ein allgegenwärtiges, ungeklärtes medizinisches Problem, sondern gerade auch in ihrer diffusen Vieldeutigkeit ein wahrnehmungsprägendes soziales Thema: so

---

[108] Walter Jens: Sigmund Freud - Porträt eines Schriftstellers. In: Psyche 45 (1991), S. 962-963

waren Charcots Lecons du Mardi *auch* ein gesellschaftliches Ereignis in Paris, dem jeder, der etwas auf sich hielt - Künstler, Politiker, Schriftsteller, Schauspieler und Schauspielerinnen - mindestens einmal beigewohnt hatte.[109] Hermann Bahr projizierte die zu seiner Zeit omnipräsente Hysterie in die Antike, die er so in seinem *Dialog vom Tragischen* (1904) als von Hysterie durchdrungen zu erkennen glaubte; und u.a. als "Hysterie im Schutze der Technik"[110] versuchte Karl Kraus die Abgründe des Ersten Weltkrieges zu demaskieren.

4.2 Schnitzlers Studie *Über funktionelle Aphonie*

In den Kontext dieser Entwicklungen gehörten nun auch die *Medizinischen Schriften* Arthur Schnitzlers. Sie bieten kein eigenes Konzept, zeigen aber doch, teils eher beiläufig, charakteristische eigene Positionen. In der Thematik dominieren, seinem genuinen Interesse folgend, Psychiatrie und Neurologie, und hierbei vor allem die Phänomene, in denen beide sich nicht mehr richtig zu überschneiden schienen, wie die Hypnose und die Hysterie. In der Einleitung zu seiner eigenen Studie *Über funktionelle Aphonie und deren Behandlung durch Hypnose und Suggestion* (1889) begründete Schnitzler die Wahl des neutraleren Ausdrucks "funktionelle Aphonie" anstelle des gebräuchlicheren "hysterische Aphonie" damit, daß eine Stimmlosigkeit ohne nachweisbare organische Veränderung als einziges (hysterisches) Symptom nicht zuverlässig auf eine hysterische Ätiologie schließen lasse. Auch Ernährungsstörungen wie bei der Tuberkulose oder Neurosen wie die Neurasthenie könnten zu einer funktionellen Schwäche der Kehlkopfmuskulatur führen.[111] Er trete nun nicht mit dem Anspruch auf, entscheidend Neues vorzutragen, sondern wolle nur "an einigen Beispielen den Einfluß der Hypnose und Suggestion, dieses weiterer Aufklärung noch immer bedürftigen Heilmittels zeigen" (ebd., S. 178). Zur Hypnose habe er die Methode der Bernheimschen Schule angewandt.[112] Inwieweit der Hypnotismus schädlich sei, könne er aufgrund seiner eigenen begrenzten Erfahrung nicht beurteilen,

---

[109] Vgl. A. Corbin, a.a.O., S. 593-594: "Die hysterische Gebärde fand sich auf den Pariser Bühnen wieder. Sarah Bernhardt mimte die Patientinnen - oder soll man sagen: die Aktricen - des berühmten Mannes. Die großen Opernheroinnen [...] schienen es mit manchen inzwischen in ganz Europa bekannten Patientinnen der Salpêtrière aufnehmen zu wollen. [...] Sogar die Schriftsteller selber kokettierten [...] mit der Hysterie oder behaupteten, an hysterischen Anfällen zu leiden. [...] Jede Frau, die einem Mann Avancen machte, imitierte fortan, ob sie es wußte oder nicht, die hübsche, junge Augustine, den unbestrittenen 'Star' der Salpêtrière - ihrer Blicke, ihrer 'leidenschaftlichen Posen', ihrer 'Ekstasen' wurden Charcot und seine Schüler offenkundig nicht überdrüssig, immer wieder mußte Augustine die Vergewaltigung nachspielen, das Leid wiederholen, das ihr angetan worden war, bis es ihr eines Tages zu dumm wurde und sie aus der Anstalt verschwand."

[110] Zit. n. Manfred Schneider: Hysterie als Gesamtkunstwerk. In: Alfred Pfabigan (Hrsg.): Ornament und Askese im Zeitgeist des Wien der Jahrhundertwende. Wien 1985, S. 226

[111] Die Frage, ob die Hysterie "als wahre Psychose" (MS, S. 177) anzusehen sei oder notwendig "mit einer Affektion des Genitalsystems" (ebd.) zusammenhänge, ließ er bewußt offen.

[112] "Die Methode, die ich zur Einleitung der Hypnose anwandte, war in der überwiegenden Mehrzahl die, daß ich die Kranken mir ruhig in die Augen blicken ließ oder meine Hand streichend über Stirn, Schläfen und Augenlider bewegte.[...] [es] genügte meist ein 10 bis 30 Sekunden langes Bestreichen der Augenlider oder ein ruhiges durchaus nicht immer im 'imperativen Tone' gesprochenes Zureden, um die Hypnose herbeizuführen. Es ist also die Methode der *Bernheim*schen Schule [...]." (MS, S. 178)

doch erwecke der Blick in die Literatur für ihn den Eindruck, daß "diejenigen die ungünstigste Meinung von den Folgen des Hypnotismus [hätten], die sich am wenigsten damit beschäftigt haben" (ebd., S. 179). Der Versuch, funktionelle Stimmlosigkeit mittels Suggestion zu heilen, sei älter als die wissenschaftliche Anwendung des Hypnotismus in den letzten Jahren. Allerdings sei die "Phrase von der Suggestion neuerdings etwas wohlfeil geworden" (ebd., S. 180) und gingen die Analogien in Pädagogik, Religion und Politik zu weit. Auch nicht jede Aufforderung sei schon Suggestion, "die Übertragung des eigenen Willens auf eine fremde Person" (ebd.). Zweifellos gäbe es "Übergänge, die uns das alltägliche Leben, die Weltgeschichte und schließlich die Pathologie zur Verfügung stellt" (ebd.). Er gab dann einen kurzen Überblick über die bisherige Literatur zu dem Thema (Bernheim, Bottey, Ariza, Boland, Joh. Schnitzler, Natier u.a.) und schloß mit der Bemerkung, nur in Anwesenheit anderer Ärzte hypnotisiert zu haben, "denn noch immer ist das Mißtrauen nicht geschwunden, welches man im allgemeinen der hier behandelten Frage entgegenbringt" (ebd., S. 184). Im folgenden führte er dann die sechs Fallgeschichten stimmlos gewordener Frauen an, bestehend aus Angaben zu Alter und Familienstand, der Anamnese der Patienten und ihrer Familie, ihrem Gesamteindruck, der physikalischen Untersuchung von Lunge und Herz, dem laryngoskopischen Befund sowie dem Verlauf der hypnotisch-suggestiven Behandlung.

Der erste Fall betraf ein blasses junges Mädchen mit epileptischer Vorgeschichte, das seit zwei Jahren morgens und abends heiser wurde und die letzten beiden Monate vollkommen stimmlos war: "Die ersten hypnotischen Sitzungen geben ihr die Stimme auf einige Stunden wieder, die nächsten geben sie ihr auf Tage und Wochen. Laryngospastische Anfälle[113], die unterdessen auftreten, werden gleichfalls durch hypnotische Suggestion zum Verschwinden gebracht. Sie fühlt sich heute frisch und wohl, und sollte, was nicht ausgeschlossen ist, wieder einmal die Aphonie oder ein laryngospastischer Anfall auftreten, so kann man sie zweifellos in wenigen Minuten auf lange Zeit davon befreien" (ebd., S. 191).

Die zweite Patientin, eine 27jährigen Bedienerin, klagte seit sieben Jahren über rezidivierende Heiserkeit und Stimmlosigkeit, seit drei Wochen über Nachtschweiß, abendliches Frösteln, Kopfschmerzen, Schlaflosigkeit, Husten mit gelegentlich eitrigem Auswurf sowie blutig tingiertes Sputum. Am Morgen des Tages, an dem sie sich vorstellte, hatte sie plötzlich wieder ihre Stimme verloren. Bei ihr gelang die Hypnose nie ganz. Eine suggestive Wiederherstellung der Stimme glückte nur nach zuvor suggestiv geschlossenen Augen, allerdings immer nur für wenige Tage. Nach erfolgreicher Suggestion ergab der laryngoskopische Befund bei der Phonation das Bild einer einfachen leichten Adduktorenparese.[114] Doch seien die Existenzbedingungen der Patientin so ungünstig, daß er an einem dauernden Erfolg zweifle.

Als nächstes berichtete er von einem 16jährigen Mädchen: "Die Mutter an Lungentuberkulose gestorben; Vater lebt, gesund. Zwei Geschwister totgeboren. Ein Bruder starb im Alter von zehn Monaten [...]. Zehn Geschwister leben" (ebd., S. 194). Die Patientin hatte nach einer schweren Typhuserkrankung über zwei Monate Blut gespuckt, wurde wegen Bauchschmerzen wieder stationär aufgenommen, hatte tags darauf die Stimme verloren und seit drei Monaten nicht wiedererlangt. Die erste Hypnose blieb ohne Erfolg, die zweite stellte die Stimme für

[113] Stimmritzenkrämpfe, einhergehend mit pfeifender Atmung, Angst und Blauverfärbung infolge Sauerstoffmangels

[114] Besondere Form einer von bestimmten Muskeln ausgehenden Kehlkopflähmung

Tage, die dritte für über drei Monate wieder her, bis ein "stark depressiver psychischer Effekt" (ebd., S. 197) erneut zu einer dreitägigen Aphonie geführt hatte. Ein weiteres Rezidiv konnte in zwei hypnotischen Sitzungen wirksam behandelt werden. Neue Rückfälle seien nicht ausgeschlossen, doch sei "die Therapie sofort gegeben" (ebd., S.197). Die Kopfschmerzen, die regelmäßig nach den hypnotischen Sitzungen auftreten würden, könnten selber nicht suggestiv beeinflußt werden. Darum sei zu erwägen, "ob wir hier nicht einen anderen Effekt vor uns sehen als den der hypnotischen Suggestion. Nachdem hier nämlich jede andere Suggestion fehlschlägt als die, welche auf Wiederkehr der Stimme hinzielt, wäre die Frage am Platze, ob es nicht der *psychische Effekt der Hypnose als solcher* ist, welcher deren wirksames Moment vorstellt. Es wird überhaupt geraten sein, sich dieser Idee in manch ähnlichen Fällen nicht von vorneherein zu verschließen" (ebd., S. 197-198).

Viertens führte er eine 25 Jahre alte, zu Behandlungsbeginn ledige, "kleine schwächliche und wenig intelligente Person" (ebd., S. 198) an, deren Anamnese und physikalische Untersuchung auf eine Lungentuberkulose hinwiesen; seit zwei Jahren wurde sie zeitweilig heiser und verlor manchmal auch ganz ihre Stimme. Die Hypnose am 25.11.1888 war auf die Aphonie ohne Einfluß, beseitigte die Kopfschmerzen und führte zu Schmerzen in der linken Schulter; am 27.11 erbrachte sie eine Wiederherstellung der Stimme, doch nur für einen Tag; am 28.11 brachte sie die Stimme für zwei Tage zurück und am 30.11 führte sie zu einer Verstärkung der Stimme und einer von Schnitzler beabsichtigten suggestiven Schwäche des rechten Armes; am 3.12. brachte sie eine weitere Besserung der Stimme und erneuerte, diesmal ohne ausdrückliche Suggestion, die Schwäche im rechten Arm. Die Stimme blieb fast 70 Tage bis zum 9.02., als die Patientin wegen Schmerzen im Kehlkopfbereich sich erneut vorstellte und während der laryngoskopischen Untersuchung wieder aphonisch wurde. Die Hypnose ergab sofortige Restitution, jedoch nur für einen Tag; am 11.02. nur für einige Minuten, die Suggestion im Wachzustand führte dann zu einer Stimme ohne die normale Fülle. Am 12.02. wurde sie erneut während der Untersuchung aphonisch. Schnitzler experimentierte dann während der Hypnose auch mit faradischem Strom[115]: "Wie ich nun einen etwas stärkeren faradischen Strom an den Nacken appliziere, beginnt ihr ganzer Körper zu zittern, sie stürzt vom Sessel herunter [...] und beginnt laut zu schluchzen [...]. Dann frägt sie weinerlich: "Wo bin ich?" Es gelingt nun rasch, sie wieder einzuschläfern; und ich suggeriere ihr, daß sie mit guter Stimme, ohne Kopfschmerzen und ohne sich an die vorhergegangene Szene zu erinnern, aufwachen müsse. Alles verläuft nach Wunsch" (ebd., S. 201). Acht Tage später, sie hatte inzwischen geheiratet, kam sie mit "einer leidlich guten Stimme" (ebd., S. 201) wieder. Schnitzler bemerkte zusammenfassend, dieser Fall könne "wohl kaum als sehr ermutigendes Beweismittel für die Heilwirkung der Suggestion bei funktioneller Aphonie" (ebd., S. 201-202) gelten, wenn auch der Erfolg auf Tage und Wochen nach einigen Sitzungen evident gewesen sei. Doch sei auch zu berücksichtigen, "daß wir es mit einer herabgekommenen Person mit Zeichen der Lungentuberkulose zu tun hatten, daß die Aphonie keine rein funktionelle war, da es sich wohl auch um eine durch den Körperzustand der Patientin gegebene Schwäche gewisser Kehlkopfmuskeln handelte, über welche, wenn diese Hypothese gestattet ist, für gewisse Zeiträume der Einfluß der Suggestion hinwegtäuschte. Man kann glauben, daß durch psychischen Einfluß für Stunden und Tage die geschwächte Muskulatur eine Summe von Kraft aufbringen konnte, die ihr normalerweise gar

---

[115] Applikation von Einzelstromstößen (von 0,3-1ms Dauer in Abständen von mind. 10ms)

nicht mehr zu Gebote stand. Vielleicht tut die Ehe mehr, als die Hypnose vermochte" (ebd., S. 202).

Beim fünften Fall handelte es sich um ein 17jähriges Mädchen, das ein dreiviertel Jahr vor Vorstellung in Schnitzlers Ambulanz für fünf Wochen die Stimme verloren hatte und nun seit neun Wochen wieder vollkommen stimmlos war. Die Hypnose gelang und Schnitzler suggerierte unter leichtem Druck auf den Schildknorpel erfolgreich die Wiederherstellung ihrer Stimme. Der nach zehn Tagen erneut eingetretene Stimmverlust konnte durch Suggestion im wachen Zustand, wieder unter leichtem Druck auf den Schildknorpel, mit den Worten 'Sie können ja sprechen' innerhalb weniger Sekunden behoben werden. Schnitzler resümierte, der Fall sei "zu einfach, um zu besonderen Bemerkungen Anlaß zu geben" (ebd., S. 203).

Abschließend berichtete er über eine 36 Jahre alte "Beamtensgattin" (ebd., S. 203), die seit ihrer Jugend an häufiger rechtsseitiger Hemikranie mit Übelkeit und Erbrechen litt, deren Verlauf sich seit einer vor sieben Jahren durchgemachten Pneumonie gebessert hatte. Zweieinhalb Jahre vor Vorstellung in seiner Ambulanz hatte sie zum ersten Mal die Stimme verloren, die unter der Einnahme von Medikamenten (welcher Art, bleibt unerwähnt) allmählich wiedergekehrt sei. Ein Jahr später war es zu einem erneuten Verlust der Stimme gekommen. Diesmal wurde sie mit Elektrizität behandelt, wodurch manchmal auf Stunden eine Besserung eintrat. Ein halbes Jahr darauf begann die Patientin zu husten und Gewicht zu verlieren, drei Monate später wurden vom behandelnden Arzt Lungentuberkulose und Geschwüre im Kehlkopf diagnostiziert, mit einer prognostizierten Lebensdauer von noch höchstens vier Monaten, welche sie aber nun schon beträchtlich überschritten hatte. Die Aphonie wurde seit einem halben Jahr auf der Poliklinik erfolglos wieder mit Elektrizität behandelt, schließlich hatte Johann Schnitzler sie hypnotisiert, worauf die Stimme völlig, doch nur für wenige Stunden wiederkehrte. Auch die eigenen hypnotischen Suggestionen blieben ohne länger anhaltenden Erfolg, die Stimme kehrte nie länger als für drei Tage zurück: "Anfangs versuchte ich ihr Herstellung der Stimme für ewige Zeit zu suggerieren, was kläglich mißlang. Auch Suggestion der Stimme für acht oder fünf Tage hatte keinen Erfolg. Ja es schien fast, daß je kühner die Heilsuggestion war, um so matter der Erfolg" (ebd., S. 205). Andererseits war die Suggestion das einzige Mittel, die Stimme überhaupt wieder herzustellen: "die Patientin verlangt dringend nach der Hypnose, welche sie wenigstens für einige Tage in den Besitz einer völlig normalen und reinen Stimme setzt" (ebd., S. 205-206). Erwähnenswert bei ihr sei, daß sie leicht einschlafe, doch es nie gelinge, tiefere Hypnosestadien zu erreichen; daß während der Hypnose die Sensibilität der Haut und Kehlkopfschleimhaut vollkommen aufgehoben sei; und daß sie dabei nie an sie gerichtete Fragen hätte beantworten können. Wenn Schnitzler ihr in der Hypnose Aphonie suggerierte, wachte sie auch aphonisch auf. Wenn ein anderer Arzt sie weckte, nachdem Schnitzler ihr die Herstellung ihrer Stimme suggeriert hatte, wachte sie dennoch wieder aphonisch auf: "ich mußte sie auf ihr dringendes Verlangen nochmals hypnotisieren und selbst aufwecken, worauf sofort die Stimme wiederkehrte" (ebd., S. 206). Die Stimmlosigkeit ging stets mit einer unangenehmen Geruchsempfindung einher, die jedoch verschwand, sobald die Stimme wiederkehrte. Auch bei dieser Patientin trat nach einer einmal eingegebenen Suggestion einer Schwäche im rechten Arm, diese nach weiteren hypnotischen Sitzungen mehrmals wieder auf: "im Verlaufe des hypnotischen Schlafes tauchten also offenbar die Vorstellungen selbständig wieder auf, die ich bei einer früheren Hypnose suggeriert hatte. Nach und nach erst schwand diese Erscheinung" (ebd., S. 208).

Aus den sechs vorgestellten Fallgeschichten besondere Schlüsse zu ziehen, fühle er sich nicht berechtigt, "ich ziehe es vor, einfach die Eindrücke zu schildern, die ich gewonnen" (ebd., S. 208). Er glaube, wenn die Hypnose einmal gelinge, könne auch die funktionelle Aphonie günstig beeinflußt werden; für welchen Zeitraum, lasse sich allerdings nicht sagen. Dies hänge wohl auch vom Gesamtzustand der Patientin, dem lokalen Befund und "mancherlei psychische[n] Momente[n]" ab, "die bislang noch unserer Beobachtung entrückt sind" (ebd., S. 209). Er würde es nicht wagen, eine der Patientinnen als von der Stimmlosigkeit 'geheilt' zu betrachten, doch hätten fast alle günstig beeinflußt werden können. Hypnose und Suggestion seien für ihn nun in der Behandlung einer funktionellen Aphonie das Mittel der Wahl, da ja auch die Elektrotherapie keine dauernde Heilung garantiere und jene es zugleich erlaubten, auch "gewisse allgemeine neurotische Zustände, als deren Symptom die Aphonie gelten kann, günstig zu beeinflussen" (ebd., S. 209). Schnitzler schloß seine Studie mit der Überlegung, ob vorübergehende Erfolge auch bei organisch bedingten Störungen, wie Schmerzen und bestimmten Lähmungen, nicht vielleicht damit erklärt werden könnten, daß auch in diesen "sozusagen ein *Überschuß von funktioneller Beeinträchtigung* des betreffenden Organes enthalten ist, den wir eben durch die hypnotische Suggestion auszuschalten imstande sind" (ebd., S. 209).

4.3 Rezeption der Französischen Neurologie

Auch für die Rezensionen war diese Haltung, von der Beobachtung auszugehen und diese dann vorsichtig mit theoretischen Überlegungen zu verbinden, charakteristisch. Charcots berühmter Satz: "La théorie, c'est bon, mais ca n'empêche pas d'exister"[116] trifft auch für die spätere 'Naturforschung' Schnitzlers viel eher zu als für die Freuds (oder die Charcots). Wie sehr jede Beobachtung dennoch dem zeitgenössischen Theorie-Milieu verhaftet und eingeschrieben bleibt, wird gerade in der historischen Distanz dann wieder deutlich. Schnitzler öffnete sich neuen Fragen, ohne den vertrauten Boden jedoch gleich zu verlassen. Er blieb oft unentschieden und teils bewußt in der Schwebe. Schnitzler besprach zustimmend, gelegentlich enthusiastisch, alle vier von Freud übersetzten Werke Charcots und Bernheims:

- In der Rezension der 1886 erschienenen *Neue[n] Vorlesungen über die Krankheiten des Nervensystems, insbesondere über Hysterie* von Charcot, betonte er einleitend die irritierende Diskrepanz zwischen klinischer Erscheinung und pathologisch-anatomischem Befund im Bereich mancher Neurosen (s. oben). Von Charcots Vorlesungen wollte er nun v.a. auf die über Hysterie hinweisen, und hier wieder besonders auf die, welche die männliche Hysterie und die mögliche traumatische Ätiologie behandelten. Wenn man auch nicht immer Charcots Ansichten in ihrem ganzen Umfange gelten lassen wolle - Freuds kürzlich vorgetragenes Referat hätte ja zu einer "lebhafte[n] Diskussion" (MS, S. 92) geführt - so müsse man doch stets "den Geist der Auffassung, die Klassizität der Darstellung bewundern" (ebd.). Schnitzler ermahnte zu einem "parteilosen Ernst [...], welcher vielleicht gerade in diesem so jungen Kapitel der Medizin sehr am Platze erscheinen möchte" (ebd.). Nach einer kurzen Erwähnung der Vorlesungen über

[116] Zit. n. GW I, S. 24

Aphasie[117], hereditäre Ataxie[118], alkoholische Lähmungen und die Basedow'sche Krankheit, hob er abschließend Freuds Übersetzungsleistung hervor: "Dr. Freud hat das Buch in so ausgezeichneter Weise übertragen, daß man kaum irgendwo daran erinnert wird, eine Übersetzung vor sich zu haben: er hat ein Werk in die deutsche Literatur eingeführt, welches eine wirkliche Bereicherung für dieselbe bedeutet" (ebd., S. 93).

- Auch schon in der kurzen Anzeige von Bernheims 1888 erschienenem Werk *Die Suggestion und ihre Heilwirkung* wies Schnitzler wieder gesondert auf "die außerordentliche Stilgewandtheit des deutschen Übersetzers" (ebd., S. 172) hin, sowie auf dessen Vorrede als einer "der gediegensten [...], die wir in der letzten Zeit gelesen" (ebd.). In der eigentlichen Besprechung von Bernheims Buch bezeichnete es Schnitzler dann als dasjenige, welches den Gegenstand bisher am besten zusammenfasse; auch könne sich kein anderes Werk auf ein reicheres Material stützen. Bernheim zeige den Hypnotismus als eine "rein naturwissenschaftliche[] Lehre" (ebd., S. 211), deren "Wahrheiten" (ebd.) auch von Skeptikern kaum mehr angezweifelt werden könnten.[119] Schnitzler ging kurz auf Bernheims Methode der suggestiven Hypnose und dessen experimentelle Suggestionen ein.[120] Dann kam er auf die Krankengeschichten[121], die den "nicht mehr anzuzweifelnde[n] Erfolg der suggestiven Heilmethode erwiesen" (ebd., S. 215). Jeder Arzt, dem es ernst sei mit seiner Kunst, müsse dieses Buch gelesen haben.

- Auch die *Poliklinische[n] Vorträge* Charcots (1892) hätten als "streng wissenschaftliche[s] Buch" zu gelten, das "jeden denkenden Arzt [...] aufs höchste anregen" (ebd., S. 292) werde. Auf dessen Inhalt ging er hierbei jedoch nicht näher ein.

- Ebenfalls nicht bei Bernheims *Neue[n] Studien über Hypnotismus, Suggestion und Psychotherapie* (1892), die "lebendiger und reicher" (ebd., S. 298) als dessen früheres Werk, und dessen "willkommene Ergänzung" (ebd., S. 297) seien. Lediglich auf die Kapitel über "Die Verantwortlichkeit der Verbrecher" und die "Suggestion bei Hysterie" wies er gesondert hin. Übersetzt sei das Buch "von *Freud*, also ausgezeichnet" (ebd.).

Aus dem Bereich der französischen Neurologie berichtete Schnitzler daneben über ein Buch Liébaults[122] und eine Schrift Forels[123], des damaligen Direktors der Zürcher Kantonalen Irren-

---

117 Eine Aphasie ist eine Störung des kommunikativen Sprachgebrauchs, die Sprachverständnis und / oder Sprachbildung betreffen kann und von einer rein motorischen Sprechstörung unterschieden werden muß.

118 Angeborene Störung der Koordination von Bewegungsabläufen

119 "Gelehrte der strengsten Gilde haben die Sache heute in der Hand, und ein Diamant wird nicht darum wertlos, weil einmal Kinder und Narren damit gespielt haben." (MS, S. 211)

120 "Sehr anregend sind die Beobachtungen, welche sich auf die Somnambulen beziehen, denen man das Bewußtsein ihrer eigenen Persönlichkeit durch Verwandlung in eine andere Person rauben konnte [...]." (MS, S. 213)

121 "*Bernheim* führt uns da Fälle von Hysterie, Neurosen, dynamischen Lähmungen, Affektionen des Magen-Darm-Kanales, Schmerzen, rheumatischen Affektionen, Neuralgien, Menstruations-Anomalien, Neuropathien, ja selbst von organischen Erkrankungen des Nervensystems vor, in denen durch hypnotische Suggestion [...] der Zustand der Leidenden günstig, ja manchmal überraschend günstig beeinflußt wird." (MS, S. 215)

122 Bei Liébaults *Der künstliche Schlaf und die ihm ähnlichen Zustände* (1892) hob Schnitzler dessen frühe Einsichten in die medizinische Bedeutung der Suggestion hervor, welche von der "zünftige[n] Medizin [...] kaum als zur strengen Wissenschaft gerechnet" (MS, S. 272) noch immer nur bedingt anerkannt würde. Es sei dem Buch gewiß nicht abträglich, wenn auch "Kenner und Verehrer" (ebd.) der suggestiven Hypnose manches daraus, wie beispielsweise die Passagen über eine

anstalt Burghölzli, der zu den entschiedensten Vertretern der Schule von Nancy im deutschen Sprachraum gehörte

4.4 Therapeutischer Skeptizismus

Gehörte Johann Schnitzler als Schüler Oppolzers zu den Vertretern eines *therapeutischen Optimismus*, der anfang der achtziger Jahre durch die Operationserfolge Billroths noch überzeugendere Legitimation gewann, so näherte sich der Sohn schon früh einem nichts beschönigenden und über die Grenzen der ärztlichen Kunst nicht hinwegtäuschenden *therapeutischen Skeptizismus*: Therapeutische Skepsis bedeutete hierbei auch, nicht monomanisch die Beseitigung eines Symptoms zum Ziel zu erheben und mit der Heilung der Krankheit zu verwechseln. Am Beispiel der Antipyrese mittels Salicylsäure schrieb er hierzu in seiner Rezension von Unverrichts *Über moderne Fieberbehandlung* (1887): "Sie [die Salicylsäure] hielt schnell ihren Einzug in alle klinischen Institute, wurde in allen fieberhaften Krankheiten versucht und, wie es mit den neuen Medikamenten zu geschehen pflegt, auch fast bei allen empfohlen. *Riess*, der glühendste Anhänger der Antipyrese, den wir gegenwärtig besitzen, hat sich nicht gescheut, seinen Typhuskranken Salicylsäure zu verordnen, sobald ihre Temperatur über 38° hinausging. Er hat dabei den Triumph gefeiert, daß seine Typhen fast vollkommen fieberlos verliefen, und auch die Mortalität von 26 Prozent hat ihn nicht abgehalten, die anderen antipyretischen Mittel in gleicher heroischer Weise zu verwenden und die dauernde Herabdrückung der erhöhten Eigenwärme zur Norm als das Endziel der Antipyrese hinzustellen. Je mehr sich der erste Enthusiasmus für die Salicylsäure besänftigt hatte, um so ungünstigere Berichte über ihre Wirkung bei fieberhaften Erkrankungen liefen ein" (MS, S. 112-113).

Auch der unter Ärzten verbreiteten stolzen therapeutischen Illusion, die Lues lasse sich mittels Quecksilber und Jod heilen und was damit nicht geheilt werden könne, sei eben keine Lues, wird eine klare Absage erteilt: Th. Rumpf, Autor einer Abhandlung über *Die syphilitischen Erkrankungen des Nervensystems* (1887), wird als ein Arzt gewürdigt, der nicht zu "jenen[n] allzukühnen Optimisten" gehöre, "die an eine Lues gar nicht denken können, wo Jod und Quecksilber ihren Dienst versagen" (ebd., S. 123). Er mahne "uns mit seinen trockenen Wahrheiten in unangenehmer Weise daran, daß dem verderblichen Krankheitsgenius gegenüber, der gleichsam erst nach längerem Verweilen im Organismus zum Bewußtsein seiner ganzen Macht erstarkt, die Zuversicht nicht mehr am Platze ist, mit welcher wir seinen ersten

vorgeburtliche Erziehung "in den Bereich geistvoller Phantastereien verweisen" würden, die nicht nur erlaubt seien, sondern für die auch zu danken sei, hätte doch auch vor hundert Jahren "noch manches als Phantasie" gegolten, "was heute seinen festen Platz inmitten der exakten Wissenschaft gewonnen hat" (ebd.).

[123] Forels *Der Hypnotismus, seine Bedeutung und seine Handhabung.* (1889) zeige den "tiefe[n] Beobachter" (MS, S. 216), dem besonderer Dank gebühre, "da er durch die Bedeutung seines Namens, durch die Macht seiner Überzeugung und durch die Klarheit seiner Argumente eine feste Wehr bildet den zahllosen und gar häufig ungerechten Anfechtungen gegenüber, welche die hypnotische Sache diesseits des Rheins erleiden muß" (ebd.).

Angriffen im Vertrauen auf unsere mächtigen Heilmittel Jod und Quecksilber entgegentreten" (ebd., S. 126-127).

Am entschiedensten wandte er sich anhand einer Besprechung von Erlenmeyers *Die Morphiumsucht und ihre Behandlung* (1887) gegen einen 'therapeutischen Optimismus', der, um die Fiktion seiner Effizienz aufrechterhalten zu können, auch nicht davor zurückschreckte, seine Heilmittel, die eben immer auch "Gifte" (ebd., S. 142) seien, zur reinen Symptombeseitigung fahrlässig einzusetzen: "Es gibt ein herrliches Wort, das in den letzten Jahren wie eine zündende Parole durch die Reihen der Ärzte geht; es scheint wie geschaffen, um die Zweifler unter ihnen zu bekehren und die Gläubigen zu beseligen ... es ist das Wort von den *Fortschritten in der Therapie*. - Im Taumel dieses Zauberwortes arbeiten die Ermüdeten weiter, die Jungen und Frischen glühen vor Begeisterung [...]. Die leidende Menschheit jubelt" (ebd., S. 141). Schnitzler seinerseits hielt dem als "Skeptiker" (ebd.) entgegen: "[...] es gibt mehr Heilmittel als früher, aber nicht in gleichem Maße mehr Heilungen. Die Fortschritte in der Therapie bleiben weit hinter dem zurück, was die Vermehrung der Medikamente und der Heilmethoden erwarten ließe. Man hat viel versucht, aber es ist wenig gelungen, und wenn wir auch jetzt besser gewappnet den Krankheiten gegenüberstehen als vor Jahrzehnten, so bekämpfen wir doch meist nur ihre Symptome und nicht ihr Wesen" (ebd., S. 142). Schnitzler kam dann auf das Morphium zu sprechen: "Das Morphium! Noch immer steht es weit oben an, und doch darf es zugleich als bestes Beispiel unserer Unzulänglichkeit gelten. Das Morphium, dieser souveräne Schmerzenstiller, ist allzuoft nur ein falscher Freund der Leidenden; es läßt sich seine Gefälligkeiten allzu teuer bezahlen, es fordert mit der Zeit die Freiheit, zuweilen auch das Leben. [...] Die Morphiumsucht ist eine der frühesten traurigen Erfahrungen, welche dem Optimismus in der Therapie geworden ist; die Kokainsucht haben wir kaum erst kennengelernt. [...] In manchen Giften, denen man nach unsäglichen Gedankenmühen ihre versteckte Heilkraft abzuringen verstand, wird der ursprüngliche Genius neu erwachen, und sie werden sich in ihrer wahren Gestalt der betrogenen Menschheit zeigen, als das, was sie sind: als Gifte" (ebd.). Das Morphium greife so tief "in das gesellschaftliche Leben" (ebd., S. 143) ein, daß es "nicht allein das medizinische Denken der Ärzte, sondern auch ihr soziales Verständnis" (ebd.) grundlegend betreffe: "So gewinnt das Studium der Morphiumsucht eine über fachmännische Wißbegierde weit hinausgehende Bedeutung, und eine Fülle von energischen Details führt uns immer wieder den alten Satz vor Augen, daß der Arzt nicht bloß Doktor der Medizin sein sollte, sondern weit mehr!" (ebd., S. 144).

Therapeutische Skepsis bedeutete für Schnitzler verantwortliche Vorsicht (*Nil nocere*) gegenüber den therapeutischen Möglichkeiten und ihre Kritik, nicht jedoch ein pessimistischer Verzicht auf sie, wie er von verschiedener Seite mit dem Hinweis auf die Selbstheilungskräfte der 'Natur' immer wieder empfohlen worden war. In einer Rezension von Reibmayr's *Der Praktiker* (1893) wandte er sich entschieden gegen dessen "schöne[n] Glaube[n] an die Güte der Natur" (ebd., S. 313), der "in der Verachtung der zünftigen Medizin zuweilen etwas zu weit" (ebd., S. 314) gehe. Denn "dieselbe Natur, welche angeblich so richtig kuriert und auf welche man sich so sehr verlassen soll, ist nunmehr zugleich dieselbe, welche die Krankheit sandte" (ebd.).

Schnitzlers Haltung kennzeichnet darum auch Offenheit gegenüber neuen therapeutischen Verfahren, insbesondere die auf die "Heilkraft der Phantasie" (ebd., S. 215) beruhende Hypnose und Suggestion, die er gerade aus *therapeutischen* Gründen schätzte und empfahl.

Der Blick auf den Tod

"Und klagt Ihr wieder Eure krit'sche Not,
Ich wüßte nur von Lieb' und Spiel und Tod
Das wohlvertraute Lied Euch vorzusingen -
So seid getrost: in diesen ew'gen drei'n
Ist alle Wahrheit und ihr Spiegelschein
Und Sinn und Seel von allen Erdendingen."[1]

Die Sterblichkeit ist die über alle Skepsis und jeden Zweifel erhabene, einzige Gewißheit; der Tod die in der menschlichen Natur begründete, jederzeit mögliche, letzte Notwendigkeit. Dennoch sind Sterben und Tod nicht einfach invariante biologische Erscheinungen, sondern kulturell und damit historisch veränderbar gestaltet, erfahren und erlitten.[2] Wohl keine Haltung ist bestimmender für die Gestalt des Lebens als die gegenüber dem Tod.

1. Zur Geschichte des Todes

1.1 *Erkenne dich selbst* (γνωθι σεαυτον)

Den delphischen Gott *Apoll* bezeichnete der Hippokratische Eid als einzigen ausdrücklich als "Arzt".[3] Er galt als Gott der Wahrheit, der Reinheit und des Maßes. Wie kaum ein anderer Gott betonte er die unüberbrückbare Distanz zwischen dem Menschen als dem sterblichen und dem Gott als dem unsterblichen Wesen. Die bekannteste Mahnung über dem Eingang des ihm geweihten Heiligtums in Delphi war jenes γνωθι σεαυτον: erkenne dich selbst, das *zuerst* bedeutete: erkenne dich als Sterblichen, dein menschliches Sein ist sterbliches Sein, lebe demgemäß sterblich.[4] Schadewaldt sah in diesem Bewußtsein der konstitutionellen Schwäche und Sterblichkeit die eigentliche Wurzel der griechischen Humanitätsidee.[5]

---

1 AuB I, S. 21

2 Heinrich Schipperges: Zur psychischen und sozialen Situation des Sterbenden in historischer Sicht. In: Albin Eser (Hrsg.): Suizid und Euthanasie als human- und sozialwissenschaftliches Problem. Stuttgart 1976, S. 13, spricht von einer "Stilistik des Sterbens".

3 Charles Lichtenthaeler: Der Eid des Hippokrates. Ursprung und Bedeutung. Köln 1984, S. 41-78

4 Wolfgang Schadewaldt: Der Gott von Delphi und die Humanitätsidee. In: ders.: Hellas und Hesperien. Gesammelte Schriften zur Antike und zur Neueren Literatur in zwei Bänden, Bd. 1.

Die delphische Mahnung zur Selbsterkenntnis war eine frühe, nicht nur das ärztliche Selbstbewußtsein prägende Manifestation des *gezähmten Todes*[6], dessen über zweitausendjährige Epoche, nach der Periode seiner *Verwilderung*[7], die mit der Neuzeit begann, seit etwa Mitte des 19. Jahrhunderts zu Ende ging.

Hofmannsthal bezeichnete die Antike als "einen magischen Spiegel [...], aus dem wir unsere eigene Gestalt in fremder, gereinigter Erscheinung zu empfangen hoffen".[8] Freuds Leidenschaft für die Archäologie, die ihm stets ein Bild für die Psychoanalyse war,[9] und die Bedeutung antiker Mythen für die psychoanalytische Begriffsbildung sind gut untersucht.[10] Während er an der "Psycho-Mythologie" (Freud WF, S. 204) der *Traumdeutung* arbeitete (1896-1899) und "unerwartete Parallelen" (ebd., S. 236) zu dieser Arbeit in der gerade posthum veröffentlichten *Griechische[n] Kulturgeschichte* Jacob Burckhardts fand, versuchte auch Klimts *Secession* (ab 1897) im Rückgriff auf antike mythologische Bilder und Symbole[11] eine Erneuerung der Kunst, und darin nichts weniger als "dem modernen Menschen sein wahres Gesicht zu zeigen".[12] Klimt hatte 1893 als beliebter bürgerlicher Historienmaler den Auftrag erhalten, für die neuerbaute Universitätsaula unter dem Titel *Der Sieg des Lichtes über die Finsternis* drei der vier klassischen Fakultäten allegorisch darzustellen: die Philosophie, die Medizin und die Jurisprudenz. In der Zeit jedoch, in der er den Auftrag dann ausführte (1898-1904), hatte er den Historismus Makartscher Prägung bereits verlassen und seine tiefen Zweifel an der etablierten Kultur und ihrem fortschrittlich-liberalen Selbstverständnis künstlerisch zu artikulieren begonnen. Jedes seiner Fakultätsbilder wurde ein Skandal. Gerade die *Medizin*, 1901 im Haus der Secession zum ersten Mal gezeigt, störte und irritierte das überwiegend positivistische Selbstverständnis der Wiener Professorenschaft und deren Glauben an die ratio-

---

Zürich Stuttgart 1970, S. 677: "Apollon [...], der göttlichste Gott, verweist den Menschen nicht nur: er entwirft ihn auf die Begrenztheit seiner Sterblichkeit und fordert, daß der Mensch dieser inne sei und sich in seinem Fühlen, Trachten, Denken nach Maßgabe dieser sterblichen Begrenztheit *verhalte*. Dieses Verhalten ist dann *menschliches* Verhalten."

5 A.a.O., S. 674 und 684 ff

6 Vgl. Philippe Ariès: Geschichte des Todes. München 1982, S. 13-42

7 Vgl. a.a.O., S. 379-712

8 Hugo v. Hofmannsthal: Aufzeichnungen. Gesammelte Werke in Einzelausgaben hrsg. von Herbert Steiner. 2. Aufl. Frankfurt/M. 1959, S. 43

9 Walter Schönau: Sigmund Freuds Prosa. Literarische Elemente seines Stils. Stuttgart 1968, S. 176

10 Siegfried Bernfeld und Suzanne Cassirer Bernfeld: Bausteine der Freud-Biographik. Eingel., hrsg. und übers. von Ilse Grubrich-Simitis. Frankfurt/M. 1981; Helga Jobst: Freud and archeology. In: Sigmund Freud House Bulletin 2/1 (1978), S. 46-52; W. Schönau, a.a.O.; Michael Worbs: Nervenkunst. Literatur und Psychoanalyse im Wien der Jahrhundertwende. Frankfurt/M 1983

11 Darauf weisen schon die Ausdrücke *Secession* und *Ver sacrum*, vgl. Carl E. Schorske: Wien. Geist und Gesellschaft im Fin de siècle. Frankfurt/M 1982, S. 201: "Die Secession verstand sich [...] als neue römische 'secessio plebis', bei welcher das Volk die Mißherrschaft der Patrizier ablehnt und sich aus dem Staatswesen zurückzieht. Gleichzeitig verkündete die Secession ihre Aufgabe schöpferischer Erneuerung, indem sie ihre Zeitschrift 'Ver sacrum' nannte (Frühlingsopfer). Der Titel beruht auf einem römischen Ritual der Weihung der Jünglinge in Zeiten nationaler Gefahr. Während aber in Rom die Älteren ihre Kinder einer göttlichen Sendung weihten zur Rettung der Gesellschaft, weihten in Wien die Jungen sich selber, um die Kultur vor ihrer Vätergeneration zu retten."

12 Otto Wagner, zit. n. C. Schorske, a.a.O., S. 204

nal-exakte Naturbeherrschung am nachhaltigsten.[13] In der Mitte des unteren Teils des Bildes steht Hygieia, streng und gebieterisch in der Gestalt einer Priesterin, die einer halb um ihren Arm geschlungenen Schlange einen Kelch reicht und hierin die Einheit von Leben und Tod darstellt.[14] Klimts Darstellung der Doppeldeutigkeit der menschlichen Existenz und die entschiedene Mahnung der die Medizin allegorisierenden Hygieia, darin sich selbst zu erkennen, war keine Form romantisierender Todes-Verfallenheit, die gerade im Fin de siècle wieder die üppigsten Blüten trieb.

Als "Chronisten und Erläuterer der Décadence, Liebhaber des Pathologischen und des Todes, einen Ästheten mit der Tendenz zum Abgrund"[15] bezeichnete sich Thomas Mann noch in den *Betrachtungen eines Unpolitischen* (1918). Gustav von Aschenbachs *Tod in Venedig* (1913) kann als solcher Ausdruck einer Ästhetisierung des Abgrunds gelesen werden. Als "humoristisches Gegenstück" dazu, als ein "Satyrspiel" aus einer "Mischung von Tod und Amüsement"[16] war der *Zauberberg* (1924) anfangs konzipiert. Manns weitere Arbeit daran (1913-1915, 1919-1924) wurde für ihn dann jedoch *auch* eine Arbeit der Selbstdisziplinierung und -ernüchterung - nicht hinsichtlich einer "Verdrängung" von Krankheit und Tod, sondern ihrer Romantisierung und *dekadenten* Kultivierung. Der *Zauberberg* war u.a. ein Versuch, ironisch-nüchtern, wenn auch teils lebensphilosophisch verzerrt, den Zusammenhang von Todesbewußtsein, Selbsterkenntnis und Humanität zu gestalten; was Hans Castorp zu begreifen lerne, sei, "daß alle höhere Gesundheit durch die tiefen Erfahrungen von Krankheit und Tod hindurchgegangen sein muß [...]. Diese Auffassung von Krankheit und Tod, als eines notwendigen Durchganges zum Wissen, zur Gesundheit und zum Leben, macht den *Zauberberg* zu einem Initiationsroman".[17] In seiner Art der Thematisierung der Krankheit und des Todes sei der Roman darum selber "ärztlich".[18] Castorp gelange "zum Vorgefühl einer neuen Humanität"[19], einer "Menschlichkeit [...], die die Todesidee und alles Dunkle, Geheimnisvolle des Lebens zwar nicht rationalistisch übersieht und verschmäht, aber sie einbezieht, ohne sich geistig

---

[13] Vgl. C. Schorske, a.a.O., S. 226: "Den Handlungsbereich der Medizin stellte er dar als eine Phantasmagorie einer halb in Traum verfallenen Menschheit, welche passiv im Strom des Schicksals sich ihren Trieben ergibt. Der Tod haust mitten in diesem Strom des Lebens, und sein schwarzer Schleier wirbelt zwischen den ineinander verschlungenen Körpern der Lebenden."

[14] Vgl. a.a.O., S. 228: "Klimts Hygieia verkündet lediglich in ihrer hieratischen Haltung und mittels der Symbole, die ihr die antike griechische Tradition verlieh, die Doppeldeutigkeit unseres biologischen Lebens. In der griechischen Sage ist Hygieia die Doppeldeutigkeit par excellence; demgemäß tritt sie mit der Schlange auf, dem zweideutigsten Geschöpf. Zugleich mit ihrem Bruder Asklepios wurde Hygieia aus einem irdischen Sumpfe, dem Lande des Todes, geboren. [...] Hygieia, selbst eine Verwandlung der Schlange in Menschengestalt, bietet der Schlange die Schale mit Lethes Flut, um von ihrem uranfänglichen Naß zu trinken. Damit verkündet Klimt die Einheit von Leben und Tod [...]."

[15] Zit. n. Brigitta Schader: Schwindsucht - Zur Darstellung einer tödlichen Krankheit in der deutschen Literatur vom poetischen Realismus bis zur Moderne. Frankfurt/M Bern New York 1987, S. 122

[16] Thomas Mann: Rede und Antwort. Über eigene Werke, Huldigungen und Kränze: über Freunde, Weggefährten und Zeitgenossen. Nachwort von Helmut Koopmann. Gesammelte Werke in Einzelbänden. Bd. 19. Frankfurter Ausgabe. Hrsg. von Peter de Mendelssohn. Frankfurt/M. 1984, S. 71

[17] A.a.O., S. 78

[18] A.a.O., S. 88

[19] A.a.O., S. 79

von ihr beherrschen zu lassen"[20]; denn "alle Humanität beruht auf Ehrfurcht vor dem Geheimnis des Menschen."[21]

1.2 *Verdrängung* des Todes (Scheler und Freud)

Max *Scheler* gilt als der erste, der von der "Verdrängung des Todes" in der Moderne sprach. In der zwischen 1911 und 1914 entstandenen Abhandlung *Tod und Fortleben*[22] ging er von einer dem menschlichen Bewußtsein wesentlich eingegebenen *Todesidee* aus, einer intuitiven Gewißheit der Sterblichkeit,

> "die ein Element alles Erlebens ist. In der Form dieser Gewißheit steht der Tod nicht am realen Ende des Lebens oder wäre nur eine auf die Erfahrung an anderen Wesen gegründete Erwartung dieses Endes, sondern er begleitet das ganze Leben als ein Bestandteil *aller* seiner Momente. Diese intuitive Todesgewißheit selbst ist ganz verschieden von dem Gefühl der Todesnähe oder eines Vorfühlens des Todes, wie es bei vielen Krankheiten eintritt, und hat auch nichts damit zu tun, ob uns in ihr der Tod als erwünscht gegeben ist oder als Gegenstand der Furcht und der Angst."[23]

Die "Todesgewißheit" sei zwar ein konstantes Element jeder Lebenserfahrung, doch bestehe eine große Variationsbreite hinsichtlich ihrer Bedeutung für die Menschen und gäbe es "unendlich verschiedene Arten der Deutung und der Auffassung des Todesphänomens [...]. Vor allem aber gibt es weitgehende *Verdunkelungen* und *Erhellungen* dieses Wissens vom Tode - und dies auch für das Gesamtbewußtsein von historischen Epochen."[24]

Scheler unterschied nun eine "natürliche[] Verdrängung"[25] der Todesevidenz, die die Geschäfte des Tages ermögliche, von jener völlig verschiedenen historischen, "die in das große einheitliche Bild des *modernen westeuropäischen Menschen* - als Massentypus betrachtet"[26], gehöre. Dieser habe sich seit dem Ende des 13. Jahrhunderts langsam herausgebildet und sei "trotz seiner nationalen und sonstigen Varietäten ein einziger, fest umschriebener Typus, umschrieben durch die *Struktur seines Erlebens*."[27]

Werner Sombarts und Max Webers Studien zur Geschichte des Kapitalismus folgend, bezeichnete er *Arbeit* und *Erwerben* als die bestimmenden Elemente des modernen Erlebens, als "*trieb*haft [geworden] und, weil triebhaft, damit grenzenlos".[28] Entstanden sei eine "Gesellschaft rechnender Interessenten"; aus Denken wurde Rechnen und der *Leib* ein "Körper unter anderen, Teil des universalen Mechanismus der Körperwelt".[29] Als wirklich gelte nur noch,

---

20 A.a.O., S. 78
21 A.a.O., S. 81
22 Max Scheler: Tod und Fortleben. In: ders.: Zur Ethik und Erkenntnislehre. Schriften aus dem Nachlaß, Bd. 1. Berlin 1933, S. 1-51
23 A.a.O., S. 21
24 A.a.O., S. 21-22
25 A.a.O., S. 23
26 A.a.O., S. 22
27 A.a.O., S. 23-24
28 A.a.O., S. 24
29 A.a.O.

was berechenbar sei; da man aber mit Qualitäten und Formen nicht rechnen könne, gälten diese als unwirklich, subjektiv und willkürlich. Die Welt sei nicht mehr "warme, organische *Heimat*, sondern [...] ein kalter Gegenstand der Berechnung und des Angriffs der Arbeit"[30], mithin Gegenstand einer "ewigen Angst [...]. Angst gebiert die Rechenhaftigkeit der Lebensführung und ist das emotionale Apriori des stolzen *cogito ergo sum*".[31] Der grenzenlos gewordene Arbeits- und Erwerbstrieb narkotisiere gegen den Todesgedanken in einer ganz besonderen Weise: denn der "Sturz in den Strudel der Geschäfte um der Geschäftigkeit selbst willen"[32] erzeuge die Illusion eines endlosen Fortganges des Lebens und mache diese zur unmittelbaren Grundhaltung der Existenz. Diese Illusion erhalte ihren Sinn nachträglich durch die Idee des Fortschritts. Diese trete als Surrogat an die Stelle des ewigen Lebens.[33] So sehr der moderne Mensch mit dem Tode rechne und sich tausendfach gegen ihn zu versichern versuche, so sei der Tod doch nicht eigentlich "*anschaulich* für ihn da. Er lebt nicht 'angesichts' des Todes"; die Todesidee sei "*weggefürchtet*, [...] von derselben Lebensangst verscheucht, welche zur Rechenhaftigkeit der Lebensführung führte".[34] Der Eintritt des Todes gelte nicht mehr als notwendige Erfüllung eines Lebenssinnes: "Der verdrängte Tod, der unsichtbar gewordene 'Anwesende', bis zur 'Nichtexistenz' zerfürchtet - jetzt erst wird er die sinnlose Gewalt und Brutalität".[35]

Von dieser 'Struktur des Erlebens' ausgehend, bestimmte er dann die der Erkenntnis, die der modernen Wissenschaft zugrundeliege. Auch diese müsse blind sein für den Tod, insofern sie selbst ja auch ihre Entstehung der Verdrängung des Todes durch den Arbeitstrieb mit verdanke. Ihre "konstitutive Täuschung"[36] bestehe darin, daß sie an der Welt nur das als existierend gelten ließe, was durch mögliche Eingriffe noch veränderlich sei. Dieses Axiom beherrsche "die gesamte geistige Optik der Wissenschaft", und darum sei es auch gar nicht ihr Ziel, "die *wahre* Welt zu geben, sondern nur einen 'Plan' zu ihrer Beherrschung und Lenkung".[37] Der Tod, obwohl "sonnenklarste Realität, jedem sichtbar und zugänglich", verwandle sich für das Mikroskop "in eine Menge ineinander übergänglicher Kleinigkeiten [...]. Er droht unserm Auge zu entschwinden: er wird nicht angenommen und erklärt, sondern er wird - wegerklärt. Er erscheint schließlich wie eine Art menschlicher Einbildung, eine Idiosynkrasie des Menschen".[38] So gälte es langsam nur noch als Mangel des Fortschritts der Medizin, daß Menschen immer noch sterben.[39] Dieses Verhältnis zum Tod bestimme auch über den Glauben an ein Fortleben nach dem Tod und lasse diesen Glauben zunehmend unglaubwürdiger werden.[40]

---

30 A.a.O., S. 25

31 A.a.O., S. 24

32 A.a.O., S. 25

33 A.a.O.: als "Fortschritt ohne Ziel, ohne Sinn, [...] in dem das Fortschreiten selbst, wie Sombart gezeigt hat, der Sinn des Fortschritts wird."

34 A.a.O., S. 26

35 A.a.O.

36 A.a.O., S. 30

37 A.a.O., S. 31

38 A.a.O., S. 30

39 A.a.O.: "Ist doch *jede* Maschine prinzipiell wieder reparierbar. Und es wäre hiernach nur ein schuldhafter Unglaube an menschliche Tatkraft und Kunst, den Tod als eine absolute und endgültige Welteinrichtung anzusehen."

40 A.a.O., S. 8: "Der moderne Mensch glaubt in dem Maße und so weit nicht mehr an ein Fortleben und an eine Überwindung des Todes im Fortleben, als er seinen Tod nicht mehr anschaulich vor

Anders *Freud*. Zwar sprach auch er von *Verdrängung* und *Leugnung* des Todes, doch nicht als eines spezifisch kulturgeschichtlichen Phänomens, sondern als einer allgemeinen psychischen Tatsache. Ging Scheler von einer jedem Erleben *natürlicherweise* zugrundeliegenden und erst mit der Herausbildung der Moderne zunehmend verdrängten Todesgewißheit aus, so Freud von einem ahistorischen phylogenetischen *Mechanismus* der Todesverleugnung. In der geschichtlichen Analyse Schelers wäre Freud ein Beispiel für die theoretische Naturalisierung eines eigentümlich historischen Zustands: die geschichtliche Verdrängung ist ihm bereits so selbstverständlich, daß sie ihm als eine *natürliche* erscheint, und, als *natürliche* vorausgesetzt, die geschichtlich-kulturelle Interpretation bestimmt: in der *Traumdeutung* (1900) beschrieb Freud die Unfähigkeit der Kinder, die (moderne) Bedeutung des Todes als eines "endlosen Nichts" (GW II/III, S. 260) zu verstehen.[41] In *Totem und Tabu* (1912/13) sah er eine ähnliche Unfähigkeit als charakteristisch für die sog. "primitiven" Kulturen: "Für den Primitiven wäre die Fortdauer des Lebens - die Unsterblichkeit - das Selbstverständliche. Die Vorstellung des Todes ist etwas spät und nur zögernd Rezipiertes" (GW IX, S. 95). Tylor und Spencer folgend glaubte auch Freud, daß "die Menschheit [...] drei große Weltanschauungen im Laufe der Zeiten hervorgebracht [habe]: Die animistische (mythologische), die religiöse und die wissenschaftliche" (ebd., S. 96). Seine auf dieser "Stufenfolge der drei Weltanschauungen" (ebd.) aufbauende "Entwicklungsgeschichte" (ebd., S. 108) der Haltung gegenüber dem Tod war der kulturgeschichtlichen Deutung Schelers genau entgegengesetzt: "Im animistischen Stadium schreibt der Mensch sich selbst die Allmacht zu; im religiösen hat er sie den Göttern abgetreten [...]. In der wissenschaftlichen Weltanschauung ist kein Raum mehr für die Allmacht des Menschen, er hat sich zu seiner Kleinheit bekannt und sich resigniert dem Tode wie allen anderen Naturnotwendigkeiten unterworfen" (ebd., S. 108-109). In *Zeitgemäßes über Krieg und Tod* (1915) behandelte er neben der *Enttäuschung des Krieges*[42] die veränderte Einstellung zum Tod, die jeder Krieg erzwinge. Das bisherige Verhältnis sei kein aufrichtiges gewesen: "Wenn man uns anhörte, so waren wir natürlich bereit zu vertreten, daß der Tod der notwendige Ausgang alles Lebens sei, [...] daß der Tod natürlich sei, unableugbar und unvermeidlich. In Wirklichkeit aber pflegten wir uns zu benehmen, als ob es anders wäre. Wir haben die unverkennbare Tendenz gezeigt, den Tod beiseite zu schieben, ihn aus dem Leben zu eliminieren. Wir haben versucht, ihn totzuschweigen [...]. Wir betonen regelmäßig die zufällige Veranlassung des Todes, den Unfall, die Erkrankung, die Infektion, das hohe Alter, und verraten so unser Be-

---

sich sieht - als er nicht mehr 'angesichts des Todes lebt'; oder schärfer gesagt, als er die fortwährend in unserm Bewußtsein gegenwärtige *intuitive Tatsache*, daß uns der Tod gewiß ist, durch seine Lebensweise und Beschäftigungsart aus der klaren Zone seines Bewußtseins *zurückdrängt*, bis nur ein bloßes *urteils*mäßiges Wissen, er werde sterben, zurückbleibt."

41 Man habe zu bedenken, "daß die Vorstellung des Kindes vom 'Totsein' mit der unsrigen das Wort und dann nur noch wenig anderes gemein hat. Das Kind weiß nichts von den Greueln der Verwesung, vom Frieren im kalten Grab, vom Schrecken des endlosen Nichts, das der Erwachsene, wie alle Mythen vom Jenseits zeugen, in seiner Vorstellung so schlecht verträgt. Die Furcht vor dem Tode ist ihm fremd [...]." (GW II/III, S. 260)

42 "Zweierlei in diesem Kriege hat unsere Enttäuschung rege gemacht: die geringe Sittlichkeit der Staaten nach außen, die sich nach innen als die Wächter der sittlichen Normen gebärden, und die Brutalität im Benehmen der Einzelnen, denen man als Teilnehmer an der höchsten menschlichen Kultur ähnliches nicht zugetraut hat." (GW X, S. 331)

streben, den Tod von einer Notwendigkeit zu einer Zufälligkeit herabzudrücken" (GW X, S. 341-342). Der Krieg lasse diese "konventionelle Behandlung des Todes" (ebd., S. 344) nun nicht mehr zu. Der Tod könne nicht länger verleugnet werden, denn "die Menschen sterben wirklich, auch nicht mehr einzeln, sondern viele, oft Zehntausende an einem Tage" (ebd., S. 344). Diese Zerstörung der allgemein eingeübten und liebgewonnenen Leugnung des Todes sei es, die zu jener "Verwirrung und [...] Lähmung unserer Leistungsfähigkeit, unter denen wir leiden" (ebd., S. 344) geführt habe. Nur scheinbar also hatte der "Kulturmensch" (ebd., S. 349) sich mit dem Tode versöhnt; unbewußt glaube jeder, der "Kulturmensch" wie der "Urmensch" (ebd., S. 350), an die eigene Unsterblichkeit.[43] Seit *Jenseits des Lustprinzips* (1920) dann formulierte Freud unter der Annahme einer biopsychologischen Dichotomie von Lebens- und Todestrieb wichtige Teile seiner bisherigen Libido- und Narzißmus-Theorie um.[44] Doch blieb auch seine Todestrieb-Konzeption in einer Weise abstrakt, daß auch sie - wie Freuds Ansichten über den Tod im ganzen - eher als intellektueller Ausdruck jener historischen Verflüchtigung des Todes aus der Erfahrung erscheint denn als ein Gedanke, der die verfremdete Todesgewißheit aufs neue hätte veranschaulichen können.

1.3 *Medikalisierung* des Todes (Illich und Ariès)

Den Begriff der *Medikalisierung des Todes* prägte Ivan *Illich* Mitte der Siebziger Jahre im Rahmen seiner geschichtlichen Analysen der modernen Dienstleistungsindustrien.[45] 'Medikalisierung' hieß hier ein Teil eines historischen Vorgangs, der die Fähigkeit des einzelnen untergrub, für sich und seinen Nachbarn selbst zu sorgen, indem er ihn von einer warenförmigen, prothetischen Gesundheitsfürsorge abhängig machte. Sie schien die Folge einer übermächtig gewordenen, pathogenen *Heteronomie* des Medizinsystems zu sein, die sich in einem dreifachen sozialen, *radikalen* Monopol[46] der Ärzteschaft niederschlug: ihrer Gewalt, darüber zu

---

43 "[...] wie verhält sich unser Unbewußtes zum Problem des Todes? Die Antwort muß lauten: fast genauso wie der Urmensch. In dieser wie in vielen anderen Hinsichten lebt der Mensch der Vorzeit ungeändert in unserem Unbewußten fort. Also unser Unbewußtes glaubt nicht an den eigenen Tod, es gebärdet sich wie unsterblich [...]." GW X, S. 350)

44 Vgl. Frank J. Sulloway: Freud. Biologe der Seele. Jenseits der psychoanalytischen Legende. Köln 1982, S. 565: die neue Zweiteilung "von Eros und Thanatos führte (1.) die Zweiteilung der Triebe wieder ein, die von seiner früheren Narzißmus-Theorie untergraben worden war, erhellte (2.) das sonst rätselhafte klinische Phänomen der traumatischen Fixierung und des Wiederholungszwanges und lieferte Freud (3.) das dringend benötigte Gleichgewicht der Entwicklungstriebkräfte von Evolution (Progression) und Involution (Regression). Vor allem der letzte dieser drei Aspekte [...] erweist sich als logischer Schlüssel für den Gesamtkomplex von Freuds umstrittenen Neuformulierungen der Triebtheorie."

45 Ivan Illich: Die Nemesis der Medizin. Von den Grenzen des Gesundheitswesens. Reinbek 1981, S. 202-239

46 A.a.O., S. 49-51:"Ein radikales Monopol reicht weiter, als es etwa bei der Monopolstellung eines Unternehmens oder einer staatlichen Verwaltung möglich wäre. [...] Das gewöhnliche Monopol beeinträchtigt den Markt; das radikale Monopol macht die Menschen unfähig, selbst etwas zu tun. Das kommerzielle Monopol beschränkt den Güterfluß; das gefährlichere soziale Monopol lähmt die Produktion nicht vermarktbarer Gebrauchswerte. [...] Ein radikales Monopol funktioniert von selbst. Die iatrogene Medizin stützt eine morbide Gesellschaft, in der die soziale Kontrolle der Bevölkerung durch das medizinische System eine der wichtigsten ökonomischen Aktivitäten ist."

bestimmen, was Krankheit sei, wer als krank zu gelten habe und wie Krankheit zu behandeln sei. Unter dem Begriff der *Iatrogenesis* entwickelte Illich eine Typologie der Schäden als Folge dieser umfassenden Medikalisierung: er unterschied eine *klinische*[47], eine *soziale*[48] und eine *kulturelle* Iatrogenesis. Die Medikalisierung des Todes beschrieb er neben der des Schmerzes und der Krankheit als Ausdruck der *kulturellen* Iatrogenesis.[49] In der Vorstellung des "natürlichen Todes", die er der des "primitiven Todes"[50] gegenüberstellte, und die sich im späten Mittelalter gebildet habe, sah er die Voraussetzung für eine Medikalisierung des Todes. Illich teilte die Geschichte des "natürlichen Todes" anhand seiner bildlichen Darstellungen in fünf unterschiedliche Phasen: die des Tanzes mit dem eigenen Tod im 15. Jahrhundert, die des danse macabre (des Skeletts mit Sense und Sanduhr) in der Renaissance und im Barock, die des bürgerlichen Todes im 18. Jahrhundert, des klinischen Todes, d.h. des Todes als Folge spezifischer Krankheiten, im 19. Jahrhundert, und die des Kampfes des Arztes gegen den Tod des Patienten seit dem Ende des 19. Jahrhunderts. In jeder dieser Phasen sei das Verhältnis des Arztes zum Tod ein anderes gewesen; und jede Phase, insbesondere seit der allgemeinen Verbreitung des klinischen Todes und der Verlagerung des Sterbens ins Krankenhaus, habe aufs neue die traditionelle Fähigkeit geschwächt, den eigenen Tod zu erleiden.

Ariès griff in seiner monumentalen Studie zur *Geschichte des Todes* (1978) den Begriff der *Medikalisierung des Todes* auf. Deren Beginn erläuterte er anhand einer Interpretation von Tolstois Erzählung *Der Tod des Ivan Iljitsch* (1886). Ariès betonte hierbei die neuartige Bedeutung der Krankheits-Diagnose für den Sterbenden[51] und die Atmosphäre der Verlogenheit[52], die von nun an, bis weit in das 20. Jahrhundert hinein, den Sterbenden umgab.

---

[47] Als *klinische Iatrogenesis* bezeichnete Illich jene Folgen medizinischer Praxis, die sich in der geläufigen Einteilung als spezifische Pathologien beschreiben lassen. Klinische Iatrogenesis stellt sich als eine diagnostische Kategorie dar, deren Ursache in der medizinischen Technik liegt.

[48] Sie umfaßt jene biologischen, ökonomischen und politischen Umweltveränderungen, die eine Folge des 'Großprojekts Medizin' sind, und durch die das Gesundheitsniveau einer Gesellschaft beeinträchtigt wird.

[49] A.a.O., S. 150-152: "Sie setzt ein, sobald der Medizin-Betrieb den Willen der Menschen schwächt, ihre Realität zu erleiden. Symptom solcher Iatrogenesis ist, daß das Wort 'Leiden' inzwischen kaum noch geeignet ist, eine realistische menschliche Reaktion zu bezeichnen, weil es an Aberglauben, Sadomasochismus oder an die Verachtung der Reichen für das Los der Armen erinnert. [...] Jede Kultur entwickelt eine einmalige *Gestalt* der Gesundheit und ein Gefüge von Einstellungen zu Schmerz, Krankheit, Schwäche und Tod, deren jede eine Kategorie menschlichen Verhaltens bezeichnet, die traditionell die Kunst des Leidens genannt wurde."

[50] A.a.O., S. 229: "Wie wir sahen, sterben die Primitiven nicht ihren eigenen Tod; sie haben nicht das Bewußtsein ihrer leiblichen Endlichkeit [...]. Bei ihnen verlangt der Tod stets eine übernatürliche Erklärung, irgend jemand ist schuld daran: der Fluch eines Feindes, der Bann eines Zauberers, der gerissene Faden in der Hand der Parze oder der von Gott gesandte Todesengel. Dem Europäer [seit dem Ausgang des Mittelalters] erschien der Tod [...] als ein vom Willen anderer unabhängiges Geschehen, als eine unerbittliche Naturkraft, der der Mensch allein gegenübertreten mußte."

[51] Ph. Ariès, a.a.O., S. 724: "Er hält sich den Tod vom Leibe, indem er ihn mit der Krankheit maskiert."

[52] Zit. n. a.a.O., S. 725-726: "Das, was Ivan Iljitsch am meisten quälte, war die Lüge - jene aus irgendeinem Grunde von allen verbreitete Lüge, daß er nur krank sei und keineswegs auf den Tod daniederläge [...]. Lüge, die *die furchtbare und feierliche Tatsache seines Todes* [...] *herabdrücken mußte*, [...] dies war [...] das allerqualvollste."

Eines der literatur- und medizinhistorisch wohl wichtigsten Dokumente der deutschsprachigen Literatur zur Wahrnehmung der sich verändernden Haltung gegenüber dem Tod findet sich in Rilkes *Aufzeichnungen des Malte Laurids Brigge* (1908/09):

> "Dieses ausgezeichnete Hôtel ist sehr alt, schon zu König Chlodwigs Zeiten starb man darin in einigen Betten. Jetzt wird in 559 Betten gestorben. Natürlich fabrikmäßig. [...] der Wunsch, einen eigenen Tod zu haben, wird immer seltener. Eine Weile noch, und er wird ebenso selten sein wie ein eigenes Leben. [...] man stirbt den Tod, der zu der Krankheit gehört, die man hat (denn seit man alle Krankheiten kennt, weiß man auch, daß die verschiedenen letalen Abschlüsse zu den Krankheiten gehören und nicht zu den Menschen; und der Kranke hat sozusagen nichts zu tun). [...] Wenn ich nach Hause denke [...], dann glaube ich, das muß früher anders gewesen sein. Früher wußte man (oder vielleicht man ahnte es), daß man den Tod *in* sich hatte wie die Frucht den Kern. Die Kinder hatten einen kleinen in sich und die Erwachsenen einen großen. Die Frauen hatten ihn im Schoß und die Männer in der Brust. Den *hatte* man, und das gab einem eine eigentümliche Würde und einen stillen Stolz."[53]

1.4 Der Tod in der österreichischen Literatur der Jahrhundertwende

Rehm (1928) betonte die starke Wirkung des Französischen Symbolismus "mit seiner neuen todverbundenen Sinnlichkeit und mit jener Artung, die sich in Verlaines Worten schon ausdrückt: 'la décadence [...] c'est l'art de mourir en beauté' [...]. In Deutschland strömen die Werke Keyserlings oder Friedrich Huchs und namentlich die der Wiener diese neue Todesverbundenheit und Todessinnlichkeit aus."[54] *Broch* (1947/48) leitete aus der ästhetizistischen Aufspaltung von 'Sterben' und 'Tod' bei den jungen Wiener Modernen deren "sittlichkeitsferne Sprache"[55] ab. Als einzige Ausnahmen nannte er Hofmannsthal, Beer-Hofmann und Schnitzler. *Johnston* (1974) hob hervor, daß die "barocke Verehrung des Todes"[56] unter den literari-

---

[53] Rainer Maria Rilke: Werke. Kommentierte Ausgabe in vier Bänden. Bd. 3. Prosa und Dramen. Hrsg. von August Stahl. Frankfurt/M Leipzig 1996, S. 458-459. Vgl. zum mentalitäts- und sozialgeschichtlichen Kontext auch Norbert Elias: Über die Einsamkeit der Sterbenden in unseren Tagen. Frankfurt/M 1982 und zum medizinhistorischen Kontext Heinrich Schipperges: Der Garten der Gesundheit. Medizin im Mittelalter. München 1990, S. 49: "Der Tod stand zu allen Zeiten zentral im Horizont der Heilkunde. [...] Erst mit der Konversion der Medizin zu einer Naturwissenschaft ist der Tod geschrumpft zum bloßen 'exitus letalis', zu einem anscheinend nackten 'factum brutum', demgegenüber metaphysische Fragen um Unsterblichkeit oder Auferstehung von vornherein methodisch ausgeklammert waren. Die moderne Medizin hat - so scheint es - den Tod verloren, hat ihn vergessen, verdrängt, tabuisiert. Man begegnet ihm immer seltener, dem Sterben, obschon uns nichts sicherer, nichts konkreter begegnen wird. Tod wird deklariert als 'Beendigung des Lebens', und Leben gilt als Zustand, in dem Organe lediglich ihre Funktionen ausüben. Es kam zur Diskriminierung des Todes durch eine Ideologisierung des 'glücklichen Lebens', das in einer notwendig befristeten Existenz doch so fragwürdig ist."

[54] Walther Rehm: Der Todesgedanke in der deutschen Dichtung vom Mittelalter bis zur Romantik. 2. Aufl. Darmstadt 1967, S. 465

[55] Hermann Broch: Hofmannsthal und seine Zeit. In: ders.: Schriften zur Literatur 1. Kritik. Kommentierte Werkausgabe. Hrsg. von Paul Michael Lützeler, Bd. 9/1. Frankfurt/M 1975, S. 194: "Denn wo es keine echte Beziehung zum Tode gibt und seine Absolutheitsgeltung im Diesseitigen nicht ständig erkannt wird, da gibt es kein wahres Ethos, und Wien, Hauptstadt einer sterbenden Monarchie, hatte zwar allerlei Beziehungen zum Sterben, aber nicht die geringste zum Tode [...]."

[56] William M. Johnston: Österreichische Kultur- und Geistesgeschichte. Gesellschaft und Ideen im Donauraum 1848 bis 1938. Wien Köln Graz 1974, S. 179

sierenden Söhnen der Mittel- und Oberschicht zu niegekannten Extremen ausgeartet sei: "Für sie versprach der Tod Erlösung von der Langeweile; in einer schal gewordenen Welt war er das einzige noch unbekannt Gebliebene. Als Weininger Selbstmord beging, tat er, wovon Zahllose träumten".[57] *Anz* (1983) wies auf das mit Beginn der literarischen Moderne einsetzende Schwinden der literarischen Norm, über den Tod schön zu sprechen, hin. Zwar kehrten teilweise bestimmte Merkmale romantischer Ästhetisierung des Todes wieder und hätte man im Rahmen der *Décadence* und des *Fin de siècle* Verfall, Sterben und Tod die "Reize einer morbiden Schönheit"[58] abgewonnen, doch häuften sich "gleichzeitig die Todesbilder von desillusionierender Häßlichkeit. Ambivalenzen wie diese sind für die beginnende literarische Moderne um 1900 konstitutiv".[59] Sie opponiere damit weniger gegen die Normen der klassisch-idealistischen Ästhetik selbst als gegen ihre zunehmend ideologisierte und trivialisierte Adaption im 19. Jahrhundert.[60]

2. Der Tod im Werk Arthur Schnitzlers

2.1 Forschungsstand

Schnitzlers eingangs zitierte Erwiderung *In eigener Sache* ist schon ein Hinweis darauf, daß das sein gesamtes Werk durchziehende Todesthema ihm von der Kritik mehr als einmal mußte vorgeworfen worden sein. Doch gab es nicht nur die abweisenden Stimmen: so nannte ihn Hedwig *Fischer*, die Frau seines Verlegers einen "der wenigen Weisen unserer Zeit. [...] vielleicht gab es keinen [...], der wachsamer vor dem Erlebnis des Todes stand um des Lebens willen und der deshalb dem Leben solche reife, melancholische Heiterkeit zu schenken vermochte, wie sie jedes seiner Werke bestimmt".[61] "[...] das Haften Ihrer Gedanken an der Polarität von Lieben und Sterben"[62] gehörte zu jenen Eigenschaften, von denen sich *Freud* mit jener *unheimlichen Vertrautheit* berührt fühlte. Unter anderem vermutete er in Schnitzlers Werk eine Bestätigung seiner zwei Jahre zuvor entworfenen, auch unter Analytikern umstritten gewesenen (und immer noch umstrittenen) Todestrieb-Theorie.[63] Und Heinrich *Mann* erinnerte

57 A.a.O.

58 Thomas Anz: Der schöne und der häßliche Tod. Klassische und moderne Normen literarischer Diskurse über den Tod. In: Karl Richter und Jörg Schönert (Hrsgg.): Klassik und Moderne. Die Weimarer Klassik als historisches Ereignis und Herausforderung im kulturgeschichtlichen Prozeß. Stuttgart 1983, S. 422

59 A.a.O.

60 A.a.O., S. 427

61 Zit. n. Brigitte B. Fischer: Sie schrieben mir - oder was aus meinem Poesiealbum wurde. München 1981, S. 81

62 Freud am 14.05.1922 an A. Schnitzler; in: Heinrich Schnitzler (Hrsg.): Sigmund Freud. Briefe an Arthur Schnitzler. In: Die Neue Rundschau 66 (1955), S. 97

63 A.a.O.: "In einer kleinen Schrift vom Jahr 1920 *Jenseits des Lustprinzips* habe ich versucht, den Eros und den Todestrieb als die Urkräfte aufzuzeigen, deren Gegenspiel alle Rätsel des Lebens beherrscht."

sich in seiner Autobiographie: "In Wien hatte ich einen sehr geliebten Freund, Arthur Schnitzler, einen Dichter des Todes. [...] Von den öffentlichen Dingen hielt er nichts, ihn berührten nur die mehr als öffentlichen, die allgegenwärtigen: Liebe und Tod."[64]

In der Forschung überwiegt einseitig die Ansicht, der Tod bedeute in Schnitzlers Werk stets etwas Sinnloses und Erschreckendes: *Körner* (1921) meinte, so wie die sinnliche Begierde als einziges Motiv Schnitzlers Personen bewege, so schrecke nur "eine Bangnis sie alle: der Tod, der als stets sturzbereites Gewaffen ob ihren Häupten schwebt".[65] *Blume* (1936) befand, Schnitzler stelle den Tod in den Mittelpunkt seines Weltbildes, ohne ihm jedoch einen Sinn zu geben. Tod bedeute hier "die endgültige, restlose Vernichtung; ohne Trost, ohne Verklärung, ohne Verwandlung, ohne Versprechen, ohne Ausblick in ein Jenseits: das absolute Nichts."[66] Ähnlich schrieb *Lederer* (1963) von der stets gegenwärtigen Todesdrohung in Schnitzlers Werk als dem äußersten Schrecken.[67] Auch *Derré* (1966) bekräftigte in ihrer wichtigen, ansonsten die Vielschichtigkeit von Schnitzlers Werk darlegenden Studie, ein eindimensionales Todesverständnis, indem sie behauptete, Schnitzlers Sicht des Todes sei in der frühen Novelle *Sterben* (1892) erschöpfend dargestellt und in seinem weiteren Werk lediglich variiert.[68] *Fritsche*[69] (1974) wiederholte dies im wesentlichen und *Schader* (1987) glaubte, die Interpretation des Todes im Werk Schnitzlers als "etwas Grausame[m] und Sinnlose[m] [...], da er den Menschen aus einem glückverheißenden Leben in das Nichts führe", als "communis opinio der Forschung"[70] bezeichnen zu können, ohne diese jedoch im einzelnen anzugeben.

Am entschiedensten widersprach dieser Todes-Auffassung *Rey* (1968): die Deutung des Todes in Schnitzlers Werk sei "eine bisher noch ungelöste Aufgabe der Forschung [...], denn allzu bereitwillig hat man bisher die These akzeptiert, daß der Tod für Schnitzler schrecklich, grausam und sinnlos sei, weil er das absolute Nichts bedeute."[71] Wohl sei der Schrecken vor der Leere des Todes ein Leitmotiv in seinem Werk, doch hätte Schnitzler im ganzen sich geweigert, "das unaussprechliche Geheimnis des Todes durch seine formelhafte Identifizierung mit dem Nichts abzutun".[72] Wie die Liebe, die Ehe, das Spiel und andere Themen, habe er auch den Tod von immer neuen Gesichtspunkten aus dargestellt. Das Sterben sei darum nicht für alle Gestalten Schnitzlers ein sinnloses Versinken im Leeren, sondern es habe einen Ausdruckswert, "je nachdem ob es im Zeichen der Freiheit, der Einsamkeit, des Abenteuers, der Ver-

---

64 Heinrich Mann: Ein Zeitalter wird besichtigt. Reinbek 1976, S. 165

65 Josef Körner: Arthur Schnitzler. Gestalten und Probleme. Zürich Leipzig Wien 1921, S. 13

66 Bernhard Blume: Das nihilistische Weltbild Arthur Schnitzlers. Stuttgart 1936, S. 15

67 Zit. n. Lore B. Foltin: The Meaning of Death in Schnitzler's Works. In: Herbert W. Reichert and Herman Salinger (eds.): Studies in Arthur Schnitzler. Chapel Hill 1963, S. 39: "[...] so is the ever-constant threat of death [...] [the] ultimate horror - death the inescapable pinnacle of utmost, unspeakable loneliness."

68 Francoise Derré: L' oeuvre d' Arthur Schnitzler. Imagerie viennoise et problèmes humains. Paris 1966, S. 400: "Mourir, selon Schnitzler, fait disparaître l'individu dans le néant". Der Tod sei "une aggression brutale, le résultat d'un caprice du sort, et s'abat sur la vicitme choisie comme un faucon sur une proie."

69 Alfred Fritsche: Dekadenz im Werk Arthur Schnitzlers. Bern Frankfurt/M 1974

70 B. Schader, Schwindsucht, a.a.O., S. 90

71 William H. Rey: Arthur Schnitzler. Die späte Prosa als Gipfel seines Schaffens. Berlin 1968, S. 19

72 A.a.O.

zweiflung, der Erkenntnis oder der seelischen Gemeinschaft steht."[73] Gerade weil der Tod nicht definiert werden könne, ließe er sich auch nicht auf das Nichts festlegen. *Foltin* hob hervor, der Tod in Schnitzlers Werk sei gelegentlich "inseperably linked with the theme of man's purification".[74]

Einen anderen Ansatz bietet *Lukas* (1996) in seinem Versuch einer strukturgeschichtlichen Interpretation der Todesdarstellungen in Schnitzlers Werk. Lukas unterstellt für die Epoche Schnitzlers ein "lebensideologisches Strukturmodell"[75] und unterscheidet hierin ein "individuelles, konkretes Leben von einem überindividuellen 'Gesamtleben'; ersteres ist eine beobachtbare, letzteres eine nur postulierte und tendenziell mythische Größe. [...] Beide Größen existieren [...] nicht voneinander unabhängig, sondern wie hinter dem individuellen Leben stets das Gesamtleben steht, so kann sich dieses umgekehrt nur im individuellen Leben manifestieren."[76] Auf einer "Tiefenstrukturebene der Texte"[77] Schnitzlers erscheine der Tod als "ein Phänomen des übergeordneten 'Gesamtlebens'".[78] Diese "neue Sinnstiftung [...] kann mit einer gänzlichen Relativierung der tradierten Moral verknüpft werden"[79], wie Lukas am Beispiel Maries im *Ruf des Lebens* zu verdeutlichen sucht. Ihr starker Wunsch nach einem "gesteigerten und normverletzenden 'Leben'" angesichts des Todes hebe die im Realismus vorgenommene "enge Koppelung von Normverletzung und Tod" auf und führe zu einem grundsätzlich anderen "*Status* der Funktionalisierung des Todes."[80]

2.2 *Sterben*

In *Jugend in Wien* berichtete Schnitzler von der Stunde, in der er als Kind "des Begriffs Tod zum erstenmal mit ahnendem Schauer innewurde. Es war eine Nacht, in der ich [...] in einem aus der Tiefe meiner Seele aufsteigenden Grauen vor dem Sterbenmüssen, das mir zum erstenmal in seiner ganzen Unentrinnbarkeit zum Bewußtsein kam, laut zu weinen begann; in der Absicht, die Eltern aufzuwecken, die im Nebenzimmer schliefen" (JW, S. 60). Sein Vater sei dann auch bald an sein Bett getreten und hätte ihn besorgt gefragt, was ihm denn fehle: "Ich schluchzte noch eine Weile still weiter, verriet mit keiner Silbe, was mich so heftig erschüttert hatte, und als der Papa sich mit einigen guten Worten entfernt hatte, schlief ich beruhigt wieder ein. - Ein Anfall von gleicher Heftigkeit hat sich niemals wiederholt" (ebd.).

Einen Toten sah er zum erstenmal im Seziersaal. Wie die meisten seiner Kollegen habe auch er hier - wie aus Schutz gegen "laienhaft-sentimentale Regungen" (ebd., S. 124) - zur Po-

---

73 William H. Rey: Schnitzler in neuer Sicht. Ein bedeutender Forschungsbericht aus Frankreich. In: Journal of the International Arthur Schnitzler Research Association 7 (1968), S. 38

74 L. Foltin, a.a.O., S. 39

75 Wolfgang Lukas: Das Selbst und das Fremde. Epochale Lebenskrisen und ihre Lösung im Werk Arthur Schnitzlers. München 1996, S. 74

76 A.a.O., S. 74-75

77 A.a.O., S. 74

78 A.a.O., S. 178

79 A.a.O., S. 181

80 A.a.O., S. 182

se zynischer Gleichgültigkeit geneigt.[81] Anderen Ausdruck fanden seine Eindrücke in den *Prosektor* und *Frühlingsnacht im Seziersaal* betitelten Gedichten, sowie einer ebenfalls *Frühlingsnacht im Seziersaal* überschriebenen 'Phantasie'.

Prosektor mahnt zum Genuß angesichts der erfahrenen Flüchtigkeit alles Daseins.[82] *Frühlingsnacht im Seziersaal* behandelt die Empfindungen eines jungen Studenten zwischen Leichenkammer und Frühlingsduft.[83] Die gleichnamige "matte Phantasie" (JW, S. 125) berichtet ebenfalls von einem jungen Mann, der morgens um drei Uhr den Tanzsaal verläßt, auf dem Nachhauseweg an der Anatomie vorbeikommt und dort in seltsamer Weise von dem Wunsch ergriffen wird, "den Rest der Nacht im Dienste der Wissenschaft hinzubringen ... und noch warm von dem tollen Treiben des lustigen Lebens, mich zu versenken in die Erkenntnis des Todes" (E 1, S. 16). Er tritt in den Saal, zündet ein Licht an und stellt es "zu Häupten des Toten. Da fließt ein gelber Schein über das fahle, regungslose Antlitz. Nur um den Mund scheint es leise zu zucken" (ebd., S. 17). Er möchte beginnen, doch ist es ihm in dem engen Raum schwül geworden und er geht zum Fenster, um es weit zu öffnen: "Sternenglanz [flutet] still ins düstre Haus und fliegt über den steinernen Boden hin und zittert matt an der Wand hinauf. [...] Über mein Haupt zieht der Hauch der Frühe und mich umfließt in blauen Wellen das Mondenlicht" (ebd.). Er läßt sich auf einen Sessel nieder, "wie träumend [...], mich dem unbeschreiblichen Märchen zu entwinden, das mich umgibt" (ebd.). Er hört Stimmen, tritt zur Schwelle und wird einer schlanken Mädchengestalt gewahr; er erkennt Christine, die Tochter des Anatomiedieners. Hinter ihr erscheint sein Kollege Stephan Kalman. Dieser faßt "sein Mädchen und drehte sich mit ihr im Kreise [...]. Da sang er wieder : 'Wie führt uns doch die Liebe / Oft sonderlichen Weg.' [...] und küßte sein Lieb auf die vollen Lippen. Sie umschlang seinen Nacken und küßte ihn wieder" (ebd., S. 18). Die Liebe führe oft sonderlichen Weg und hier seien sie eben sicher. "'Und der Schauer der Verwesung rings um die Liebe', flüsterte ich. Aber sie hörten nicht und hielten sich umschlungen" (ebd.). Am Ende der Phantasie wird der junge Mann vom Anatomiediener geweckt. Er war eingeschlafen und hatte geträumt. Doch ließ der Autor offen, an welcher Stelle der Traum begann.

---

81 "Zu Häupten des Sterbebettes, auch wenn es ein Unbekannter war, der eben verschied, steht der Tod gewissermaßen immer noch als gespenstisch große Erscheinung da; - in der Leichenkammer geht er, seiner Schauer entledigt, als eine Art von pedantischem Magister um, dessen der Baccalaureus glaubt, spotten zu dürfen. Und nur in manchen Momenten, wenn ein Gestorbener in grotesker Gebärde oder unter einem zufälligen Beleuchtungseffekt den Lebendigen äfft, der er einmal gewesen ist, wird auch der Gefaßte, auch der Frivole einer peinlichen oder gar ängstlichen Empfindung sich nicht erwehren können." (JW, S. 125)

82 "[...] Will spielen und trinken, und küssen heut Nacht, / Da der Mensch nur einmal lebt, / Die Zeit ist doch keinem allzufern, / Da man ihn in den Staub begräbt. / [...] O genießt so lang Ihr genießen könnt, / Und liebet und freuet Euch, / Ob er im Grab, ob im Brunnen ruht, / Das ist dem Toten gleich. (18.April 1880)" (FG, S. 18-19)

83 "Heda verschlafene Diener, / Ich bin es, erwacht, erwacht! / Ich will heut noch sezieren, / Wenns auch schon tief in der Nacht. / [...] Laßt mich mit den Leichen allein, / Im Winter tanzt ich und küßt ich, / Nun heißt es fleißig sein. / [...] Die Messer liegen bereit, / Bevor ich mein Werk beginne, / Öffn' ich das Fenster weit. / Und wie ich es öffne - da flutet / Die schmeichelnde Luft herein, / [...] Des Mondes bleiche Strahlen / Küssen die schlummernde Welt, / Mir schauerts durch die Seele, / Der Atem innehält. / Dann richt ich empor mein Auge, Befreit mein Busen sich fühlt, / Ein duft'ger Hauch des Frühlings / Mir Stirn und Wange kühlt. (18.Juli 1880)" (FG, S. 20-21)

"Liebe und Tod" thematisiert auch Schnitzlers erste längere Erzählung, die zugleich sein erster größerer Bucherfolg wurde: *Sterben*, 1892 geschrieben, 1894 veröffentlicht. Deren fast klinische Strenge und Schnitzlers Absage darin an jegliche "Koketterie mit dem Tode"[84] wurden stets betont.[85]

Die 'Frankfurter Zeitung', der Schnitzler die Erzählung zuerst anbot, lobte, daß man "außer Landes gehen müßte, um einen Vergleich zu finden, Tolstoi zum Beispiel, erschütternd, höchste künstlerische Wahrheit" (zit. nach Br II, S. 183-184) - doch eben zu traurig für eine Zeitung. Samuel Fischer, dem das Werk "ganz ausgezeichnet gut gefallen"[86] hatte, zögerte, es zu verlegen, da er fürchtete, "daß das Buch des herben Stoffes wegen nicht viele Käufer finden"[87] würde. Schnitzler selbst schrieb später, es stamme aus jener Zeit, in der "mich der 'Fall' mehr interessiert hat als die Menschen, und ich denke das meiste aus dieser Epoche muß wie luftlos wirken" (HvH, S. 179); *Sterben* sei ein "zu Unrecht berühmt[es]" (Br II, S. 751) Buch.

Die Erzählung behandelt das letzte halbe Jahr des an Tuberkulose unheilbar erkrankten jungen Schriftstellers Felix und dessen Verhältnis zu seiner Geliebten Marie. Sie setzt ein, kurz nachdem Felix, der den Beschönigungen des mit ihm befreundeten Arztes Alfred nicht länger glauben wollte, Professor Bernard[88] konsultiert hatte, um sich über seinen Gesundheitszustand endlich Klarheit zu verschaffen. Dieser stellte ihm die Prognose, daß er noch höchstens ein Jahr zu leben habe. Marie, kaum daß sie von dieser Prognose erfährt, schwört ihrem Geliebten Treue bis in den Tod.[89] Als "Kindereien" (E 1, S. 139) weist Felix solches Versprechen anfangs entschieden zurück.

Bei ihm mischen sich zunächst Zweifel an der Richtigkeit der Prognose mit der Pose des stolzen, todesverachtenden Helden.[90] Hoffnung und Verzweiflung, Ahnung und Verleugnung, Todesfurcht und Lebensverachtung wechseln sich daraufhin ab: "Es war hellichter Tag, als er erwachte. Marie [...] hatte ihn wachgeküßt. Sie lächelten beide. War nicht alles ein böser Traum gewesen? Er selbst kam sich jetzt so gesund, so frisch vor. [...] Sonnenstäubchen flim-

---

84 Hartmut Scheible: Arthur Schnitzler. Mit Selbstzeugnissen und Bilddokumenten. Reinbek 1976, S. 78

85 Vgl. F. Derré, a.a.O., S. 395: "On l'a répété à l'envi: *Sterben* s'apparente au diagnostic psychologique, fouille l'esprit et le coeur comme on ausculte ou radiographie, sans laisser poindre un jugement, ni accusation, ni pitié. Cette littérature médicale vise à la froide objecitivté scientifique"; H. Scheible, a.a.O., S. 78, sprach von einer "nahezu klinische[n] Studie über die Persönlichkeitsveränderungen eines unheilbar an Tuberkulose Erkrankten"; Walter Müller-Seidel: Moderne Literatur und Medizin. Zum literarischen Werk Arthur Schnitzlers. In: Giuseppe Farese (Hrsg.): Akten des Internationalen Symposiums 'Arthur Schnitzler und seine Zeit'. Bern Frankfurt/M New York 1985, S. 64, bezeichnete sie als eine "der unerbittlichsten Erzählungen" Schnitzlers. Ähnlich schrieb B. Schader, a.a.O., S. 60: "Mit gleichsam wissenschaftlicher Exaktheit werden die Reaktionen Felix' und seiner Geliebten Marie [...] aufgezeichnet", und S. 63: "mitfühlende[s] Verständnis" schwinge "trotz ihrer kalten Sachlichkeit" mit.

86 Zit. n. W. Müller-Seidel, S. 87

87 Zit. n. a.a.O.

88 W. Müller-Seidel, a.a.O., S. 65, wies darauf hin, daß der Name eine Anspielung auf Claude Bernard (1813-1878) sein könnte.

89 "Ohne dich werde ich keinen Tag leben, keine Stunde" (E 1, S. 137), "ich will mit dir sterben" (ebd., S. 139)

90 "Weißt du, wie so mit einem Male die Grenze gezogen war, sah ich so scharf, so gut" (E 1, S. 137); "Wenn man philosophisch über die Sache denkt, so ist es nicht so fürchterlich. Wir haben ja noch so viel Zeit, glücklich zu sein; nicht, Miez?" (ebd., S. 139). "Du wirst schon sehen, [...] ich bin der Mann, der lächelnd von dieser Welt scheidet [...]." (ebd., S. 144)

merten, und überall Hoffnung, Hoffnung, Hoffnung!" (ebd., S. 141). Wie um sich diese Hoffnung ärztlicherseits bestätigen zu lassen, suchen Felix und Marie den Arzt-Freund Alfred auf; unter der Feststellung, daß sich "schon mancher Professor geirrt" habe und es in "diesen Dingen [...] keine absolute Wahrheit" (ebd., S. 142) gäbe, schickt dieser sie zur Erholung ins Gebirge:

> "In den ersten Tagen ihres Hierseins war ein wunderbarer Friede über sie gekommen, den sie selber kaum begriffen. Es war, als hätte das allgemeine Los nur in ihrem gewohnten Aufenthalt Macht über sie gehabt; hier, in den neuen Verhältnissen, galt nichts mehr von dem, was in einer anderen Welt über sie verhängt worden. [...] Felix fühlte sich an den schönen Sommertagen so wohl, daß er sich bald nach seiner Ankunft wieder ans Arbeiten machen wollte. Marie gab es nicht zu. 'Ganz gesund bist du noch nicht', lächelte sie." (ebd., S. 146)

Krankheitssymptome (abendliches Fieber, gerötete Wangen) stören diese Harmonie.[91] Der Ohnmacht folgt die Phantasie der Größe: "[...] der Gedanke an den nahen Tod macht mich, wie andere große Männer auch, zum Philosophen" (ebd., S. 150). Marie bleibt zunächst weiterhin ungläubig. Ihre Leugnung steigert seinen Stolz und sein Überlegenheitsgefühl, bisweilen zu einem "Tone verächtlichen Mitleids" (ebd., S. 152) für sie.[92] Die Todesverachtung geht direkt über in Todesverleugnung und (krankheitsbedingte) Euphorie.[93] Verächtliches Mitleid und vermeintliche Superiorität weichen darin einer "unendliche[n] Zärtlichkeit für dieses schmiegsame, duftende Wesen an seiner Brust [...] Wie liebte er sie doch! [...] Ein schwerer, glühender Sommer war herangekommen mit heißen, sengenden Tagen, lauen, lüsternen Nächten. Jeder Tag brachte den vorigen, jede Nacht die verwichene zurück; die Zeit stand stille" (ebd., S. 154-155). Doch die Ernüchterung folgt unmittelbar:

> "Sie betrachtete das Antlitz ihres Geliebten, über das die Ruhe eines tiefen Schlafes gebreitet war. Sie lauschte seinen Atemzügen. [...] Eine unsägliche Innigkeit erfüllte sie, und sie beugte sich nahe zu ihm herab mit dem Verlangen, den Hauch seines Atems auf ihren Wangen zu fühlen. O, wie schön war es doch zu leben! Und ihr ganzes Leben war er, nur er. Ach, nun hatte sie ihn wieder, sie hatte ihn wieder, und auf immer hatte sie ihn wieder!
>
> Ein Atemzug des Schlafenden, der anders klang als die bisherigen, störte sie auf. Es war ein leises, gepreßtes Stöhnen. Um seine Lippen, die sich ein wenig geöffnet hatten, war ein Zug des Leidens sichtbar geworden, und mit Schrecken gewahrte sie Schweißtropfen auf seiner Stirn." (ebd., S. 155)

Kurz darauf, während Marie sich noch fragt, ob ihre Liebe nicht vielleicht Wunder zu tun vermöchte und ihm die Gesundheit wiedergeben würde, dringt ein "furchtbares Stöhnen [...] aus

---

91 "So wehrlos komme ich mir vor. Plötzlich überfällt es einen." (E 1, S. 148)

92 "Noch war er zur Arbeit nicht fähig. Er mußte sich erst zur völligen Lebensverachtung durchringen, um dann, der stummen Ewigkeit ruhig entgegensehend, wie ein Weiser seinen letzten Willen aufzuzeichnen. Das war es, was er wollte. Nicht einen letzten Willen, wie ihn gewöhnliche Menschen niederschreiben, der stets die geheime Angst vor dem Sterben verrät. [...] *sein* letzter Wille sollte ein Gedicht sein, ein stiller, lächelnder Abschied von der Welt, die er überwunden. Zu Marie sprach er nichts von diesem Gedanken. Sie hätte ihn nicht verstanden." (E 1., S. 152-153)

93 "Und plötzlich kam es wie eine Erleuchtung über ihn. Er glaubte nicht daran. [...] Nicht die Lust am Leben hatte er überwunden, nur die Angst des Todes hatte ihn verlassen, weil er an den Tod nicht mehr glaubte. Er wußte, daß er zu jenen gehörte, die wieder gesund werden. [...] die Freude des Genesens hatte ihm die Lust am stolzen Abschied vorgetäuscht." (E 1, S. 153-154)

Felix' Mund. Er hatte sich im Halbschlummer angstvoll mit weiten Augen im Bette aufgerichtet, starrte ins Leere, so daß Marie laut aufschreien mußte" (ebd., S. 156).

Je unverkennbarer die Krankheit fortschreitet, um so größer wird die Distanz zwischen ihnen; je stärker er den Tod nahen fühlt, um so brennender drängt es sie ins 'Leben'. Marie ist zunehmend "gern allein" (ebd., S. 157), und Felix beginnt einerseits, sie an ihr Versprechen zu erinnern, andererseits möchte er sich jetzt schon von ihr lösen.[94] Er wolle nicht, daß sie einmal an seinem Bett sitze und hoffe, daß es bald vorbei sei, und sie sich erlöst fühle, wenn er von ihr scheide. Mehr und mehr wird ihm sein Dasein nur noch ein Erwarten seines Todes.[95] Als "Trost" (ebd., S. 163) erscheint ihm da vorübergehend der Gedanke, selbst den Zeitpunkt seines Todes zu bestimmen. Und seine Hoffnung bestärkt noch einmal die Nachricht vom Tod des Todesboten Bernard.[96] Felix und Marie möchten nach Wien über Salzburg zurückreisen. Die Stadt bietet ein festliches, farbenfrohes Bild, durch sie "ging eine freudige Bewegung. [...] Von den Giebeln wehten Flaggen [...], in den Hauptstraßen standen Triumphpforten mit Blumen geschmückt, durch alle Gassen wogte der unruhige Menschenstrom, und über ihm in behaglicher Milde ein duftiger Sommerabend hin" (ebd., S. 167). Während Marie sich an dem bunten Treiben freut, wird Felix davon zunehmend unangenehm berührt; schließlich zwingt er sie, sich mit ihm zurückzuziehen. Sie gehen in ein Garten-Restaurant, trinken Wein, kehren in ihr Hotel zurück, aus der Ferne klingt ein Orchester durch die mondhelle Nacht, Felix beginnt Marie zu küssen, sie wehrt ab. Er beteuert ihr seine Liebe. "Und wir wollen glücklich sein, solange das bißchen Leben währt" (ebd., S. 174). Sie umarmt ihn, er atmet den Duft ihres Haares: "Wie betete er sie an! Ja, noch ein paar Tage des Glücks und dann -" (ebd., S. 175). Sie schläft ein, Felix betrachtet sie. Überkam ihn in einer ähnlichen Situation in der Nacht vor ihrer Abreise aus dem Gebirge "die kaum bezwingbare Lust, sie aus diesem köstlichen Schlafe [...] aufzurütteln und ihr ins Ohr zu schreien: 'Wenn du mich lieb hast, stirb mit mir, stirb jetzt.'" (ebd., S. 163), so denkt er jetzt zum ersten Mal daran, sie selbst zu töten.[97] Sie kehren nach Wien zurück. Alfred holt sie vom Zug ab; er versucht weiterhin, den Glauben an Felix' Genesung aufrechtzuerhalten: "Du hast dich ja famos erholt" (ebd., S. 181); und: "[...] bei ordentlicher Pflege wirst du genesen" (ebd., S. 182).

---

[94] "Die erbärmlichste Zeit bricht an. Bis jetzt war ich der interessante Kranke. Ein bißchen blaß, ein bißchen hüstelnd, ein bißchen melancholisch. Das kann ja einem Weibe noch so ziemlich gefallen. Was aber nun kommt, mein Kind, erspare dir lieber! Es könnte deine Erinnerung an mich vergiften." (E 1, S. 160)

[95] "[...] nichts anderes als eine qualvolle Frist, ärger als der Tod selbst. [...] Und so lag er nun da, ein hundertfach Verdammter, nicht besser daran als ein Verurteilter, dem jeden Morgen der Henker nahen kann [...] und er begriff, daß er sich doch eigentlich keinen Augenblick über den ganzen Schrecken seiner Existenz klar zu werden vermochte. In irgendeinem Winkel seines Herzens lauerte tückisch und schmeichlerisch die Hoffnung." (E 1, S. 162-163)

[96] "Beiden war es zumute, als hätte dieses Ereignis für sie eine große Bedeutung. Ja, er, der mit der ganzen vorlauten Weisheit seiner unerschütterlichen Gesundheit dem Hilfesuchenden jede Hoffnung genommen, nun war er selbst in ein paar Tagen hingerafft worden. [...] Marie [...] sagte: 'Ja, was wissen wir Menschen von der Zukunft?'" (E 1, S. 166-167)

[97] "Doch sie lebte zu gerne. Würde sie es je wagen? Sie brauchte aber nichts zu wagen, nicht einmal irgend etwas zu wissen. In irgendeiner Stunde wird sie in seinen Armen eingeschlafen sein wie jetzt - und nicht mehr erwachen. [...] Ein fester Druck hier am Halse, und es ist geschehen. [...] Er betrachtete Marie, und ihm war, als hielte er seine schlafende Sklavin in den Armen" (E 1, S. 175). Und: er "hatte ein so stolzes Gefühl des Besitzes wie nie zuvor [...]." (ebd.)

Schnitzlers detaillierte Darstellung des weiteren Krankheitsverlaufes ist eine gründliche Absage an die Ästhetisierung physischen Leidens und die posierte Eleganz des Todgeweihten[98], die zur Atmosphäre des Fin de siécle und seiner Literatur gehörten.[99] Die Zeichen des körperlichen Verfalls treten nun immer deutlicher hervor:

- erschien Felix Marie zu Beginn der Erzählung "blässer als sonst" (ebd., S. 132), so nun immer häufiger "bleich" (ebd., S. 206) oder "totenblaß" (ebd., S. 176 und S. 204); seine Lippen seien "nun immer so blaß und trocken", seine Stirne "kalt und feucht. Wie häßlich das Kranksein ist!" (ebd., S. 193); ihre Tränen fallen auf seine "bleiche Hand" (ebd., S. 188);
- "[...] nur der Atem, der Atem. Es war schrecklich, wie ihn das quälte" (ebd., S. 194); "es [legt] sich ihm schwer auf die Brust [...], wenn er nach Atem ringt" (ebd.); die häufiger werdenden Anfälle von Atemnot hinterlassen ihn in einem "Zustand der Erschlaffung, über den er sich selbst keine Rechenschaft mehr geben konnte" (ebd., S. 197);
- das "seltsame Wohlgefühl", das ihn bisweilen überkommt, oft mit Lethargie und Gleichgültigkeit wechselt, deutet er selbst als mögliches "Zeichen des nahen Elends" (ebd., S. 184);
- "allabendlich" (ebd., S. 194) tritt Fieber auf, bisweilen mit Fieberphantasien;
- im Schlafe ist häufig "ein leises Stöhnen" (ebd., S. 187) und Seufzen zu hören;
- später scheint "aus den feuchten Haaren des Kranken [...] ein süßlich fader Duft zu strömen, der die Luft des Zimmers widerlich" (ebd., S. 215) durchdringt.

Deutlicher erscheint - auch ihm selbst - seine "gräßliche Angst vor dem Tode" (ebd., S. 185) vor allem als Angst, allein zu sterben. Dies sei "so natürlich wie das Sterben selbst" (ebd.). Lebens- wie Todesverachtung der Philosophen und Helden seien Pose und Komödie. Man fälsche "die Psychologie der Sterbenden, weil sich alle weltgeschichtlichen Größen, deren Tod man kennt, verpflichtet gefühlt haben, für die Nachwelt eine Komödie aufzuführen. [...] Auch ich fühle mich verpflichtet, mich zu verstellen, und in Wirklichkeit hab ich doch eine grenzenlose, wütende Angst, von der sich gesunde Menschen keinen Begriff machen können" (ebd.). Gleichzeitig bleibt es für ihn selbstverständlich, daß Marie, daß "dieses Weib verpflichtet sei, mit ihm zu leiden, mit ihm zu sterben. Sie ruiniert sich; nun ja, selbstverständlich. Hatte sie vielleicht die Absicht, rote Wangen und glühende Augen zu behalten, während er seinem Ende zueilte?" (ebd., S. 189). Seinen Neid auf ihre Gesundheit und ihr 'Leben', den sie deutlicher spürt, fürchtet sie und er ermahnt sie zur Vorsicht.

---

98 Schnitzler schrieb ironisch in *Jugend in Wien*: "[...] und nachher saßen wir, Olga und ich und der todgeweihte, elegante Herr Basin - aber war nicht Todgeweihtsein schon an und für sich die höchste Eleganz, die einem Menschen beschieden sein konnte? -, noch längere Zeit plaudernd im Speisezimmer." (JW, S. 220)

99 So hieß es beispielsweise in dem Tagebuch der russischen Malerin Marie Bashkirtseff, die im Alter von vierundzwanzig Jahren an Tuberkulose starb, zit. n. B. Schader, a.a.O., S. 73: "Mein Todeskandidatentum gefällt mir. [...] Es versetzt mich in eine gewisse Stimmung; ich berge in mir ein Mysterium, der Tod hat mich mit dem Finger berührt. Darin liegt für mich ein neuer, eigenartiger Reiz. [...] Ich huste schrecklich; aber wunderbar, anstatt daß mich das häßlich macht, verleiht es mir vielmehr ein müdes Aussehen, welches mir sehr gut steht. [...] Ich sehe so schön aus wie nie."

Er, der die von ihm ausgehaltene Geliebte oft als "Kind" bezeichnete, wird ihr nun selbst zunehmend zum "Kind".[100] Alfred wirft er vor, daß er ihn einfach aufgebe.[101] Felix beschließt, um nicht einfach zu verkommen und in der Hoffnung auf ein "Wunder" (ebd., S. 199) im Süden, mit Marie nach Meran zu reisen. Er trägt ihr auf, auch seine liegengebliebenen Papiere einzupacken, denn "eine wunderbare Klarheit" strahle zu manchen Stunden "über alles, was ich bisher gedacht. [...] Tausend neue und frische Lichter gleiten über alle Gedankengänge hin, die mir bisher im Dunkeln waren", erklärt er "mit starrem Blick ins Leere" (ebd., S. 201) schauend. Und es sei, "als wenn sich etwas vorbereitete" (ebd.). Felix' "freudige Erregung" (ebd., S. 203), in der er "totenblass[]" (ebd., S. 204) die Reise beginnt, steht im Kontrast zu dem Eindruck, den er seiner Umgebung vermittelt: "Der Kutscher des Wagens nahm den Hut ab, als er den Kranken erblickte. [...] der Hausmeister und die mitleidigen Frauen [warfen] sich verständnisvolle, gerührte Blicke zu" (ebd.). Marie, seine Euphorie anfangs bereitwillig teilend, denkt später im Zug: "Er war so bleich. Und so alt war er geworden. Wie hatte sich dieses schöne Antlitz seit dem Frühjahr verändert!" (ebd., S. 206). Nachts wird sie durch ein Stöhnen geweckt: er "seufzte tief, unheimlich, klagend. [...] Mit weit, weit offenen Augen lag er da [...] Und wieder ein Stöhnen, noch klagender als früher" (ebd., S. 206). Er springt auf, preßt sie an sich: "'Die Stunde rückt näher' [...] 'Ich frage dich, ob du bereit bist?' - 'Welche Stunde?' - 'Unsere! Unsere!'" (ebd., S. 207).

Am nächsten Tag, sie haben gerade Meran erreicht und eine geeignete Wohnung gefunden, erleidet Felix einen Blutsturz.[102] Es folgt eine längere Bewußtlosigkeit. Mittags geht es ihm besser, er hofft: "Es ist diesmal gut gegangen. Vielleicht war es die Krisis" (ebd., S. 213); fügt aber zugleich hinzu: "Du bist brav Marie, ich danke dir. Aber pflege mich nur gut. Gib acht, gib acht! [...] Denn wenn ich davon muß, nehm' ich dich mit" (ebd., S. 213-214). Gegen Morgen, Marie war aus Furcht die Nacht über aufgeblieben, bittet er sie zu sich und versucht, nachdem er ihr für ihre Liebe dankte, sie zu erwürgen. Es gelingt ihr, sich zu befreien und aus dem Haus zu laufen. Sie begegnet Alfred, den sie telegraphisch nach Meran zu kommen bat. Sie kehren zum Haus zurück. Felix stirbt kurz vor ihrer Ankunft an einem erneuten Blutsturz:

> "Er war [...] zum Fenster gekommen. Da lag der Garten und drüben der bläuliche Glanz der schwülen Nacht. Wie sie flimmerte und schwirrte! Wie die Gräser und Bäume tanzten! Oh, das war ein Frühling, der ihn gesund machen sollte. Diese Luft, diese Luft! Wenn immer solche Luft um ihn wehte, mußte es wohl eine Genesung geben. [...] Vom Munde floß ein Streifen Blut über das Kinn herab. Die Lippen schienen zu zucken und auch die Augenlider.

---

[100] "Er legte den Kopf an ihre Brust, wie ein krankes Kind" (E 1, S. 196); sie flüsterte: "'Schlaf, Felix [...]' so wie man ein unruhiges Kind beschwichtigt" (ebd., S. 197); am Morgen der Abreise nach Meran war er "in der freudigen Erregung eines Kindes, das auf Ferien geht" (ebd., S. 203); er erinnert sie an ihr Versprechen, worauf sie nur entgegnet: "'Du bist ja ein Kind, Felix!'" (ebd., S. 208)

[101] "Es geschieht ja gar nichts mit mir, gar nichts. Es bricht über mich herein; man rührt keine Hand, es abzuwenden! [...] Du läßt mich daliegen und Morphium nehmen" (E 1, S. 198); " ich will nicht so wehrlos sterben [...]." (ebd., S. 200)

[102] "Als Marie wieder ins Zimmer zurückkam [...], fand sie ihn auf dem Bette liegen. Sie rief ihn an, er antwortete nicht. Sie trat näher heran, er war noch blässer als sonst. Sie rief wieder, keine Antwort; [...] als er etwas sprechen wollte, erhob er sich mit angstverzerrtem Gesicht, sank gleich wieder zurück und röchelte. Von seinen Lippen herab floß etwas Blut." (E 1, S. 211)

Aber wie Alfred aufmerksamer hinschaute, war es nur der trügerische Mondglanz, der über dem bleichen Gesicht spielte." (ebd., S. 221-222)

In *Sterben* lassen sich u.a. vier Themen unterscheiden, die Schnitzler in seinem weiteren Werk immer wieder aufgegriffen hat:

1.) der tragische Zusammenhang von Tod und Liebe, das Ineinanderverschränktsein der *Polarität von Lieben und Sterben* (Freud);
2.) die Haltung des Kranken gegenüber dem nahe gefühlten oder prognostizierten Tod;
3.) die Haltung der Angehörigen, der Freunde und der Geliebten gegenüber dem Todkranken;
4.) die Haltung des Arztes gegenüber dem gefühlten oder prognostizierten Tod des Kranken.

2.2.1 Die *Polarität von Lieben und Sterben* (Freud)

Fritz (*Liebelei*, 1893/95) wird während eines Rendezvous' mit Christine von einem Herrn aus dem Salon gebeten, der sich als der Ehemann einer Frau vorstellt, zu der Fritz zuvor ein Verhältnis unterhielt. Der Ehren-Codex fordert, daß Fritz ganz zu des Herrn 'Verfügung' steht und sich mit diesem duelliert. Der Herr unterbricht das Rendezvous als Todesbote, denn es ist klar, daß Fritz das Duell nicht überlebt (der Herr hat den ersten Schuß und ist als sicherer Schütze bekannt). Fritz, der zuvor, als der Tod noch gänzlich außerhalb seines Gesichtskreises lag, als der junge Herr aus der Stadt dem 'Süßen Mädel' aus der Vorstadt mit der gebotenen sozialen Distanz und Herablassung begegnete, beginnt, in Christines Liebe die Möglichkeit wirklichen Glücks zu ahnen. Die einsetzende Ernüchterung angesichts des (wahrscheinlichen) Todes reicht jedoch nicht so weit, auch die Institution des Duells infrage zu stellen. Seine soziale Herkunft und Position zwingen ihn letztlich dann doch, sich für eine Frau erschießen zu lassen, die er nicht länger liebt, - zu einem Zeitpunkt, da er eine über das übliche 'Verhältnis' hinausgehende wirkliche Liebe erstmals zu entdecken beginnt.

Leisenbohg (*Das Schicksal des Freiherrn von Leisenbohg*, 1903) glaubt sich endlich am Ziel seiner Wünsche, als die von ihm angebetete Opern-Diva Kläre Hell sein leidenschaftliches Werben nach zehn Jahren völlig unerwartet doch noch erhört und für eine Nacht seine Geliebte wird. Für einen kurzen Moment beginnt er von einer gemeinsamen Zukunft zu träumen: "Wir werden ziemlich zurückgezogen leben, aber oft große Reisen unternehmen ... nach Spanien, Ägypten, Indien ...." (E 4, S. 162). Nach wenigen Tagen erfährt er jedoch über seinen vordergründigen Freund (und Konkurrenten) Sigurd Ölse von dem tödlichen Fluch von Hells verstorbenem Ehemann: "Der erste, der diese Lippen küßt, diesen Leib umfängt nach mir, soll in die Hölle fahren!" (ebd., S. 172). Leisenbohg stirbt, sobald er diesen Fluch vernimmt. Es zeigt sich, daß Hell ihn nur deshalb erhört hatte, damit ihr eigentlicher Geliebter Ölse nicht ihr erster Liebhaber nach dem Tod ihres Mannes sei und vom Fluch getroffen würde. Sie 'opferte' also Leisenbohg für Ölse. Die Ironie der Erzählhaltung läßt jedoch keinen Zweifel daran, daß es für den Autor nicht der Fluch direkt war, an dem Leisenbohg starb, sondern der Glaube aller drei Charaktere an die Macht dieses Fluches, der ihre Beziehungen untereinander - zwischen Kalkül und Verführung - bestimmte.

Dr. Gräsler (*Doktor Gräsler, Badearzt*, 1914) behandelt ein an Scharlach erkranktes Kind. Um Katharina, seine gegenwärtige Geliebte, nicht zu gefährden, unternimmt er nach jedem Krankenbesuch einen halbstündigen Spaziergang. Auch eine Tüte mit Schokoladenplätzchen, die die Mutter des Kindes ihm für die Freundin mitgeben möchte, lehnt er "mit Rücksicht auf die Ansteckungsgefahr" (E 7, S. 84) ab. Sein Verhältnis zu Katharina ist - für ihn - ein bewußt vorübergehendes, er wünscht, "diese kurzen Wochen schattenlos zu genießen" (ebd., S. 85). Seine Sehnsucht nach Sabine, einer früheren Freundin, beginnt sich immer stärker in ihm zu regen, und immer mehr scheint ihm Katharinas "eigentliche Sendung die zu sein, ihn zu Sabinen zurückzuführen, in deren Liebe ihm der wahre Sinn seines Daseins beschlossen war" (ebd., S. 86). Um Katharinas Enttäuschung nicht erleben zu müssen, die, an kein Ende denkend, immer "vertrauensvoller [...] ihr heiteres, junges Herz ihm darbrachte" (ebd.), und damit sie nicht auf die Idee käme, sich ihm ungebeten anzuschließen, beschließt er, eines Morgens, "während sie noch schliefe, aus Wohnung und Stadt zu fliehen" (ebd., S. 87). Doch spürt sie seine Absichten und kommt ihm zuvor; am Tag vor seiner geplanten Abreise findet er ihren Abschieds-Brief. Er reist zu Sabine, die ihn jedoch kühl und bestimmt zurückweist. Gräsler hat nichts anderes als den Wunsch, "glücklich zu sein, und so wollte er das Glück nehmen, wo es so herzlich, so unbedenklich, so wahrhaft frauenhaft dargeboten wurde, wie von Katharina" (ebd., S. 103-104). Er kehrt zurück in die Stadt, in der sie lebt, und sucht die Wohnung ihrer Eltern auf. Seit gestern liegt sie dort zu Bett. Gräsler erschrickt. Er tritt in ihr Zimmer, ein feuchtes Tuch liegt auf ihrer Stirn, ihre Augen glänzen trüb; sie begrüßt ihn mit einem schwachen Lächeln, doch wie abwesend: "Er stand an ihrem Bett, entfernte hastig die Decke von ihrem Hals, schob das Hemd von ihren Schultern weg, und eine dunkle Röte zeigte sich. Das Fieber schien sehr hoch gestiegen, die Abgeschlagenheit war beträchtlich, und so bedurfte es für Gräsler keiner eingehenderen Untersuchung mehr, um Katharinens Erkrankung als Scharlach zu erkennen" (ebd., S. 108). Er erklärt, die Nacht bei ihr zu wachen und versichert Katharina, daß sie wohl in ein paar Tagen wieder gesund sein würde und dann gleich zu ihm zurück müsse"; daß er sie nie mehr von sich lassen und sie überallhin mitnehmen würde; "daß sie sein Kind sei und seine Geliebte und seine Frau, und daß er sie liebe, liebe, wie noch nie ein Wesen geliebt worden sei" (ebd., S. 110). Sie lächelt, doch merkt er, daß seine Worte "den Weg ins Tiefste ihrer Seele nicht mehr fanden" (ebd.). Er erkennt sich am Beginn von Tagen stehend, "in denen jede Stunde erfüllt sein sollte von der grauenhaften Angst um etwas Geliebtes, das einem unsichtbar nahenden Feind verfallen ist; und daß er sich zu einem verzweifelten Ringen rüsten mußte, - das er doch schon in diesem Augenblick als nutzlos erkannte" (ebd.). Gräsler wacht drei Tage und drei Nächte fast ununterbrochen an ihrem Bett: "ohne daß sie noch einmal zu völligem Bewußtsein gekommen wäre [...], schwand ihre fiebernde Seele dahin" (ebd.).

Zur 'Polarität von Lieben und Sterben' gehört auch der Tod infolge des 'verbotenen Eingriffs': Anna Rupius (*Frau Berta Garlan*, 1900), die von ihrem Geliebten ein Kind erwartet, entschließt sich zu einer Abtreibung, an deren Folgen (Sepsis) sie stirbt. Berta, ihre Freundin, "ahnte das ungeheure Unrecht in der Welt, daß die Sehnsucht nach Wonne ebenso in die Frau gelegt ward, als in den Mann, und daß es bei den Frauen Sünde wird und Sühne fordert, wenn die Sehnsucht nach Wonne nicht zugleich die Sehnsucht nach dem Kinde ist" (E 3, S. 187). Auch bei der jungen Frau, der "Sepsis" (D 8, S. 154) in *Professor Bernhardi* (1912), vermutet man als deren Ursache einen "verbotene[n] Eingriff" (ebd.). Bernhardi, der Leitende Arzt, verweigert dem Pfarrer den Zutritt, da die Sterbende, über ihren wirklichen Zustand "völlig ahnungslos [...] in dem glücklichen Wahn befangen [sei], daß in der nächsten Stunde jemand, der ihr nahe steht, erscheinen wird, um sie abzuholen, und sie wieder mit sich zu nehmen - ins Leben und ins Glück" (ebd., S. 171).

Die Herzogin (*Zum großen Wurstel*, 1904) vermag nur den zu lieben, dem sie "die letzte wäre" (D 5, S. 241).[103] Auch Katharina (*Der Ruf des Lebens*, 1905) schenkt ihre Leidenschaft einem jungen Offizier, der in den sicheren Tod reitet.[104]

Die wohl krasseste Darstellung der rätselhaften Verschränkung von Liebe und Tod findet sich in der 1925/26 veröffentlichten *Traumnovelle*: Fridolin gerät auf seinem Streifzug durch das nächtliche Wien in eine geheime Versammlung[105] der obersten Gesellschaft: "Masken, durchaus in geistlicher Tracht, schritten auf und ab [...], Mönche und Nonnen. Die Harmoniumklänge, sanft anschwellend, eine italienische Kirchenmelodie, schienen aus der Höhe herabzutönen" (E 10, S. 40-41). Schließlich beginnt das Harmonium in einer neuen, "durchaus nicht mehr kirchlichen Weise, sondern weltlich, üppig [zu tönen] [...]. Türen rechts und links hatten sich aufgetan [...], und Frauen standen unbeweglich da, alle mit dunklen Schleiern um Haupt, Stirn und Nacken, schwarze Spitzenlarven über dem Antlitz, aber sonst völlig nackt. Fridolins Augen irrten durstig von üppigen zu schlanken, von zarten zu prangend erblühten Gestalten; - und daß jede dieser Unverhüllten doch ein Geheimnis blieb und aus den schwarzen Masken als unlöslichste Rätsel große Augen zu ihm herüberstrahlten, das wandelte ihm die unsägliche Lust des Schauens in eine fast unerträgliche Qual des Verlangens" (ebd., S. 42). Fridolin wird von einer Frauenstimme gewarnt, doch er bleibt, berauscht von ihrer Gestalt. Schließlich wird er als Eindringling erkannt. Um ihn zu retten, erklärt sich die Frau, die ihn warnte, - jetzt wieder in Nonnentracht - bereit, "ihn auszulösen" (ebd., S. 47): "Ein kurzes tiefes Schweigen, als wenn etwas Ungeheueres sich ereignet hätte, dann wandte sich der schwarze Kavalier [...] an die Nonne mit den Worten: 'Du weißt, was du damit auf dich nimmst.'" (ebd., S. 48). Fridolin wird genötigt, sich unverzüglich zu entfernen; in einem fensterlosen Wagen wird er vor die Stadt gebracht und dort ausgesetzt. Am nächsten Abend erfährt er aus der Zeitung, daß sich in einem vornehmen Hotel der inneren Stadt am frühen Morgen eine Frau vergiftet hatte, eine gewisse Baronin D., die erst vor wenigen Tagen dort abgestiegen war und auffallend hübsch gewesen sei. "Fridolin fühlte sich sofort ahnungsvoll berührt" (ebd., S. 77). Noch zu später Stunde begibt er sich in die Totenkammer, um herauszufinden, ob jene Baronin D. mit seiner nächtlichen Retterin identisch war: "Fridolin [...] schritt ans Endes des Saales, von wo ein Frauenleib ihm fahl entgegenleuchtete. Der Kopf war zur Seite gesenkt; lange, dunkle Haarsträhnen fielen fast bis zum Fußboden herab. Unwillkürlich streckte Fridolin die Hand aus, um den Kopf zurechtzurücken, doch mit einer Scheu, die ihm, dem Arzt, sonst fremd war,

---

103 "Denn einen nur könnt' ich auf Erden lieben: / Dem ich die letzte wäre geblieben / Und der es weiß, daß an meiner Brust / Ihm brausend erblüht die letzte Lust. / Drum bist du der Schönste heut, der lebt, / Schön macht dich der Tod, der dich umschwebt., / Schön macht dich, daß du verloren bist / Und morgen alles zu Ende ist." (D 5, S. 241)

104 "Meine Küsse brennen auf seiner Brust, kein Weib mehr küßt sie weg!" (D 6, S. 121)

105 Zum historischen Kontext vgl. Hertha Krotkoff: Auf den Spuren von Arthur Schnitzlers *Traumnovelle*. In: Modern Austrian Literature 4,4 (1971), S. 37-41; dies.: Themen, Motive und Symbole in Arthur Schnitzlers *Traumnovelle*. In: Modern Austrian Literature 5, 1/2 (1972), S. 70-95; dies.: Zur geheimen Gesellschaft in Arthur Schnitzlers *Traumnovelle*. In: German Quarterly 46 (1973), S. 202-209

zögerte er wieder. [...] Ein weißes Antlitz mit halbgeschlossenen Lidern starrte ihm entgegen. Der Unterkiefer hing schlaff herab, die schmale, hinaufgezogene Oberlippe ließ das bläuliche Zahnfleisch und eine Reihe weißer Zähne sehen. Ob dieses Antlitz irgendeinmal, ob es vielleicht gestern noch schön gewesen - Fridolin hätte es nicht zu sagen vermocht -, es war ein völlig nichtiges, leeres, es war ein totes Antlitz. [...] auch wenn es wirklich *ihr* Antlitz wäre, *ihre* Augen, [...] die gestern so lebensheiß in die seinen geleuchtet, er wüßte es nicht [...]. War es ihr Leib? - der wunderbare, blühende, gestern noch so qualvoll ersehnte? Er sah einen gelblichen, faltigen Hals, er sah zwei kleine und doch etwas schlaff gewordene Mädchenbrüste, zwischen denen, als wäre das Werk der Verwesung schon vorgebildet, das Brustbein mit grausamer Deutlichkeit sich unter der bleichen Haut abzeichnete" (ebd., S. 82-83).

2.2.2 Die Haltung des Kranken angesichts des Todes

Der an einer Lungenerkrankung im Sterben liegende Journalist Karl Rademacher (*Die letzten Masken*, 1902) bittet seinen ehemaligen Freund Weihgast an sein Sterbebett, um ihn, der es im Gegensatz zu Rademacher zu einem berühmten und stolzen Dichter brachte, mit der Eröffnung zu erniedrigen, daß er ihn mit dessen Ehefrau betrogen hat. Ein im selben Krankenhaus liegender Schauspieler probt mit ihm diese letzte Abrechnung - so gut, daß schon in dieser Probe die über Jahre angestauten neidischen Ressentiments "mit allen Zeichen des Abscheues" (Stud., S. 55) so weit "abgesprochen" (ebd., S. 57) werden können, daß eine 'Katharsis' gelingt, und beim Eintreffen des zuvor verhassten Weihgast das Bedürfnis, diesen noch zu beleidigen, verschwunden ist. Das im Angesicht des Todes hervordrängende Ressentiment wandelte sich in Resignation:"Was hat unsereiner mit den Leuten zu schaffen, die morgen noch auf der Welt sein werden?" (D 5, S. 63)

Stefan v. Sala (*Der einsame Weg*, 1903), herzkrank, den eigenen Tod vor Augen, erklärt auf Johanna Wegrats Frage, warum er denn so oft vom Sterben rede: "Gibt es einen anständigen Menschen, der in irgendeiner guten Stunde in tiefster Seele an etwas anderes denkt?" (D 5, S. 140). Den stets zur Beschwichtigung neigenden Doktor Reumann ermahnt er streng: "Ich wünsche nicht, um das Bewußtsein meiner letzten Tage betrogen zu werden" (ebd.). Auf Reumanns Erwiderung: "Das ist ein Wunsch, mit dem Sie ziemlich vereinzelt dastehen dürften" (ebd., S. 141) entgegnet Sala nur: "Nein, Sie sollen mir meine Todesstunde nicht wegeskamotieren!" (ebd.).

Katharina (*Der Ruf des Lebens*, 1905), eine neunzehnjährige junge Frau, weiß, daß sie unheilbar an Tuberkulose erkrankt ist.[106] Ihre Schwestern sind bereits gestorben, sie möchte versuchen, die ihr verbliebene Zeit intensiv zu genießen: "Mit zweiundzwanzig lieg' ich im Grab, heut bin ich neunzehn. Ich will nicht bei der Mutter bleiben, diese drei Jahre. Wenn ich so still dahinlebe, wird mir bange. Nur die sich an viel zu erinnern haben, schlafen ruhig in der Erde, - die andern ... weißt du's nicht? ... flattern und klagen über der Erde umher. Oft schon bei Nacht hab' ich meine toten Schwestern gesehen. Ich will ruhig schlafen" (D 6, S. 121).

---

[106] "Im Winter sind die Rosen auf ihren Wangen aufgeblüht - so wie bei ihren Schwestern. Da gibt es keine Hilfe [...]." (D 6, S. 105)

Der alte Moser (*Der Ruf des Lebens*, 1905), 79 Jahre alt, erklärt seiner Tochter Marie, die ihn pflegt und die er tyrannisiert in *"plötzlicher Angst* Nimm's mir nicht übel. Ich bin krank ... ich bin alt ... und ich hab' Angst - verstehst du? Angst! ... Nein, du verstehst es nicht! ... Wer versteht denn das, so lang er jung ist und sich rühren kann, was das heißt, nutzlose Angst und ohnmächtiger Zorn?" (D 6, S. 95).

Die Schwester des Schriftstellers Nürnberger (*Der Weg ins Freie*, 1908) war als Kind von ihrer Leidenschaft fürs Theater wie besessen, verließ sechzehnjährig ohne Abschied das Haus und zog von Stadt zu Stadt und Bühne zu Bühne, jedoch ohne größeren Erfolg. Ihren Brüdern erzählte sie "von den Schmieren, auf denen sie gemimt, als wären es große Theater; von ihren spärlichen Erfolgen wie von Triumphen, die sie errungen; von den armseligen Komödianten, an deren Seite sie gewirkt, wie von großen Künstlern, von den kleinen Intrigen, die sich in ihrer Nähe abgespielt, wie von gewaltigen Tragödien der Leidenschaft. Und statt allmählich inne zu werden, in welch einer kläglichen Welt als eine der Bedauernswertesten sie dahinlebte, spann sie von Jahr zu Jahr sich in goldene Träume ein" - bis sie eines Tages "fiebernd und krank in die Heimat zurückkehrte. Nun lag sie monatelang zu Bett, mit geröteten Wangen, schwärmte in ihren Delirien von Ruhm und Glück, die sie nie erlebt, erhob sich noch einmal zu scheinbarer Gesundheit und zog wieder hinaus, um diesmal schon nach wenigen Wochen, völlig zerstört, den Tod auf der Stirne, heimzukehren" (E 5, S. 165). Ihr Bruder reiste mit ihr in den Süden, "nach Arco, nach Meran, an die italienischen Seen. Und jetzt erst, in südlichen Gärten unter blühenden Bäumen hingestreckt, dem Treiben entrückt, das sie durch Jahre berauscht und verwirrt hatte, kam sie zur Erkenntnis, daß ihr Leben ein Hin- und Hertaumeln unter gemaltem Himmel und zwischen papierenen Wänden, - daß der ganze Inhalt ihres Daseins ein Wahn gewesen war. [...] Und während sie dem Grabe entgegenging, erwachte in ihr eine ungeheure Sehnsucht nach dem wirklichen Leben, das sie versäumt hatte; je sicherer sie wußte, daß sie ihr für immer verloren war, mit um so klarerem Blicke erkannte sie die Fülle der Welt. Und das allersonderbarste war, wie in den letzten Wochen ihres Lebens das Talent, dem sie ihre ganze Existenz hingeopfert, ohne es wirklich zu besitzen, geheimnisvoll-dämonisch zum Vorschein kam. 'Heute noch scheint mir', sagte Nürnberger, 'als hätt' ich niemals, auch von der größten Schauspielerin, Verse so sprechen gehört, ganze Szenen so agieren gesehen wie von meiner Schwester in dem Hotelzimmer in Cadenabbia mit der Aussicht auf den Comosee, ein paar Tage, bevor sie starb'" (ebd., S. 165-166).

Therese Fabiani (*Therese. Chronik eines Frauenlebens*, 1928) hatte in der Geburtsnacht kurzzeitig versucht, ihren unehelichen Sohn unter einem Kissen zu ersticken, wurde dafür ein Leben lang von Schuldgefühlen verfolgt und schließlich von ihrem Sohn während eines Streits fahrlässig tödlich verletzt. Auf dem Sterbebett bittet sie Doktor Alfred Nüllheim, einen früheren Freund, den Sohn vor Gericht zu entlasten: "'Er ist unschuldig. Er hat mir nur vergolten, was ich ihm getan habe. Man darf ihn nicht zu hart bestrafen.' [...] Sie [...] sprach hastig weiter, als ahnte sie, daß ihr nicht mehr viel Zeit gegönnt sei. Was sich in jener fernen Nacht ereignet und was doch nicht Ereignis geworden war - was sie zu tun begonnen und doch nicht bis zu Ende getan - woran ihr Wunsch mehr gewirkt hatte als ihr Wille - wessen sie sich immer wieder erinnert und was sie sich doch niemals ins Gedächtnis zu rufen gewagt hatte; - die Stunde - vielleicht war es nur ein Augenblick gewesen -, in dem sie Mörderin gewesen war, lebte mit so völliger Klarheit wieder in ihr auf, daß sie sie fast wie etwas Gegenwärtiges erlebte. [...] Alfred

[...] faßte Theresens Selbstbeschuldigung auf als das, was sie sein sollte, als einen Versuch, ihren Sohn zu entsühnen. Ob dieser Zusammenhang nun vor einem himmlischen oder irdischen Richter tatsächlich gelten mochte - für diese Sterbende [...] bestand er nun einmal; und Alfred fühlte, daß das Bewußtsein ihrer Schuld in dieser Stunde sie nicht bedrückte, sondern befreite" (E 12, S. 302).

2.2.3 Die Haltung von Angehörigen gegenüber dem Todkranken

Nach siebenjähriger Ehe wurde Therese (*Die Nächste*, 1899) völlig unerwartet krank. "Der Arzt gab von Anfang an keine Hoffnung, aber Gustav glaubte ihm nicht. Es schien ihm vollkommen unmöglich, daß Therese sterben könnte. Sie klagte wenig, sie schwand dahin. Er begriff es gar nicht recht. Erst in den letzten Tagen begann er es zu verstehen, was ihm bevorstand; da blieb er zu Hause und rührte sich von ihrem Bett nicht mehr weg. Eine ungeheure Angst kam über ihn. Er ließ zwei berühmte Professoren rufen; sie konnten nichts tun, als ihn vorbereiten, daß es bald zu Ende sein werde. Erst in der letzten Nacht fühlte Therese selbst, daß sie verloren sei, und nahm Abschied von ihm. Diese Nacht verging, dann kam noch ein endloser Tag, an dem es regnete. Gustav saß an Theresens Bett und sah sie sterben" (E 3, S. 18-19).

Johanna Wegrat (*Der einsame Weg*, 1903), die ihre Mutter pflegt, bittet Sala, sie möglichst täglich zu besuchen, denn sie hat sich "geradezu gefürchtet, mit ihrer Mutter allein zu sein. [...] Sie hatte eine Art Grauen vor der kranken Frau. Jetzt [nach deren Tod] ist sie eher ruhiger" (D 5, S. 114).

Bald nach der Geburt ihres zweiten Sohnes begann die Baronin von Wergenthin (*Der Weg ins Freie*, 1908) "zu kränkeln und wurde von den Ärzten nach dem Süden geschickt" (E 5, S. 9). Da keine Heilung eintrat, löste man den Haushalt in Wien auf und lebte über Jahre "in Sizilien, in Rom, in Tunis, in Korfu, in Athen, in Malta, in Meran, an der Riviera, zuletzt in Florenz" (ebd.). Georg v. Wergenthin war achtzehn Jahre alt, als seine Mutter starb. Da sein Vater und Bruder zufällig nicht zu Hause waren, stand er "allein und ratlos am Bett der sterbenden Mutter [...], während durch die eilig aufgerissenen Fenster, mit der Luft des Frühlings, das Reden und Lachen von Spaziergängern verletzend laut hereinklang" (ebd.).

Der berühmte Literat (*Der letzte Brief eines Literaten*, 1917) verlobt sich mit der an einem Herzfehler leidenden Maria, um an dem Schmerz ihres Todes zum wirklichen Dichter zu werden: "Wir werden sehr glücklich sein ... ein paar Jahre, vielleicht nur ein Jahr lang oder gar nur ein paar Monate, und dann wird sie von mir scheiden. Ich aber werde zurückbleiben, allein, mit einem großen Schmerz, mit dem ersten wahrhaften Schmerz meines Lebens, den ich mir in dieser Stunde schon in seiner ganzen Furchtbarkeit vorzustellen fähig bin. Und dann erst, wenn ich diesen Schmerz durchfühle, werde ich der geworden sein, zu dem mich Gott geschaffen hat. [...] Daß ich den Schmerz bisher nicht gekannt habe, das ist die Schwäche meines Wesens, das Grundübel meiner Kunst" (E 8, S. 17).

2.2.4 Die Haltung des Arztes gegenüber dem gefühlten oder prognostizierten Tod des Kranken

Für die nach einem Fereienaufenthalt völlig unerwartet erkrankte junge Frau Therese (*Die Nächste*, 1899) gab der Arzt von Anfang an keine Hoffnung; und auch die etwas später von ihrem Ehemann hinzugezogenen beiden "berühmte[n] Professoren" (E 3, S. 18) konnten nichts anderes tun, "als ihn vorbereiten, daß es bald zu Ende sein werde" (ebd.).

Dr. Reumann (*Der einsame Weg*, 1903) ist bestrebt, das Bewußtsein des nahen Endes seiner Kranken zu trüben. Frau Wegrat, die die Schönheit des sich verfärbenden Herbstes "wohl noch einmal sehen" möchte, entgegnet er nur "*vorwurfsvoll* Gnädige Frau -" (D 5, S. 101). Und als sie über ihre Schuld nachdenkt "jetzt, im Angesicht ..." (ebd., S. 108) - des Todes spricht sie nicht aus, denn sie wolle nicht pathetisch werden, entgegnet er einfach: "Gegen das Pathos hab' ich nichts, nur gegen den Unsinn" (ebd.). Wenig später schläft sie ein, ohne wieder aufzuwachen.

Ausgangspunkt des *Professor Bernhardi* (1912), einer österreichischen "Charakterkomödie" (Br II, S. 1), deren Aufführung, so die Wiener Polizeidirektion, "wegen der zu wahrenden öffentlichen Interessen nicht zugelassen werden"[107] konnte, war die Weigerung Bernhardis, einen Priester das Krankenzimmer einer jungen sterbenden Frau betreten zu lassen, damit sie im Wahn ihrer baldigen Genesung glücklich sterben könnte. Die junge Frau war drei Tage zuvor mit einer Sepsis, wahrscheinlich als Folge eines 'verbotenen Eingriffs' eingeliefert worden. Von seiner letzten Visite aus ihrem Krankenzimmer tretend, begegnet Bernhardi dem herbeigerufenen Priester. Es sei nun "absolute Euphorie" (D 8, S. 170) bei ihr eingetreten. Sie sei "völlig ahnungslos" (ebd., S. 171), sei "verloren" (ebd.), aber glaube sich genesen. Sie erwarte alles andere als den Besuch eines Priesters. Er, Bernhardi, glaube, es sei wohl auch "kein gottgefälliges Werk, wenn wir sie aus diesem letzten Traum erwecken wollten" (ebd.). Der Priester erklärt, von einem Besuch nur dann absehen zu wollen, wenn noch Hoffnung auf Rettung bestehe und sein Erscheinen den weiteren Verlauf ungünstig beeinflussen könnte. Als Bernhardi erklärt, sie sei "rettungslos verloren" (ebd.), sieht er keinen weiteren Grund, noch länger zu warten. Bernhardi hält ihn zurück. Er sei hier vorläufig noch in ärztlicher Funktion anwesend und zu seinen ärztlichen Pflichten gehöre es, wenn nichts anderes mehr gehe, seinen Kranken, so weit möglich, "ein glückliches Sterben zu verschaffen" (ebd.). Der Priester entgegnet, daß sie unter 'glücklichem Sterben' wohl verschiedene Dinge verstehen würden und daß die Kranke gerade nach ihrem Vergehen der Absolution dringender bedürfe als manche andere. Auf den Einwand Bernhardis, sie sei "heiter, glücklich und - reuelos" (ebd., S. 172), erwidert der Pfarrer, daß er eine um so schwerere Schuld auf sich nähme, wenn er jetzt gehe, ohne der Sterbenden die Tröstungen der heiligen Religion verabreicht zu haben. Bernhardi bleibt hart, "als Arzt, dem das Wohl seiner Kranken bis zur letzten Stunde anvertraut" (ebd.) bleibe, müsse er das Überschreiten der Schwelle leider verbieten. Die Frau stirbt, von einer Schwester - von Bernhardi unbemerkt - auf den Besuch des Pfarrers vorbereitet, während dieser Auseinandersetzung vor ihrem Zimmer.

---

[107] Zit. n. Hans-Ulrich Lindken: Arthur Schnitzler. Aspekte und Akzente. Materialien zu Leben und Werk. Frankfurt/M Bern New York 1984, S. 102

Schnitzler teilte ausdrücklich die Haltung Bernhardis. In einem Brief an Richard Charmatz schrieb er, daß die Entscheidung Bernhardis "wohl für alle klardenkenden Menschen aus dem Gebiet des Problematischen längst in dasjenige indiskutabler Gewißheit gerückt sein dürfte. Ist es denn überhaupt eine 'Frage', ob dem Arzte das Recht zusteht, eine ahnungslose Sterbende vor einem entsetzlichen letzten Eindruck zu bewahren?" (Br II, S. 1-2).

Der konsiliarisch hinzugezogene Nauheimer Arzt, der durch seine Behandlungsmethoden "einen Weltruf" (E 8, S. 31) erworben hatte, drückte schon mit seinem ersten Blick auf die an einem Herzfehler leidende junge Frau (*Der letzte Brief eines Literaten*, 1917) für deren Verlobten "ein so untrügliches und erschütterndes Erkennen ihres Zustandes aus, daß alles, was ich nach erfolgter Untersuchung aus seinem Munde vernahm, mir keine Überraschung bereiten konnte. Zwar versuchte er auch mir gegenüber zuerst mit der Wahrheit zurückzuhalten und riet nur, wie beiläufig, vor Eintritt der herbstlichen Witterung heimzureisen, da ja Leidende zu Hause immer am besten aufgehoben seien; aber meine Mitteilungen über die Äußerungen früherer Ärzte, meine Fragestellung, meine ganze Haltung veranlaßte ihn bald, sich ohne alle Umschweife zu äußern. Immerhin versuchte er es noch mit dem matten Trost, daß es gerade bei dieser Art von Leiden absolute Gewißheiten nicht gebe und erklärte, daß er selbst, so wenig das eigentlich mit dem Wesen seines Berufs übereinstimme, von Jahr zu Jahr mehr an Wunder zu glauben gelernt habe" (ebd., S. 32).

2.3 Der *Humor des Sterbens und des Todes* (Schnitzler)

Am 5. Januar 1925 schrieb Schnitzler in seinem "Dankbrief" (TM, S. 23) für "das Geschenk eines solchen Buches, wie Sie es nun [mit dem *Zauberberg*] der Welt gegeben" (ebd.), an Thomas Mann: "Innerhalb eines solchen unendlich reichen Komplexes ein Element gesondert hervorheben wollen ist in jedem Fall ein kühnes, u. außerdem überflüssiges Unterfangen: und doch drängt es mich zu sagen, daß in der Darstellung von Joachims Hinscheiden und Gestorbensein mir etwas einziges, unvergeßliches erreicht scheint. Sie *haben* den Humor des Sterbens und des Todes erfaßt und festgehalten - ich weiß nichts ähnliches in der deutschen Romanliteratur - auch in keiner anderen" (ebd.). Gleich nach Erhalt des Briefes, am 9. Januar, antwortete Thomas Mann: "Es freut mich besonders, daß Sie an dem guten Joachim so teilnehmen, der ja gewiß der Beste ist von dem ganzen Gelichter. Ich war aufrichtig traurig an dem Tage, wo ich ihn zur Ruhe gebracht hatte. - Der Humor des Todes! Ja, das Buch will eine Verspottung des Todes sein, eine antiromantische Desillusionierung und ein europäischer Ruf zum Leben. Er wird vielfach falsch gelesen" (ebd., 24).

2.4 Der Blick auf den eigenen Tod

"In der Kunst müssen wir uns von dem Vorurteil emanzipieren, daß der Tod an sich schon etwas Trauriges zu bedeuten habe. Er ist vielmehr etwas so eminent Natürliches, daß er innerhalb eines Kunstwerks ebenso zur Heiterkeit wie zur Erschütterung Anlaß geben kann" (AuB I, S. 116). Der Dichter sagte selbst, wie er die Darstellung des Todes in seinem Werk gelesen haben wollte. Der Tod erscheint in Schnitzlers Werk mitnichten als nur jenes erstarren machende trostlose Nichts, als das er in der Forschung (mit Ausnahme Reys und Foltins) überwiegend mißverstanden wurde. Schnitzlers Werk enthält vielmehr Ansätze zu einer Typologie von Verhaltensweisen angesichts des Todes, die von angsterstarrter Selbstverlorenheit (Felix in *Sterben*, der alte Moser in *Ruf des Lebens*) bis zu gesteigerter und mit sich ins reine gekommener Selbstgewißheit (Nürnbergers Schwester in *Der Weg ins Freie*, Therese in *Therese. Chronik eines Frauenlebens*) reichen. In seiner Haltung zur ärztlichen Aufklärung stand Schnitzler mit *Professor Bernhardi* diesseits, mit seiner Kritik des das Todesbewußtsein seiner Patienten 'wegeskamotieren' wollenden Doktor Reumann (*Der einsame Weg*) jenseits der durch "Verdrängung" (Scheler) und "Medikalisierung" (Illich und Ariès) des Todes gezogenen historischen Grenze.

Schnitzlers Behandlung des Todesthemas zeugt von seiner Schärfung des Bewußtseins der *eigenen* Sterblichkeit und kann als *eine Form*, auf den *eigenen* Tod zuzugehen, gedeutet werden: als der poetische Versuch einer "Zähmung" (vgl. Ariès) des eigenen Todes im Sinne jenes eingangs erwähnten apollinischen γνωθι σεαυτον.

Diagnose zwischen Wissenschaft, Kunst und Lebenswelt

1. Vorbemerkung

Diagnose ist die Beschreibung eines als krankhaft geltenden Zustands. Dabei ist die Frage, was denn krankhaft sei, in verschiedenen Zeiten, aber auch innerhalb einer Zeit an verschiedenen sozialen Orten, oft sehr unterschiedlich beurteilt worden, so daß ein allgemeiner, alle Aspekte des Krankseins berücksichtigender und integrierender Krankheitsbegriff nach wie vor nicht zu bestimmen ist.[1] Diagnose richtet sich also immer auf eine zeit- und ortspezifische Vorstellung von Krankhaftigkeit.

Mit der Durchsetzung des naturwissenschaftlich-positivistischen Paradigmas etwa seit den 30er Jahren des 19. Jahrhunderts entstand ein neuartiger Abstand zwischen der erkrankten Person und der von ihr objektivierten Krankheitseinheit, zwischen der Individualität des Kranken und dem vom Arzt diagnostizierten 'Fall'. In dieser wachsenden Spannung zwischen objektivem Befund und subjektiver Befindlichkeit verschärfte sich im Bereich der Medizin am deutlichsten, was Husserl später (zuerst in einem Vortrag in Wien) als die unheilvolle Distanz zwi-

1 Vgl. Dietrich v. Engelhardt und Heinrich Schipperges: Die inneren Verbindungen zwischen Medizin und Philosophie im 20. Jahrhundert. Darmstadt 1980, S. 65-66: "Die Pluralität des Krankheitsbegriffs zeigt sich bereits auf dem Gebiet der Medizin selbst; auch hier gibt es keine allgemeingültige Definition. Nicht selten wird von Medizinern auch die Meinung vertreten, daß theoretische Diskussionen über den Krankheitsbegriff der Praxis wenig nutzen; dennoch haben Mediziner sich seit 2000 Jahren immer wieder über Definition und Sinn der Krankheit Gedanken gemacht und die unterschiedlichsten Ansätze entwickelt. Humoralpathologische und solidarpathologische Krankheitslehren standen neben ganzheitlichen und ideellen Interpretationen. Schädlichkeit der äußeren Natur, innerorganismische Veränderung von Struktur oder Funktionen des Körpers, fehlerhafte Säftemischung, Zerstörung der festen Bestandteile wurden ebenso beachtet wie die Krankheitsempfänglichkeit des Individuums und seine angeborene Körperbeschaffenheit (Disposition und Konstitution), das Betroffensein des ganzen Körpers oder nur bestimmter Regionen. Dem abstrakten Begriff *Krankheit* wurde der konkrete Kranke gegenübergestellt, der Krankheitsgeschichte die Krankengeschichte, einem ontologischen Krankheitsverständnis die Analyse des einzelnen Kranken. Krankheit konnte als Zustand oder als Prozeß angesehen werden, als anatomisch physiologische Gegebenheit oder als äußerlich erkennbare Erscheinung. Diese zahlreichen Kategorien und Dimensionen bestehen auch heute noch; in den verschiedenen Fächern der Medizin und den unterschiedlichen medizinischen Schulen wird der Krankheitsbegriff jeweils spezifisch und auch gegensätzlich interpretiert."

schen mathematisierter objektiver Naturwissenschaft und subjektiv-relativer "Lebenswelt"[2] charakterisierte.[3]

Gerade auch in Wien wurde unter dem Titel "therapeutischer Nihilismus" vielerorts eine von den persönlichen Belangen des Kranken absehende, zynisch-selbstgenügsame Diagnostik gepflegt. Oppolzer und seine Schüler - und unter ihnen Johann Schnitzler - mahnten demgegenüber stets, über seiner Krankheit nicht den Kranken zu vergessen, ohne jedoch diesen Anspruch an die persönliche ärztliche Haltung in einer eigenen nosologischen Methodologie legitimieren zu können. So trugen letztlich auch die von der Oppolzer-Schule beförderten diagnostischen und therapeutischen Errungenschaften - wenn auch dem Patienten freundlicher und engagierter zugewandt - in Husserls Sinn eher zu einer Vertiefung der Kluft zwischen Organ-Befund und Leib-Befinden bei als zu deren Überwindung.

Um die Jahrhundertwende wuchs aus verschiedenen Gründen auch unter Ärzten ein Unbehagen an dem theoretischen wie praktischen Ungenügen der rein materialistischen Konzeptionen. Freuds aus der psychologischen Interpretation der Hysterie hervorgegangenes Modell der Konversion, nach dem "unerträgliche seelische Vorstellungen dadurch unschädlich gemacht werden, daß ihre Erregungssumme ins Körperliche umgesetzt wird" (GW I, S. 63), und dessen Fortentwicklung zur Psychoanalyse war *eine* Reaktion auf dieses Unbehagen, die ihrerseits wieder - und Freud sah dies als Ausdruck ihrer Wahrheit - Unbehagen ("Widerstände") provozierte. Freud, ein Meister hermeneutischer Praxis, hielt dabei in der Theorie zeitlebens am Ideal der positivistischen Naturwissenschaft fest. Daß er, auf dem Boden des Positivismus bleibend, selber, wenn auch auf andere Weise als die Wiener Schule, der Wirklichkeit des kranken Menschen nicht gerecht werden konnte, ist u.a. von Vertretern der von Freud durchaus mitbeeinflußten 'anthropologischen Medizin' zu Recht kritisiert worden. So schrieb v. Gebsattel:

---

2 Edmund Husserl: Das Problem der Lebenswelt. In: ders. Phänomenologie der Lebenswelt. Ausgewählte Texte II. Mit einer Einleitung hrsg. von Klaus Held. Stuttgart 1986, S. 220-292

3 Vgl. Klaus Held: Einleitung. In: Edmund Husserl: Das Problem der Lebenswelt, a.a.O., S. 48-49: "Das Unbehagen am Leben in einer total verwissenschaftlichten Welt ist seit Husserl noch gewachsen. Aber zugleich sieht man aus der Sinnkrise der modernen Wissenschaft keinen Ausweg, weil die Herkunft des Objektivismus aus einer bewußtseinsgeschichtlichen Urstiftung vergessen ist. Man durchschaut nicht, daß auch die vermeintlich gänzlich subjekt-irrelative Welt als unendliche Idee nur das Korrelat einer spezifischen, geschichtlich entstandenen Erkenntnishaltung ist. Diese Vergessenheit deckt Husserl in der *Krisis* auf und erinnert daran, daß die Überzeugung von einer total entperspektivierten, absolut an sich bestehenden Welt nur urgestiftet werden konnte in der Transzendierung eines umfassenden, wenngleich unthematischen Horizonts von Subjektrelativität. Diesen umfassenden Horizont nennt Husserl in Abgrenzung gegen die Welt als wissenschaftlichen Forschungsgegenstand überhaupt und gegen die neuzeitlich verwissenschaftlichte Welt insbesondere die *Lebenswelt*. Die moderne wissenschaftliche Welt verweist durch ihren Sinn, die absolut subjekt-irrelative Welt zu sein, den sie bei ihrer Urstiftung bekommen hatte, zurück auf die vorwissenschaftliche Lebenswelt; ohne den Kontrast zu dieser subjekt-relativen Welt hinge sie in der Luft. Die neuartige Transzendenz des wissenschaftlich Objektiven bleibt in diesem Sinne bezogen auf die subjektiven Vollzüge; auch sie entzieht sich nicht der universalen Korrelation von Gegenständlichkeit und subjektiv-situativem Erscheinen in Gegebenheitsweisen. Die wissenschaftliche Welt, die die Subjektrelativität des lebensweltlichen Horizonts überschreitet, wird so doch von ihr eingeholt. Die Gegenstände der Wissenschaft sind Sinngebilde, die ihre Existenz den subjektiven Leistungen einer eigenen theoretisch-logischen Praxis verdanken, und diese Praxis selbst gehört zum Leben in der Lebenswelt."

> "Die Einführung der Tiefenpsychologie in die Medizin war keineswegs gleichbedeutend mit der postulierten Einführung des Subjektes oder gar der Person in die Medizin. Im Gegenteil, der Ehrgeiz Freuds oder Jungs ging dahin, auch die menschliche Seele der naturwissenschaftlichen Methodik zugänglich zu machen. Von "Tiefen-Mechanismen" war die Rede, von "seelischen Apparaten und Funktionen", [...] und mit Stolz sprach man von "energetischen Verhältnissen" als vom Alpha und Omega der seelischen Wirklichkeit. Nicht die Begegnung mit dem kranken Menschen, sondern die Analyse der kranken Psyche war das Thema. Dieses wurde genauso zum Objekt der Therapie gemacht, wie irgendwelche körperlichen Organe des Menschen. Daß es sich um die Psyche handelte (die "Psyche" ist noch lange nicht die "Seele"!), änderte an der wissenschaftlichen Grundeinstellung nichts. Schließlich war sie genau genommen nur ein von der Schulmedizin bis dahin übersehenes Organ, ein Organ unter Organen [...]. Galten der Schulmedizin körperliche Organe als der Sitz von Krankheiten, so konnte für die Lokalisation anderer Krankheiten nun auch die menschliche Psyche in Anspruch genommen werden."[4]

Freud billigte Erkenntnis der Wahrheit allein der Wissenschaft zu und reduzierte Wissenschaft dabei zugleich auf positivistische Naturwissenschaft. Es ist u.a. die These dieser Arbeit, daß Schnitzlers Wort von seinen literarischen Werken als *Diagnosen* einen nicht minder 'wissenschaftlichen' Erkenntnisanspruch enthält und daß seine mit den Mitteln der Kunst *gestaltete* - und nicht vorgegebene schulmedizinische Vorstellungen einfach nur illustrierende - Diagnostik die Wirklichkeit kranker Menschen tiefer verständlich und einfühlbar werden läßt als die physikalistische und zu schnell verallgemeinerte 'wissenschaftliche' Terminologie Freuds. Kunst war für Schnitzler weder nur Gebilde der Illusion, noch von der Person des Künstlers abstrahierbares Produkt, sondern selber eine Form gebildeter Praxis:

> "Nur derjenige Künstler vermag ein reines Dasein in der Welt zu führen und zugleich reinliche, künstlerische Arbeit zu leisten, der sich zu den von ihm geschaffenen Gestalten in ein menschliches und zu den Menschen, mit denen er lebt, in ein künstlerisches Verhältnis zu setzen weiß." (AuB I, S. 113)

2. Freud über Kunst und Wissenschaft

Freuds Haltung zur Kunst war zutiefst ambivalent. Er scheute sie, weil er sich zu ihr hingezogen fühlte; er zwang sich zur Distanz zu ihr, um die eigene künstlerische Begabung zu disziplinieren; er bewunderte sie und wertete sie theoretisch ab. Künstler waren ihm beneidenswerte Neurotiker, zugleich *unheimlich* und *vertraut*.[5]

---

4 Viktor-Emil Freiherr v. Gebsattel: Zur Sinnstruktur der ärztlichen Handlung. In: Karl E. Rothschuh (Hrsg.): Was ist Krankheit? Erscheinung, Erklärung, Sinngebung. Darmstadt 1975, S. 238-239

5 Freud am 14.05.1922 an A. Schnitzler; in: Heinrich Schnitzler (Hrsg.): Sigmund Freud. Briefe an Arthur Schnitzler. In: Die Neue Rundschau 66 (1955), S. 97

Die stilistischen Qualitäten seiner eigenen, aus der Bildungswelt des 19. Jahrhunderts hervorgegangenen wissenschaftlichen Prosa wurden oft gerühmt.[6] Thomas Mann nannte ihn einen "europäischen Schriftsteller"[7] und Walter Jens charakterisierte ihn als einen "Poet[en] von Rang", der "Kabinettstücke schrieb, die, für sich genommen, als Pretiosen deutscher Prosa Eingang in die Schulbücher finden sollten"[8], und als den Schriftsteller, "der, mit der *einen* Ausnahme Luthers, unter den deutschen Schriftstellern der wortbesessenste ist - jeder kleinsten Verschiebung, jedem Versprechen, jeder Pointe, jedem Witz auf der Spur".[9]

Den Dichtern gestand Freud zwar zu, "eine Menge von Dingen zwischen Himmel und Erde zu wissen, von denen sich unsere Schulweisheit noch nichts träumen läßt" (GW VII, S. 33) - und er bezeichnete sie darum auch als "wertvolle Bundesgenossen", deren Zeugnis "hoch anzuschlagen" (ebd.) sei -, doch galt ihm jenes 'erdichtete' Wissen erst dann als gesichert und zuverlässig, wenn sich die Wissenschaft dessen "bemächtigt" (GW XVII, S. 147) haben würde. Zwar konnte - im Falle von Wilhelm Jensens *Gradiva* (1903), der Freuds erste längere Untersuchung eines literarischen Werkes galt -, die Wissenschaft nicht vor der Leistung des Dichters bestehen, weil sie zwischen den "hereditär-konstitutionellen Vorbedingen und den als fertig erscheinenden Schöpfungen des Wahnes [...] eine Lücke klaffen [läßt], die wir beim Dichter ausgefüllt finden" (GW VII, S. 80). Doch wurde des Dichters 'Ausfüllung' nur akzeptiert, insofern sie sich in Freudsche Termini 'übersetzen' ließ: die Wissenschaft

> "ahnt noch nicht die Bedeutung der Verdrängung, erkennt nicht, daß sie zur Erklärung psychopathologischer Erscheinungen durchaus des Unbewußten bedarf, sie sucht den Grund des Wahnes nicht in einem psychischen Konflikt und erfaßt die Symptome desselben nicht als Kompromißbildung." (ebd.) - "So stünde denn der Dichter allein gegen die gesamte Wissenschaft? Nein, dies nicht - wenn der Verfasser nämlich seine eigenen Arbeiten auch der Wissenschaft zurechnen darf. Denn er selbst vertritt seit einer Reihe von Jahren [...] alle die Anschauungen, die er hier aus der *Gradiva* von W. Jensen herausgeholt und in Fachausdrücken dargestellt hat." (ebd.)

Ähnlich schrieb er ein Jahr zuvor in einem kurzen Antwortschreiben auf einen Brief Schnitzlers zu seinem, Freuds, 50. Geburtstag (1906):

> "Ich habe mich oft verwundert gefragt, woher Sie diese oder jene geheime Kenntnis nehmen könnten, die ich mir durch mühselige Erforschung des Objektes erworben, und endlich kam ich dazu, den Dichter zu beneiden, den ich sonst bewundert."[10]

Und in seinem, vielzitierten Brief zu Schnitzlers 60. Geburtstag (1922), fügte er dann hinzu:

---

6 Die Deutsche Akademie für Sprache und Dichtung Darmstadt vergibt den Sigmund Freud-Preis für wissenschaftliche Prosa. Schon der junge Schnitzler schätzte und würdigte "die außerordentliche Stilgewandtheit" (MS, S. 172) Freuds in dessen "ausgezeichnete[n]" (ebd., S. 93), "mustergiltige[n]" (ebd., S. 215) und "geradezu meisterhafte[n]" (ebd., S. 292) Übersetzungen der Werke Charcots und Bernheims.

7 Thomas Mann: Leiden und Größe der Meister. Gesammelte Werke in Einzelbänden. Frankfurter Ausgabe hrsg. und mit Nachbemerkungen versehen von Peter de Mendelssohn. Frankfurt/M 1982, S. 913

8 Walter Jens: Sigmund Freud - Porträt eines Schriftstellers. In: Psyche 45 (1991), S. 957

9 A.a.O., S. 962

10 Freud am 8.05.1906 an A. Schnitzler; in: H. Schnitzler (Hrsg.), a.a.O., S. 95

> "So habe ich den Eindruck gewonnen, daß Sie durch Intuition - eigentlich aber infolge feiner Selbstwahrnehmung - alles das wissen, was ich in mühseliger Arbeit an anderen Menschen aufgedeckt habe."[11]

Dennoch bestand er auch danach, in *Die Zukunft einer Illusion* (1927), auf einer grundsätzlichen Überlegenheit der Wissenschaft, zu der er auch die Psychoanalyse zählte:

> "Die wissenschaftliche Arbeit ist [...] für uns der einzige Weg, der zur Kenntnis der Realität außer uns führen kann. Es ist wiederum nur Illusion, wenn man von der Intuition und der Selbstversenkung etwas erwartet; sie kann uns nichts geben als - schwer deutbare - Aufschlüsse über unser eigenes Seelenleben [...]." (GW XIV, S. 354)[12]

Den neuzeitlichen Herrschaftsanspruch über die äußere Natur richtete er dabei auf die innere.[13] Gingen für Freud gelegentlich vielleicht auch *zeitlich* Einsichten in Philosophie und Kunst denen der Wissenschaft voraus, so gebührte für ihn *erkenntnistheoretisch* der Vorrang stets der Wissenschaft. Hätten Philosophie und Literatur mit dem Begriff des Unbewußten oft genug nur gespielt, so hätte eben doch erst die "Psychoanalyse [...] sich dieses Begriffes bemächtigt, ihn ernst genommen, ihn mit neuem Inhalt erfüllt" (GW XVII, S. 147). Kunst sei "fast immer harmlos und wohltätig, sie will nichts anderes sein als Illusion" (GW XV, S. 173); der Dichter tue "dasselbe wie das spielende Kind; er erschafft eine Phantasiewelt, die er sehr ernst nimmt" (GW VII, S. 214).

In seiner 1924 verfassten *Selbstdarstellung* gab Freud an, daß ein Vortrag des Goethe zugeschriebenen Aufsatzes *Die Natur* "in einer populären Vorlesung kurz vor der Reifeprüfung die Entscheidung gab, daß ich Medizin inskribierte" (GW XIV, S. 34). Goethe gehörte zeitlebens neben Shakespeare zu den von Freud am höchsten geschätzten Schriftstellern.[14] Immer wieder hatte er sich mit dessen Werken beschäftigt und oft aus ihnen zitiert. Als er 74 jährig (1930) den Goethe-Preis der Stadt Frankfurt erhielt, war dies "der Höhepunkt meines bürgerlichen Lebens".[15] In seiner *Ansprache im Frankfurter Goethe-Haus* fühlte er sich gemahnt, "sich gleichsam vor ihm [Goethe] zu rechtfertigen", und vor die Frage gestellt, wie wohl "*er* sich verhalten hätte, wenn sein für jede Neuerung der Wissenschaft aufmerksamer Blick auch auf die Psychoanalyse gefallen wäre" (GW XIV, S. 547). Freud vermutete auch in Goethe einen Bundesgenossen, der die Psychoanalyse nicht, wie viele Zeitgenossen, unfreundlich abgelehnt hätte. Denn: er war ihr selbst "in manchen Stücken nahegekommen, hatte in eigener Einsicht vieles erkannt, was wir seither bestätigen konnten" (ebd.). Als er auf die Differenz zwischen Goethe und Leonardo zu sprechen kam, wies er dabei - vielleicht unbewußt - trotz der

---

11 A.a.O., S. 97

12 Schon in den Vorlesungen zur Einführung in die Psychoanalyse erklärte er: "Es ist unzulässig zu sagen, die Wissenschaft ist ein Gebiet menschlicher Geistestätigkeit, Religion und Philosophie sind andere, ihr zumindest gleichwertig, und die Wissenschaft hat diesen beiden nicht dreinzureden [...]. Es ist nun einmal so, daß die Wahrheit nicht tolerant sein kann [...]." (GW XV, S. 173)

13 "Es ist unsere beste Zukunftshoffnung, daß der Intellekt - der wissenschaftliche Geist, die Vernunft - mit der Zeit die Diktatur im menschlichen Seelenleben erringen wird." (GW XV, S. 185)

14 Vgl. Ernst Freud, Lucie Freud und Ilse Grubrich-Simitis (Hrsgg.): Sigmund Freud. Sein Leben in Bildern und Texten. Mit einer biographischen Skizze von K.R. Eissler. Frankfurt/M. 1989, S. 335

15 Zit. n. a.a.O., S. 251

erwähnten partiellen Übereinstimmungen zwischen Goethe und ihm, Freud - auch auf eine entscheidende Differenz zwischen ihnen hin. Freud, für den es keine zufällige 'Objektwahl' gab, hatte sich in seiner ersten psychoanalytischen biographischen Studie mit der Persönlichkeit Leonardo da Vincis befaßt und in der eindrucksvollen Schilderung der (vermeintlichen) Unvereinbarkeit von Wissenschaft und Kunst bei Leonardo, und des (vermeintlichen) "Sieges" des Wissenschaftlers über den Künstler in Leonardo auch - oder zuerst? - einen Wesenszug seiner selbst dargestellt. Während sich also in Leonardo - und wohl auch in Freud - "der Forscher nicht mit dem Künstler [vertrug], er störte ihn und erdrückte ihn vielleicht am Ende" (ebd.), hätten in Goethes Leben beide Persönlichkeiten Raum nebeneinander, genauer: miteinander finden können.

Freud, als Wissenschaftler ein "Künstler des Gedankens"[16], den es eigentümlich berührte, daß seine Krankengeschichten wie *Novellen* zu lesen seien, und Schnitzler, der auf der anderen Seite seine literarischen Werke zu *Diagnosen* erklärte, trennte bei dieser scheinbaren Konvergenz von Literatur und Medizin doch ein grundsätzlich anderes Verständnis von Kunst und ihres Wahrheitsgehalts; ein Gegensatz, der vor dem Hintergrund des Wissenschafts- und Kunstbegriffs Goethes, der für Freud wie Schnitzler einer der wichtigsten Autoren war, deutlicher skizziert werden soll.

3. Goethe über Kunst und Wissenschaft

"Der Mensch kennt nur sich selbst, insofern er die Welt kennt, die er nur in sich und sich nur in ihr gewahr wird. Jeder neue Gegenstand, wohl beschaut, schließt ein neues Organ in uns auf."[17]

Goethe - Freud nannte ihn den "großen Universellen" (GW XIV, S. 547) - gehörte sicherlich zu den letzten Gelehrten, die die auseinanderdriftenden "zwei Kulturen" im eigenen Denken und *Anschauen* - einer seiner Grundbegriffe - noch einmal souverän zu vereinen vermochten. Wissenschaft und Kunst waren ihm nicht gegensätzliche und sich ausschließende Bereiche menschlicher Praxis, sondern beides notwendige und sich ergänzende Formen der Auslegung der Natur wie *zugleich* der Bildung des Ichs. Was so Natur und Ich im ganzen betraf, konnte jedoch nur einem Ich gelingen, welches sich 'im ganzen' auszubilden suchte - in "*Sinnlichkeit* und *Vernunft*, *Einbildungskraft* und *Verstand*" (HA XIII, S. 42) - und nicht seine Subjektivität a priori methodologisch ausschloß: "Der Mensch ist als wirklich in die Mitte einer wirklichen Welt gesetzt und mit solchen Organen begabt, daß er das Wirkliche und nebenbei das Mögliche erkennen und hervorbringen kann" (HA XII, S. 373). Und: "Der Mensch an sich selbst, insofern er

---

[16] Th. Mann, Leiden und Größe der Meister, a.a.O.
[17] HA XIII, S. 38

sich seiner gesunden Sinne bedient, ist der größte und genaueste physikalische Apparat, den es geben kann" (ebd., S. 458).

Heinroths (1822) Charakterisierung seiner Methode als einer *gegenständlichen* fand Goethe die gelungenste Kennzeichnung der von ihm als ideal vorgestellten wechselseitigen Steigerung von Welt- und Selbsterkenntnis. Heinroth habe seine

> "Verfahrungsart als eine eigentümliche [bezeichnet]: daß nämlich mein Denkvermögen *gegenständlich* sei, womit er aussprechen will: daß mein Denken sich von den Gegenständen nicht sondere, daß die Elemente der Gegenstände, die Anschauungen in dasselbe eingehen und von ihm auf das innigste durchdrungen werden, daß mein Anschauen selbst ein Denken, mein Denken ein Anschauen sei [...]." (HA XIII, S. 37)

Über sein eigenes Unternehmen *Farbenlehre* konnte er darum wenige Tage vor deren Veröffentlichung in einem Brief schreiben, es reue ihn nicht, ihr "so viel Zeit aufgeopfert zu haben. Ich bin dadurch zu einer Cultur gelangt, die ich mir von einer andern Seite her schwerlich verschafft hätte".[18]

Wissenschaft und Kunst waren ihm verschiedene Formen eines "Sich-Aussprechens" der Natur, wobei für Goethe letztlich dann doch die Kunst als deren höchste Darstellung galt, und die Wissenschaft der Kunst sich anzunähern hatte:

> "Da im Wissen sowohl als in der Reflexion kein Ganzes zusammen gebracht werden kann, weil jenem das Innre, dieser das Äußre fehlt, so müssen wir uns die Wissenschaft notwendig als Kunst denken, wenn wir von ihr irgendeine Art von Ganzheit erwarten." (HA XIV, S. 41)

Wo von tieferen Verhältnissen die Rede sei, bedürfe es der poetischen Sprache und die Wissenschaft, "da sie nun einmal nicht ganz zur Kunst sich veredeln kann, [solle] wenigstens dieser sich so weit als nur möglich durch eine Symbolik sich nähern".[19] Niemals lasse sich das "Wahre, mit dem Göttlichen identisch, [...] von uns direkt erkennen, wir schauen es nur im Abglanz, im Beispiel, Symbol" (HA XIII, S. 305). Darum empfinde, wem "die Natur ihr offenbares Geheimnis zu enthüllen anfängt, [...] eine unwiderstehliche Sehnsucht nach ihrer würdigsten Auslegerin, der Kunst" (HA XII, S. 467). Kunst sei nur eine "andere Natur, auch geheimnisvoll, aber verständlicher" (ebd.), weil aus dem Verstande entspringend; und das Kunstwerk "etwas Geistig-Organisches" (ebd, S. 42); jedes "gute und schlechte Kunstwerk, sobald es entstanden ist, gehört zur Natur" (ebd. S. 469). So bleibe ein "echtes Kunstwerk [...], wie ein Naturwerk, für unsern Verstand immer unendlich: es wird angeschaut, empfunden; es wirkt, es kann aber nicht eigentlich erkannt, viel weniger sein Wesen, sein Verdienst mit Worten ausgesprochen werden" (ebd., S. 56). Das *Schöne* galt Goethe als "eine Manifestation geheimer Naturgesetze, die uns ohne dessen Erscheinung ewig wären verborgen geblieben" (ebd., S. 467). In Kants *Kritik der Urteilskraft* konnte er darum seine

---

18 An Charlotte v. Stein am 11.05.1810; zit. n. Felix Höpfner: Wissenschaft wider die Zeit. Goethes Farbenlehre aus rezeptionsgeschichtlicher Sicht. Mit einer Bibliographie zur Farbenlehre. Heidelberg 1990, S.13

19 *Aufsätze zur allgemeinen Pflanzenkunde*, AGA17, S. 184; zit. n. Ingeborg Kluge: Wissenschaftskritik in Goethes *Faust*. Frankfurt/M Bern 1982, S. 279

> "disparatesten Beschäftigungen nebeneinandergestellt [sehen], Kunst- und Naturerzeugnisse eins behandelt wie das andere [...]; das innere Leben der Kunst so wie der Natur, ihr beiderseitiges Wirken von innen heraus war im Buche deutlich ausgesprochen. Die Erzeugnisse dieser zwei unendlichen Welten sollten um ihrer selbst willen da sein und, was neben einander stand, wohl für einander, aber nicht absichtlich *wegen* einander [...]. Mich freute, daß Dichtkunst und vergleichende Naturkunde so nah miteinander verwandt seien, indem beide sich derselben Urteilskraft unterwerfen [...]." (HA XIII, S. 28)

Daß dagegen schon von den Zeitgenossen die eigene Dichtung und Naturforschung getrennt wurden, indem man den Dichter hervorhob und den Naturforscher beiseite ließ, diesen als Dilettanten belächelte und jenen als Olympier verehrte, ist Goethe selber schmerzlich bewußt gewesen. Dabei war ihm die Naturforschung zeitlebens vielleicht das größere Anliegen:

> "Auf alles, was ich als Poet geleistet habe, [...] bilde ich mir gar nichts ein. Es haben treffliche Dichter mit mir gelebt, es lebten noch trefflichere vor mir und es werden ihrer nach mir sein. Daß ich aber in meinem Jahrhundert in der schwierigen Wissenschaft der Farbenlehre der einzige bin, der das Rechte weiß, darauf tue ich mir etwas zugute, und ich habe daher ein Bewußtsein der Superiorität über viele."[20]

Auch die Menschen hätte er ohne seine "Bemühungen in den Naturwissenschaften [...] nie kennen gelernt, wie sie sind."[21]

Goethes Physik zielte selber auf "Metaphysik", nicht als "jene Schul- und Wortweisheit" (HA XII, S. 454), die er u.a. in *Faust I* karikierte, sondern als "dasjenige, was vor, mit und nach der Physik war, ist und sein wird" (ebd.); auf das "Gewahrwerden dessen, was eigentlich den Erscheinungen zugrunde liegt" (HA XIV, S. 98), und das er auch als *Urphänomen* bezeichnete; dieses sei

> "nicht einem Grundsatz gleichzuachten, *aus* dem sich mannigfaltige Folgen ergeben, sondern anzusehen als eine *Grunderscheinung, innerhalb* deren das Mannigfaltige anzuschauen ist. Schauen, Wissen, Ahnen, Glauben und wie die Fühlhörner alle heißen, mit denen der Mensch ins Universum tastet, müssen [...] zusammenwirken, wenn wir unsern [...] schweren Beruf erfüllen wollen."[22]

Das Höchste, wozu der Mensch gelangen könne, sei "das Erstaunen, und wenn ihn das Urphänomen in Erstaunen setzt, so sei er zufrieden; ein Höheres kann es ihm nicht gewähren, und ein Weiteres soll er nicht dahinter suchen: hier ist die Grenze."[23]

---

20 Johann Peter Eckermann: Gespräche mit Goethe in den letzten Jahren seines Lebens. Hrsg. von Fritz Bergemann. Frankfurt/M 1981, S. 307 [19.02.1829]

21 A.a.O., S. 295 [13.02.1829]

22 An v. Buttel am 3.05.1827; zit. n. Alfred Schmidt: Goethes herrlich leuchtende Natur. Philosophische Studie zur deutschen Spätaufklärung. München Wien 1984, S. 46. Vgl. Hans Joachim Schrimpf: Über die geschichtliche Bedeutung von Goethes Newton-Polemik und Romantik-Kritik. In: ders.: Der Schriftsteller als öffentliche Person. Von Lessing bis Hochhuth. Beiträge zur deutschen Literatur. Berlin 1977, S. 132: "Das Urphänomen ist [...] bestimmbar als die unerreichbare, jedoch im Besonderen gegenwärtige und anschaubare ideale Einheit aller Gegebenheitsweisen des Phänomens."

23 J. P. Eckermann, Gespräche, a.a.O., S. 298 [18.02.1829]; vgl.: "Wenn ich mich beim Urphänomen zuletzt beruhige, so ist es doch auch nur Resignation; aber es bleibt ein großer Unterschied,

Natur galt Goethe als "Leben und Folge aus einem unbekannten Zentrum", Naturbetrachtung daher als "endlos, man mag ins einzelnste teilend verfahren, oder im ganzen, nach Breite und Höhe die Spur verfolgen" (HA XIII, S. 35). Angesichts der "Disproportion unseres Verstandes zu der Natur der Dinge" sei niemand imstande, "in irgendeiner Sache abzuschließen" (ebd., S. 18). Zwar erfreue sich der Mensch "nur einer Sache, insofern er sich dieselbe vorstellt, sie muß in seine Sinnesart passen", doch mag er seine Vorstellungsart "noch so sehr reinigen, so bleibt sie doch gewöhnlich nur eine Vorstellungsart; das heißt ein Versuch, viele Gegenstände in ein gewisses faßliches Verhältnis zu bringen, das sie, streng genommen, untereinander nicht haben" (ebd., S. 15). Doch könnten wir die so entstehenden gedanklichen Konstruktionen nicht mißbilligen, da auch sie "der Organisation unseres Wesens notwendig entspringen" (ebd.).

So sehr also Goethe im eigenen Denken und Tun Wissenschaft und Kunst zu vereinen suchte (und vermochte), entging ihm nicht die geschichtliche Tendenz ihrer zunehmenden Gegensätzlichkeit und gegenseitigen - hier positivistischen, dort romantischen - Abwertung. Seine Kritik galt der postulierten sinnentleerenden Ausblendung der Subjektivität wie ihrer schwärmerischen weltlosen Hypertrophie. Beide wurden der Wirklichkeit der Natur wie der des Menschen, der ihr zugehört, nicht gerecht und darum war aus seiner Sicht auch die mathematische Naturwissenschaft nicht "objektiv" und galt ihm die Epoche im ganzen als "subjektiv" und damit als "im Rückschreiten und in der Auflösung"[24] begriffen. "Richte dich auf die wirkliche Welt und suche sie auszusprechen"[25], dies sei, was an den Alten zu studieren und von ihnen wieder zu lernen sei. In diesem Bestreben sah er in Wissenschaft und Kunst gleichnotwendige Organe der Auslegung und Aneignung der Wirklichkeit und hoffte darum auf Überwindung ihres unfruchtbaren, falschen Antagonismus:

> "[...] nirgends wollte man zugeben, daß Wissenschaft und Poesie vereinbar seien. Man vergaß, daß Wissenschaft sich aus Poesie entwickelt habe; man bedachte nicht, daß nach einem Umschwung von Zeiten beide sich wieder freundlich, zu beiderseitigem Vorteil, auf höherer Stelle gar wohl wieder begegnen könnten." (HA XIII, S. 107)

4. Schnitzlers Verhältnis zu Goethe

Während die Goethe-Rezeption und deren Auswirkungen auf das literarische Werk und die persönliche Haltung anderer moderner deutschsprachiger 'Klassiker', allen voran die Thomas Manns, einen zumeist gut untersuchten Gegenstand der jeweiligen Forschungsliteratur bildet, hat Schnitzlers Verhältnis zu Goethe - abgesehen von einzelnen, punktuellen Hinweisen - bisher nicht das Interesse der Forschung gefunden. Das überrascht um so mehr, als Goethe zu den

---

ob ich mich an den Grenzen der Menschheit resigniere oder innerhalb einer hypothetischen Beschränktheit meines bornierten Individuums." (HA XII, S. 367)

24 J. P. Eckermann, Gespräche, a.a.O., S. 159 [29.01.1826]

25 A.a.O., S. 158-159

für Schnitzler bedeutendsten Autoren (und Persönlichkeiten) gehörte und es auch an Hinweisen hierzu bei Schnitzler eigentlich nicht fehlt.

Die Begegnung mit Goethe reicht bis in die Kindheit zurück. In *Jugend in Wien* sprach Schnitzler von seinem ihm schon sehr früh zuteil gewordenen Genuß eines *andächtigen Glücksgefühls* (JW, S. 32) gegenüber Goethe und Beethoven. Vermittelt wurden ihm Klassik und Goethe einmal durch seine bereits in der frühen Kindheit einsetzende Bekanntschaft mit dem Theater[26], in sehr viel stärkerem Maße jedoch - und mehr als durch die Eltern - durch sein Kinderfräulein Bertha Lehmann, "der in der Autobiographie mehr Platz eingeräumt wird als der Mutter".[27] Sie war es,

> "die mich dazu veranlaßte, den größten Teil meines Taschengeldes für die kleinen gelbroten Büchelchen der eben erst neugegründeten Reclam'schen Universalbibliothek zu verwenden. Mein Vater war von der Entdeckung, daß der neunjährige Bub *Die Räuber* und *Fiesko* las, zwar wenig erbaut, doch war seine Mißbilligung durch kaum verhehlten Stolz erheblich gemildert. Nun weiß ich heute freilich nicht mehr, ob jene klassischen Meisterwerke [...] schon damals wirklich den tiefen Eindruck auf mich ausübten, den zu erleben ich mir einbildete, oder ob mein kindliches Entzücken sich nicht vielmehr an dem meiner Erzieherin entzündete." (JW, S. 23)

Für Schnitzlers Jugendtagebuch (1879-1882) unterstrich Welzig die "Literarizität und Artifizialität der Notate"[28] durch den Verweis auf deren Polyphonie. Beachtenswert sei hier, "wie *in* dieser Stimme [des Gymnasiasten und Studenten] bereits unterschiedlichste Stimmen zu Wort kommen, wie der, der hier spricht, nicht nur souverän darauf verweist, was andere vor ihm gesprochen haben, sondern selbst überhaupt erst mit Hilfe 'anderer Sprachen' sprechfähig wird."[29] Welzig selbst identifizierte als eine prägende dieser "anderen Sprachen" die der Klassik: "Feinsliebchen" (Tgb. 02.04.1880; S. 39) Fanny küßte der Achtzehnjährige "Hand in Hand" und "Lipp' an Lippe" (Tgb. 15.01.1880; S. 20), wobei die Beschreibung, die sich Goethes Gedicht *An die Erwählte*[30] verdankte, "ihn nicht weniger fasziniert zu haben scheint als das Beschriebene. [...] Der Kuß des jungen Mannes aus den achtziger Jahren des 19. Jahrhunderts bedarf, um mitgeteilt zu werden, des Goethe-Zitats. Nicht *daß* geküßt wird, ist bemerkenswert, vielmehr, *wie* dieses 'nur zu bekannte' Geschehen im Journal zur Sprache kommt."[31]

---

26 "In den sechziger Jahren wohnten meine Großeltern im Carltheatergebäude, so daß meine theatralischen Erlebnisse schon aus diesem äußeren Grunde zu einer besonders frühen Epoche anheben." (JW, S. 19)

27 Hartmut Scheible: Arthur Schnitzler. Mit Selbstzeugnissen und Bilddokumenten. Reinbek 1976, S. 16; vgl. a.a.O.: "Die Geschichte der Kinderfräulein in großbürgerlichen Häusern und ihres Einflusses ist noch nicht geschrieben. Was die Kindermädchen jener Epoche zu so etwas wie kulturellen Institutionen werden ließ, war wohl die Tatsache, daß für sie Gartenlaube und Klassik noch nicht streng voneinander getrennte Bereiche waren; *Briefe, deren gebildeter, häufig überschwenglicher Ton und Stil die klassisch angehauchte Vergangenheit* nie verleugne, empfängt Schnitzler noch 1916 von seinem Fräulein [...]."

28 Werner Welzig: Der junge Mann und die alten Wörter. In: Arthur Schnitzler: Tagebuch 1879-1892. Hrsg. von der Kommission für literarische Gebrauchsformen der Österreichischen Akademie der Wissenschaften, Obmann: Werner Welzig. Wien 1987, S. 481

29 A.a.O., S. 483-484

30 Zit. n. W. Welzig, a.a.O., S. 482: "Hand in Hand! und Lipp' auf Lippe! / Liebes Mädchen, bleibe treu!"

31 W. Welzig, a.a.O., S. 481

Im Tagebuch findet sich eine Fülle solcher das 'eigene Erleben' ausdrückender direkter oder entfernter Zitate Goethes.[32]

In Schnitzlers anfänglichem Zwiespalt zwischen Wissenschaft und Kunst stand Goethe für ihn auf Seiten der Kunst. Schnitzlers mit dem Medizin-Studium oft nicht zu vereinbarende "Sehnsucht" (Tgb. 29.11.1881; S. 117) nach der Kunst hing mit seinem frühen "andächtige[n] Glücksgefühl" (JW, S. 32) gegenüber Goethe und Beethoven zusammen. Je sicherer sich Schnitzler dann der eigenen schriftstellerischen Fähigkeiten wurde, um so leichter fiel ihm schließlich seine (vordergründige) Trennung von Arzt-Beruf und Medizin. Forum der ersten literarischen Anerkennung war jener "lit.[erarische] Verein Jung Wien" (Tgb. 02.04.1890; S. 286), dessen Anfänge er im Frühjahr 1890 festhielt, und dem ab 1891 neben ihm selbst mit Salten, Beer-Hofmann, Hofmannsthal und Bahr Autoren angehörten, die die österreichische und deutschsprachige Literatur im ganzen entscheidend prägen sollten.

Jung Wien war eine Gruppierung begabter Literaten, die - anders als beispielsweise die Naturalisten in Berlin - ihre Modernität im bewußten Bezug auf die Tradition klassischer österreichischer (Grillparzer, Stifter und Feuchtersleben) und deutscher (Schiller und Goethe) Schriftsteller zu begründen suchten. Der dabei betriebene "Goethekult des Jungen Wien"[33] bildete einen "Höhepunkt der Rezeptionsgeschichte Goethes in Österreich".[34] So schrieb Bahr in seinem Essay *Die Saat Goethes*:

> "Wer ohne Goethe leben kann, mag es versuchen; auch soll er glauben, sehr modern zu sein [...]. Wir hier in Wien sind der Meinung, daß es mit dem Dämonischen nicht soviel auf sich hat, lieber wollen wir dem Apoll huldigen. Goethe dienen zu dürfen, sehen wir als das Höchste an; wir möchten, daß ein Strahl von ihm auf uns falle."[35]

Karl Kraus, anfangs Mitglied des *Jungen Wien*, wurde später einer seiner schärfsten Kritiker; seine Kritik galt hierbei auch der Goethe-Pose.[36] Der "Goethekult" des *Jungen Wien* war Teil des seine Anfänge mitbestimmenden selbstgefälligen Ästhetizismus und psychologischen Narzißmus: "Man bekam eine neue Zärtlichkeit für seine eigne Neurose" (Tgb. 7.10.1891; S. 351) notierte Schnitzler nach der Lektüre von Hofmannsthals *Gestern*. Zumindest für Bahr, Hofmannsthal und Schnitzler war jedoch die Goethe-Pose, die sie z.T. auch gegenseitig an sich kritisierten[37], nur eine vorübergehende Rezeptionshaltung, die mit der schrittweisen Überwindung ihrer egotistischen Empfindsamkeit einer ernsteren (und ernster zu nehmenden)

---

32 Weitere Beispiele bei W. Welzig, a.a.O., S. 482 ff.

33 Karl Robert Mandelkow: Goethe in Deutschland. Rezeptionsgeschichte eines Klassikers. Bd. 1: 1773-1918. München 1980, S. 227

34 A.a.O.

35 Hermann Bahr: Die Saat Goethes. In: ders.: Um Goethe. Berlin 1917, S. 43

36 Karl Kraus: Die demolirte Litteratur. Wien 1897, S. 7: "Damals, als er [Bahr] noch nicht die abgeklärte Ruhe des weimarischen Goethe besaß, war es für die Anfänger noch schwer, ihm durch das Gestrüpp seines seltsam verschnörkelten und kunstvoll verzweigten Undeutsch zu folgen. Heute, wo er Goethe copirt, findet er die meisten Nachahmer, und kaum einen seiner Schüler gibt es, der um den Unterschied zwischen einem 'Kenner' und einer 'Menge' verlegen wäre."

37 Vgl. Schnitzlers Kritik an Hofmannsthals *Die Frau ohne Schatten*: "Der allzu Goethesche Ausklang der letzten Verse wirkt fast wie absichtliche Kopie, nahezu parodistisch." (AuB III, S. 139)

Goethe-Orientierung[38] wich. Wesentliches Medium dieser selbstkritischen Überwindung war für alle drei Autoren die eigene literarische Produktion und wichtigster 'Gewährsmann' für den Weg von der selbstbezogenen Goethe-Pose zu einer weltbezogenen Goethe-Orientierung war natürlich Goethe selbst. Hofmannsthal gab 1893 mit seiner kritischen Analyse der Epoche zugleich auch eine (selbstkritische) der Autoren des *Jungen Wien*:

> "Heute scheinen zwei Dinge modern zu sein: die Analyse des Lebens und die Flucht aus dem Leben. Gering ist die Freude an Handlung, am Zusammenspiel der äußeren und inneren Lebensmächte, am Wilhelm-Meisterlichen [!] Lebenlernen und am Shakespearschen Weltlauf. Man treibt Anatomie des eigenen Seelenlebens [...]. Modern ist das Psychologische Graswachsenhören und das Plätschern in der rein phantastischen Wunderwelt. [...] modern ist die Zergliederung einer Laune, eines Seufzers, eines Skrupels [...]."[39]

Und 1902, kurz nach Abfassung des *Chandos-Briefes*, der Hofmannsthal selbst als Wendepunkt gegenüber dem nun zunehmend als problematisch empfundenen Frühwerk galt, urteilte er, wie aus weiter historischer Distanz - die Worte sind die Prognose eines fiktiven Balzac des Jahres 1842 -, über die Zeit auch seiner eigenen Anfänge:

> "Um 1890 werden die geistigen Erkrankungen der Dichter, ihre übermäßig gesteigerte Empfindsamkeit, die namenlose Bangigkeit ihrer herabgestimmten Stunden, ihre Disposition, der symbolischen Gewalt auch unscheinbarer Dinge zu unterliegen, ihre Unfähigkeit, sich mit dem existierenden Worte beim Ausdruck ihrer Gefühle zu begnügen, das alles wird eine allgemeine Krankheit unter den jungen Männern und Frauen der oberern Stände sein."[40]

Bahr kam etwa 1905 zu einem "kritischen Punkt in seinem Leben"[41], insofern er nun der Kunst nicht mehr den Vorzug vor dem "Leben" gab und die sich selbst verzehrende Hingabe des Künstlers an die Kunst in seinem *Dialog vom Marsyas* (1904) einer scharfen Kritik unterzog. Bahr unterschied hierin die Marsyas-Kunst "aus Mangel"[42] von der Apollo-Kunst "aus Fülle".[43] Galt ihm der Marsyas-Künstler als jener Künstler, der sich an seine Kunst hingibt, ohne

---

38 Für Hofmannsthal s. Mathias Mayer: Hugo von Hofmannsthal. Stuttgart Weimar 1993, S. 157: "In Hofmannsthals lebenslanger Auseinandersetzung mit der Weltliteratur bildet die Gestalt *Goethes* das Zentrum, das in alle Richtungen ausstrahlt. Die Beschäftigung mit der Oper, aber auch der Versuch, eine österreichische Identität im deutschen Sprachraum zu entwickeln, die Einschätzung Shakespeares und Balzacs, Beethovens und Hölderlins [...] - sie alle werden an dem Maßstab 'Goethe' gemessen. Auch Hofmannsthals dichterisches Werk ist Goethe überdurchschnittlich verpflichtet, denn 'vor allem und immer wieder Goethe' [...] ist der Garant dafür, daß erst in der Gestalt das Problem erledigt ist. Dabei sind es nicht ausschließlich die Dichtungen des klassischen Goethe [...], sondern es ist auch der damals weniger bekannte [...], besonders aber der späte Goethe, der Hofmannsthal fasziniert."

39 Hugo v. Hofmannsthal: Prosa I. Gesammelte Werke in Einzelausgaben hrsg. von Herbert Steiner. 2. Aufl. Frankfurt/M. 1956, S. 149

40 Hugo v. Hofmannsthal: Prosa II. Gesammelte Werke in Einzelausgaben hrsg. von Herbert Steiner. 2. Aufl. Frankfurt/M. 1959, S. 40

41 Donald Daviau: Hermann Bahr und die Tradition. In: Margret Dietrich (Hrsg.): Hermann-Bahr-Symposion 'Der Herr aus Linz'. Linz 1987, S. 35

42 Hermann Bahr: Dialog vom Marsyas. In: ders.: Kulturprofil der Jahrhundertwende. Essays von Hermann Bahr. Auswahl und Einführung von Heinz Kindermann zum 100. Geburtstag des Dichters. Hrsg. vom Land Oberösterreich und von der Stadt Linz. Wien 1962, S. 50

43 A.a.O.

daran zugleich zu wachsen, "so daß er um ebenso viel innere Schönheit, als sein Werk dem Menschen bringt, ärmer zurückbleibt"[44], dessen Werk also mehr sei als er selbst und ihn schwäche; so bezeichnete er als Apollo-Künstler denjenigen, der mehr habe als er brauche, dessen Werke geringer seien "als ihr Mensch, da sie von ihm nur enthalten, was ihm zuviel ist"[45], und der mit der Steigerung des künstlerischen Werkes zugleich die seiner Persönlichkeit bewirken würde. Man könne sich

> "billig wundern [...], daß wir für jenen höchsten Ausdruck menschlicher Not wie für diesen menschlichen Glücks denselben Namen haben. Das Gefühl, unfähig des Lebens zu sein, die Scham darüber, die Angst davor und der Wahn, das Leben ersetzen zu können, dies alles bis zu einer explosiven Beklemmung gesteigert, macht produktiv. Aber auch das Gefühl, stärker als das Leben zu sein, der Stolz darauf, die Lust, sich verschwenden zu dürfen, und die Furcht, sonst an sich zu ersticken, macht produktiv."[46]

Auch für Bahr war dabei die Analyse der Kunst Teil einer Charakterisierung der Epoche: "Es gilt nicht bloß von der Kunst, sondern von allem Tun in unserer Zeit, von der man vielleicht einmal sagen wird, es habe ihr Wesen ausgemacht, sich zu Taten zu steigern, die den Täter zerstören."[47]

Paradigma des apollinischen Künstlers (und Menschen) war für Bahr nun Goethe[48], dem es nie gelungen sei, durch ein Werk sein ganzes Wesen darzutun, und der sich selbst so weit kannte, daß er es zurückwies, mehr von sich in ein Werk zu geben als es seiner Persönlichkeit entsprach. Bahr führt als Beispiel Goethes Weigerung an, eine Tragödie zu schreiben, die dieser damit begründete, daß "seine Natur conciliant ist; daher kann der rein tragische Fall mich nicht interessieren, welcher eigentlich von Haus aus unversöhnlich sein muß".[49] Goethe war überzeugt, daß er sich "durch den bloßen Versuch zerstören könnte".[50] Zelters spätere Anmerkung, daß man eine Tragödie ja nicht schreiben könne, "da man nicht machen kann, was man muß geschehen lassen"[51] erschien Bahr als der einfachste Ausdruck für die Differenz zwischen der Kunst "aus Effekt, die sich immer von außen erst einheizen muß" und der "aus Natur, die ein lautloses Blühen und Fruchten ist: jene macht, diese läßt geschehen. Jene mutet sich im Taumel trunkener Stunden alles zu, diese niemals mehr, als ihre Natur trägt."[52]

Bahr wußte, daß sein eigenes künstlerisches Werk bis dahin eher Marsyas-Kunst aus "Mangel" denn eine apollinische aus "Fülle" oder "Charakter" war: "Daß er jedoch auch die-

---

44 A.a.O., S. 35

45 A.a.O., S. 51

46 A.a.O.

47 A.a.O., S. 48

48 Vgl. Goethe selbst: "[...] der Künstler aber steht über der Kunst und dem Gegenstande: über jener, da er sie zu seinen Zwecken braucht, über diesem, weil er ihn nach eigner Weise behandelt." (HA XII, S. 492)

49 Zit. n. H. Bahr, Dialog vom Marsyas, a.a.O., S. 56

50 Zit. n. a.a.O.

51 Zit. n. a.a.O.

52 H. Bahr, Dialog vom Marsyas, a.a.O., S. 56

sem eigenen Werk kritisch gegenübersteht, ist ein erstes Zeichen der Wendung und rechtfertigt seine Programmatik des Marsyas-Dialogs [...]."[53]

Als neuere Beispiele einer eher apollinisch-gemäßigten Charakter-Kunst nennt Bahr Hauptmann und Schnitzler: "[...] die ruhige [Kraft], die sich nicht erst zu erhitzen braucht, um zu wirken [...] ist es auch, die mir den *Einsamen Weg* so wert macht, der es in seiner wunderbar hellen und harten Technik verschmäht, an allen Nerven zu zerren [...]."[54]

Der einsame Weg (1904) war für Schnitzler selbst, wie er Bahr in einem Brief (22.02. 1904) mitteilte, von größter persönlicher Bedeutung: "Der 5.Akt bedeutet mir zuweilen etwas mehr als der Abschluß eines Dramas - ja nicht viel weniger als der Abschluß von 42 selbstgelebten Jahren" (HB, S. 85). Das Drama, erstmals um 1900 als "Egoistenstück" (Tgb. 9.08. 1902; S. 376) entworfen, kann als radikale Kritik wesentlicher Teile der eigenen Lebens- und Kunst-Haltung gelesen werden, denn in den Ästheten Sala und Fichtner wurden Rücksichtslosigkeit und soziale Isolation auch des eigenen, der Laune des Augenblicks und der Stimmungspflege verpflichteten und das Leben in Hinblick auf seine künstlerische Verwertbarkeit gestaltenden Ästhetizismus kritisch dar- und vorgestellt.[55]

Schon in *Literatur* (1902) thematisierte Schnitzler eine schriftstellerische Haltung, welche die Erlebnisfähigkeit dadurch zerstört, daß in ihr das Erlebnis nur Mittel zum Zweck der ästhetischen Verwendung ist. Schnitzler bezeichnete einen solchen Schriftsteller schon früh[56] als *Literaten* und stellte ihn idealtypisch dem *Dichter* gegenüber. In seinen erst 1927 veröffentlichten "Vorläufigen Bemerkungen" zu *Der Geist im Wort und der Geist in der Tat* hieß es hierzu:

> "Der *Dichter* ist Gestalter und Bewahrer aus innerer Notwendigkeit. In seinen schöpferischen Momenten ist ihm die ganze Welt Material für sein Werk. [...] Er ist der fließende Spiegel der Welt und bleibt es, auch wenn der Spiegel sich zeitweilig bis zur Undurchsichtigkeit trübt. Dem *Literaten* ist die Welt nicht a priori Material für sein Werk. Er ist vielmehr *auf Stoffe aus*. Er betrachtet seine Erlebnisse, seine Beziehungen, seine Stimmungen daraufhin. wie er sie etwa zugunsten seiner Produktion verwenden und ausnützen könnte. Seine *Erlebnisse* sind ihm bewußt oder unbewußt *Mittel zum Zweck*. Er ist unfähig, einem Erlebnis, einem Menschen, einer Sache *betrachtend*, also wahrhaft reinen Herzens gegenüberzustehen. [...] Beim *Dichter* ist die *Linie des Lebens* und des *Schaffens ein und dieselbe*. Beim *Literaten* sind es *zwei Linien*, die in gewissen (erhöhten) Momenten nahe zueinanderfließen, ja sich so völlig decken können, daß der Eindruck einer einheitlichen Linie hervorgerufen (und der Literat für einen Dichter gehalten) wird. Der Typus *Literat* findet sich keineswegs nur unter den Schriftstellern; *literatenhafte Einstellung* zum Leben im Sinne steter Bereitschaft zur Selbsbeobachtung, Neigung zur Selbstbespiegelung bei Vernachlässigung der zu erfüllenden wesentlichen Forderungen [...] findet sich bei vielen Menschen, die mit dem Literatenberuf nichts zu tun haben. [...] kein Literat, mag er auch Meisterwerke geschaffen haben, ist jemals ein großer Mensch gewesen." (AuB II, S. 28-29)

---

[53] Heinz Kindermann: Hermann Bahr. Ein Leben für das Europäische Theater. Mit einer Hermann-Bahr-Bibliographie von Kurt Thomasberger. Graz Köln 1954, S. 228

[54] H. Bahr, a.a.O., S. 52

[55] Vgl. hierzu Alfred Doppler: 'Der Ästhet als Bösewicht-?' (Schnitzlers Schauspiel *Der einsame Weg*). In: Modern Austrian Literature 12,1 (1979), S. 1-18

[56] Vgl. Schnitzlers Brief an Bahr vom 13.09.1901: "In diesen beiden Stücken [*Der Puppenspieler* und *Die letzten Masken*] wird nun allerdings der 'Literaten' Typus beträchtlich erweitert, dadurch aber für die 'Uneingeweihten' klarer sein. Schön wärs halt, wenn einem ein sehr scharfes Wort als Gesamttitel einfiele, das für die anderen so deutlich wäre, wie für unsereinen das Wort 'Literat' [...]." (HB, S. 71)

In Bahrs *Dialog vom Marsyas* fand Schnitzler eine Bestätigung seiner typologischen Überlegungen.[57] Paradigma des Dichters als eines *fließenden Spiegels der Welt* und damit auch 'Vorbild' für die Überwindung der eigenen Literaten-Anteile war für Schnitzler nun ebenfalls Goethe, in dessen Werken "nicht nur ein allgemeines Bild der Menschheit, sondern auch die Epoche selbst [...] einen klarern Ausdruck findet als in den Schriften all derjenigen, die damals das taten, was Reporter von heute servieren" (AuB III, S. 82). Goethe, "der größte Geist, den die Deutschen in dem Jahrhundert gehabt haben" (HvH, S. 22)[58], war für Schnitzler vorbildhaft in seiner künstlerischen und (hiervon eben nicht zu trennenden) menschlich-persönlichen Haltung. Die eigene hypochondrische Disposition wird an Goethes "Ethos" gemessen und diesem selbstkritisch gegenübergestellt:

> "Goethe über seine eignen Werke, Faust Band ausgelesen. Wie fühlt man sich da. Vom Genie will ich nicht reden; aber das Ethos. Welche Frommheit in höchstem Sinne! Auch mit 82 sein Tagewerk verrichten, als wär man 20.- Dies sind die tiefsten Gegensätze: Frommheit und Hypochondrie.-" (Tgb. 25.10.1908; S. 362)

Schnitzlers Tagebuch und Briefwechsel bezeugen eine lebenslange kontinuierliche Rezeption des Goethe'schen Werkes.[59] Dabei ziehen sich direkte und indirekte Goethe-Zitate nicht nur durch das Jugendtagebuch, sondern durch sämtliche persönlichen Notizen und Briefe.[60] Goethe war Schnitzler stets gegenwärtig[61], die Auseinandersetzung mit ihm reichte bis in den Traum.[62]

---

57 "Den Marsyas (Correctur, von Bahr geschickt) zu Ende gelesen, und anschließend daran Notizen geschrieben, eine graphische Erklärung den Unterschied zwischen Künstler und Literaten betreffend, gefunden, die mich sehr beruhigte.- Bahr abend da, lang mit ihm und Olga auf dem Balkon [...] Über den Marsyas; Literaten, Künstler [...]." (Tgb. 7.08.1904; S. 82)

58 Das Zitat heißt genau: "Hebbel war wohl nach Goethe der größte Geist, den die Deutschen in dem Jahrhundert gehabt haben [...]." (HvH, S. 22)

59 "Las wieder einmal Egmont" (Tgb., 29.04.1917; S. 39); "[...] Schiller Goethe Briefwechsel, zum 2. Mal" (Tgb., 24.12.1917; S. 100); "N.d.N. begann ich Wahrheit und Dichtung wieder (zum 3.Mal) zu lesen" (Tgb., 31.10.1919; S. 303) - sind nur wenige Beispiele. Die genauen Verzeichnisse sowohl der Tagebücher als auch der Briefeditionen erlauben mühelos die Rekonstruktion der Rezeption (zumindest, soweit sie darin festgehalten wurde).

60 So, wenn der Neunundzwanzigjährige am Jahresende in seiner Bilanz vom "Fortschreiten nach mancher Richtung" (Tgb., 31.12.1891; S. 359) spricht oder der Sechsundsechzigjährige einen Brief mit den Worten beschließt: "*Und so fortan* pflegte in solchen Fällen Einer zu sagen, der die rechten Worte zu finden gewohnt war." (Br II, S. 555)

61 So, wenn er es ablehnte, *das* österreichische Drama zu schreiben, denn: "*Das* österreichische Drama wird [...] nie geschrieben werden, einfach deshalb, weil es ebenso eine *Idee* (im Sinne jenes Schiller-Goetheschen Gespräches) vorstellt, die niemals zur Realität werden kann, wie die Urpflanze" (Br II, S. 5); oder, wenn er im letzten Satz von Gustav Mahlers 3. Sinfonie fand, hierin sei "die Goethe Empfindung ausgedrückt ... *Süßer Friede, komm ... etc.*" (Tgb. 4.11.1906; S. 231). Schnitzlers wichtigster Roman, *Der Weg ins Freie*, worin "ein Lebensjahr des Freiherrn von Wergenthin geschildert [wird], in dem er über allerlei Menschen und Probleme und über sich selbst ins Klare kommt" (GB, S. 97), sollte "auf der großen Linie der deutschen Romane Meister, Heinrich, Buddenbrooks, Assy (?) liegen" (Tgb. 6.01.1906; S. 177); als Schnitzler ein Jahr später dem "Roman gegenüber ein schlechtes Gefühl" (Tgb. 20.01.1907; S. 249) ergreift - "Als wär er im ganzen verhaut. Eine von Reflexionen und Dialogen aufgeschwemmte Novelle" (ebd.) -, beginnt er noch am gleichen Tag "wieder den 'Wilhelm Meister' zu lesen" (ebd.). Goethe war jedoch auch 'gegenwärtig' in der Wahrnehmung von Verwandten und Bekannten: die "imposante und etwas einschüchternde Erscheinung" (JW, S. 17) Philipp Scheys, eines jüngeren Bruders seines Urgroß-

5. Schnitzler als skeptischer Naturforscher der Seele

5.1 Skepsis

In seinem ersten *Wiener Brief* (1922) würdigte Hofmannsthal Arthur Schnitzler als "Arzt und Sohn eines Arztes [...] Beobachter und Skeptiker von Beruf, ein Kind [...] des endenden 19. Jahrhunderts, einer skeptischen, beobachtenden und 'historischen' Epoche [...]."[63] So sehr der Freund den Skeptiker schätzte[64], so oft wird dennoch diese Skepsis ihm vorgeworfen worden sein. Daß Skepsis mit Liberalität und Rationalität bei Schnitzler eine Einheit bildeten und sich gegenseitig begründeten, darauf weist ein Aphorismus, worin er diese Haltung einem verbreiteten Vorwurf gegenüber rechtfertigte und zugleich relativierte:

> "Ihr mögt mich ruhig einen Liberalen, einen Rationalisten und einen Skeptiker nennen; - ich nehme es gerne hin und keineswegs als Vorwurf, wie es von Euch gemeint ist. Denn so sehr ich mir wünschte, die Menschen im Genusse völliger Freiheit zu sehen, ich weiß wohl, daß die wenigsten etwas Vernünftiges mit ihr anzufangen [...] wüßten. Und so gerne ich in Ermanglung jedes andern Hilfsmittels zur Erforschung geringerer und höherer Wahrheiten meinen Verstand zu nützen versuche, ich spüre dessen Unzulänglichkeit und Begrenzung nach allen Seiten; und was endlich meine Zweifel anbelangt, so ist in ihnen so viel Andacht, daß sie der Frömmigkeit immer noch verwandter sein dürften als das, was Ihr Euern Glauben nennt." (AuB I, S. 22)

Schnitzler setzte dabei Skepsis nicht absolut, sondern verhielt sich auch ihr gegenüber *skeptisch*. Grundsätzlich unterschied er zwei Formen der Skepsis:

> "Die eine Art: zweifeln um jeden Preis, die andere: nichts ohne Prüfung gelten lassen. Im ersteren Sinne ist Skepsis nichts als Leichtgläubigkeit mit negativem Vorzeichen, und ein solcher Skeptiker unterscheidet sich von dem Leichtgläubigen vielleicht nur durch Mangel an Naivität und durch Überheblichkeit. Die Skeptiker der anderen Art aber erfüllen nur ihre Menschenpflicht, wenn sie sich über Tatsachen und Erscheinungen genaue Rechenschaft abzulegen

---

vaters, konnte er "im inneren Bild" (ebd.) nur schwer von der "des alten geheimrätlichen Goethe auseinander[]halten" (ebd.). Andererseits aber heißt es auch: "Leyst sitzt da wie ein etwas vertrottelter Goethe, oft zerstreut, immer im Aug, inwiefern ich ihm für seine Angelegenheiten nützen könnte; im ganzen Gemisch von Universalgenie, Naivling, Mattoidem, Hochstapler, Größenwahnsinnigem; aber eine Erscheinung, die interessant bleibt und auf die man wohl hineinfallen kann.-" (Tgb., 1.02.1917; S. 16)

62 "Traum. Sitze mit Goethe und Eckermann an einem Tisch. Zwischen Goethe und Eckermann irgend ein junges Wesen (P. M.?). Goethe tätschelt ihren Nacken; ein ganz junger Bursch kokettirt auch mit ihr. Ich weise Goethe hinaus. Er geht ruhig. Ich bereue, eigentlich aber hab ich Eckermann hinaus gewiesen und sage zu Goethe, im Bedürfnis, gebildet zu reden: 'Bitte mir das zu gute zu halten.'" (Tgb., 20.09.1900; S. 336-337)

63 Hugo v. Hofmannsthal: Reden und Aufsätze II: 1914-1924. Gesammelte Werke in zehn Einzelbänden, hrsg. von Bernd Schoeller in Beratung mit Rudolf Hirsch. Frankfurt/M 1979, S. 276

64 Auch Freud achtete gerade den Skeptiker Schnitzler und fühlte sich ihm durch seine Skepsis 'unheimlich vertraut'; vgl. H. Schnitzler (Hrsg.), a.a.O., S. 97: "Ihr Determinismus wie Ihre Skepsis [...] berührte mich mit einer unheimlichen Vertrautheit."

suchen, ehe sie sich entschließen, sie anzuerkennen, sie sind die Fragenden, Betrachtenden, Forschenden, also die wahrhaft Frommen." (ebd., S. 26-27)[65]

Seine Skepsis galt (Natur)Wissenschaft, Philosophie und Religion gleichermaßen und betonte die anthropomorphe Konstituierung jeder Erkenntnis und jedes Glaubens durch primär erkenntnis- und glaubensfremde Interessen:

> "Von der verwirrenden Vielfältigkeit der Einzelerscheinungen retten wir uns zu der trügerischen Gesetzmäßigkeit naturwissenschaftlicher Systeme; von der dämmerigen Unfaßbarkeit menschlicher Schicksale zur schillernden Helle philosophischer Betrachtungen; von den erschütternden Rätseln der Unendlichkeit zu den ragenden Symbolen der Gottheit, in deren tiefen Schatten die Qual des Zweifels zur Demut des Glaubens sich beruhigt: - und so sind wir stets auf der Flucht aus der chaotischen Wahrheit, die wir weder zu fassen noch zu ertragen imstande gewesen wären, in den trügerischen Trost einer willkürlich geordneten Welt." (ebd., S. 30)

Skepsis bestimmte seine geistige Haltung von Jugend an. Schon dem Jüngling war alles "Dogmatische, von welcher Kanzel es auch gepredigt und in welchen Schulen es gelehrt wurde, [...] durchaus widerwärtig, ja [...] im wahren Wortsinn indiskutabel" (JW, S. 93).[66] Und sie verschärfte sich durch die mit dem Zusammenbruch des Liberalismus[67] verstärkt sich ausbreitende kulturelle Orientierungslosigkeit ("Wert-Vakuum"), die ganz neuen Formen sozialer Fanatismen (Antisemitismus, Militarismus, Nationalismus) Gelegenheit zur Entfaltung bot.

Wenn der Fünfzigjährige in der Autobiographie rückblickend erklärt, er "beruhigte" sich früh "mit dem wahrscheinlich ketzerischen, sicher unverschämten Gedanken, daß ich, was ich für meinen Teil eben an Religion oder Philosophie bedürfte, doch selber finden oder erfinden müßte, um es für mich überhaupt gebrauchen zu können" (ebd., S. 94) - ein Gedanke, in dem ja doch auch aufgeklärt-klassisches Erbe zumindest anklingt[68] -, so spricht das Tagebuch des Achtzehnjährigen hinsichtlich des Ertragens dieser Skepsis gelegentlich eine ganz andere Spra-

---

65 Vgl. Schnitzlers Brief an Suzanne Clauser vom 6.08.1929: "denn zweifeln, kritisieren hat mit negieren sehr wenig zu tun und alles Positive beruht nur auf dem *Zweifel* (besser auf der *Frage*)" (Br II, S. 615); s.a. den Brief an Georg Brandes vom 9.12.1915: "Und ich glaube, daß die Angelegenheiten der Welt von den Bernhardis [...] erheblicher gefördert werden, als von den Pflugfelders, von den Gerechten mehr als von den Rechthaberischen, von den Zweiflern mehr als von den Dogmatikern aller Parteien; und je älter ich werde, um so vernehmlicher pfeife ich auf diejenigen Leute, die a priori mit sich einverstanden sind [...]." (GB, S. 116)

66 Der Siebenundsechzigjährige schrieb seinem Sohn (am 13.06.1929): "[...] es wird mir immer klarer, dass Dogmatismus doch überhaupt nur als eine Form des Wahnsinns verstanden werden kann [...]." (Br II, S. 605)

67 Schnitzler schrieb selbst in seiner Autobiographie: "Nicht ungestraft habe ich meine Kindheit und meine erste Jünglingszeit in einer Atmosphäre verbracht, die durch den sogenannten Liberalismus der 60er und 70er Jahre bestimmt war. Der eigentliche Grundirrtum dieser Weltanschauung scheint mir darin bestanden zu haben, daß gewisse ideelle Werte von vornherein als fix und unbestreitbar angenommen wurden, daß in den jungen Leuten der falsche Glaube erweckt wurde, sie hätten irgendwelchen klar gesetzten Zielen auf einem vorbestimmten Wege zuzustreben [...]. Man glaubte damals zu wissen, was das Wahre, Gute und Schöne war, und das ganze Leben lag in großartiger Einfachheit da." (JW, S. 319)

68 Vgl. Goethe: "nirgends fand ich Aufklärung nach meinem Sinne: denn am Ende kann doch nur ein jeder in seinem eignen Sinne aufgeklärt werden" (HA XIII, S. 26); "Jeder Mensch muß nach seiner Weise denken; denn er findet auf seinem Wege immer ein Wahres oder eine Art von Wahrem, die ihm durchs Leben hilft." (HA XII, S. 465)

che: "Wenn ich doch zum Henker *Principien* herauskriegen könnt! Ich bleib immer bei dem naiven Urtheilen von Fall zu Fall - und auch da bin ich unsicher" (Tgb. 17.04.1880; S. 42). Und es ist fast schon eine Ironie des Befindens, daß die abendliche selbstbewußte Feststellung, "ein Dichter für Schwindelfreie" (Tgb. 23.12.1917; S. 100)[69] zu sein, mit einem morgendlichen "Schwindelanfall, gleich vorübergehend, ohne weitere Symptome (Labyrinth?)" (Tgb. 24.12.1917; ebd.) gleichsam 'quittiert' worden ist.

Die zweite Form der Skepsis, die der "genaue[n] Rechenschaft" (AuB I, S. 27), kommt derjenigen nahe, welche Goethe als "tätige Skepsis" (HA XII, S. 406) bezeichnet hatte und als eine Skepsis charakterisierte, "welche unablässig bemüht ist, sich selbst zu überwinden, um durch geregelte Erfahrung zu einer Art von bedingter Zuverlässigkeit zu gelangen" (ebd.). Es ist die Erkenntnishaltung, die der als vorurteilslosen "Anschauung" (MS, S. 173)[70] des "denkenden Arztes"[71] erstrebten entspricht, die von der Beobachtung ausgeht, sich für die Empirie offen hält und nicht mit selbstgenügsamen theoretischen Konstruktionen a priori gegen Widersprüche abdichtet.[72] Ihre Genese läßt sich gerade an Schnitzlers *Medizinischen Schriften* näher illustrieren:

---

[69] "Relativist mag ich sein, bin ich; der viele, allzu viele Werthe kennt - und sie (vielleicht allzu beflissen, allzu dialektisch) gegen einander abwägt.- 'Glaube' steht nun hoch im Curs. [...] Ja ich bin allerdings ein Dichter für Schwindelfreie." (Tgb. 23.12.1917; S. 99-100)

[70] In seinen 1889 erschienenen *Silvesterbetrachtungen* wies Schnitzler dem Arzt kraft dessen naturwissenschaftlichen Bildung eine besondere Stellung zu: "Und derjenige, der anthropozentrische Naturwissenschaft treibt, der Arzt, den seine ganze Studienrichtung zur *Anschauung* führt, der *sehen* lernen muß wie kein anderer, in das Geheimnis des Organischen sich am tiefsten einschleicht, gerade der müßte, wenn er das Zeug hat, seinen Beruf richtig aufzufassen, in den Reihen der Vorurteilslosen am weitesten vorangeschritten sein. Die mächtige Eindringlichkeit des Geschauten, Empfundenen und Erfaßten müßte ihn erschüttern und überzeugen" (MS, S. 174). Eine genaue vorurteilslose *Beobachtung* ist darum auch wichtiges Kriterium in seinen Rezensionen: die Ausführungen Bouverets würdigte er als die "eines scharf beobachtenden und kenntnisreichen Gelehrten" (ebd., S. 310); und auch Wilhelm Fliess, in jenen Jahren enger und wichtiger Freund Freuds, wird als ein "sehr feiner Beobachter" (ebd., S. 312) geschätzt; ähnlich auch Holsts "von eigener vorurteilsloser Beobachtung zeugend[es]" (ebd., S. 248) Werk über *Die Behandlung der Hysterie, der Neurasthenie und ähnlicher allgemeiner funktioneller Neurosen*. An Bernheims *Die Suggestion und ihre Heilwirkung* (1888/89) bewunderte er "die tiefe Beobachtung" (ebd., S. 211); ebenso überzeugte ihn "die scharfe Beobachtungsgabe des hochgelehrten Verfassers" (ebd., 242) Richet in dessen experimentellen Untersuchungen über Telepathie u.ä.. An anderer Stelle mahnte Schnitzler, jeden "neue[n] Beobachter, der seine Erfahrung mitteilt" (ebd., S. 216), zu beachten.

[71] Eine in Schnitzlers *Medizinischen Schriften* immer wiederkehrende Wendung (MS. S. 224, 228, 292, 315); vgl. hierzu Frank Nager: Goethe - Der heilkundige Dichter. Frankfurt/M Leipzig 1994, S. 220-221: "Der Begriff vom *denkenden Arzt* begegnet uns bei diesem Dichter [Goethe] immer wieder. Er scheint darunter jene Mediziner zu verstehen, die [...] *Vernunft und Wissenschaft, des Menschen allerhöchste Kraft*, sorgfältig pflegen, sich aber nicht allein auf ihr Wissen beschränken. Jene Ärzte sind gemeint, die nicht nur enzyklopädische Kenntnisse anhäufen, sondern deren *Seele bey langem Denken aus dem manichfaltigen ins einfache* vordringt, immer wieder in das Wesentliche, Grundsätzliche gelangt und in der Fülle der Fakten erkennt, worauf es eigentlich ankommt. Denkende Ärzte beherzigen, daß sie, als erstes Gebot, viel wissen und ihren eigenen Sinnen trauen müssen; zusätzlich aber sind sie fähig zu originellen *Gedanken, die aus ihnen selbst entspringen*, die nicht angelernt, dumpfsinnig übernommen sind."

[72] Vgl. hierzu Richard Toellner: art. 'Medizin. Frühe Neuzeit' In: Joachim Ritter und Karlfried Gründer (Hrsgg.): Historisches Wörterbuch der Philosophie. Basel Stuttgart 1980, S. 986: "Da M.[edizin] es mit dem Menschen, seiner Leiblichkeit, seiner körperlichen und seelischen Befind-

- Wie kein anderes Phänomen zwang die allgegenwärtige *Hysterie*, für die ein organisches Substrat nicht feststellbar war, zum Eingeständnis der Grenzen des streng materialistischen Paradigmas und der Bereitschaft, den Wissenschaftsbegriff für eine erweiterte Methodik zu öffnen. Gerade hier, "wo das Seziermesser des Anatomen vergebens den Veränderungen nachzugehen bestrebt ist, die der Kliniker nachzuweisen imstande war", finde "die Phantasie des geistreichen Arztes ein ergiebiges Feld für seine Deduktionen und Ansichten" (MS, S. 90), deren Bedeutung nicht dadurch eingeschränkt würde, daß die Probe am Leichentisch fehle, erklärte Schnitzler 1887 in der Rezension von Charcots *Neue[n] Vorlesungen über die Krankheiten des Nervensystems, insbesondere über Hysterie*. Er mahnte darum zu "parteilose[m] Ernst" und wandte sich gegen "die Geister, die stets verneinen" (ebd., S. 92). In den folgenden Jahren hob er gerade für die Hypnose und Suggestion deren "streng wissenschaftliche[n]" (ebd., S. 292) Charakter hervor und forderte die vorurteilslose Prüfung als eine *arztethische* Haltung.[73] Es gäbe nicht nur einen blinden Glauben, sondern auch einen "blinde[n] Zweifel, der in gleicher Weise wie jener ein großes Hemmnis auf dem Weg des Fortschrittes vorstellt" (ebd., S. 184).
- In seiner Rezension von Lombrosos *Der geniale Mensch* (1890) wandte Schnitzler die am zuvor so festgefügt und in vieler Hinsicht erfolgreich erscheinenden materialistischen Paradigma erfahrene *Vorläufigkeit einer wissenschaftlichen Theorie* ins Grundsätzliche:

> "Wo sind denn eigentlich die Grenzen [zwischen gesund und krank]? In Wahrheit hat sie ja doch noch niemand gefunden, und man hat oft genug schon eigentümliche Verwandtschaft entdeckt, wo man starren Gegensatz vermutet. Wir sind so rasch mit dem Systemisiren bei der Hand; wir bringen aber eigentlich viel öfter Ordnung in unsere Gedanken als in die Sachen.

---

lichkeit [...] zu tun hat, und sie dabei immer unter dem Imperativ ihres Auftrages steht, dem konkreten Individuum in seiner konkreten individuellen Situation Rat und Hilfe zu schaffen, muß sie drei Anforderungen genügen: a) M. muß prinzipiell offen sein für jedes und alles Wissen, das über die Leiblichkeit und Befindlichkeit des Menschen im Beziehungsgefüge seiner natürlichen und sozialen Umwelt zur Verfügung steht; b) M. muß interessiert sein an jeder Methode, die dieses Wissen erschließt, sammelt, ordnet, erweitert, prüft, sichert und legitimiert, denn je umfassender und gewisser das Wissen, um so sicherer und breiter ist die Grundlage des ärztlichen Handelns; c) die M. muß ihr Wissen, das als gesichertes Wissen nur aus allgemeinen Sätzen bestehen kann, auf den Einzelfall anwenden und ihre Erfahrung, die als Erfahrung immer nur punktuell ist, auf allgemeine Regeln bringen können [...]." Horst Thomé: Vorwort. Arthur Schnitzlers Anfänge und die Grundlagenkrise der Medizin. In: Arthur Schnitzler: Medizinische Schriften. Frankfurt/M, S. 11-59 übersieht m.E. in seiner Kritik an Schnitzlers "Widersprüchlichkeiten" (a.a.O., S. 41) in dessen *Medizinischen Schriften* die wissenschaftstheoretische Sonderstellung der Medizin als einer primär *praktischen* Wissenschaft, der die 'reine Erkenntnis' den Zielen der Praxis stets untergeordnet bleibt; vgl. hierzu auch Wolfgang Wieland: Strukturwandel der Medizin und ärztliche Ethik. Philosophische Überlegungen zu Grundfragen einer praktischen Wissenschaft. Heidelberg 1986

73 "Wenn in späteren Jahren einmal einer sich hinsetzen wird, um eine Geschichte der hypnotischen Frage zu schreiben, da kann sich wohl zu gleicher Zeit mancher tiefe Einblick in die ethischen Verhältnisse des ärztlichen Standes ergeben, und man wird sich staunend sagen, daß es auch diesmal nur wenigen gelungen, sich von dem vergänglichen Standpunkt der Partei auf den unvergänglichen der reinen Wissenschaft zu erheben. Es ist wenigen gegeben, ohne vorgefaßte Meinung in das Heiligtum der Idee zu treten. Jeder bringt etwas mit; der eine den blinden Glauben des Fanatikers, der andere die spöttische Zweifelsucht des Verstockten. Man will finden, was man ja eigentlich früher schon gewußt hat; man will in jedem Falle recht gehabt haben, und dazu gehört nur eines: sich nicht überzeugen lassen." (MS, S. 210-211)

Und dann kommt eben von Zeit zu Zeit einer, der uns auf diesen Irrtum aufmerksam macht, der mit den Vorurteilen aufräumt, die Schablonen zerbricht und - dann - ja dann! Das ist nun eben die Frage. Wir warten auf die Wahrheit und bekommen wohl bestenfalls nur eine neue Schablone? - Dies ist nun einmal der Weg, den wir gehen. Das letzte Bestreben, die Wahrheit zu finden, müssen wir für eine Zeit als die Wahrheit selbst gelten lassen. - So ist ja wohl auch kein Zweifel, daß in einer späteren Zeit auch *Lombroso* überholt werden wird. Er hat viel zur Psychologie des Genies beigetragen; erklärt hat er es uns nicht." (MS, S. 234)[74]

- Das Bewußtsein der Vorläufigkeit und Unabgeschlossenheit des gegenwärtig gültigen Wissens und das *Postulat der vorurteilslosen Prüfung* bedingten zugleich eine *Offenheit* für die Kenntnisnahme und Erforschung auch fremdartiger und zunächst abwegig erscheinender Phänomene. In seiner Rezension von Richets *Experimentelle[n] Studien auf dem Gebiete der Gedankenübertragung und des sogenannten Hellsehens* (1890) folgte Schnitzler der streng empirisch-experimentellen Methodik des Verfassers, Professor für Physiologie in Paris, der für seine experimentellen physiologischen Studien 1913 den Nobelpreis erhielt, in der Untersuchung so absonderlicher Erscheinungen wie Fernschlaf, Ferndiagnosen, Gedankenlesen oder Hellsehen: "Es ist schwer möglich, in einem kurzen Referate einen Begriff von den merkwürdigen Tatsachen zu geben, welche uns in dem vorliegenden Buch mitgeteilt werden. Die Glaubwürdigkeit sowie die scharfe Beobachtungsgabe des hochgelehrten Verfassers anzuzweifeln, geht keineswegs an, und so wird man sich schon mit der Auffassung befreunden müssen, daß es wahrhaftig noch manche Dinge zwischen Himmel und Erde gibt, von denen sich unsere Schulweisheit nichts träumen läßt" (MS, S. 242-243). Nicht übergangen werden dürften des Autors "Bemerkungen [...] über die Vorsichtsmaßregeln und über den Zufall beim Experimentieren" (ebd., S. 247). Denn gerade "aus diesen letzteren Abschnitten wird der echt wissenschaftliche Ernst ersichtlich, mit welchem *Richet* an seine Arbeit herangetreten, und man wird ihm die Berechtigung der Schlußworte des Buches nicht absprechen können, die lauten: 'Ich habe denen Mut machen wollen, welche sich etwa zu kompromittieren fürchten, wenn sie das landläufige Gebiet der offiziellen Wissenschaft verlassen.'" (ebd.).

Schnitzlers *skeptische Offenheit* blieb dabei im Kern *rational*. Thomés Tadel, Schnitzler habe sogar "parapsychologische Forschungen [...] mit offenkundiger Aufgeschlossenheit besprochen"[75], übersieht, daß Schnitzlers Aufgeschlossenheit der experimentellen rationalen *Methodik* auch befremdenden Phänomenen gegenüber galt, die diese dem Bereich des Parapsychologischen dadurch ja gerade entzog. Denn Richets Untersuchung war selbst keine parapsychologische Forschung, sondern eine experimentelle Studie *über* Parapsychologie. Als 'irrational' erweist sich damit Thomés Vorurteil, das sich einer rationalen Überprüfung des vordergründig Abwegigen, Absonderlichen oder Ungewöhnlichen[76] verschließt, und nicht Schnitzlers Eingeständnis der Grenzen der Vernunft. In einem späteren Aphorismus heißt es hierzu:

---

[74] Thomés Behauptung (H. Thomé, Vorwort, a.a.O., S. 39) Schnitzler habe "die Bedeutung der theoretischen Konstruktion in den Wissenschaften unterschätzt", läßt sich darum so nicht aufrecht erhalten.

[75] A.a.O., S. 39

[76] Ähnliche Untersuchungen werden auch gegenwärtig durchgeführt, z.B. in der MANTRA-Studie, die bei der diesjährigen (1999) Jahrestagung der American Heart Association vorgestellt wurde; vgl. Peter Stiefelhagen: Ein Fingerzeig Gottes? In: Der Hausarzt 3 (1999), S. 6: "In der MANTRA-Studie (Monitor and Actualization of Noetic Training) wurden 150 Patienten mit einer in-

"In der letzten Zeit wird der Verstand gar übel behandelt, ja von den Mystikern, Okkultisten und Frommen geradezu verhöhnt, weil er sich unfähig erweist, alle Fragen zu beantworten, die an ihn gestellt werden. Hat er sich das jemals eingebildet? Hätte er's getan, verdiente er nicht mehr Verstand zu heißen. Er kennt sich und er kennt seine Grenzen. Er weiß, daß er nichts ist als ein bescheidenes Licht im Dämmer der Unendlichkeit, aber immerhin das einzige, das uns zur Verfügung steht. Er leuchtet wohl nur in die nächste Umgebung; aber sollen wir es darum ausblasen und völlig im Dunkel gehen, wenn wir nicht zu den Glücklichen gehören, denen jenes unsichere Flimmern von oben genügt?" (AuB I, S. 29)[77]

Bewußte Rationalität stellte er dabei der *Metaphysik*, dem *Okkultismus* und dem *Unbewußten* gegenüber:

"Der Eintritt in das Gebiet metaphysischer Probleme sollte nur denjenigen Geistern gestattet sein, die sich einer solchen Erlaubnis durch anständiges Betragen innerhalb des Gebiets der allgemein zugänglichen Realitäten würdig erwiesen haben; die Beschäftigung mit dem Okkultismus müßte jedem verwehrt sein, der nicht innerhalb des relativ Offenbaren ausreichend Bescheid weiß: endlich dürfte niemandem das Recht eingeräumt sein, sich in den Regionen des Unbewußten zu bewegen, der nicht die der Bewußtheit nach allen Richtungen gewissenhaft bis an die Grenzen der Helligkeit abschritt. Aber natürlich sind es gerade diese schwer kontrollierbaren, unsicher begrenzten Reviere der Metaphysik, des Okkultismus und des Unbewußten, wo den Abenteurern, Spekulanten und Hochstaplern des Gedankens am wohlsten ist. Und sie mögen von ihren Ausflügen in jene Gebiete die wirrsten oder erlogensten Berichte mit nach Hause bringen, es wird niemals an Narren und Dummköpfen fehlen, die ihnen gläubiger lauschen als den Forschern, die Beruf, Verantwortung und Mut zu ihren Entdeckungsreisen prädestiniert hat." (ebd., S. 75)[78]

---

stabilen Angina pectoris randomisiert [nach dem Zufallsprinzip auf zwei Gruppen verteilt], um den Einfluß unorthodoxer Behandlungsmöglichkeiten zu erfassen. So wurden Christen, Juden und Buddhisten in der ganzen Welt, die die betroffenen Patienten persönlich nicht kannten, gebeten, diese mit namentlicher Nennung in ihre täglichen Gebete einzuschließen. Keiner der Patienten wußte jedoch, ob in der Tat für ihn gebetet wurde oder nicht. Die Ergebnisse dieser Studie sind auch für den als Wissenschaftler anerkannten Studienleiter [...] überraschend [...]: Die strenge kontinuierliche Überwachung der Patienten während ihres Krankenhausaufenthaltes ergab, daß bei den Patienten, die in die tägliche Fürbitte eingeschlossen wurden, nur halb so oft neue Myokardischämien auftraten wie in der 'unbehandelten' Gruppe [...]. Schwerere Ereignisse wie Myokardinfarkt, bezw. akuter Herztod wurden in der mit Gebeten behandelten Gruppe gar nicht, in der Standardgruppe dagegen bei 6,7% beobachtet. Auch das subjektive Wohlbefinden war bei den 'bebeteten' Patienten deutlich besser. Die Reaktion auf diese klinische Studie ist unterschiedlich."

[77] Vgl.: "Der Mystiker hat insofern gewiß recht, als es tatsächlich Dinge zwischen Himmel und Erde, ja auf der Erde selbst gibt, von denen unsere Schulweisheit nichts träumt. Aber er hat unrecht sich über die Leute erhaben zu dünken, die sich, soweit es eben möglich, ihrer Vernunft bedienen, um zu erforschen, was eben noch erforschbar ist oder scheint. Der Rationalist hat gewiß recht, wenn er auf das kostbare, ja in diesem Fall einzige Hilfsmittel der Vernunft nicht früher verzichtet als es eben versagt. Aber er soll nicht über die Leute lächeln, die finden, daß die Vernunft zur Erklärung mancher Dinge nicht ausreicht und niemals ausreichen wird." (AuB II, S. 208)

[78] Vgl.: "Hüte dich davor, dich mit Leuten in Diskussionen einzulassen, die allzu rasch mit Gegengründen aus dem Gebiet des Metaphysischen und des Unbewußten bei der Hand sind. Es sind Feiglinge des Gedankens, die [...] sich in die Büsche der Unverantwortlichkeit zu schlagen vorziehen und, aus dem Hinterhalt, Giftpfeile von Phrasen, Paradoxien und Überheblichkeiten abschnellen und die Undurchdringlichkeit, die sie um sich verbreiten, als innere Erleuchtung, wenn nicht als Begnadung von oben ausgeben." (AuB I, S. 34)

Einsicht in die Grenzen der wissenschaftlichen Theoriebildungen und ihrer technischen Umsetzungen bedeutete für Schnitzler, den die "Nachricht von Lindberghs Überquerung New York - Paris im Aeroplan in 36 Stunden [...] bis zu Thränen erschütter[n]" (Tgb. 22.05.1927; S.48) konnte, auch später nicht deren grundsätzliche Ablehnung: "Nur die Wissenschaft durch lebensrettende Operationen, durch Entdeckung von schmerzstillenden Mitteln hat das Maß des körperlichen Leidens um ein Geringes verringert" (AuB II, S. 143).

5.2 Naturforscher

Schnitzlers Denken blieb zeitlebens wissenschaftsbezogen. Dabei bewahrte ihn seine skeptische Haltung jedoch vor einer naiven Absolutsetzung wissenschaftlicher Theorien. Bei allem Zwiespalt zwischen Wissenschaft und Kunst[79] beklagte doch schon der junge Mann, "die Menschheit" werde von Jugend auf "zur Dummheit erzogen", indem schon in der Schule "unklare, mystische unnaturwissenschaftliche also unnatürliche, ja geistlose Anschauungen" (Tgb. 31.05.1880; S. 59) gelehrt würden. Und: "[...] vielleicht schreib' ich wirklich, wenn ich mit fünfzig Jahren noch lebe eine 'Naturphilosophie'" (Tgb. 25.06.1880; S. 66). Hierin wäre es wohl um so grundsätzliche und spekulative, dennoch den Erkenntnishorizont der Naturwissenschaften begründende Fragen gegangen wie die nach dem Verhältnis von 'Kraft' und 'Materie': "Kah.[ane] verfocht heute mir gegenüber seine Weltanschauung; er glaubt nur an die Kraft und läugnet die Materie, deren alleiniges Dasein meine Ansicht ist" (Tgb. 28.06.1880; S. 68-69). Der Sechsundzwanzigjährige sprach dann vom Privileg des naturwissenschaftlich gebildeten Arztes:

> "Und derjenige, der anthropozentrische Naturwissenschaft treibt, der Arzt, den seine ganze Studienrichtung zur *Anschauung* führt, der *sehen* lernen muß wie kein anderer, in das Geheimnis des Organischen sich am tiefsten einschleicht, gerade der müßte, wenn er das Zeug hat, seinen Beruf richtig aufzufassen, in den Reihen der Vorurteilslosen am weitesten vorangeschritten sein. Die mächtige Eindringlichkeit des Geschauten, Empfundenen und Erfaßten müßte ihn erschüttern und überzeugen." (MS, S. 174)

Auch nach Aufgabe seiner eigentlichen ärztlichen Praxis bildeten wissenschaftliche Vorstellungen eine durchgängige Grundlage seines Welt- und Selbstverständnisses: so, wenn er Hermann Bahr erklärte, ihre "zeitweiligen Entfremdungen" seien "ja wahrscheinlich bei Naturen wie die [!] unseren entwicklungsphysiologisch bedingt, daher notwendig [...] (Du siehst ich bin immer 'wissenschaftlich')" (HB, S. 69); oder, wenn er über die möglichen physiologischen Ursachen eigener künstlerischer Mängel spekulierte: "Mein künstlerisches Wesen. Meine Empfindung darüber, vergleichsweise: Gute Geige mit schöner Resonanz; aber eine gewisse Unfähigkeit, die Saiten mit absoluter Sicherheit oder Intensität zu spannen.- Physiol.[ogische] Gründe, meinem krampfgeneigten Wesen entsprechend, wahrscheinlich vasoconstrict.[orische]

79 "Ich fühl' es schon, die Wissenschaft wird mir nie das werden, was mir die Kunst schon jetzt ist" (Tgb. 27.10.1879, S. 12) hieß es schon zu Beginn des Studiums.

Vorgänge in den Hirngefäßen" (Tgb. 26.01.1904; S. 59). Mahler-Werfels Eindruck, Schnitzler stehe "auf streng naturwissenschaftlichem Boden"[80] überrascht von daher nicht.

In seiner 1927 erschienenen Schrift *Der Geist im Wort und Der Geist in der Tat*, einem Resultat "vieljähriger Erwägungen und Überlegungen" (AuB II, S. 238), versuchte Schnitzler, "das Gebiet des menschlichen Geistes, erstens insofern er sich durch das *Wort* und zweitens insofern er sich durch die *Tat* kundzugeben vermag, insbesondere die *Beziehung* zwischen den *Urtypen* des menschlichen Geistes, schematisch in zwei Diagrammen darzustellen" (ebd., S. 11). Er unterschied hierbei *Geistesverfassungen* als "etwas a priori Gegebenes, *Fixes, Einheitliches und Kernhaftes*, daher *Unabänderliches*" (ebd., S. 30) von veränderlichen *Seelenzuständen* und *Begabungen*. Bezeichnenderweise fand er es nun "nicht unwahrscheinlich, daß die *Geistesverfassungen* an bestimmte, *anatomisch-histologische Verhältnisse* gebunden sind" (ebd.) - wie wohl auch gerade die "*spezifischen* Begabungen" (ebd., S. 31) -, während die "*Seelenzustände* [...] höchstwahrscheinlich durch physikalisch-chemische, größtenteils wohl innersekretorische Vorgänge regelmäßiger oder wechselnder Natur bedingt [sind], zu denen eine Disposition angeboren zu sein pflegt" (ebd.). Schnitzler sah in dem, was er als 'Geistesverfassung' bezeichnete, "das *tiefste Element der Persönlichkeit*" (ebd., S. 44). Sich selbst hielt er dabei der Geistesverfassung nach nicht für einen *Dichter*, sondern einen dichterisch begabten *Naturforscher* "mit vorwiegend psychologischer Einstellung" (ebd., S. 33).[81]

5.3 Das weite Land der Seele

"Und die meisten Menschen ahnen nicht einmal, was sie alles wissen, in der Tiefe ihrer Seele wissen, ohne sich's einzugestehen."[82]

Der *Naturforscher* Schnitzler verstand sich primär als Erforscher der Seele und wurde auch als solcher anerkannt: "[...] im Grunde Ihres Wesens sind Sie ein psychologischer Tiefenforscher, so ehrlich unparteiisch und unerschrocken wie nur je einer war"[83], schrieb ihm respektvoll Freud. Schnitzler stand mit der Erforschung der Seele jedoch keineswegs allein. *Seele* war um die Jahrhundertwende bevorzugtes Thema nicht nur in der Literatur[84], und die Zeitbedingtheit ihrer Hinwendung zur Seele wurde von verschiedenen Autoren auch selbst wahrgenommen: "Modern ist das Psychologische Graswachsenhören"[85], merkte Hofmannsthal, der "die Bak-

---

80 Alma Mahler-Werfel: Mein Leben. Frankfurt/M 1963, S. 197

81 "Wir kamen auf das Diagramm; und sie wußte gleich, wo ich hingehörte (nicht unter *Dichter*, sondern unter *Naturforscher*)." (Tgb. 05.10.1925; S. 278)

82 E 5, S. 304

83 Freud am 14.05.1922 an A. Schnitzler; in: H. Schnitzler (Hrsg.), a.a.O., S. 97

84 Vgl. Arnold Hauser: Sozialgeschichte der Kunst und Literatur. München 1972, S. 976: "Die ganze Kunst des Zeitalters zeigt eine Tendenz zum Psychologismus und Lyrismus, und die Flucht vor der Fabel, die Ersetzung der äußeren Bewegung durch eine innere, der Handlung durch Weltanschauung und Lebensdeutung, kann geradezu als der Grundzug des neuen überall zur Geltung kommenden Kunstwollens bezeichnet werden."

85 H. v. Hofmannsthal, Prosa I, a.a.O., S. 149

teriologie der Seele gründen"[86] wollte, auch durchaus selbstkritisch an. Bahr hielt Maeterlincks "Kunst der Nevrose für die wahre Kunst der Moderne"[87], denn sie sei die "Reaktion der inneren Menschlichkeit gegen die äußere Sachlichkeit des Naturalismus".[88] Hofmannsthal gab als Zäsur Jacobsens *Niels Lyhne* (1888) an.[89] Bahr kritisierte am traditionellen psychologischen Roman dessen

> "unserem gesteigerten [...] Wirklichkeitssinn geradezu Uneträgliche[s], daß nichts gezeigt, sondern jedes bloß erzählt und zwischen uns und die Wahrheit immer der vermittelnde, ergänzende und kommentierende Autor eingeschoben wird, welcher, gerade indem er es verdeutlichen will, alles erst recht verdeckt. Alle vermeiden die Folge der Bilder, welche wir heute als den natürlichen, unentbehrlichen Verlauf des Epischen empfinden, und statt an die Anschauung, adressieren sie sich immer nur an den Verstand; statt auf die Sinne, wirken sie immer bloß durch die graue Logik."[90]

Bahr forderte eine neue literarische Methode, die drei Bedinungen genügen müßte: sie sollte *deterministisch* sein, "wie der Naturalismus verfahren müßte, wenn er überhaupt psychologisch verführe"[91]; *dialektisch*: "Wir müssen die Gefühle nicht bloß im Zusammenhange auseinander, wir müssen sie auch in der Bewegung ineinander, durcheinander, gegeneinander erfassen"[92]; und schließlich *dekompositiv*, indem "alle Umarbeitungen des Bewußtseins ausgeschieden und die Gefühle auf ihre ursprüngliche Erscheinung vor dem Bewußtsein zurückgeführt werden."[93] Denn das Bewußtsein der alten Psychologie fasse bloß eine "Minderheit der Gefühle."[94] Die literarische Form, die Bahr vorschwebte, ohne daß er dafür hätte ein Beispiel angeben können, war der *innere Monolog*, den Schnitzler etwa 10 Jahre später - im Jahr der Veröffentlichung der *Traumdeutung* (und der ihr zugrundeliegenden assoziativen Methode) - mit *Leutnant Gustl* in die deutsche Literatur einführte. Der *innere Monolog* ermöglicht am genauesten eine Darstellung des Charakters *von innen* und war für Dujardin, auf dessen *Les Lauriers sont coupés* (1887) Schnitzler sich in seiner Gestaltung stützte, "Ausdruck der innersten Gedanken, die dem Unbewußten am nächsten sind"[95]:

---

86 So in einem Brief an H. Bahr vom 2.07.1891 in: Hugo v. Hofmannsthal: Briefe 1890-1901. Berlin 1935, S. 18

87 Hermann Bahr: Zur Überwindung des Naturalismus. Theoretische Schriften 1887-1904. Ausgewählt, eingeleitet und erläutert von Gotthart Wunberg. Stuttgart Berlin Köln 1968, S. 102

88 A.a.O., S. 99. Michael Worbs: Nervenkunst. Literatur und Psychoanalyse im Wien der Jahrhundertwende. Frankfurt/M 1983, S. 64 vertritt die These, daß gerade im *Jungen Wien* "eine im späten 19. Jahrhundert in der europäischen Literatur sich durchsetzende Wendung zu *Introversion* und *Psychologie*" kulminiere.

89 Hugo v. Hofmannsthal: Aufzeichnungen. Gesammelte Werke in Einzelausgaben hrsg. von Herbert Steiner. 2. Aufl. Frankfurt/M 1959, S. 100: "In den alten psychologischen Romanen (*Werther*, *Adolphe*, *Manon Lescaut*) wird der Inhalt des Seelenlebens dargestellt, bei Jacobsen die Form davon, psychiatrisch genau beobachtet; das Sichdurchkreuzen, das Aufflackern und Abirren der Gedanken, die Unlogik, das Brodeln und Wallen der Seele."

90 H. Bahr, a.a.O., S. 51

91 A.a.O., S. 56

92 A.a.O.

93 A.a.O.

94 A.a.O.

95 Zit. n. M. Worbs, Nervenkunst, a.a.O., S. 83

"Wie lang' wird denn das noch dauern? Ich muß auf die Uhr schauen ... schickt sich wahrscheinlich nicht in so einem ernsten Konzert. Aber wer sieht's denn? Wenn's einer sieht, so paßt er gerade so wenig auf, wie ich, und vor dem brauch' ich mich nicht zu genieren ... Erst viertel auf zehn? [...] Was guckt mich denn der Kerl dort immer an? Mir scheint, der merkt, daß ich mich langweil' und nicht herg'hör ... Ich möcht Ihnen raten, ein etwas weniger freches Gesicht zu machen, sonst stell' ich Sie mir nachher im Foyer! - Schaut schon weg! ... Daß sie alle vor meinem Blick so eine Angst hab'n ... 'Du hast die schönsten Augen, die mir je vorgekommen sind!' hat neulich die Steffi gesagt ... O Steffi, Steffi, Steffi! - [...] Ich hätt' große Lust, das Brieferl von der Steffi zu lesen. Da hab' ich's ja. Aber wenn ich die Brieftasche herausnehm', frißt mich der Kerl daneben auf! - Ich weiß ja, was drinsteht ... sie kann nicht kommen, weil sie mit 'ihm' nachtmahlen gehen muß ... Ah, das war komisch vor acht Tagen, wie sie mit ihm in der Gartenbaugesellschaft gewesen ist, und ich vis-à-vis mit'm Kopetzky; und sie hat mir immer die Zeichen gemacht mit den Augerln, die verabredeten. Er hat nichts gemerkt - unglaublich! Muß übrigens ein Jud' sein! Freilich, in einer Bank ist er, und der schwarze Schnurrbart ... Reserveleutnant soll er auch sein! Na, in mein Regiment sollt' er nicht zur Waffenübung kommen! Überhaupt, daß sie noch immer so viel Juden zu Offizieren machen - da pfeif' ich auf den ganzen Antisemitismus! Neulich in der Gesellschaft, wo die G'schicht' mit dem Doktor passiert ist bei den Mannheimers ... die Mannheimer selber sollen ja auch Juden sein, getauft natürlich ... denen merkt man's aber gar nicht an - besonders die Frau ... so blond, bildhübsch die Figur ... War sehr amüsant im ganzen. Famoses Essen, großartige Zigarren ... Na ja, wer hat's Geld?" (*Leutnant Gustl*; E 4, S. 9-11)

Das weite Land, 1911 an acht namhaften deutschsprachigen Bühnen zugleich uraufgeführt, gehört sowohl hinsichtlich der Rezeption, als auch in Schnitzlers Selbsteinschätzung zu den Höhepunkten seines Wirkens; an einer Stelle hierin heißt es:

"Sollt' es Ihnen noch nicht aufgefallen sein, was für komplizierte Subjekte wir Menschen im Grunde sind? So vieles hat zugleich Raum in uns - ! Liebe und Trug ... Treue und Treulosigkeit ... Anbetung für die eine und Verlangen nach einer andern oder nach mehreren. Wir versuchen wohl Ordnung in uns zu schaffen, so gut es geht, aber diese Ordnung ist doch nur etwas Künstliches ... Das Natürliche ... ist das Chaos. [...] die Seele ... ist ein weites Land, wie ein Dichter es einmal ausdrückte ... Es kann übrigens auch ein Hoteldirektor gewesen sein." (D 8, S. 82)

Die Worte des Doktor v. Aigner dürften eine der Grundüberzeugungen Schnitzlers enthalten. In einer Notiz unter dem Titel *Psychologische Literatur* führte er später aus:

"Psychologie ist die Lehre von der - das Wissen um die Seele. Nach einer Epoche der Schalheit, des Pathos, des Bannertragens, der Phrasenherrschaft, der Feigheit und Bequemlichkeit in Hinsicht auf die dunklen Reiche der Seele entdeckten einige neuere Dichter, was die Großen aller Zeiten wußten: daß die Seele im Grunde kein so einfaches Ding sei. Und insbesondere, daß außer dem Bewußten allerlei Unbewußtes in der Seele nicht nur vorhanden, sondern auch wirksam sei. Man entdeckte, daß das Gute nicht einfach gut, das Schlechte nicht einfach schlecht sei, daß in den tugendhaftesten Seelen sozusagen sündhafte Regungen, daß in den verdorbensten Züge von Edelmut und Güte nicht einmal verborgen, sondern für den Schärferblickenden sichtbar seien. Man entdeckte ferner - und dies war vielleicht das Wesentlichste - eine Art fluktuierendes Zwischenland zwischen Bewußtem und Unbewußtem. Das Unbewußte fängt nicht sobald an, als man glaubt, oder manchmal aus Bequemlichkeit zu glauben vorgibt (ein Fehler, dem die Psychoanalytiker nicht immer entgehen). Die Begrenzungen zwischen Bewuß-tem, Halbbewußtem und Unbewußtem so scharf zu ziehen, als es überhaupt möglich ist, darin wird die Kunst des Dichters vor allem bestehen." (AuB III, S. 102-103)

Schnitzlers Kritik an Freud galt vor allem dessen Topik, bezw. der Überbewertung des Unbewußten darin. Schnitzler ging von der Existenz eines Unbewußten aus, doch "dürfte niemandem das Recht eingeräumt sein, sich in den Regionen des Unbewußten zu bewegen, der nicht die der Bewußtheit nach allen Richtungen gewissenhaft bis an die Grenzen der Helligkeit abschritt" (AuB I, S. 75).[96] Schnitzlers Aufmerksamkeit galt vor allem dem Bereich des *Halb-* oder *Mittelbewußtseins*:

> "Das Mittelbewußtsein wird überhaupt im Ganzen zu wenig beachtet. Es ist das ungeheuerste Gebiet des Seelen- und Geisteslebens; von da aus steigen die Elemente ununterbrochen ins Bewußte auf oder sinken ins Unbewußte hinab. Das Mittelbewußtsein steht ununterbrochen zur Verfügung. Auf seine Fülle, seine Reaktionsfähigkeit kommt es vor allem an. [...] Das Mittelbewußtsein verhält sich zum Unterbewußtsein wie der Schlummer zum Scheintod. Der Schlummernde läßt sich immer ohne Mühe erwecken, der Scheintote nicht [...]. Die Psychoanalyse wirkt viel öfter auf das Mittelbewußtsein als (wie sie glaubt) auf das Unterbewußtsein. Manches, vielleicht das Meiste, was sie in das Unterbewußtsein verlegt, ist im Mittelbewußtsein zu suchen." (ÜP, S. 283)

Aufgrund der aus seiner Sicht falschen Unterscheidung der Bewutseinsschichten, war für Schnitzler die psychoanalytische Therapie stets in Gefahr, die Neigung zur Pose zu bestärken.[97] Schnitzler setzte in seiner Auseinandersetzung mit der Psychoanalyse "bewußt und unbewußt, verantwortlich und unverantwortlich" (ebd., S. 280) gleich. Wo die Psychoanalyse durch die Überbetonung des Unbewußten die Verantwortlichkeit des Menschen theoretisch einschränkte, betrieb sie aus seiner Sicht eine illusionierend-pathogene "Flucht aus [der] Verantwortung" (AuB I, S. 48). Die Kunst des *Dichters*, die "Begrenzungen zwischen Bewußtem, Halbbewußtem und Unbewußtem so scharf zu ziehen, als es überhaupt möglich ist" (AuB III, S. 103), läßt Dichtung dagegen zu einem Ort desillusionierender Bewußtseins- und damit auch Verantwortlichkeits-Schärfung werden. Das macht sie nicht unbedingt beliebt, ist doch die "Angst vor Verantwortung [...] fast größer als die Angst vor dem Tod, nur wird man sich ihrer seltener bewußt" (AuB II, S. 129).

---

[96] Vgl. Schnitzlers Brief an Theodor Reik vom 31.12.1913: "[...] wo Sie innerhalb des Bewußten bleiben, gehe ich oft mit Ihnen. Über mein Unbewußtes, mein halb Bewußtes wollen wir lieber sagen -, weiß ich aber noch immer mehr als Sie, und nach dem Dunkel der Seele gehen mehr Wege, ich fühle es immer stärker, als die Psychoanalytiker sich träumen (und traumdeuten) lassen. Und gar oft führt ein Pfad noch mitten durch die erhellte Innenwelt, wo sie - und Sie - allzufrüh ins Schattenreich abbiegen zu müssen glauben." (Br II, S. 35-36)

[97] "Eine ganz schäbige bewußte Erinnerung macht sich interessant, verklärt sich gewissermaßen, indem sie sich als gestern noch unbewußt ausgibt. Sie ist gewissermaßen eine vornehme Fremde, die aus der Ferne kommt. Der Kranke ist stolz, vergessen zu haben und dann ist er wieder stolz darauf, sich zu erinnern. Die psychoanalytische Untersuchung schmeichelt der Eitelkeit in einer gefährlichen Weise. Allerlei Unbeträchtlichkeit wird mit einem falschen Schein von Wichtigkeit umgeben." (ÜP, S. 282)

5.4 *Fall* oder *Gestalt*?

Körners Kritik[98], Schnitzler behandle seine Figuren wie der Arzt die Patienten: eben als 'Fälle' und nicht als 'Individuen', könnte neben einer spezifischen Kritik an Schnitzler auch eine allgemeine an dem Arzt (der Epoche) und seinem reduktionistischen klinischen Blick enthalten. Die kritische Gegenüberstellung von 'Fall' und 'Person' war jedenfalls einem breiteren Publikum geläufig und Stefan Zweigs aus etwa der gleichen Zeit (1930) stammenden Sätze gaben einem allgemeineren und die *Krise der Medizin* (und des Arzt-Seins) jener Zeit mitbegründenden Unbehagen Ausdruck:

> "Diese unvermeidliche Versachlichung und Verfachlichung des Heilprozesses mußte im neunzehnten Jahrhundert zu noch übertriebenerer Steigerung gelangen: denn zwischen den behandelten und den behandelnden Menschen schiebt sich ein drittes, ein vollkommen seelenloses Wesen ein: der Apparat. Immer entbehrlicher wird der durchschauende und die Symptome schöpferisch zusammenfassende Blick des geborenen Arztes für die Diagnostik: das Mikroskop entdeckt für ihn den bakteriologischen Keim, das Meßinstrument überprüft statt seiner den Schlag und Rhythmus des Bluts, das Röntgenbild erspart ihm die intuitive Schau. Mehr und mehr nimmt das Laboratorium dem Arzt in der Diagnostik ab, was an seinem Berufe noch Persönlichkeitserkenntnis war [...]; in den Kliniken, diesen Riesenwarenhäusern des menschlichen Elends, werden die Krankheiten genau wie in jenen geschäftlichen Betrieben nach Spezialabteilungen mit eigenen Betriebsleitern gesondert und ebenso die Ärzte aufgeteilt, laufende Bänder, die, von Bett zu Bett sausend, die einzelnen 'Fälle', immer nur das kranke Organ untersuchen, meist ohne Zeit, dabei einen Blick in das Antlitz des Menschen zu tun, aus dem das Leiden wächst. [...] Als fossiles, vorweltliches Wesen stirbt dagegen der Hausarzt ab, dieser einzige, der noch den Menschen im Kranken kannte [...]. Er widerspricht dem Gesetz der Spezialisierung, der Systematisierung wie die Pferdedroschke dem Automobil. Er paßt, als zu menschlich, nicht mehr in die fortgeschrittene Mechanik der Medizin."[99]

Zweig resümierte hier die Konsequenzen einer Entwicklung, die aus der konsequenten Durchsetzung der positivistischen Naturwissenschaft innerhalb der Medizin folgte, und die nicht nur von Literaten und Literaturkritikern, sondern auch von Ärzten kritisch beurteilt wurde.[100] Viktor v. Weizsäcker (1927) stellte später fest, "daß die gegenwärtige Medizin eine eigene Lehre vom kranken Menschen nicht besitzt. Sie lehrt zwar Erscheinungen des Krankseins,

---

98 Josef Körner: Arthur Schnitzler. Gestalten und Probleme. Zürich Leipzig Wien 1921, S. 20; vgl. S. 16 ff. dieser Arbeit

99 Stefan Zweig: Die Heilung durch den Geist. Mesmer - Mary Baker-Eddy - Freud. Frankfurt/M 1982, S. 14-15

100 So schrieb (sechzig Jahre vor Zweig) der Praktiker Volz (1870) in seiner Abhandlung *Der ärztliche Beruf*, zit. n. Gerd Göckenjan: Kurieren und Staat machen. Gesundheit und Medizin in der bürgerlichen Welt. Frankfurt/M. 1985, S. 188-189: "Die Medizin ist tatsächlich objektiv geworden. Es ist gleichgültig, wer am Bett steht. [...] Er tritt vor ein Objekt, welches er ausforscht, ausklopft, aushorcht, ausspäht, und die rechts und links liegenden Familienverhältnisse ändern daran gar nichts: Der Kranke wird zum Gegenstand. [...] Der alte Arzt kam seinen Kranken näher; um die Ursachen zu erforschen, mußte er Psychologe sein, Menschen und Verhältnisse beurteilen, um mit Rücksicht darauf den Heilplan zu entwerfen; er mußte und durfte in Haus und Familie sich eindrängen, er sollte und wollte zum Hausarzt, zum Hausfreund werden."

Unterscheidungen von Ursachen, Folgen, Heilmitteln der Krankheiten, aber sie lehrt nicht den kranken Menschen."[101]

Auch Schnitzler war sich dieser Problematik bewußt und reflektierte sie *in* und *mit Hilfe* des literarischen Werkes. Schon als junger Arzt hatte er in der Rezension von Weir Mitchells *Die Behandlung gewisser Formen von Neurasthenie und Hysterie* (1887) "die feine Beobachtung des Arztes" gewürdigt, "der nicht bloß die Krankheit studiert, sondern auch den Kranken in seinem physischen Verhalten, die Umgebung desselben und die Bedingungen, unter denen der Kranke lebt" (MS, S. 98). Darum auch die frühe Distanz zu Theodor Meynert, auf dessen psychiatrischer Abteilung er ein halbes Jahr als Sekundararzt verbrachte und über den er in der Autobiographie rückblickend schrieb: "Er war ein großer Gelehrter, ein vorzüglicher Diagnostiker, als Arzt im engeren Sinn, im persönlichen Verkehr mit den Kranken, zum mindesten auf der Klinik - in der Privatpraxis habe ich ihn nie gesehen -, rang er mir keine Bewunderung ab. So überlegen er immer dem Krankheitsfall gegenüberstehen mochte, - vor dem kranken Menschen erschien mir seine Haltung manchmal kühl, unsicher, wenn nicht gar ängstlich" (JW, S. 260). Auch im literarischen Werk wird die Gegenüberstellung "kranker Mensch" versus "Krankheitsfall" verschiedentlich thematisiert:

- Der Kliniker Professor Ormin (*Stunde des Erkennens*) erklärt der Ehefrau seines Bekannten, des Hausarztes Doktor Eckold: "es hat manchmal direkt etwas Unheimliches, wenn man in irgendein unbekanntes Haus gerufen wird, und es wird einem vor allem - nicht irgendein Mensch, sondern ein kranker Magen vorgestellt. Eckold lernt doch seine Patienten wenigstens kennen ..." (D 8, S. 23).
- Medizinalrat Forlan (*Theaterroman*) rät seinem Sohn Rudolf, einem Sekundararzt am Allgemeinen Krankenhaus, Charcot "mit einiger Vorsicht zu gebrauchen, besonders, wo er über Hysterie spricht"; denn gerade "zu diesem Thema wüßten wir praktische Ärzte vielleicht Verläßlicheres zu sagen als die Kliniker, die sich für den *Fall* mehr zu interessieren pflegen als für das *Individuum*" (RF, S. 137).
- Und Fridolin (*Traumnovelle*) verschaffen seine Diagnosen die nötige Distanz, um vom Schicksal anderer innerlich nicht allzu sehr in Anspruch genommen zu werden. So tritt Marianne hinter einem vermuteten "Spitzenkatarrh" (E 10, S. 17) zurück - und "natürlich ist auch Hysterie dabei" (ebd., S. 19). Erst als er durch seine erotischen Abenteuer seinerseits persönlich in einen medizinischen 'Fall' verwickelt wird, wehrt er sich gegen die abfällig objektivierende Bezeichnung "Suicidium" (ebd., S. 81) durch den Assistenten der Pathologischen Anatomie, Doktor Adler, für den es selbstverständlich geworden ist, die Toten sprachlich zu den "Präparat[en]" (ebd., S. 84) werden zu lassen, die er unter dem Mikroskop histologisch aufarbeitet.[102]

Doch wandte Schnitzler, was Körner nicht wußte, die Kritik der Fall-Perspektive auch auf sich selbst an - explizit nicht auf seine ärztliche, sondern auf die künstlerische Haltung, die jedoch, das wird gerade hieran deutlich, von der ärztlichen nicht grundsätzlich bei ihm zu trennen ist.

---

101 Zit. n. Paul Christian: Das Personverständnis im modernen medizinischen Denken. Tübingen 1952, S. 2

102 "Der Addison, den ihr uns heute heruntergeliefert habt, liegt noch in holder Unberührtheit da drüben. Sektion morgen früh acht Uhr dreißig." (E 10, S. 81)

An seiner frühen Erzählung *Sterben*, durch die er ja zuerst einem größeren Publikum bekannt wurde, kritisierte er etwa zehn Jahre nach ihrer Entstehung in einem Brief an Hugo v. Hofmannsthal, daß sie noch aus der Zeit stamme, "wo mich der 'Fall' mehr interessiert hat als die Menschen, und ich denke das meiste aus dieser Epoche muß wie luftlos wirken" (HvH, S. 179). Und in einer wohl anläßlich der ersten Gesamtausgabe von 1912 verfaßten Notiz zu dieser Erzählung fasste er zusammen: "*Sterben* Die Intensität des seelischen Erlebens stark. Im Stil noch wenig künstlerisch, aber auch ungekünstelt. Die zwei Hauptfiguren noch fern von Gestalt. Typen ohne Familie, ohne Herkunft. Der Fall selbst dadurch wohl rein, aber nicht genügend beweiskräftig u. menschlich überzeugend."[103] Dem Begriff des *Falls* stellte Schnitzler den (für seine Dichtungstheorie) zentralen der *Gestalt* gegenüber.

Ein Einfluß Goethes scheint mir hierbei wiederum wahrscheinlich. Für Goethe war das Kunstwerk etwas "Geistig-Organisches" (HA XII, S. 42). Kunstwerke waren ihm "zugleich [...] Naturwerke, von Menschen nach wahren und natürlichen Gesetzen hervorgebracht [...]. Alles Willkürliche, Eingebildete fällt zusammen, da ist Notwendigkeit, da ist Gott" (HA XI, S. 395). Jedes "gute und schlechte Kunstwerk, sobald es entstanden ist, gehört zur Natur" (HA XII, S. 469). Goethe bezeichnete als "die höchste und einzige Operation *der Natur und Kunst* die *Gestaltung*".[104] Und bestimmte: alle "Gestalt bezieht sich auf ein Gesetz".[105] Gestalt war für Goethe Ergebnis einer organischen Steigerung, nichts willentlich Machbares. "Gestalt aller Gestalten" (HA III, S. 268 und HA VII, S. 445) nannte er sowohl Fausts Helena als auch Wilhelm Meisters Natalie: Erscheinungen höchster Sittlichkeit und Schönheit. Die Gestalt als ein organisch 'Gewachsenes' führte gegenüber ihrem Autor ein gewisses Eigenleben; sie war nicht seiner Willkür, sondern einer natur- und kunstgesetzlichen "Notwendigkeit" unterworfen:

> "So habe ich voriges Jahr mit einem gewaltsamen Anlauf die *Helena* endlich zum übereinstimmenden Leben gebracht. Wie vielfach hatte sich [!] diese in langen, kaum übersehbaren Jahren gestaltet und umgestaltet. Nun mag sie im Zeitmoment solidesziert endlich verharren." (HA III, S. 453)[106]

---

[103] Zit. n. Hubert Ohl: Zeitgenossenschaft. Arthur Schnitzler und Theodor Fontane. In: Jahrbuch des Freien Deutschen Hochstifts (1990), S. 277

[104] An Zelter 30.10.1808; zit. n. Hellmut Ammerlahn: Goethe und Wilhelm Meister, Shakespeare und Natalie: die klassische Heilung des kranken Königssohns. In: Jahrbuch des Freien Deutschen Hochstifts 1978, S. 81

[105] Zit. n. H. Ammerlahn, Goethe und Wilhelm Meister, a.a.O.

[106] Vgl. seine Aussage über Eduard und den Architekten (*Die Wahlverwandtschaften*) in: J. P. Eckermann, Gespräche, a.a.O., S. 202-203 [21.01.1827]: "'Ich kann ihm [Solger] nicht verdenken', sagte Goethe, 'daß er den Eduard nicht leiden mag, ich mag ihn selber nicht leiden, aber ich mußte ihn so machen, um das Faktum hervorzubringen.' [...] Hoch vor allen stellte Solger den Architekten, denn wenn alle übrigen Personen des Romans sich liebend und schwach zeigten, so sei er der einzige, der sich stark und frei erhalte. Und eben das Schöne an seiner Natur sei nicht sowohl dieses, daß er in die Verirrungen der übrigen Charaktere nicht hineingerate, sondern daß der Dichter ihn so groß gemacht, daß er nicht hineingeraten *könne*. [..] Ich habe, sagte ich [Eckermann], den Charakter des Architekten auch immer sehr bedeutend und liebenswürdig gefunden, allein daß er eben deswegen so vortrefflich sei, daß er vermöge seiner Natur in jene Verwickelungen der Liebe nicht hineingeraten *könne*, daran habe ich freilich nicht gedacht. - 'Wundern Sie sich darüber nicht', sagte Goethe, 'denn ich habe selber nicht daran gedacht, als ich ihn machte."

Das Kunstwerk erschöpfte sich darum nie in der Illustration oder Demonstration einer *Idee*:

> "Da kommen sie [die Deutschen] und fragen, welche Idee ich in meinem *Faust* zu verkörpern gesucht. Als ob ich das selber wüßte und aussprechen könnte! [...] Es war im ganzen nicht meine Art, als Poet nach Verkörperung von etwas Abstraktem zu streben. Ich empfing in meinem Innern Eindrücke, und zwar Eindrücke sinnlicher, lebensvoller, lieblicher, bunter, hundertfältiger Art, [...] und ich hatte als Poet weiter nichts zu tun, als solche Anschauungen und Eindrücke in mir künstlerisch zu runden und auszubilden [...]."[107]

Kunst galt Goethe als "Vermittlerin des Unaussprechlichen; darum scheint es eine Torheit, sie wieder durch Worte vermitteln zu wollen" (HA XII, S. 468). Für Goethe galt die Prämisse, "*je incommensurabler und für den Verstand unfaßlicher eine poetische Production, desto besser*" (HA VI, S. 643).

Auch Schnitzler betonte in seinen Überlegungen zum Begriff der *Gestalt* deren der Willkür und Eigenmächtigkeit des Autors weitgehend entzogene und einer "inneren Notwendigkeit" (AuB III, S. 22)[108] gehorchende organische, bezw. (in der Sprache seiner Zeit) "physiologische" Genese. Gerade an seinen frühen Produktionen, aber auch an "matteren Produkten aus meiner späteren Zeit", kritisierte er "einen leidigen Hang zum Kontrastieren, der sich darin kundgibt, daß beinahe sämtliche Figuren des Stücks das im Titel ausgesprochene Thema illustrieren wollen (jede spielt vor der Welt mehr aus Laune als aus Notwendigkeit eine ihrem Wesen fremde, ja entgegengesetzte Rolle)" (JW, S. 96).

In einer nachgelassenen Notiz "*Zur Physiologie des Schaffens*" (AuB III, S. 28)[109] heißt es dann: "Die Entstehung eines Kunstwerks kann geschehen: 1. von einem Einfall aus, 2. von einer Situation aus, 3. von einer Ansicht aus, 4. von einer Gestalt aus, 5. von einer Empfindung aus" (ebd.) und er erläuterte dies kurz an eigenen Werken: "Selten ist die Entstehung absolut rein. Insofern nämlich, als sofort nach dem Einfall oder nach der Ansicht irgendein Zweites hinzutritt, das den Plan fördert. Häufig auch ein Drittes und Viertes. [...] Zuweilen

---

[107] A.a.O., S. 590 [6.05.1827]

[108] Vgl.: "Der Dichter ist Gestalter und Bewahrer aus innerer Notwendigkeit" (AuB II, S. 28). "Beim schaffenden Künstler muß jede Leistung den Stempel der Notwendigkeit tragen, sonst ist sie in einem höchsten Sinne verfehlt" (AuB III, S 12). "Kunstwerke, einer inneren Notwendigkeit entsprungen, wenn auch nicht zu Vollendung gereift, unterscheidet der Wissende so sicher von jenen anderen, die, wenn auch gekonnt, doch vor allem gewollt und gemacht sind, wie der Menschenkenner den adlig Geborenen auch in Lumpen von dem Parvenu zu unterscheiden weiß, mag der auch vom besten Schneider angezogen sein" (ebd., S. 20). "Es gibt künstlerische Unwahrheiten sehr verschiedenen Grades. Ein Werk kann im einzelnen durchaus den Eindruck der Wahrhaftgikeit machen und doch als ganzes unwahr sein. Es handelt sich in solchen Fällen immer um Werke, die nicht aus einer inneren Notwendigkeit hervorgegangen sind" (ebd., S. 22). In diesen Zusammenhang gehört auch die Forderung, Gesetzmäßigkeiten innerhalb der Kunst anzuerkennen, bezw. zu "erfüllen"; so schrieb er einem jungen Dichter über dessen ihm zur Begutachtung zugesandtes Stück (*Der Unbekannte*): "auch wäre nichts dagegen einzuwenden, daß Sie gegen bestehende Kunstgesetze verstoßen - wenn Sie nur irgend eine Gesetzmäßigkeit, sei es auch eine ganz eigne, eine, die nur für Sie Geltung hat, erfüllten - ich vermag aber in dem 'Unbekannten' nur eine Unsicherheit innerhalb alter Gesetze zu sehen [...]." (Br I, S. 262)

[109] Neben einer "Physiologie" gab es für Schnitzler auch eine "Pathologie" des Schaffens: "Über Krankheiten der Produktion, resp. der Produktionskraft. Allgemeine und spezielle Pathologie. Die Krankheiten der Kunstprodukte verlaufen naturgemäß im Mutterleib. [...] Auch die Allgemeinerkrankungen häufiger als man denkt. Manchmal ohne ersichtlichen Zusammenhang mit dem Befinden des Künstlers." (AuB III, S. 17)

wird das sekundäre Moment so stark, daß es in der Ausführung zu überwiegen scheint: Ein Einfall war da, die Gestalt tritt hinzu, die dazu dient, den Einfall zu illustrieren, und der Einfall tritt im Laufe der Überlegung, eventuell erst im Laufe der Arbeit, hinter der Gestalt zurück. (*Leutnant Gustl*)" (ebd., S. 28-29). In einer anderen Notiz brachte er das "*Beispiel einer komplizierten Schaffensart*" (ebd., S. 29):

> "Der Einfall. Eine Braut will sich mit ihrem Liebhaber umbringen, er stirbt, sie verliert im letzten Augenblick den Mut, flieht, vergißt den Schleier und muß, da sie zuhause erwartet wird, nochmals die Stiege hinauf, um den Schleier aus dem Zimmer des Toten zu holen.
>
> Noch ist alles unpersönlich, der Einfall ist vollkommen nüchtern. Ein Mann, ein Weib, Selbstmordversuch, Feigheit, Angst, Schauer.
>
> Eine diesen Einfall behandelnde Novelette wird begonnen und nach kurzer Zeit weggelegt [...]. Der Entschluß, eine Pantomime zu schreiben, veranlaßt zur Durchsicht und Untersuchung bereitliegender Pläne und Anfänge.
>
> Der Schleierstoff scheint sich zu eignen, die Pantomime wird entworfen. [...] Die Pantomime wird vollendet und bleibt liegen, weil sie der Eigenart, Lebendigkeit und Intensität entbehrt.
>
> Eine Novelle, die später verfaßt wird, *Die Toten schweigen*, enthält eine Situation, die an das Schleier-Sujet gemahnt [...]. Von dieser Novelle erhält der Schleier-Stoff offenbar neue Kraft. [...] Der Entwurf wird neuerdings hervorgeholt, die Absicht entsteht, ein Kostümstück daraus zu gestalten [...].
>
> Noch immer handelt es sich im wesentlichen um den Einfall, um verstandesmäßige Weiterführung von Situationen. Noch nicht zeigen sich Gestalten, sondern nur eine höhere Form von Figuren, wie sie sich aus Typen zu entwickeln pflegen, wenn sich der durch den Einfall lebhafter angeregte Geist intensiver mit ihnen beschäftigt.
>
> Das Stück wird nach dem neuen Plan bis zur Mitte des zweiten Aktes geführt, und hier ereignet sich folgendes: die eine der Figuren scheint in geheimnisvoller Weise ihre Maske abzuwerfen, oder besser: die intuitive Gewalt des Autors (was hier keine künstlerische Wertung, sondern nur den psychologischen Vorgang bedeuten soll) macht, daß sich [!] die betreffende Figur zur Gestalt emporspricht, emporhandelt und - von diesem Augenblick an auch den Gesetzen menschlicher Wahrheit untertan - sich [!] als das zu erkennen gibt, was sie eigentlich ist [...].
>
> Das Stück wird neu entworfen [...]. Die Hauptfigur bleibt am längsten schemenhaft [...]. Diese Figur, bei aller Förderung durch Überlegung und Intuition, entbehrt noch des wirklichen Lebens, bis durch einen Zufall [...] dem Autor ein [...] Individuum in den Weg tritt, das in vieler Beziehung für die Figur lebendige Aufschlüsse gibt. In Gehaben, Physiognomie, Geste und Blick nähert sich die Figur immer mehr dem lebendigen Individuum, wird dem Autor dadurch immer verständlicher und hat damit endlich ihre Entwicklung zur Gestalt beschlossen." (ebd., S. 29-31)

Schnitzler erlaubte "dem Schaffenden keine andere Leidenschaft [...] als die des Gestaltens" (ebd., S. 22). Auch ihm ging es hierbei nicht primär um die Illustration einer vorgegebenen Idee oder die Beweiskraft einer bestimmten allgemeinen Problemlösung.[110] In der Gestaltung seines Romans *Der Weg ins Freie* (1908), so schrieb er Georg Brandes, habe er nicht absichtlich bestimmte

---

[110] "Niemals ist es das Problem, das du gewählt, niemals der Geist, mit dem du es behandelt, was dein Werk in die Zukunft tragen wird; immer sind es nur die Gestalten, die du gebildet und die Atmosphäre, die du rings um sie geschaffen" (AuB I, S. 107). "Es ist immer nur die Gestalt, die uns interessiert, d.h. das Schicksal irgendeines Problems in einer Menschenseele, der ein Dichter künstlerische Lebendigkeit zu verleihen versucht" (AuB III, S. 81). Und: "Doch muß ich gestehen, daß die Ansichten eines Dichters, seine Ideen als solche, mich immer nur in geringem Maße interessiert haben. [...] Was mir einen Dichter wert macht, sind immer die Gestalten, die er in sich trägt, und der Rhythmus, in dem er sie erscheinen und walten läßt." (AuB II, S. 204)

> "Einfälle und Vorsätze [...] ineinander verschmolzen [...] - sondern sie flossen ineinander, ganz ohne mein Zuthun - sodaß ich unmöglich daran hätte etwas ändern können. Ich habe nichts hineingestopft, weil ich eben Gelegenheiten suchte, gewisse Ansichten oder Aphorismen anzubringen - sondern im Laufe der Erzählung, vielmehr schon während der Vorarbeiten, war jede Gestalt mit ihren Anschauungen dahingerückt, wo sie nun stehen geblieben ist. [...] Manche von diesen Problemen [Georg v. Wergenthins] sind mir selbst allerdings erst im Laufe der Arbeit zu ihrer eigentlichen Bedeutung erstanden - obwohl sie ja von Anbeginn in den Geschehnissen enthalten waren [...] ob es nicht klüger, künstlerisch klüger gewesen wäre, Georg zum Liebhaber einer Jüdin zu machen. Ich konnte nicht. Die Gestalt der Anna stand von Anfang an eben so unwidersprechlich als katholisch da. Und es kam mir ja schließlich nicht darauf an, irgendwas nachzuweisen: weder daß Christ und Jude sich nicht vertragen - oder daß sie sich doch vertragen können - sondern ich wollte, ohne Tendenz, Menschen und Beziehungen darstellen, die ich gesehn habe (ob in der Welt draußen oder in der Phantasie bliebe sich gleich)." (GB, S. 96-97)

Und fünf Jahre später, diesmal aus Anlaß der Diskussionen um *Professor Bernhardi*, äußerte er Richard Charmatz gegenüber:

> "Denn ich empfinde es als meinen Beruf, Menschen zu gestalten und habe nichts zu beweisen als die Vielfältigkeit der Welt. Eine Handlung so zu führen, daß jede an ihr beteiligte oder nur an sie anstreifende Figur ihr innerstes Wesen preiszugeben genötigt wird, darin liegt am Ende das Geheimnis aller dramatischen Energie. Die Leitung der Begebenheiten ist bis zu einem gewissen Grad dem künstlerischen Willen und wohl auch der theatralischen Willkür des Dichters überlassen, während die Hauptgestalten und ganz gewiß der Held [...] - wenn sie nicht Marionetten sein sollen - keineswegs nach Laune oder Bedarf zusammengestückelt werden können, sondern von Anbeginn dastehen, so wie sie der Dichter in seiner Seele empfangen hat, und sich weiterentwickeln 'nach dem Gesetz, wonach sie angetreten'." (Br II, S. 2)

Ähnlich wie Goethe sprach auch Schnitzler von einem "Empfangen" des zu Gestaltenden in der Seele des Dichters. Und wie "sich" die so empfangenen Eindrücke und Gestalten im "Innern" Goethes zum Teil "selbständig" "gestaltet und umgestaltet" (HA III, S. 453) haben, handelte und sprach "sich" auch die Figur in der "Seele" Schnitzlers, dort, wo das Kunstwerk gelang, "zur Gestalt empor" (AuB III, S. 30), wenn sie "sich als das zu erkennen gibt, was sie eigentlich ist" (ebd., S. 31). Diese Reflexivität der künstlerischen Handlung begründete

> "eine seltsame Wechselwirkung [...] zwischen dem Dichter und seiner Gestalt. Die Gestalt - und das vor allem ist es, wodurch sie sich von [einer] Figur unterscheidet - gewinnt in immer höherem Maße Eigenleben, je längere Zeit seit ihrer Erschaffung verflossen ist; der Dichter gerät zu ihr allmählich in ein Verhältnis, wie zu einem nicht von ihm, sondern von Gott geschaffenen Wesen, das mit ihm, dem Dichter, unter gleichen Gesetzen steht und die gleiche irdische Luft atmet." (ebd., S. 21)

Wie bei Goethe lag der Nachdruck auf der dem Kunstgeschehen inhärenten und die bewußte Absicht und Willkür des Autors begrenzenden *Notwendigkeit* und nicht zufällig drückte sich Schnitzler in seinem Brief an Charmatz in diesem Zusammenhang wieder mit Worten Goethes aus.[111]

---

[111] Vgl. *Urworte. Orphisch* (ΔΑΙΜΩΝ, Dämon): "Wie an dem Tag, der dich der Welt verliehen, / Die Sonne stand zum Gruße der Planeten, / Bist alsobald und fort und fort gediehen / Nach dem Gesetz, wonach du angetreten." (HA I, S. 359)

5.5 Pathologie und Pathographie

"Unter den Antinomien nicht zusammenbrechen, das ist unsere Lebensaufgabe."[112]

Auch Schnitzlers die Pathologie betreffenden Überlegungen kennzeichnen zumeist eine vorurteilslose Skepsis, sowie Eigenständigkeit und Genauigkeit des "denkenden Arztes". Schnitzler, der es als Aufgabe des Künstlers betrachtete, "alles Wirken und Geschehen [...] in *einzelne* Schicksale aufzulösen" (AuB II, S. 51) und der das historische Schwinden des "Begriff[s] des Einzelmenschen" (ebd., S. 97) beklagte, verteidigte in seinem dem Begriff des *Falls* bewußt gegenübergestellten Begriff der *Gestalt* die Rechte der Person. Denn hier wird die "*Einmaligkeit einer Persönlichkeit*" (ebd., S. 38) - "und ein wie geheimnisvolles Ding ist Persönlichkeit" (Br II, S. 795) - greifbar. Wo Schnitzlers Werke "Diagnosen" sein sollten, waren sie idealiter *Gestalt*-Diagnosen, nicht *Fall*-Diagnosen. Die Gestalt war nicht auf den Fall reduzierbar, der dennoch in ihr erkennbar bleiben mußte. So kritisierte er an Werfels *Schweiger*:

> "Eine etwas bizarre Krankengeschichte, den medizinischen Erfahrungen der Psychopathologie in keiner Weise entsprechend, medizinisch und dichterisch gleich willkürlich durchgeführt, an der Weltanschauungen [...] ohne zureichenden Grund exemplifiziert werden [...]. Auch das Pathologische hat seine Gesetze. Es war nicht notwendig, einen total unmöglichen Krankheitsfall zu erfinden." (AuB III, S. 139-140)[113]

Schnitzler nahm die Antinomie von der Naturgesetzlichkeit des Pathologischen *innerhalb* einer individuellen Gestalt in seine "Anschauung" des "Geheimnis[ses] des Organischen" (MS, S. 173) mit hinein. Diese *Anschauung* näherte sich damit der von dem (etwa gleichaltrigen) Heidelberger Kliniker Ludolf v. Krehl geforderten "umfassenden Betrachtung", die zu berücksichtigen habe, daß "jeder Krankheitsvorgang in Wirklichkeit etwas Neues dar[stellt], das so noch nie da war und so nie wieder sein wird. [...] Sie [die 'umfassende Betrachtung'] beschäftigt sich also mit zwei Reihen von Vorgängen: mit den allgemeinen Beziehungen der Morphologie, Physiologie, Ätiologie und Pathogenese im menschlichen Organismus als solchem und mit der Umgestaltung des Typisch-Menschlichen durch die Persönlichkeit des einzelnen Menschen. Es gilt, im Einzelnen das Allgemeine zu sehen und gleichzeitig zu erkennen, wie das Allgemeine durch das Einzelne geformt wird."[114] Die hier angesprochene Problematik findet sich sowohl in Schnitzlers persönlicher als auch in seiner künstlerischen Praxis:

---

[112] AuB II, S. 205

[113] Vgl. seine Kritik an Hofmannsthals *Die Frau ohne Schatten*: "Bekanntlich ist der Wunsch nach Kindern in keiner Weise für die Fruchtbarkeit maßgebend. Auf einer so absolut verkehrten Voraussetzung dürfte auch ein Märchen nicht aufgebaut sein. Wenn willkürlich unter so und so vielen Naturgesetzen gerade eines aufgehoben wird, so haben wir die Empfindung, daß sich der Dichter die Sache zu leicht gemacht hat." (AuB III, S. 139)

[114] Zit. n. Heinrich Schipperges: Brückenschläge zur Heidelberger "Medizin in Bewegung". In: Helmut A. Zappe, Hansjakob Mattern und Ernst Petzold (Hrsgg.): Brücken von der Allgemeinmedizin zur Psychosomatik. Berlin Heidelberg New York 1988, S. 10

- "Als Arzt könnt ich sagen: Chronische psych.[ische] Depression; auf erblicher Grundlage, gefördert durch ein störendes als unheilbar erkanntes Ohrenleiden, mit intercurrenten sehr häufigen mäßigern bis krampfartigen Anfällen von Kleinheits-, Verfolgungs-, Eifersuchtswahn; mit Erhaltung des Bewußtseins aber gelegentlichem Verlust der Correctionsfähigkeit" (Tgb. 7.02.1903; S. 14). Die Diagnose faßt die eigene Klinik bündig zusammen. Doch obwohl sie richtig ist, stimmt sie nicht ganz. "Als Arzt könnt ich sagen" - doch der Dichter *sagt* es nicht? Die Diagnose gibt den eigenen "Fall" korrekt wieder, und sagt doch über die individuelle "Gestalt" wenig. Gerade an Schnitzlers Tagebuch, in dem eine Reihe "diagnostischer" Termini auf die eigene Symptomatik angewandt werden, wird deren begrenzte Tragweite greifbar.
- Eine unkonventionelle, eigenständige Diagnose auf naturwissenschaftlicher Grundlage stellte Schnitzler im "Fall Jacobsohn" (1904): der Theaterkritiker Siegfried Jacobsohn war von seinem Kollegen Alfred Gold beschuldigt worden, etwa zwanzig Zeilen aus einer Kritik, die Gold sieben Jahren zuvor über die Schauspielerin Duse geschrieben hatte, fast wörtlich in einer Kritik über die Schauspielerin Sandrock wiederholt zu haben. Jacobsohn erklärte in einer Erwiderung, von seinem Gedächtnis betrogen worden zu sein. In ihm würden "Worte, Bilder, Sätze und ganze Satzfolgen fremder Autoren" schlummern, "die [...] durch die geringste Assoziation geweckt würden" (zit. n. Br I, S. 908). Schnitzler war von dem Publizisten Harden, der an Jacobsohns Unschuld glaubte, um eine *ärztliche* Stellungnahme gebeten worden, nachdem er erfahren hatte, daß Schnitzler den Fall in einer Jacobsohn entschuldigenden Weise medizinisch auslegte: Schnitzler bekräftigte, daß er "vom ersten Augenblick an zu denen gehörte, die den Fall Jacobsohn in das Gebiet des Pathologischen zu verweisen wünschten. Allerdings lag das pathologische Moment für mich schon nach dem ersten Eindruck anderswo als dort, wo man es vielfach zu suchen scheint" (MS, S. 328-329). Jacobsohn sei ein junger Mann, der "durch zweifellose Begabung und außerordentlichen Fleiß" (ebd., S. 329) innerhalb weniger Jahre den Ruf eines anerkannten Kritikers erworben hätte und dem Vergehen vorgeworfen würden, zu denen er überhaupt keine Veranlassung hätte. Wenn er also "trotzdem dieser Vergehen schuldig wurde, so gibt es dafür nur eine einzige Erklärung: zeitweiliges Versagen der Urteilskraft aufgrund einer psychischen Störung, die mir am verständlichsten wurde, wenn ich sie als gegensätzlich zum Krankheitsbilde der Hypochondrie aufzufassen suchte. Während man nämlich bei der Hypochondrie als charakteristische Grundlage für eine Reihe von Symptomen eine Entfesselung der Ideen-Assoziationen in der Richtung betrachten kann, daß durch einen oft geringfügigen Reiz eilige und unaufhaltsame Gedankenfolgen ausgelöst werden, die sich auf allerlei entfernte gefahrvolle Möglichkeiten beziehen, schien es mir im Fall Jacobsohn, als wenn hier auch die nächstliegenden Erwägungen über die höchst wahrscheinlichen Folgen einer innerhalb des schriftstellerischen Berufes als unerlaubt geltenden Handlung ausgeschaltet würden" (ebd.). Bemerkenswert sei, daß Jacobsohn "wenn schon nicht unbewußt, [so] doch gegen seinen Willen und trotz dem Bedürfnis, eigene Worte zu finden, [...] glaubt, diese Wortfolgen selbst gefunden zu haben, [...] aber zugleich die für den neuen Anlaß nicht passenden Eigennamen und Ausdrücke durch die richtigen, die in den Rahmen der neuen Kritik hineinpassen" (ebd., S. 332), ersetzt: vor "diesem Ineinanderspielen von Wahnsinn und Methode wollen sich meine Zweifel nicht beruhigen; und darum kann ich mich vorläufig den Erklärungsversuchen des Falles Jacobsohn, die ihn als eine chronische Affektion in der Nähe des Sprachzentrums deuten wollen, nicht anschließen" (ebd.). Nicht in Betracht komme dabei, "daß ein Fall wie der

Jacobsohns bisher meines Wissens weder publiziert noch überhaupt beobachtet worden ist; doch müßte er seine Logik in sich tragen, wie alles Menschliche" (ebd.). Schnitzler wünschte für Jacobsohn die Richtigkeit seiner Diagnose, "nach der die Möglichkeit einer Wiederkehr seiner psychischen Störung so gut wie ausgeschlossen scheint" (ebd., S. 333).

- Eigene diagnostische Überlegungen stellte er auch angesichts der Erkrankung des mit ihm befreundeten Philosophen Arthur Kaufmann an, die aufgrund der Berücksichtigung von dessen Lebensgeschichte zu einem anderen Ergebnis führten als die der ihn behandelnden Ärzte. Schnitzler wurde am 16.06.1917 von Kaufmann brieflich über dessen "schwere Nervenkrise, die ihn dem Tode nahe brachte; offenbar durch die ungeheure Gedankenarbeit der letzten Zeit" (Tgb. 16.06.1917; S. 54) informiert - "Doch hat er sich zum Leben und zum Werk entschlossen" (ebd.). Drei Tage später erhielt er einen weiteren Brief, der ihn allerdings "wegen seines immerhin noch etwas manischen Characters bedenklich macht" (Tgb. 19.06.1917; S. 55). Am 24.06. besuchte Schnitzler ihn im Sanatorium: "Im Park auf- und abwandelnd erzählt er mir in scheinbar vollkommener Krankheitseinsicht seine Geschichte" (Tgb. 24.06.1917; S. 56). Nach ihrem letzten Gespräch (2.06.) habe er sich "wie besessen" gefühlt: "Zwangshaftes Weiterdenken seines Systems" - das er am nächsten Tag zwei Bekannten vorzutragen versuchte: "wird schwer verstanden; aufgeregt zwangshaftes Weiterdenken ('ein Klimmen wie auf der Jacobsleiter dem Himmel zu') [...] er muß sich aussprechen - zu Richard, der nicht zu Haus; das erregt und verstimmt ihn; schreibt daheim - Gefühl des Vergehens, ohne Angst; fast in Wonne, mit Herzpalpitationen (etwa wie im Traum - jetzt das Rätsel der Welt gelöst) - ruft Schwester, Abschied nehmen [...]; im Lauf der nächsten Tage Wiederholung der Anfälle" (ebd.). Kaufmann konzipierte in den folgenden Tagen ein fünfbändiges philosophisches Werk "und hofft damit [...], etwas 'ungeheures' zu leisten. (Wer weiß - ob er nicht recht hat? Was bei einem Schuster Größenideen wären - braucht es bei einem Denker vom Rang Kfm.'s eben nicht zu sein!)" (ebd.). Kaufmann erklärte Kant für "erledigt" (zit. n. ebd., S. 57) und bezeichnete es als das Wesen seiner Philosophie, "daß die Philosophie überflüssig gemacht wird" (zit. n. ebd.). Der Direktor der Anstalt sah hierin einen Fall von "Paranoia" (ebd.) und stützte diese Diagnose mit der "Existenz gewisser Demenzsymptome, die ich vorläufig nicht contrôliren kann. Geisteskrankheit des Vaters und der eigentümliche Charakter jenes ersten Anfalls sind verdächtig - aber vielleicht läßt sich noch immer hoffen - daß es sich um Genialität handelt, und der Wahnsinn nur als Beigabe betrachtet werden muß. Der Gedanke, daß dieser herrliche Geist zu allmäliger Zerstörung verurtheilt sein sollte - ist mir unerträglich" (ebd.). Schnitzler las Meynert, Krafft-Ebing und Salgo und zog den Neurologen Emil Redlich hinzu: "bei Prof. Redlich im Spital [...]. Ich schildere ihm den Verlauf, die Persönlichkeit. Auch er glaubt nicht an Paranoia; sondern acute Manie" (Tgb. 27.06.1917; S. 58). Redlich untersuchte Kaufmann und schloß "Paranoia völlig aus; diagnostizirt eine leichte Manie, im abklingen (legt zu viel Werth auf die Überschätzung der philosophischen Entdeckung - die ja vielleicht keine Überschätzung ist)" (ebd.). Vier Wochen später nach einem erneuten Besuch heißt es dann: "bei A. Kaufmann. Er setzte mir viel von seiner Philosophie auseinander. [...] Ein hohes Gedankenspiel, das ich sehr schön fand [...]. Ob es ein genialer erkenntnistheoretischer Fund ist, vermag ich nicht zu beurtheilen, halte es aber wohl für möglich. Mit dem Director des Sanatoriums hinein; - nun sind sie alle von ihren bösen Diagnosen abgekommen" (Tgb. 21.07.1917; S. 65).

- Hofmannsthal, der Schnitzler als seinen "eigentliche[n] Hausarzt" (HvH, S. 275) bezeichnete, vertraute zugleich seiner Detailkenntnis wie seiner Beurteilung der Persönlichkeit. Einerseits suchte er Schnitzlers Bestätigung, daß der in "der (irrigen) Idee von etwas Gicht" in einer Blutanalyse nachgewiesene "Traubenzucker, *nur* in Spuren, *quantitativ nicht nachweisbar*", nicht "einen Anfang oder eine Andeutung dieser Krankheit" (ebd.) bedeutete; andererseits bat er ihn angesichts des sich mit einer bedrohlichen abdominellen Symptomatik rapide verschlechternden "complizierten psychasthenischen Leidens" (ebd., S. 184)[115] seiner Mutter, "daß Sie Ihr Verständnis der *Gesamterscheinung* dieser kranken Frau in einem Gespräch Ihrem Bruder nahebringen, so daß er von seinem nächsten Besuch an [...] derjenige gute Arzt wird, der die Einwirkungen auf einen Teil (hier die Narbungen im Darm) so weit als möglich dem Einblick in das Ganze unterordnet" (ebd., S. 185).[116]

- Georg (*Der Weg ins Freie*) "erzählte Heinrich nicht zum ersten Mal, wie der Professor damals den Tod des Kindes erklärt hatte. Ein unglücklicher Zufall war es gewesen, an dem ein bis zwei Perzent der Neugeborenen zugrunde gehen mußten. Freilich, warum gerade *hier* dieser Zufall eingetreten war, das hatte der Professor nicht zu sagen gewußt. Aber war Zufall nicht nur ein Wort? Mußte nicht auch dieser Zufall seine Ursache gehabt haben? [...] 'Ich will Sie was fragen, Heinrich, aber lachen Sie mich nicht aus. Halten Sie es für möglich, daß ein ungeborenes Kind daran sterben kann, daß man es nicht so herbeisehnt, wie man sollte: an zu wenig Liebe gewissermaßen? [...] ich kann seit einiger Zeit den Gedanken nicht los werden, daß ich in einem gewissen Grad an diesem Ausgang die Schuld trage. [...] Die Wahrheit ist: daß ich dieses kleine Wesen, das auf die Welt kommen sollte, geradezu vergessen hatte. Und besonders in den letzten Wochen vor seiner Geburt hatte ich es völlig vergessen gehabt. [...] es gibt Momente, da kann ich mich des Gedankens nicht erwehren, daß zwischen jenem Vergessen und dem Tod meines Kindes irgendein Zusammenhang bestehen müßte" (E 5, S. 378-379). Georg äußert an dieser Stelle die Frage seines Autors: als Marie Reinhard, Schnitzlers langjährige Lebensgefährtin, 1897 ein Kind von ihm erwartete, brachte er sie vor der Niederkunft in einem Haus außerhalb Wiens unter; und während sie sich auf die Niederkunft vorbereitete, lernte er in Ischl eine andere, verheiratete Frau kennen, die seine Geliebte wurde. Marie Reinhard brachte nach mehrtägigen Wehen, während derer sie selbst "in Lebensgefahr schwebte durch vorzeitige Placentarlösung" (Tgb. 27.09.1897; S. 265), einen toten Sohn zur Welt, für den Schnitzler bereits einen Platz in einer Familie gesucht hatte: "Wie ich das todte Kind sehe, - erschüttert, wie noch nie ... muss weinen, weinte stundenlang. [...] Tiefer Schmerz, den ich durchaus nicht erwartet. Tiefer, als er war, wie mein Vater starb" (Tgb. 24.09.1897; S. 264); "Nach dem Tod des Kindes hatte ich tiefe Empfindung eines Zusammenhanges zwischen dem Tod des Kindes und meinem Mangel an Interesse für das Kind vor der Geburt" (Tgb. 30.09. 1897; S. 265).

- Zu Schnitzlers Pathologie gehörte auch die des *Snobismus*. In einer autobiographischen Notiz (1901) bestimmte er den Snobismus als "die Sehnsucht [...], zu einer Art von Menschen gerechnet zu werden, die irgend eine Eigenschaft höher ausgebildet besitzt als wir und von der

[115] Vgl. HvH, S. 183: "das Befinden meiner armen Mutter hat einen Punkt erreicht, wo [...] die Combination von eingestellten Functionen der Gedärme, von unaufhörlichen Schmerzen und von einer kaum glaublichen Nervenschwäche die zu fortwährenden Üblichkeiten führt - 12-15 mal Brechanfälle im Tag - die Existenz buchstäblich *unerträglich* macht [...]."

[116] Prof. Julius Schnitzler war Primararzt der Chirurgie am Krankenhaus Wieden.

wir daher nicht als gleichwertig betrachtet werden" (JW, S. 321), und in einem Aphorismus den Snob als einen Menschen, "der scheinbare Selbsterhöhung auf dem Wege tatsächlicher Selbsterniedrigung anstrebt. Er ist im eigentlichen Sinne der Masochist der Gesellschaftsordnung" (AuB I, S. 59). In *Jugend in Wien* bezeichnete er den Snobismus als "die Weltkrankheit unserer Epoche" (JW, S. 17) und im *Buch der Sprüche und Bedenken* (1927) als eine "Erkrankung der Seele": "Der Snobismus ist eine in unserer Zeit so verbreitete Erkrankung der Seele, daß man ihm fast einen epidemischen oder endemischen Charakter zusprechen und ihn nicht unzutreffend z.B. mit der Tuberkulose vergleichen könnte. Bei nicht wenigen Menschen tritt er geradezu tödlich auf, wenn sich der Tod der Seele begreiflicherweise auch nicht so leicht feststellen läßt als der eines menschlichen Organismus. In der Mehrzahl der Fälle verläuft der Snobismus schleichend, manchmal nahezu unbemerkt, und er kann zuweilen - geradeso wie die Tuberkulose erst bei der Sektion - erst bei genauester Durchforschung der Seele festgestellt werden. Es gibt auch erbliche Formen, leichte und schwere, ausheilbare und unheilbare, und die gegenwärtige Menschheit sollte schon um ihrer Kinder willen den Kampf dagegen systematisch aufnehmen" (AuB I, S. 92). Schnitzler, der auch sich selbst nicht ganz frei von snobistischen Anwandlungen wußte, bezeichnete den Snobismus als die "Lebenskrankheit" (Tgb. 30.07.1920; S. 75) seines Freundes Hugo v. Hofmannsthal. Schnitzler sah im "Snobismus" das "mächtigste Element moderner sozialer Entwicklung und Gliederung"; der "Snobismus bedarf der politischen Atmosphäre des Konservatismus, der philosophischen des Glaubens und des Optimismus [als Gegensatz zur Skepsis]; und gar im Literarischen hat er keinen gefährlicheren Feind als die Seelenkunde" (AuB II, S. 111).[117]

Schnitzlers psychologische Naturforschung kennzeichnet eine skeptische Rationalität, die den eigenen, naturwissenschaftlich geprägten Standpunkt nicht absolut setzt und sich - um der Erkenntnis willen - offen hält auch für die Überprüfung scheinbar abwegiger Phänomene. Schnitzler weist der Dichtung eine entscheidende Erkenntnis- und Bildungsfunktion zu, indem er es gerade als ihre Aufgabe bezeichnet, die Grenzen zwischen Bewußtem, Halbbewußtem und Unbewußtem so deutlich zu ziehen wie möglich. Freuds Anspruch auf ein Erkenntnismonopol der Wissenschaft und gerade der Psychoanalyse als Wissenschaft wird darin implizit zurückgewiesen. Die Psychoanalyse wird vielmehr durch ihre Überbewertung der Macht des Unbewußten als eine Form illusionierend-pathogener Verantwortungsflucht dargestellt. Vor dem Hintergrund Goethes - und Schnitzlers Bezug zu Goethe - treten zwei Charakteristika des Schnitzlerschen Werkes deutlicher hervor:

1.) die mögliche Einheit von *Wissenschaft* und *Kunst*;
2.) das literarische Werk als Medium der Selbstkritik: als Kritik des eigenen selbstbespiegelnden Ästhetizismus vor dem Hintergrund Goethes als des paradigmatischen Dichters als 'Spiegel der Welt'; und als Kritik der *Fall*-Perspektive vor dem Hintergrund von Goethes *Gestalt*-Begriff.

---

[117] Vgl.: "Die Wurzeln der Pflanze Snobismus sind: Feigheit, Eitelkeit und Dummheit. Da sie nun schon von einer einzigen Wurzel aus genährt werden kann und auch in den vortrefflichsten Menschen eine Spur von mindestens einer der drei vorhanden ist, läßt sich leicht berechnen, wie verbreitet und in wie vielfältigen Formen der Snobismus verbreitet ist." (AuB II, S. 159-160)

In der Forschung dominieren zwei alternative und sich gegenseitig auszuschließen scheinende Perspektiven auf die Schnitzlersche Gestaltung: betonen die einen, Schnitzler habe nur Fälle, nicht eigentlich einzelne Menschen dargestellt (Körner und Worbs), so setzen die anderen den Akzent umgekehrt darauf, daß es bei Schnitzler gerade nicht um Krankengeschichten und Diagnosen (Müller-Seidel, Perlmann), sondern nur um Individuen gehe. Die hier angestellten Überlegungen sollten zeigen, daß die erste Ansicht Schnitzlers dem Begriff des *Falls* bewußt gegenübergestelltem *Gestalt*-Begriff widerspricht, und die zweite seinem Selbstverständnis, Naturforscher zu sein, dessen Werke als *Diagnosen* gelten können. *Gestalt* und *Diagnose* berücksichtigen, im Gegensatz zu den in der Forschung bevorzugten Perspektiven, "die eigentümliche wissenschaftstheoretische Stellung der Medizin: Heilkunde ist nämlich ebensowenig Naturwissenschaft wie Geisteswissenschaft; sie ist weder Physik, Chemie, noch Physiologie oder Geschichte, sondern befindet sich [...] jeweils immer an den *Grenzen* des überhaupt Wißbaren über den Menschen: d.h. sie interpretiert ihn in diesen Bezügen, aber erreicht ihn im Grunde nie."[118]

Eine *Kranken*geschichte schließt Personalität gerade nicht aus; ist darum aber auch mehr als eine *Fall*geschichte. Die eigentlich *ärztliche* Perspektive - die von Schnitzler erstrebte "Anschauung", oder die von Krehl geforderte "umfassende Betrachtung" - erfordert die Wahrnehmung des einzelnen Kranken *als* einem Kranken, wozu die Wahrnehmung der Personalität und zugleich die bestimmter allgemeiner Kriterien gehören. So gesehen bedeutet die künstlerische Gestaltung Schnitzlers, wo sie gelang, in der Synthese von *Gestalt* und *Diagnose* eine spezifische Schulung einer ärztlichen Perspektive.

---

[118] P. Christian, Das Personverständnis, a.a.O., S. 2

Diagnose und Spiegel

Der *Spiegel* gehört zu den vielseitigsten und faszinierendsten optischen Instrumenten und ist zugleich kulturgeschichtlich - in Glaube und Aberglaube, Wissenschaft und Lebenswelt - einer der bedeutungsvollsten und symbolträchtigsten Gegenstände. Für die Interpretation des Spiegels und des Verhältnisses von Spiegel und Diagnose im Werk Schnitzlers lassen sich idealtypisch drei Traditionslinien unterscheiden:

1.) der *Spiegel* als diagnostisches Instrument,
2.) der *Spiegel* als literarisches Motiv, und
3.) der *Spiegel* als poetologischer Topos.

Die erste und die dritte dieser Linien wurden bereits in einem von Freud (1905) überlieferten Witz zur Erläuterung des "Doppelsinn[s] der *sachlichen* und *metaphorischen* Bedeutung eines Wortes" (GW VI, S. 37) miteinander verknüpft:

> "Ein als Witzbold bekannter ärztlicher Kollege sagte einmal zum Dichter *Arthur Schnitzler*: 'Ich wundere mich nicht, daß du ein großer Dichter geworden bist. Hat doch schon dein Vater seinen Zeitgenossen den *Spiegel* vorgehalten.' Der Spiegel, den der Vater des Dichters, der berühmte Arzt *Dr. Schnitzler*, gehandhabt, war der *Kehlkopfspiegel*; nach einem bekannten Ausspruch *Hamlets* ist es der Zweck des Schauspieles [...], 'der Natur gleichsam den Spiegel vorzuhalten: der Tugend ihre eigenen Züge, der Schmach ihr eigenes Bild und dem Jahrhundert und Körper der Zeit den Abdruck seiner Gestalt zu zeigen' (III., 2.Szene)." (ebd.)

1. Der *Spiegel* als diagnostisches Instrument

Als Spiegel werden innerhalb der Medizin sehr verschiedenartige optische Hilfsmittel bezeichnet. Der Augenspiegel, Blasenspiegel, Kehlkopfspiegel oder Darmspiegel heißen *Spiegel* aufgrund ihres gemeinsamen Zwecks: der geometrischen Visualisierung des ansonsten verborgenen Leibesinneren, und nicht aufgrund eines einheitlichen Bauplans oder einer gemeinsamen Form. Diese werden vielmehr von der Anatomie des zu beleuchtenden oder einzusehenden Organs bestimmt.[1] Die Geschichte dieser Spiegel ist wesentlicher Bestandteil der Geschichte

---

[1] Jörn Henning Wolf: Der Arzt und sein Spiegel. Optische Iatrotechnik als diagnostisches Fundament und Legitimationsgrund für ein neuzeitliches Berufswahrzeichen. In: Christa Habrich,

der neuzeitlichen Endoskopie. Zu deren Stationen, vor ihrer breiteren Entfaltung und Differenzierung im 19. Jahrhundert, gehörten Aranzis Ausleuchtung der Nasenhöhle (1586), Clelands Beleuchtung des äußeren Gehörgangs (1740/41) oder Bozzinis (1806/07) "Lichtleiter [...] zur Erleuchtung innerer Höhlen und Zwischenräume des lebenden animalischen Körpers"[2] (v.a. von Harnröhre und Blase). Wie der Aufstieg der Pathologischen Anatomie während des 19. Jahrhunderts könnte auch der etwa parallel dazu verlaufende der Endoskopie als Ausdruck einer kollektiven "Hyperopsie"[3] gedeutet werden. Etwa seit Mitte des 19. Jahrhunderts gehört die 'Spiegelung' in vielen medizinischen Spezialdisziplinen zu den dominierenden diagnostischen Methoden. Helmholtz' Konstruktion des Augenspiegels (1851) wurde dabei wegweisend auch für die anderer endoskopischer Geräte.

Die Wiener Schule, "im 19. Jahrundert Hochburg der medizinischen 'Spezialitäten'"[4], war auch für die Entwicklung der Endoskopie von besonderer Bedeutung:

- Ludwig Türck (1810-1868), der als erster den Kehlkopfspiegel für die klinische Diagnostik einsetzte (1857) und die so gewonnenen Befunde systematisierte (1866), wurde damit auch zum Begründer der Laryngologie als einem eigenständigen Fach.
- Max Nitze (1848-1907) und Josef Leiter (1830-1892) konstruierten 1877 den ersten praktikablen Blasenspiegel, indem sie die Lichtquelle in das zu besichtigende Organ hineinverlegten.
- Carl Stoerk[5] (1832-1899), ein Schüler Türcks, versuchte vergeblich die Ösophagoskopie mittels indirekter Spiegelbeleuchtung. Johann v. Mikulicz-Radecki (1850-1905) konzipierte daraufhin zusammen mit Josef Leiter nach dem Vorbild des Blasenspiegels von Nitze und Leiter (mit Verlegung der Lichtquelle ins Organinnere) die ersten anwendbaren Ösophago- und Gastroskope (1881).[6]

Frank Marguth und Jörn Henning Wolf (Hrsgg.): Medizinische Diagnostik in Geschichte und Gegenwart. Festschrift für Heinz Goerke zum sechzigsten Geburtstag. München 1978, S. 477-516

2 Zit. n. a.a.O., S. 502

3 Axel Bauer: Die Krankheitslehre auf dem Weg zur naturwissenschaftlichen Morphologie. Pathologie auf den Versammlungen Deutscher Naturforscher und Ärzte von 1822-1872. Stuttgart 1989, S. 31: "Erst der Blick ins Innere des Körpers verspricht 'Einsicht' in die wahre Natur des Pathologischen. Der Gesichtssinn übernimmt damit eine vermittelnde und transzendierende Funktion zwischen den rein optischen Phänomenen und deren geistiger Verarbeitung, er soll sie 'durchschaubar' machen. Wie Alain Corbin eine Überbewertung olfaktorischer Phänomene im 18. Jahrhundert als Beginn der modernen Hygiene und Epidemiologie interpretiert, so könnte man den Aufstieg der Pathologischen Anatomie während des 19. Jahrhunderts als mittelbare Folge einer Ablösung der kollektiven 'Hyperosmie' durch eine ebenso ubiquitäre 'Hyperopsie' beschreiben. Die beim Gesichtssinn ungleich stärker ausgeprägte Fähigkeit zur Verbalisierung und Rationalisierung des Wahrgenommenen - im Gegensatz zum nonverbalen, emotional getönten Geruchssinn - trägt zweifellos zu einer Verwissenschaftlichung des betroffenen Fachgebietes bei, die Beständigkeit des optischen Eindrucks erweist sich der Flüchtigkeit des osmischen gegenüber als überlegen."

4 Erna Lesky: Die Wiener medizinische Schule im 19. Jahrhundert. Graz Köln 1965, S. 191

5 A.a.O., S. 409: "Stoerk war schier unerschöpflich in der Erfindung immer neuer Instrumente. 1869 sind es bereits 30, als deren Erfinder er sich vor dem Ministerium rühmen und zugleich darauf hinweisen kann, daß so durch ihn 'Wien der Hauptbezugsplatz für laryngologische Instrumente' weithin geworden ist."

6 Bereits 1868 versuchte Adolf *Kussmaul* (1822-1902) die erste Gastroskopie, vgl. Paul Diepgen: Geschichte der Medizin. Die Historische Entwicklung der Heilkunde und des ärztlichen Lebens. II. Bd.: II. Hälfte: Die Medizin vom Beginn der Zellularpathologie bis zu den Anfängen der

1895 konstruierte Kelly (1858-1943) in Baltimore das erste Rektoskop; im gleichen Jahr führte Kirstein (1863-1922) in Berlin erstmals eine direkte Kehlkopf- und Luftröhrenspiegelung durch. An seine Methode anknüpfend begründete Killian (1860-1921) in Freiburg 1896 die Bronchoskopie. Kelling berichtete 1901 über die von ihm als "Coelioskopie"[7] bezeichnete Spiegelung der Bauchhöhle mit einem Nitzeschen Blasenspiegel. Ohne deren Kenntnis interessierte sich auch der schwedische Internist Jacobaeus (1879-1937) für eine "Zystoskopie der serösen Hohlräume Peritoneum und Pleura"[8] und veröffentlichte 1912 einen längeren Artikel *Über Laparo- und Thorakoskopie*.

Borel beschrieb kurz nach der Mitte des 17. Jahrhunderts wohl als erster die mittels Hohlspiegel als "illuminierende[r] Maschine"[9] erheblich verbesserten Sichtbedingungen auf kleinere Läsionen, insbesondere im Bereich der Körperöffnungen (1653). Breitere Bedeutung fand der Hohlspiegel innerhalb der Medizin jedoch erst, als Friedrich Hofmann einen biedermeierlichen Rasierspiegel in der Mitte perforierte (1841) und als "Handreflektor", vor allem zur Besichtigung des äußeren Gehörganges, einsetzte. Etwa 10 Jahre nach Hofmanns wenig beachteter Publikation verwandte Theodor Ruete in seiner Augenspiegelkonstruktion einen perforierten Hohlspiegel, in dem Wolf den "eigentliche[n] Ausgangspunkt des modernen Stirnreflektors"[10] sieht. Czermak (1828-1873) übernahm den durchbohrten Konkavspiegel aus Ruetes Konstruktion und gebrauchte ihn als Reflektor erstmals für die laryngologische Diagnostik. Türck befestigte ihn schließlich an einem Stirnband, von wo aus er "zum neueren Wahrzeichen in der Ikonographie des ärztlichen Berufes"[11] aufstieg.

---

modernen Konstitutionslehre (etwa 1858-1900). Mit einem Ausblick auf die Entwicklung der Heilkunde in den letzten 50 Jahren. 2. durchges. Aufl. Berlin 1965, S. 165: "Ein Degenschlucker überzeugte ihn, daß es möglich war, durch eine bestimmte Kopfhaltung und Lagerung die Mundhöhle, den Rachen, die Speiseröhre und den Mageneingang zusammen in eine Gerade zu bringen. Er führte ihm zwei 47 cm lange Metallrohre von verschiedenem Querschnitt ein. Die von *Desormeaux* übernommene Lichtquelle war aber so weit von der zu untersuchenden Schleimhaut entfernt, daß die Beleuchtung nicht genügte. Außerdem behinderte das ständige Eindringen von Magensaft in das untere Rohrende die Sicht. *Kussmaul* sah daher von weiteren Versuchen ab. Aber es blieb das wichtige Prinzip des geraden Weges und der Gedanke an die Verwendung starrer Röhren."

7 Zit. n. Wolfram Kock: Zur Frühgeschichte der Laparoskopie, der Thorakoskopie und der Thorakokaustik. In: Christa Habrich, Frank Marguth und Jörn Henning Wolf (Hrsgg.): Medizinische Diagnostik, a.a.O., S. 518

8 Zit. n. a.a.O.

9 Ch. G. Hertel 1716; zit. nach J.H. Wolf, a.a.O., S. 491

10 J.H. Wolf, a.a.O., S. 493

11 A.a.O., S. 494; vgl. S. 495-498: "Der Spiegel als berufsbezeichnendes Attribut fügt sich somit als rezentes und derzeit jüngstes Objekt in die ehrwürdige, aus Instrumenten-Pyxis, Schröpfkopfsortiment, Schlangenstab, Urinal, Anatomiepräparat, Heilpflanze, Totenschädel, Klistier- und Injektionsspritze gebildete Ahnenreihe ein. [...] Unter diesem Aspekt wird der Beleuchtungsspiegel [...] zum Symbol für die vom Selbstverständnis der fundamentalen antiken Heilkunde beispielsweise abweichenden Bewußtseinslage der neuzeitlichen Medizin, die der Diagnose die zentrale Position als Ordnungsmacht der übrigen ärztlichen Vollzugsarten eingeräumt und sie über die Anamnese, Prognose und Therapie gestellt hat."

2. Der *Spiegel* als literarisches Motiv

Der Spiegel bildet eines der ältesten und schillerndsten, ambivalenten Motive der mythologischen und philosophischen, theologischen und schönen Literatur, in Emblematik, Symbolik, Metaphorik und Allegorese. Der Spiegel repräsentiert Reinheit wie Eitelkeit, Läuterung wie Selbstgerechtigkeit, Wahrheit wie trügerischen Schein, Selbsterkenntnis wie Selbstbetrug. Das Bild des Göttlichen und das des Grauens waren nur indirekt im Spiegel anzuschauen: nur im Spiegel seiner Seele und in dem der Schöpfung erkannte der Gläubige Gott: "Wir sehen jetzt im Spiegel nur ein Rätsel, bald aber sehen wir von Angesicht zu Angesicht"[12]; nur im Spiegel seines Schildes konnte Perseus die Medusa sehen, um sie, ohne von ihrem versteinernden Blick getroffen zu werden, zu töten. Zugleich warnte der Mythos von Narziß, im Spiegel nur sich selbst zu sehen. In der Antike waren das Wort vom Auge und von der Seele als einem Spiegel weit verbreitet: vom Auge als einem Spiegel, der die vergänglichen Bilder nicht festhalten kann; von der Seele als einem Spiegel, der auch das Unvergängliche wiedergibt. Im Auge spiegelte sich die Welt, in der Seele der Gott. Da es selber ein Spiegel der Seele sei, bezeichnete Philon das Auge als den schönsten der Sinne.[13] Die 'Pupilla' war das Püppchen, das Bildchen dessen, der im Auge des anderen, in das er blickte, wie in einem Spiegel erschien.[14] Im neuplatonischen *Großen Alkibiades* hieß Gott der Spiegel.[15] Johannes Chrysostomos bezeichnete die Heilige Schrift und das Leben der Heiligen als einen Spiegel, der dem Menschen nicht nur zeige, wie er ist, sondern ihm auch ein Bild der Vollkommenheit gebe und ihm damit die Besserung seines Zustands ermögliche. Als "speculum vitae humanae" galt später die Geschichte als "*magistra vitae*".[16]

Der Spiegel repräsentierte das Prinzip der *imitatio*: einerseits die genaue Wiedergabe eines Abbilds, andererseits die Korrektur von in erster Linie moralischen Mängeln. Beide Eigenschaften, Abspiegelung und Belehrung, Darstellung eines auf ein Urbild verweisenden Abbilds und didaktischer Hinweis auf ein Vorbild zugleich, begründeten die "topische Tradition"[17] des Spiegelmotivs, die von der Antike bis zum Beginn des 18. Jahrhunderts reichte.

Mit Leibniz' Begriff des "miroir vivant"[18] beginnt die neuzeitliche Geschichte des Spiegelmotivs: an die Stelle des Menschen oder seiner Seele als Spiegel Gottes oder des Universums traten zunehmend die Welt oder Natur als Spiegel der menschlichen Subjektivität.[19] Deutlich

---

12 Paulus 1. Kor. 13,12; s. Erik Peez: Die Macht der Spiegel. Das Spiegelmotiv in Literatur und Ästhetik des Zeitalters von Klassik und Romantik. Bern New York Paris 1990, S. 23

13 Vgl. E. Peez, a.a.O., S. 16-18

14 Vgl. a.a.O., S. 18

15 Zit. n. E. Peez, a.a.O., S. 21: "wenn die Seele sich in ihm betrachtet, sieht sie die Schandflecken, die an ihr sind, und sie wirft sie von sich."

16 Voß 1623; zit. n. Udo Schöning: Literatur als Spiegel. Zur Geschichte eines kunsttheoretischen Topos in Frankreich von 1800-1860. Heidelberg 1984, S. 13

17 Herbert Grabes: Speculum, mirror und looking-glass. Tübingen 1973, S. 82ff und S. 240ff

18 Vgl. E. Peez, a.a.O., S. 29

19 E. Peez, a.a.O., S. 31: "Auf diese Weise ist die traditionelle Verwendung des Spiegelmotivs auf den Kopf gestellt. Diente es der Tradition, die Seele als Spiegel Gottes durch eine Abhängigkeit

drückte dies Bürger in seinem gegen die Tradition der imitatio naturae gerichteten *Lehrbuch der Ästhetik* (1825) aus, wenn er schrieb: "Die ganze schöne Natur ohne ein Wesen, das einen Begriff von ihr bekäme, bliebe zwar immer das, was sie ist, aber ihre Schönheit wäre wie ein Spiegel, worin sich niemand besieht."[20] Dies illustrierend erscheint das Spiegelmotiv in Klassik und Romantik in einer Breite und Fülle, wie in vielleicht keiner anderen Epoche: in potenzierten und "wiederholten Spiegelungen" (Goethe), in Spiegelkabinetten und -labyrinthen, im Spiegel der Augen, der Freundschaft und des Gewissens, im schaffenden Spiegel, im Zerrspiegel der Satire und den spiegelnden Gewässern der Idylle, im "verlornen Spiegelbilde" (E.T.A. Hoffmann) und in aus dem Spiegel tretenden Doppelgängern. Friedrich Schlegel wandte das Narziß-Motiv als Ausdruck einer 'befreiten' Erotik gegen die Tradition; das Motiv des zerbrechenden Spiegels erschien bei Klinger, Moritz, Jean Paul und Brentano im Zusammenhang mit Schuld und Strafe; das Motiv des magischen Spiegels bei Arnim und Hoffmann, und das der im Spiegel scheinbar lebendigen Statue bei Brentano und Eichendorff deuteten auf die Ohnmacht des Ichs gegenüber den eigenen Trugbildern. Auch in der Philosophie dieser Zeit, insbesondere in den idealistischen Systemen des Selbstbewußtseins von Schelling und Hegel, spielten Bild und Analogie des Spiegels eine herausragende Rolle.[21]

Martens betonte in ihrer Interpretation von Spiegelmotiven bei Rilke, Hofmannsthal und Kafka deren vornehmliche Funktion, "to illustrate the structure of desire. The mirror image represents a goal of desire, inasmuch as fulfillment is understood as a selfprojection, a superimposition of the self on the other, an expansion of the self, and the possibility of recapture."[22]

---

und Nachzeitigkeit gegenüber dem göttlichen Urbild zu denken, das allein als reines und immerwährendes Beisichsein gedacht werden konnte, wird die individuelle Substanz bei Leibniz zur in sich vollständigen Einheit von Präsenz und Repräsentation. Die Welt ist nicht mehr der Nachvollzug Gottes, sondern der Selbstvollzug der individuellen Substanz. Nutzte Meister Eckehart das Spiegelmotiv, um am Beispiel des ontologischen Vorrangs des Urbildes gegenüber dem Spiegelbild den ontologischen Vorrang Gottes gegenüber dem Menschen zu zeigen, realisiert sich bei Leibniz die denkende Substanz erst im Spiegel als konkrete Einheit. Damit gibt es im eigentlichen Sinne kein Urbild mehr, das im Spiegel gespiegelt wird, sondern Spiegelbild und Urbild erzeugen sich erst als lebendige Einheit."

20 Zit. n. E. Peez, a.a.O., S. 36

21 E. Peez, a.a.O., S. 379-382: "Alle Varianten des Spiegelmotivs zusammengenommen, kann Hegels Ästhetik neben Jean Pauls *Vorschule der Ästhetik* als das Werk der Epoche gelesen werden, das zur Veranschaulichung seiner Gedanken am stärksten auf die Spiegelmetaphorik zurückgreift. [...] Indem die Ästhetik Hegels das Naturschöne aus der Ästhetik ausschloß und die Nachahmung auf ein formales Prinzip reduzierte, das, zum Zweck gemacht, 'das objektiv Schöne' verschwinden läßt und nur 'technische Kunststücke' fertigt, keine Kunstwerke, faßt seine Ästhetik die Umwertung der imitatio naturae in eine Kunst des Ausdrucks und der Darstellung von Subjektivität bereits als abgeschlossen zusammen."

22 Lorna Martens: Mirrors and Mirroring: 'Fort/da' Devices in Texts by Rilke, Hofmannsthal, and Kafka. In: Deutsche Vierteljahresschrift für Literaturwissenschaft und Geistesgeschichte 58 (1984), S. 154

3. Der *Spiegel* als poetologischer Topos

Das Spiegelmotiv gehört zu den Leitmotiven der Ästhetik seit der Antike. In den Theorien der Kunst diente der Spiegel ihrer Bloßstellung (v.a. bei Platon) wie ihrer Begründung. Der Ausdruck von der (im heutigen Sinne *schönen*) Kunst als einem Spiegel der Dinge geht auf Platons *Staat* zurück. In dessen 10. Buch unterschied er zwischen der von Gott gebildeten Idee (ειδος) eines Dings, deren Abbild in einem realen Einzelding (εικων) durch einen Handwerker, und dem Scheinbild (ειδολον) dieses der Idee nachgebildeten realen Abbilds in Malerei oder Dichtung. Dessen Herstellung gehe zwar ganz leicht: "Am schnellsten aber wirst du wohl, wenn du nur einen Spiegel (κατοπτρον) nehmen und den überall umhertragen willst, bald die Sonne machen und was am Himmel ist, bald die Erde, bald auch dich selbst und die übrigen lebendigen Wesen und Geräte und Gewächse [...]."[23] Es sei jedoch drei Stufen vom wahren Sein entfernt. Mit Ausnahme der Hymnen auf Götter und den Lobliedern auf gute Menschen, verwies Platon darum die (schönen) Künste, und insbesondere die Dichtkunst Homers, wegen ihres fehlenden Wahrheitsgehalts aus dem idealen Staat, obwohl "wir es uns bewußt sind, wie auch wir von ihr angezogen werden."[24]

Anders Aristoteles. Er lehnte die platonische Lehre ab, derzufolge die in sich vollkommenen Ideen für sich und jenseits der sie abbildenden, sinnlich wahrnehmbaren Dinge existieren sollten. Die platonische 'Idee' bildete er um zur 'Entelechie', der 'Form' (ειδος), die sich verwirklicht, indem sie sich mit dem 'Stoff' (υλη) verbindet. Dadurch ist das, was bei Platon die jenseitige 'Idee' war, für Aristoteles als 'Form' in den wahrnehmbaren Dingen enthalten. Aristoteles folgte der platonischen Bestimmung der Kunst als Nachahmung (μιμησις), gab ihr aber in Verbindung mit der eigenen Lehre von der Entelechie eine andere Bedeutung: das Kunstwerk ahmte für ihn nicht mehr ein Abbild der Idee nach, sondern Wirklichkeit als im Stoff konkretisierte Form. Dadurch, daß im Kunstwerk dasjenige Gestalt gewinnt, dessen Form (ειδος) in der Seele des Künstlers enthalten ist, kommt dem Kunstwerk kein geringerer Wirklichkeitsgehalt mehr zu als anderen hergestellten Dingen.

Aristoteles lehnte die Spiegelmetapher im ganzen ab; nicht nur zur Erklärung der Seinsweise der Kunst, sondern auch, da sie einen kalten Stil bewirke, als illustrierendes rhetorisches Mittel. Als Beispiel führte er Alkidamas an, der die *Odyssee* "einen schönen Spiegel (κατοπ-τρον) des Menschenlebens"[25] genannt hat.

Lukian verglich den Historiker mit einem Bildhauer: wie dieser sein Material kunstvoll forme, so müsse auch der Historiker das, was er berichte, kunstgerecht anordnen und darstel-

---

23 Platon: Sämtliche Werke in zehn Bänden. Griechisch und deutsch. Nach der Übersetzung Friedrich Schleiermachers, ergänzt durch Übersetzungen von Franz Susemihl und anderen. Hrsg. von Karlheinz Hülser. Band V. Frankfurt/M Leipzig 1991, S. 721 [596d-e]

24 A.a.O., S. 751 [607c]

25 Zit. n. U. Schöning, a.a.O., S. 4

len; dabei solle sein Geist einem Spiegel (κατοπτρον) gleichen, der das, was er aufnimmt, "in keiner Weise entstellt, verblasst oder verzerrt".[26]

Im frühen 13. Jahrhundert wurde der *Spiegel* als Buchtitel weit gebräuchlich. Grabes[27] unterteilte hierbei vier Spiegeltypen: im faktischen Spiegelbild zeigte der Spiegel, was ist; im exemplarischen Spiegelbild zeigte er, was sein soll oder nicht sein soll (Tugend- oder Narrenspiegel); im prognostischen Spiegelbild zeigte er, was sein wird; und im phantastischen Spiegelbild zeigte er, was nur im Spiegel selbst oder in der Phantasie des Dichters existiert.

Schipperges nannte die "Fürstenspiegel" eine "überraschend konkrete Verbindung von Tugendlehre und Lebensstilisierung".[28] Die "Krankenspiegel" galten dem Ertragen des Krankseins, dem Leiden, ebenso wie Diätetik und Therapeutik: ein "Krancken Spiegel. Das ist Kurtzer Unterricht / wie erstlich ein Krancker: Dan ein rechter trewer Artzt / sich beyd / recht und Christlich verhalten mögen".[29]

Mit fortschreitender Durchsetzung der neuzeitlichen Naturwissenschaft, wurden die Spiegel-Titel, zumindest im englischen Sprachraum (auf den Grabes sich konzentrierte), durch den Titel der 'Anatomie' ersetzt. Ein berühmtes Beispiel hierfür ist Robert Burtons *The Anatomy of Melancholy* (1621). In den Poetiken der Renaissance wurde die Spiegel-Analogie vor allem auf das Drama angewandt, das in dieser Zeit die führende Literaturgattung war. Die wohl berühmteste Formulierung eines didaktisch-moralischen Anspruchs des Dramas als Spiegel ist der (im oben angeführten Witz erwähnte) Ausspruch Hamlets: der Zweck des Dramas sei, "der Natur gleichsam den Spiegel vorzuhalten: der Tugend ihre eigenen Züge, der Schmach ihr eigenes Bild und dem Jahrhundert und Körper der Zeit den Abdruck seiner Gestalt zu zeigen" (zit. n. GW VI, S. 37).[30] Später verglich die Große Enzyklopädie die Komödie einem Spiegel, der die Menschen erröten lasse. Ähnliche Formulierungen finden sich in allen europäischen Literaturen.[31]

Noch in den bestimmenden Poetiken des 18. Jahrhunderts (von Batteux, Gottsched und Bodmer/ Breitinger) argumentierten die Autoren einerseits im Sinne der aristotelischen Nachahmung, andererseits im Sinne der von Horaz formulierten Einheit von Belehrung und Unterhaltung ("prodesse et delectare") durch die Kunst. Danach, in Sturm und Drang, Klassik und Romantik, verlor das "Spiegelmodell der Kunst"[32] zunehmend an Bedeutung. Das Prinzip der genauen Nachahmung einer objektiven, gegebenen Ordnung wich mehr und mehr dem der poetischen Freiheit, der ästhetischen Autonomie oder des subjektiven Ausdrucks. Bürger

---

26 Zit. n. a.a.O., S. 5

27 H. Grabes, a.a.O.

28 Heinrich Schipperges: Tugenden im Programm der diätetischen Lebensführung. In: H-J. Braun (Hrsg.): Ethische Perspektiven: "Wandel der Tugenden". Zürich 1989, S. 118

29 Starck 1598; zit. n. H. Schipperges, a.a.O., S. 120

30 Daß er gerade dies in seinen Dramen geleistet habe, rühmte Johnson später an Shakespeare, zit. n. U. Schöning, a.a.O., S. 12: "This therefore, is the praise of Shakespeare, that his drama is the mirror of life."

31 Vgl. U. Schöning, a.a.O., S. 6-19

32 E. Peez, a.a.O., S. 70: "Das Spiegelmodell bindet die Kunst über das tertium comparationis der Abbildung oder Imitation eines Urbildes an ein Vorgängiges, das sie abzubilden, bzw. in der Art des Spiegels zu reflektieren hat - M.H. Abrams spricht in diesem Zusammenhang von der 'Analogie des Reflektors'. Auch Arthur C. Danto spricht von 'the most elementary consideration of art as imitation, as a duplication of an ulterior reality, standnig to it even in the way a mirror image stands to a thing reflected'."

beispielsweise setzte "Darstellung an den Platz [...], wo sonst das erbärmliche Wort Nachahmung in den Poetiken stand. Nachahmung ist ein Bild, kümmerlich zurückgeworfen von trüber Fläche; Darstellung aber leibt und lebt zurück vom blanken Spiegel."[33] Bürger wandte hierin paradigmatisch "ein traditionelles Motiv gegen die Tradition".[34] Peez wies in diesem Zusammenhang auf

> "das bemerkenswerte Paradox [...] [hin], daß das Spiegelmotiv in der deutschen Literatur und Literaturkritik seine eigentliche Karriere erst erlebte, als das Spiegelmodell seine erkenntnisleitende Kraft einzubüßen begann. Dies läßt sich an den ästhetischen Positionen ablesen, die zwischen 1770 und 1820 entwickelt wurden [...]. Dieser Zeitraum ist geprägt durch die Umwertung der Kunst von einer naturnachahmenden in eine expressive Kunst, die die Kunstwerke nicht mehr primär als Spiegel der Natur definiert, sondern - einen Begriff M.H. Abrams aufgreifend - als Heterokosmos, als zweite Schöpfung, und ebenso den Künstler nicht mehr als den, der spiegelt, sondern als Schöpfer, alter deus und Prometheus. [...] Das Spiegelmotiv dient nicht mehr der Darstellung des Spiegelmodells der Kunst, sondern ist auch hier Ausdruck der Subjektivität, die sich im Werk objektiviert."[35]

In den Ästhetiken des Realismus und später auch des Naturalismus kehrte sich die Spiegelfunktion der Kunst wieder mehr nach außen, allerdings weniger im Sinne der traditionellen Nachahmung oder Abbildung der Natur, bezw. einer transzendenten gegebenen Ordnung, denn als Darstellung einer immanenten gesellschaftlichen Wirklichkeit. Victor Hugo gebrauchte das Spiegelmotiv zur Bekräftigung seiner Forderung an die Kunst, uneingeschränkt Wirklichkeit und nicht zuerst Schönheit wiederzugeben. Auch Stendahl rechtfertigte mit dem Bild des wandernden Spiegels den Realismus seiner Darstellung, und gab den Vorwurf der Immoralität an die 'Gesellschaft' zurück: "Jawohl, mein Herr, ein Roman ist ein Spiegel, der auf einer Landstraße wandert: bald spiegelt er Ihnen das Blau des Himmels, bald den Schlamm der Straßenpfützen. Und den Mann, der den Spiegel in seinem Korb trägt, wollen Sie der Unmoral bezichtigen! Sein Spiegel zeigt den Schlamm und Sie geben dem Spiegel die Schuld! Klagen Sie doch lieber die Landstraße mit den Pfützen an, oder besser noch den Straßenaufseher, der zuläßt, daß das Wasser verfault und sumpfige Pfützen bildet."[36]

Etwa von der Mitte bis zum Ende des 19. Jahrhunderts galt dann vornehmlich der Roman und nicht mehr das Drama als die literarische Form, die am ehesten leisten würde, 'Spiegel der Zeit' zu sein. Die verschiedenen Richtungen des Realismus - idealistische, psychologische, sozialkritische - bemühten dabei gleichermaßen für die Begründung ihrer je eigenen Position das Bild von der Kunst als einem Spiegel der, wie auch immer gearteten, Wirklichkeit. Franz Mehring (1888) kritisierte andererseits, das deutsche Bürgertum habe sich, um von den realen Niederlagen absehen zu können, "im Spiegel der Kunst"[37] eine Traumwelt errichtet.

---

[33] Zit. n. E. Peez, a.a.O., S. 92

[34] E. Peez, a.a.O., S. 93

[35] A.a.O., S. 71

[36] Zit. n. E. Peez, a.a.O., S. 386-387

[37] Vgl. E. Peez, a.a.O., S. 395

4. Der *Spiegel* bei Freud

Sieben Jahre nach der oben erwähnten Interpretation des "Doppelsinn[s] der *sachlichen* und *metaphorischen* Bedeutung" (GW VI, S. 37) des Wortes *Spiegel* im Rahmen seiner Analyse der Technik des Witzes, gebrauchte Freud nun selbst zur Illustrierung der gebotenen analytischen Haltung der "Abstinenz" (GW X, S. 313) einen Spiegel-Vergleich. In den *Ratschläge[n] für den Arzt bei der psychoanalytischen Behandlung* (1912) erörterte er unter anderem die Frage, ob es für die Überwindung der Widerstände des Patienten erlaubt oder geraten sei, daß der Analytiker ihm Einsicht gewähre in seine, des Analytikers eigenen seelischen Defekte und Konflikte; und ob schließlich das Vertrauen des Patienten nicht auch das des Arztes verdiene. Freud verneinte diese Frage entschieden: einmal spreche die bisherige analytische Erfahrung dagegen, und zudem nähere sich eine solche "affektive[] Technik" (GW VIII, S. 384) auch der Suggestion. Zwar sei es möglich, daß der Patient schneller mitteile, was er schon wisse und sonst aus Gründen der Konvention vorläufig noch zurückgehalten hätte. Doch für die eigentliche Arbeit am Unbewußten des Kranken und gerade die Überwindung tieferer Widerstände leiste diese Technik nichts und mache den Analysanden im Gegenteil nur unfähiger dazu. Auch werde "die Lösung der Übertragung, eine der Hauptaufgaben der Kur, [...] durch die intime Einstellung des Arztes erschwert" (ebd.). Freud verwarf darum eine solche Technik strikt und fügte hinzu: "Der Arzt soll undurchsichtig für den Analysierten sein und wie eine Spiegelplatte nichts anderes zeigen, als was ihm gezeigt wird" (ebd.).

Drei Jahre zuvor hatte er begonnen, eines der ältesten Spiegelmotive zu einem zentralen Element seiner Libido-Theorie umzuprägen: das des Narziß.[38] Alfred Binet (1887) benutzte wohl als erster den Narziß-Mythos in einem wissenschaftlichen Zusammenhang, indem er bestimmte Fetischisten, die sich selbst sexuell begehrten, mit der Gestalt des Narziß verglich. Havelock Ellis (1898) führte die Begriffe "Autoerotismus"[39] und "narziß-ähnlich"[40] zur Kennzeichnung bestimmter Aspekte auch normaler sexueller Handlungen ein. Näcke (1899) übersetzte Ellis' Begriff des "narcissism"[41] mit "Narcismus"[42], bezog ihn jedoch, anders als Ellis, auf bestimmte Formen sexueller Perversion.

Freud sprach erstmals 1909 auf einer Tagung der Wiener Psychoanalytischen Gesellschaft von "Narzißmus"[43] und erklärte, der Narzißmus, als "die Verliebtheit in die eigene Person (= in

---

[38] Als Überblick zur Geschichte des Narziß-Motivs innerhalb der (auch theologischen und philosophischen) Literatur s. Johannes Krogoll: Der Spiegel in der neueren deutschen Literatur und Poetik. In: Ulrich Fülleborn und Johannes Krogoll (Hrsgg.): Studien zur Deutschen Literatur. Festschrift für Adolf Beck zum siebzigsten Geburtstag. Heidelberg 1979, S. 66-73 (auch mit weiteren bibliographischen Angaben)

[39] Zit. n. Frank J. Sulloway: Freud. Biologe der Seele. Jenseits der psychoanalytischen Legende. Köln 1982, S. 387

[40] Zit. n. a.a.O.

[41] Zit. n. a.a.O.

[42] Zit. n. a.a.O.

[43] Zit. n. Peter Gay: Freud. Eine Biographie für unsere Zeit. Frankfurt/M 1989, S. 383

die eigenen Genitalien)", sei "eine notwendige Entwicklungsstufe des Übergangs vom Autoerotismus zur Objektliebe".[44] Bald darauf erprobte er diese These in seiner Studie über *Eine Kindheitserinnerung des Leonardo da Vinci* (1910), dem "einzig Schöne[n], das ich je geschrieben"[45], worin er versuchte, das rätselhafte Lächeln der Mona Lisa in einen Zusammenhang mit einer Kindheitserinnerung Leonardos ('Geierphantasie') zu bringen.[46] Freud glaubte in einer "Überzärtlichkeit der [alleinstehenden] Mutter" (GW VIII, S. 169) den Grund für Leonardos überlieferte Homosexualität zu erkennen: der Junge habe auf die (von Freud unterstellte) Heftigkeit der Liebkosungen der Mutter hin die eigene Liebe zu ihr verdrängt, indem er sich mit ihr identifizierte, wodurch er zugleich die "eigene Person zum Vorbild nimmt, in dessen Ähnlichkeit er seine neuen Liebesobjekte auswählt. Er ist so homosexuell geworden; eigentlich ist er in den Autoerotismus zurückgeglitten, da die Knaben, die der Heranwachsende jetzt liebt, doch nur Ersatzpersonen und Erneuerungen seiner eigenen kindlichen Person sind, die er so liebt, wie die Mutter ihn als Kind geliebt hat. [...] er findet seine Liebesobjekte auf dem Wege des Narzißmus, da die griechische Sage einen Jüngling *Narzissus* nennt, dem nichts so wohl gefiel wie das eigene Spiegelbild" (ebd., S. 170). Wenige Monate später führte er in den *Psychoanalytische[n] Bemerkungen über einen autobiographisch beschriebenen Fall von Paranoia (Dementia paranoides)*[47] (1911) den Begriff des Narzißmus in die Ätiologie der Paranoia ein.[48] Freud deutete Schrebers Paranoia als Ausdruck einer defensiven Regression auf den früheren Narzißmus der infantilen Sexualität, und sah in dieser Regression zugleich einen Versuch des Schutzes und der Heilung: der Paranoiker ziehe sein Interesse (Libido) von der realen Außenwelt zurück und richte es gänzlich auf sich selbst. In seinen Wahngebilden zerstöre er die 'reale' Welt und baue eine neue Welt auf, "nicht prächtiger zwar, aber wenigstens so, daß er wieder in ihr leben kann. [...] *Was wir für die Krankheitsproduktion halten, die Wahnbildung, ist in Wirklichkeit der Heilungsversuch, die Rekonstruktion*" (GW VIII, S. 308). In *Totem und Tabu* (1912/13) führte er aus, daß der Narzißmus wohl nie ganz überwunden werde und ein allgemeines menschliches Phänomen zu sein scheine. Und in seiner 1914 erschienenen Abhandlung *Zur Einführung des Narzißmus* gab er dann an, in diesem

---

[44] Zit. n. a.a.O., S. 383-384

[45] Zit. n. a.a.O., S. 305

[46] Das zentrale Symbol dieser Freudschen Analyse beruhte auf einem Übersetzungsfehler, vgl. P. Gay, a.a.O., S. 310: "das schwächste Glied in Freuds Argumentation ist die Geier-Phantasie. Freud hatte deutsche Übersetzungen von Leonardos Notizbüchern benutzt, in denen *nibbio* fälschlich mit 'Geier' wiedergegeben wird statt mit 'Milan'. Dieser Fehler, zum ersten Mal 1923 erwähnt, der aber weder von Freud noch von einem Psychoanalytiker zu Freuds Lebzeiten eingestanden wurde, macht die Konstruktion Geier - Mutter mit all ihren enormen Implikationen hinfällig. Der Geier war ein in den Mythen sehr beliebtes Geschöpf, der Milan ist einfach nur ein Vogel."

[47] Diese bezogen sich auf die 1903 erschienenen *Denkwürdigkeiten eines Nervenkranken* von Paul Daniel Schreber, Senatspräsident beim Oberlandesgericht Dresden.

[48] P. Gay, a.a.O., S. 312: "Jemanden paranoid nennen, hieß in dem technischen Vokabular, das Freud entwickelt hatte, ihn einen Homosexuellen nennen, zumindest einen latenten"; F.J. Sulloway, a.a.O., S. 528: "Zusammenfassend sei festgehalten, daß er [Freud] 1913 vier Hauptstadien der Libidoentwicklung (das autoerotische, das narzißtisch-homosexuelle, das anal-sadistische und das phallische) mit vier Hauptformen von Psychoneurosen in Verbindung gebracht hatte (Dementia praecox, Paranoia, Zwangsneurose und Hysterie)."

weiteren Sinn sei "Narzißmus [...] keine Perversion, sondern die libidinöse Ergänzung zum Egoismus des Selbsterhaltungstriebes" (GW X, S. 138-139).

5. Der *Spiegel* bei Schnitzler

5.1 Der *Spiegel* bei Schnitzler als diagnostisches Instrument

Johann Schnitzler gehörte zur ersten Generation der Laryngologen Wiens und "galt bald neben Schrötter und Stoerk als einer der hervorragendsten Schüler Türcks" (JW, S. 30), dessen Partei er auch im Prioritätsstreit um die Begründung der klinischen Laryngoskopie zwischen Czermak und Türck ergriff. Der Kehlkopfspiegel dürfte im Hause Johann Schnitzlers zu den hervorragendsten Symbolen der fortschreitenden 'exakten' Naturerkenntnis gehört haben.

Arthur Schnitzler begann, nach Ablegen seines ersten Rigorosums, während seiner Vorbereitung auf den klinischen Teil des Studiums anfang September 1882, zu laryngoskopieren.[49] Er erlernte diese Technik wie Perkussion und Auskultation vor dem Hintergrund seiner vielfältigen Abneigungen und seltenen Interessen dem Arzt-Beruf gegenüber. Im Frühjahr 1888 belegte er zur Vorbereitung der Assistentenzeit auf der laryngologischen Abteilung des Vaters einen einmonatigen Laryngoskopiekurs bei Fränkel in Berlin, den er jedoch "ohne Gewinn besuchte" (ebd., S. 282). Im Sommer desselben Jahres hospitierte er während seines dreimonatigen Aufenthaltes in London, auf das drängende Anraten seines Vaters hin, u.a. bei Felix Semon (1849-1921), der "als einer der ersten Laryngologen Londons galt" (ebd., S. 290). Allerdings blieb er hier nicht zu lange, da "anders als in Deutschland und besonders bei uns in Wien, die Patienten keineswegs gewillt oder wenigstens nicht angewiesen waren, Studierenden und Ärzten als Objekte zu dienen, so daß ich kaum je selbst in die Lage kam, den Kehlkopfspiegel anzuwenden, sondern mich meist damit begnügen mußte, hinter dem Rücken des Primarius stehend, in seinem Spiegel das Bild des Kehlkopfes zu erhaschen" (ebd., S. 292). Beide vom Vater veranlassten Studienreisen änderten nichts an seiner Haltung gegenüber dem "Beruf, zu dem ich nicht tauge. Zu dem mir Wille, Fleiss und wirkliche Fähigkeit fehlen, und der mir doch meine beste Zeit, meine beste Kraft und all meine Laune stiehlt" (Tgb., 6.05. 1888; S. 231), schrieb er unmittelbar nach der Zeit in Berlin. Während der Assistentenzeit an der laryngologischen Abteilung der Poliklinik (1888-1893) gehörte die Laryngoskopie zur täglichen Routine, derer er jedoch bald genauso überdrüssig wurde wie auch der anderen ärztlichen Tätigkeiten: "Medizin, wie früher. Das aufstehen des morgens, das in den Hals schauen - halt es eben aus, weil ichs aushalten muss, es ist aber entsetzlich" (Tgb., 30.11.1890; S. 313). Gleichwohl gehörte die Kehlkopfspiegelung auch später noch zur sporadisch geübten Praxis: als sein Freund Leopold v. Andrian "in hypochondrischem Anfall" (Tgb., 10.12.1909;

[49] Dies wurde auch im Tagebuch festgehalten: "Anfangs dieser Woche begann ich zu laryngoskopiren." (Tgb., 9.09.1882; S. 140)

S. 108) aus Bukarest nach Wien geeilt war, konnte Schnitzler ihn wieder beruhigen, "insbesondre nachdem ich ihn noch in meiner Wohnung mit Reflector und Kehlkopfspiegel untersucht" (ebd.).

5.2 Der *Spiegel* bei Schnitzler als literarisches Motiv

Alexander stellte in einer Untersuchung von Spiegelmotiven im Werk Schnitzlers fest: "In exploring the theme of human understanding, in characterizing a self-encounter or a change in self-image, in exposing subconscious fears or a divided self, and in fusing the world of reality with that of illusion, Schnitzler has turned to the device of mirrors for expression. Mirror imagery presents another dimension of Schnitzler's capacity to deal with the deepest psychological motivations of his characters."[50] Ausgehend von Alexanders Studie ergibt sich im Zusammenhang von *Diagnose und Spiegel* und unter Beachtung noch anderer Spiegelmotive, aber auch im Blick auf Schnitzlers eigene *Spiegel*-Poetik, die Alexander nicht berücksichtigte, eine etwas andere Akzentuierung des Spiegelmotivs und -themas im poetischen und essayistischen Werk. Der Spiegel erscheint in Schnitzlers Werk als ambivalentes Motiv seiner grundlegenden Skepsis. Auf der Ebene der literarischen Handlung gewährt oder erzwingt der Spiegel einmal Erkenntnis seiner selbst oder eines anderen, wie er ein anderes Mal Selbstbetrug und Täuschung erlaubt. Beide Male dient er dabei (dem Autor wie dem Leser) als Mittel zur Verdeutlichung der Charaktere und damit als markantes Motiv innerhalb der literarischen Diagnostik. Im Bereich der Theorie illustriert der Spiegel die Tätigkeit des Dichters wie die Vergeblichkeit, "einander bis ins Tiefste [zu] verstehen" (AuB I, S. 63).[51] Der Verwendung des Motivs korrespondiert dabei das Verständnis des Topos: denn für Schnitzler war auch die Literatur als Spiegel nicht nur ein Medium der Erkenntnis und 'reinigenden' Wahrhaftigkeit, sondern auch ein Medium der Täuschung und trügerischen Illusionierung.

5.2.1 Der Spiegel als Medium der Erkenntnis

Eines der frühesten Beispiele hierfür findet sich in der Erzählung *Die Toten schweigen* (1897): Emma betrügt seit Jahren ihren Mann mit Franz. Allerdings ist auch ihr Verhältnis mit der Zeit

---

[50] Theodor W. Alexander: Arthur Schnitzler's Use of Mirrors. In: Seminar 14 (1978), S. 194

[51] "Wenn zwei Menschen einander bis ins Tiefste verstehen wollen, so ist das geradeso, wie wenn zwei gegenübergestellte Spiegel sich ihre eigenen Bilder immer wieder und von immer weiter her wie in verzweifelter Neugier entgegenwerfen, bis sie sich endlich im Grauen einer hoffnungslosen Ferne verlieren" (AuB I, S. 63). Das Motiv erscheint auch im Roman *Der Weg ins Freie* (1908): Georg denkt über das ihm seltsam vorkommende Verhältnis der beiden Schriftsteller Bermann und Nürnberger nach: "Vor Georg erschien ein Bild, das er ähnlich irgendeinmal in einem Traum gesehen zu haben glaubte. Die zwei saßen sich gegenüber; jeder hielt dem andern einen Spiegel vor, darin sah der andre sich selbst mit einem Spiegel in der Hand, und in dem Spiegel wieder den andern mit dem Spiegel in der Hand und so fort in die Unendlichkeit. Kannte da einer noch den andern, kannte einer noch sich selbst? Georg wurde schwindlig zumute" (E 5, S. 353). Vgl. demgegenüber bei Goethe die "entoptischen Erscheinungen [...], welche gleichfalls von Spiegel zu Spiegel nicht etwa verbleichen, sondern sich erst recht entzünden" (HA XII, S. 323).

fader geworden und der vermeintliche Reiz ihrer außerehelichen Beziehung ist mehr und mehr der Angst vor deren Entdeckung gewichen. Auf einer gemeinsamen Spazierfahrt an einem stürmischen Herbstabend - der Kutscher ist betrunken und schlägt wie bewußtlos auf die Pferde ein, die wie rasend über die aufgeweichte Straße jagen - wird Franz aus dem offenen Wagen geschleudert und tödlich verletzt. Emma läßt, um ihr Verhältnis nicht aufdecken zu müssen, den Toten und eben noch Geliebten an der Straße liegen, und kehrt unerkannt nach Hause zurück. Dort erhält sie die Fassaden ihrer bisherigen Existenz aufrecht, bis sie während des Abendessens

> "sich selbst gegenüber im Wandspiegel [...] ein Gesicht [sieht], das lächelt, grausam, und mit verzerrten Zügen. Sie weiß, daß es ihr eigenes ist, und doch schaudert ihr davor ... Und sie merkt, daß es starr wird, sie kann den Mund nicht bewegen, sie weiß es: dieses Lächeln wird, so lange sie lebt, um ihre Lippen spielen. Und sie versucht zu schreien. Da fühlt sie, wie sich zwei Hände auf ihre Schultern legen, und sie sieht, wie sich zwischen ihr eigenes Gesicht und das im Spiegel das Antlitz ihres Gatten drängt; seine Augen, fragend und drohend, senken sich in die ihren." (E 2, S. 176)

Noch einmal gelingt es ihr kurz, den bisherigen Schein zu wahren und den Ehemann "heiter und zärtlich" (ebd., S. 177) anzublicken; doch als dieser entgegnet, daß er glaube, sie hätte ihm etwas zu sagen, weiß sie, daß ein Geständnis unvermeidlich ist: "Und während sie mit ihrem Jungen langsam durch die Tür schreitet, immer die Augen ihres Gatten auf sich gerichtet fühlend, kommt eine große Ruhe über sie, als würde vieles wieder gut ..." (ebd.).

Beate Heinold in *Frau Beate und ihr Sohn* (1912) führt nach dem Tode ihres Mannes, des berühmten Schauspielers Ferdinand Heinold, mit ihrem Sohn Hugo ein zurückgezogenes Leben in "bürgerliche[r] Wohlanständigkeit" (E 6, S. 137). Glänzende Heiratsmöglichkeiten schlägt sie aus, um ihrem toten Gatten weiterhin die Treue zu wahren. Allerdings war ihr dies während ihrer Ehe schon, wie sie ihm einmal gestand, nur darum möglich,

> "weil in den tiefen Nächten, da ihr sein Antlitz verdämmerte, er ihr immer wieder einen andern, einen neuen bedeutete, - weil sie in seinen Armen des königlichen Richard Geliebte war und Cyranos und Hamlets und all der andern, die er spielte: die Geliebte von Helden und Bösewichtern, Gesegneten und Gezeichneten, spiegelklaren und rätselvollen Menschen [...]." (ebd., S. 82-83)

Nicht nur den Widerstand ihrer Eltern, auch Ferdinands eigenes Widerstreben hatte sie zuvor erst überwinden müssen, um ihn aus seinen damaligen stadtbekannten Beziehungen zu einer nicht mehr jungen, reichen Witwe zu lösen. Denn hatte nicht "eine Verbindung mit ihm ihr die einzige Möglichkeit [...] [geboten], den ehrbaren Lebensweg zu gehen, [...] und doch zugleich das abenteuerlich-wilde Dasein zu führen, nach dem sie in verborgenen Träumen sich sehnte?" (ebd., S. 83). Im fünften Jahr ihrer Witwenschaft nun muß sie mit zunehmender Beunruhigung erkennen, wie sich ihr siebzehnjähriger Sohn von ihr löst und einer ehemaligen Schauspielerin, der alternden Baronin Fortunata verfällt, "die ihren halbvergangenen Bühnenruhm nur einer schillernden Dirnenhaftigkeit verdankte" (ebd., S. 82). Das erwachende Liebesleben ihres Sohnes bleibt dabei nicht ohne Wirkung auf ihr eigenes. Wies sie in früheren Jahren werbende Blicke und Worte, wo sie ihrer überhaupt achtete, entschieden zurück, so findet sie nun zunehmend auch wieder Gefallen daran. Als ihr eines Abends während der Abwesenheit des Sohnes dessen Verhältnis mit jener berüchtigten Baronin wieder einmal schmerzlich deutlich zu Bewußtsein kommt, "umfing sie [eine Trauer], als hätte sie eben von etwas Abschied genommen, das niemals wiederkommen konnte" (ebd., S. 120). Im Gefühl einer hoffnungslosen Einsamkeit, "müde und überwach zugleich" (ebd., S. 122), geht sie zu Bett und entdeckt dabei im Nebenzimmer Fritz, den Freund ihres Sohnes, der sie glühend verehrt. Seinem verzweifelt drängenden Werben leistet sie schließlich nicht länger Widerstand und wird seine Geliebte. Fritz hinterbringt ihr das Gerücht einer früheren Liebesbeziehung zwischen der Frau des Direktors und ihrem verstorbenen Gatten. Eines Nachmittags, über die Wahrscheinlichkeit dieses Gerüchts nachdenkend, findet sie sich allein zu Hause:

> "Des Alleinseins, der Stille, des sehr gedämpften Lichts mit Bewußtsein genießend, lag sie eine Zeitlang mit offenen Augen da. In dem schiefgestellten Ankleidespiegel ihr gegenüber, in verschwommenen Umrissen, erschien das lebensgroße Brustbild ihres verstorbenen Gatten, so wie es über ihrem Lager hing. Doch deutlich sah sie nur einen mattroten Fleck hervortreten, von dem sie wußte, daß er die Nelke im Knopfloch vorstellte. In der ersten Zeit nach Ferdinands Tod hatte dieses Bild für Beate ein seltsam eigenes Leben weitergeführt. Sie hatte es lächeln oder trübe blicken, heiter oder schwermütig gesehen [...]. Im Lauf der Jahre war es freilich stumm und verschlossen worden; blieb eine gemalte Leinwand und nicht mehr. Heute aber, in dieser Stunde, schien es wieder leben zu wollen. Und ohne daß es Beate im Spiegel scharf zu sehen vermochte, war ihr doch, als sendete es einen spöttischen Blick über sie hin, und Erinnerungen wachten in ihr auf, die, harmlos oder gar heiter bisher, sich mit neuen, höhnischen Gebärden vor ihre Seele drängten. Und statt der Einen, auf die ihr Verdacht gelenkt worden war, zog eine ganze Reihe von Frauen an ihr vorüber, die [...] vielleicht alle, wie sie mit einem Male denken mußte, Ferdinands Geliebte gewesen waren [...]." (ebd., S. 125-126)

Schon vorher war die über das berufliche Rollenspiel vermutlich[52] hinausgehende existentielle Schauspielerei Ferdinands von einer Novellenfigur ausgesprochen worden, die diesen zu den "Jugendmenschen" zählte, denen die "Altgeborenen" gegenüberstünden: während die "Altgeborenen" im Laufe ihres Daseins "eine Maske nach der andern fallen" ließen, bis sie ihrer Mitwelt ihr "wahres Gesicht" zeigten, würden die "Jugendmenschen [...] immer jung, ja Kinder" bleiben und daher genötigt sein, "eine Maske nach der andern vors Gesicht zu nehmen, wenn sie unter den andern Menschen nicht allzusehr auffallen wollen. Oder sie gleitet von irgendwoher über ihre Züge und sie wissen selber gar nicht, daß sie Masken tragen" (ebd., S. 113). Wie sie früher, in ihrer Ehe, als ihr "sein Antlitz verdämmerte" (ebd., S. 82-83), mit seinen Masken ihn betrog, glaubt sie nun, in den gleichfalls "verschwommenen Umrissen" (ebd., S. 125) seines Spiegelbildes erkennen zu müssen, daß er in seinen Masken auch sie betrog - und nicht nur in der Phantasie.

Schnitzler selbst hatte in seiner Autobiographie die Entwicklung seines "Grundmotivs vom Ineinanderfließen von [...] Wahrheit und Lüge" (JW, S. 27) auf die frühen (familiären) Verbindungen zur Theaterwelt zurückgeführt. In diesen Zusammenhang gehört auch die nicht immer deutlich erkennbare Differenz von "Maske" und "wahrem Gesicht". Beate erblickt an einem

---

52 Die Erzählung ist - in der erlebten Rede - ganz aus der Sicht Beates erzählt. Vieles spricht für einen realen Hintergrund des Gerüchts, doch bleibt bis zuletzt offen, ob es wirklich stimmt. Das Spiegelmotiv führt in der *wahrscheinlichen* Erkenntnis Ferdinands zur Selbsterkenntnis Beates.

Spiegelbild den Irrtum ihrer Ehe.[53] Im Betrug ihres Mannes wird ihr aber auch der eigene erst richtig bewußt:

> "Warum aber wußte sie es mit einemmal? Warum? Weil sie nicht anders, nicht besser gewesen war als er! War es denn Ferdinand gewesen, den sie in ihren Armen hielt, der Komödiant mit der roten Nelke, der oft genug erst um drei Uhr morgens, nach Weine riechend, aus der Kneipe nach Hause kam? Der großrednerisch mit trüben Augen leere und unsaubere Dinge schwatzte? Der als junger Mensch von Gnaden einer alternden Witwe seine vornehmen Passionen bestritten [...]? Nein, den hatte sie niemals geliebt. Dem wäre sie ja davongelaufen im ersten Monat ihrer Ehe. Der, den sie liebte, war nicht Ferdinand Heinold gewesen; Hamlet war es und Cyrano und der königliche Richard und der und jener [...]. So hatte sie ihn immer betrogen, wie er sie [...], und eines Tages [...] wird es der ganzen Welt klar sein, daß ihre ganze bürgerliche Wohlanständigkeit eine Lüge war [...]." (ebd., S. 137)

"In seinem dreiundfünfzigsten Lebensjahre, als Casanova längst nicht mehr von der Abenteuerlust der Jugend, sondern von der Ruhelosigkeit nahenden Alters durch die Welt gejagt wurde, fühlte er in seiner Seele das Heimweh nach seiner Vaterstadt Venedig so heftig anwachsen, daß er sie, gleich einem Vogel, der aus luftigen Höhen zum Sterben allmählich nach abwärts steigt, in eng und immer enger werdenden Kreisen zu umziehen begann" (E 8, S. 38). *Casanovas Heimfahrt* (1917), eine der "besten Novellen in deutscher Sprache"[54], erzählt den Niedergang eines Altern und Vergänglichkeit nicht akzeptieren könnenden Abenteurers: stand ihm in seiner Jugend die Welt offen und gewährte ihm der Glanz seiner Erscheinung stets ein ganz dem Augenblicksgenuß hingegebenes Leben jenseits aller bürgerlichen Konventionen und Sicherheiten, so schwindet nun mit einsetzendem Alter, was unabdingbare Voraussetzung seines bisherigen Lebens war, und nötigt unterschwellig zu der Frage, ob er "durch dieses ewige Suchen und Niemals- oder Immer-Finden, durch dies irdisch-überirdische Fliehen von Begier zu Lust und von Lust zu Begier sonst im Dasein etwas versäumt haben mochte" (ebd., S. 82). Casanova scheut jedoch den ernüchternden Blick auf sich selbst und flüchtet sich statt dessen in den verflossenen Zauber seiner glanzvoll-berüchtigten Vergangenheit. Durch seine Erzählungen, die noch jeden in ihren Bann zu ziehen vermochten,

> "ward ihm fast, als wäre er in der Tat noch heute der glückverwöhnte, unverschämte, strahlende Casanova, der mit schönen Frauen durch die Welt gefahren, den weltliche und geistliche Fürsten mit hoher Gunst ausgezeichnet [...] - und nicht ein herabgekommener Schlucker, den ehemalige Freunde von England und Spanien her mit lächerlichen Summen unterstützten [...]; ja, er vergaß sogar, daß es ihm wie ein höchstes Ziel erschien, in der Vaterstadt, die ihn erst eingekerkert und nach seiner Flucht geächtet und verbannt hatte, als der geringste ihrer Bürger, als ein Schreiber, als ein Bettler, als ein Nichts - sein einst so prangendes Dasein zu beschließen." (ebd., S. 52)

---

53 "Und mit einem Male, als hätte er die nutzlos-unbequeme Maske abgeworfen, die er als Lebendiger und Toter lange genug getragen, stand er mit seiner roten Knopflochnelke vor ihrer Seele als ein geckischer Komödiant" (E 6, S. 126). "Ja ... sie wußte es nun. Sein ganzes Leben mit ihr war Trug und Heuchelei gewesen" (ebd., S. 136). Er mußte "spielen [...], weil er ohne Maske nicht zu leben vermochte, weil ihn davor geschauert hätte, im Spiegel [!] ihres Auges je sein wahres Gesicht zu erblicken" (ebd., S. 137).

54 Egon Schwarz: Das Ende einer Sommerlüge. Über Arthur Schnitzler: *Der Weg ins Freie*. In: Marcel Reich-Ranicki (Hrsg.): Romane von gestern - heute gelesen, Bd. 1. 1900-1918. Frankfurt/M 1989, S. 73

Casanova, in seiner Jugend ein Vertreter der Aufklärung - unter den Sünden seiner früheren Jahre galt der venezianischen Obrigkeit Freigeisterei, und nicht Zuchtlosigkeit, Händelsucht oder Betrügerei als die unverzeihlichste -, ist im Alter damit beschäftigt, in einem Pamphlet gegen Voltaire die Aufklärung zu widerrufen, um dadurch sich der Gunst der venezianischen Ratsherren zu versichern. In Marcolina tritt ihm eine selbstbewußte junge Frau entgegen, die nicht nur seiner Verführung widersteht, sondern auch seine blendenden intellektuellen Winkelzüge durchschaut:

> "Die Stellen, die Casanova als Beweise für die Spottlust, Zweifelsucht und Gottlosigkeit Voltaires auszulegen versucht hatte, deutete Marcolina gewandt und schlagfertig als ebenso viele Zeugnisse für des Franzosen wissenschaftliches und schriftstellerisches Genie, sowie für sein unermüdlich heißes Streben nach Wahrheit, und sie sprach es ungescheut aus, daß Zweifel, Spott, ja daß der Unglaube selbst, wenn er mit so reichem Wissen, solch unbedingter Ehrlichkeit und solch hohem Mut verbunden sei, Gott wohlgefälliger sein müsse als die Demut des Frommen, hinter der sich meist nichts andres verberge, als eine mangelhafte Fähigkeit, folgerichtig zu denken, ja oftmals [...] Feigheit und Heuchelei." (ebd., S. 63)

Casanova war einer solchen

> "Freiheit des Denkens [...] bisher nur selten bei Frauen [...] begegnet; und nicht ohne Wehmut erinnerte er sich, daß sein eigener Geist in vergangenen Tagen [...] mit einer bewußten und etwas selbstzufriedenen Kühnheit die gleichen Wege gegangen war, die er nun Marcolina beschreiten sah, ohne daß diese sich ihrer Kühnheit überhaupt bewußt zu werden schien." (ebd., S. 64)

Der Verrat der Aufklärung geht mit einem der Liebe einher; der dreizehnjährigen Teresina, die er sich gewaltsam gefügig macht, rät er lästernd, während er sie "zärtlich wild" (ebd., S. 107) küßt: "'Du mußt es dem Abbate nicht sagen, [...] auch in der Beichte nicht. [...] Du sollst überhaupt immer lügen; auch Vater und Mutter und Geschwister sollst du anlügen; auf daß es dir wohl ergehe auf Erden. Merk' dir das" (ebd.).

Die Begegnung mit Marcolina, die er weder durch seine intellektuellen Fertigkeiten, noch durch seine erotische Ausstrahlung zu beeindrucken vermag, zwingt ihn zu der Erkenntnis seiner Vergänglichkeit und darin seiner selbst. Hatte er sich zuerst einreden wollen, sie erliege seinem Reiz nur deshalb nicht, weil sie "kein Weib" sei - eine "Gelehrte, eine Philosophin, ein Weltwunder meinethalben - aber kein Weib" (ebd., S. 65) -, so nötigt ihn die Entdeckung ihres Liebesverhältnisses mit dem jungen Leutnant Lorenzi zum Blick in den Spiegel; aus diesem

> "starrte ihm ein bleiches altes Gesicht entgegen mit wirrem, über die Stirn fließendem Haar. In selbstquälerischer Lust ließ er seine Mundwinkel noch schlaffer herabsinken, [...] fuhr sich ins Haar, daß die Strähnen noch ungeordneter fielen, streckte seinem Spiegelbild die Zunge heraus [...]." (ebd., S. 89)

Casanova, den es einst, "wenn er liebte, tausendmal heißer danach verlangte Glück zu geben, als Glück zu empfangen" (ebd., S. 88), erschleicht sich in der Verkleidung Lorenzis eine Liebesnacht mit Marcolina. Doch noch bevor er sich nach genossenem Liebesglück unerkannt wieder davonmachen kann, entdeckt diese den Betrug und blickt auf Casanova "mit einem Blick unnennbaren Grauens [...]. Casanova erhob sich halb [...] und starrte sie an. Er vermochte den Blick von ihr so wenig abzuwenden als sie von ihm. Wut und Scham war in dem seinen, in dem ihren Scham und Entsetzen. Und Casanova wußte, wie sie ihn sah; denn er sah sich selbst gleichsam im Spiegel der Luft und erblickte sich so, wie er sich gestern in dem Spiegel gesehen [...]: ein gelbes böses Antlitz mit tiefgegrabenen Falten, schmalen Lippen, stechenden Augen - und überdies von den Ausschweifungen der verflossenen Nacht, dem gehetzten Traum des Morgens, der furchtbaren Erkenntnis des Erwachens dreifach verwüstet. Und was er in Marcolinens Blick las, war nicht, was er tausendmal lieber darin gelesen: Dieb - Wüstling - Schurke -; er las nur dies eine -, das ihn schmachvoller zu Boden schlug als alle andern Beschimpfungen vermocht hätten - er las das Wort, das ihm von allen das furchtbarste war, da es sein endgültiges Urteil sprach: Alter Mann." (ebd., S. 131-132)

Das Entsetzen in ihrem Blick wandelte sich allmählich in eine

"unendliche Traurigkeit [...], als wäre es nicht nur Marcolinens Weiblichkeit, die Casanova geschändet - nein, als hätte in dieser Nacht List gegen Vertrauen, Lust gegen Liebe, Alter gegen Jugend sich namenlos und unsühnbar vergangen. Unter diesem Blick, der zu Casanovas schlimmster Qual alles, was noch gut in ihm war, für eine kurze Weile neu entzündete, wandte er sich ab [...]." (ebd., S. 133)

Casanova eilt nach Venedig - die Senatoren hatten ihm ja die ersehnte Heimkehr in Aussicht gestellt für den Fall, daß er als Spitzel für sie tätig würde. Mühelos gewinnt er schon am ersten Abend das Vertrauen derjenigen "Elemente" (ebd., S. 102), an deren Erledigung dem Hohen Rat gelegen ist. In seine armselige Unterkunft zurückgekehrt, "mit einem bittern Nachgeschmack auf den Lippen, den er gleichsam aus dem Innersten seines Wesens nach oben steigen fühlte, warf er sich, nur halb ausgekleidet, auf ein schlechtes Bett, um nach fünfundzwanzig Jahren der Verbannung den ersten, so lang ersehnten Heimatschlaf zu tun, der endlich, bei anbrechendem Morgen, traumlos und dumpf, sich des alten Abenteurers erbarmte" (ebd., S. 146-147).

Auch für Therese (*Therese. Chronik eines Frauenlebens*, 1928) wird der Blick in den Spiegel ein Moment der Selbstbegegnung:

"Therese, auf ihrem Sessel hin und her rückend, hatte indes ihr Gesicht im Wandspiegel erblickt und erschrak. Freilich, die Beleuchtung war nicht die beste; aber daß das Glas aus schön häßlich und aus jung alt machte, war keineswegs anzunehmen; und sie sah, glaubte es in diesem fremden, ungewohnten Spiegel unwidersprechlich zu entdecken, daß sie mit ihren vierunddreißig Jahren verblüht, ältlich, fahl aussah, wie eine Frau von über vierzig." (E 12, S. 217)

Daß während eines späteren Ferienaufenthaltes der geschiedene Vater einer ihrer Schülerinnen nicht des Nachts versucht, durch die von ihr bewußt unabgeschlossen gelassene Türe zu ihr zu gelangen, überrascht sie zunächst:

"Wie respektvoll! dachte sie. Doch als sie sich beim Ankleiden in dem großen Schrankspiegel betrachtete, glaubte sie plötzlich die Ursache seiner Zurückhaltung anderswo zu entdecken. Sie war einfach nicht mehr schön genug, um einen Mann zu reizen. Wenn auch ihr Körper seine jugendlichen Formen bewahrt hatte, ihre Züge waren ältlich und vergrämt. Wie konnte es auch anders sein. Sie hatte zu viel erlebt, zu viel erlitten [...]." (ebd., S. 248-249)

5.2.2 Der Spiegel als Medium der Täuschung

In der Novelle *Der Mörder* (1910) möchte sich Alfred, "Doktor beider Rechte, ohne seinen Beruf auszuüben, [...] in behaglichen Umständen lebend, als liebenswürdiger Gesellschafter wohl gelitten" (E 6, S. 52), von Elise, seinem gegenwärtigen 'Verhältnis', wieder trennen. Er verlobt sich mit der Tochter eines wohlhabenden Fabrikanten, was er Elise jedoch verschweigt, der er statt des geplanten Abschiedswortes immer neue Liebesbeteuerungen überbringt. Er begibt sich mit Elise, die "von Zeit zu Zeit an Herzkrämpfen leide[t]" (ebd., S. 54), auf eine lange Reise, in der Hoffnung, daß sich dadurch eine Lösung ihrer Verbindung ergebe, sei es, daß aufgrund der räumlichen Enge Elise, "erkaltend, sich allmählich von ihm abwendete", sei es, daß sich durch ihr Herzleiden eine zunächst "freilich unerwünschte Art der Befreiung" (ebd., S. 55) ergebe. Inzwischen wartet die geheime Braut auf ihn. Elise erleidet mehrere Herzanfälle, von denen sie sich jedoch immer wieder erholt. Als auch ihre Liebe und Leidenschaft für ihn stetig stärker werden, anstatt nachzulassen, beschließt Alfred, sie mit einer Überdosis Morphium zu vergiften. Seiner Verlobten kündigt er daraufhin seine sofortige Rückkehr an. Und "als ihm später, da er aus dem Bade stieg, der Spiegel sein schlankes, nacktes Bild zurückwarf und er sich [...] bewußt ward, daß er es [...] war, der das Unbegreifliche getan, da sah er seine Augen in hartem Glanze leuchten, fühlte sich würdiger als je, die wartende Braut an sein Herz zu schließen, und [...] ihrer Liebe so sicher wie nie zuvor" (ebd., S. 68).

Robert (*Flucht in die Finsternis*, 1917/1931) ist Sektionsrat in einer Behörde, sein Bruder Otto vielbeschäftigter und angesehener Arzt. In der Furcht, wahnsinnig zu werden, hatte Robert seinen Bruder brieflich gebeten, ihn zu töten, falls er, als Arzt, Anzeichen des Wahnsinns bei ihm, seinem Bruder, feststellen müsse. Otto stimmte diesem Wunsch zwar keineswegs zu, widersprach ihm aber auch nicht, da er ihn für zu abwegig hielt, um sich ernster damit zu befassen. Das einsetzende Wahngeschehen, unterstützt durch die Furcht Roberts, eines Tages von seinem Bruder getötet zu werden, und seinen zunehmenden Wirklichkeits- und Selbstverlust illustrierte Schnitzler u.a. anhand verschiedener Spiegelszenen:

> "[...] durch den länglichen Spiegel, der in einem glatten, alten Goldrahmen an der Wand hing, ging ein Sprung von unten bis oben. Seiner Gewohnheit nach blieb Robert ziemlich lange im Bad, dann, den rauhen, weißen Mantel um die Schulter geschlagen, trat er vor den Spiegel hin und fand sein bartloses, schmales Gesicht recht frisch, ja sogar für seine dreiundvierzig Jahre von ziemlich jugendlichem Aussehen. Schon wollte er sich befriedigt abwenden, als aus dem trüben Glas in rätselhafter Weise ein fremdes Auge ihn anzublicken schien. Er beugte sich vor und glaubte zu bemerken, daß das linke Lid tiefer herabsinke als das rechte. Er erschrak ein wenig, [...] kleidete sich rasch an, trat vor den großen Wandspiegel [...], öffnete die Lider, so weit er vermochte, und mußte feststellen, daß das linke Lid seinem Willen nicht so rasch gehorchte wie das rechte." (E 8, S. 155)

Als ihn etwas später wieder einmal Gedanken an jenen Brief an seinen Bruder quälen und "krankhafte Grübeleien ihn wehrlos in das trübe Land schwankender Möglichkeiten trieben, wo das Höchstwahrscheinliche und das kaum Vorstellbare in unlauterer Nähe beisammenwohnten" (ebd., S. 159), wirft er - wie zur Beruhigung - erneut einen Blick in den Spiegel: "Einen Unterschied zwischen rechts und links vermochte er jetzt nicht mehr wahrzunehmen" (ebd.). Doch weicht diese Selbstversicherung wieder schnell seiner zunehmenden Furcht. In einer schlaflosen Nacht erinnert sich Robert an einen geselligen Abend bei seinem Bruder, zu dem auch ein engerer Fachkollege geladen war. Diesem hatte er einmal für dessen Zigarre Feuer gegeben, wobei ihm das Streichholz aus der Hand geglitten war. In der Erinnerung wird ihm nun "der eigentümliche, prüfende Blick gegenwärtig, den der Professor bei diesem Anlaß auf ihn gerichtet hatte"; Robert erinnert sich nun auch, "sehr rasch geredet und sich ein paarmal versprochen zu haben" (ebd., S. 211):

> "Es war gewiß nicht undenkbar, daß einem ärztlichen Beobachter alle diese Nichtigkeiten und überhaupt eine gewisse Veränderung in seinem Wesen und in seinen Zügen, vor allem die unleugbare, immer noch vorhandene Ungleichheit der Lidspalten, aufgefallen sein konnten. Und er erwog, ob nicht Otto, dem eigenen Scharfblick gerade in diesem Falle nicht völlig vertrauend, seinen Kollegen ersucht hatte, Robert unauffällig zu beobachten." (ebd.)

Von plötzlicher Unruhe gepackt,

> "schaltete Robert das Licht ein, sprang aus dem Bett und trat vor den Spiegel. Das Antlitz, das ihm entgegensah, mit fahlen Wangen, weitaufgerissenen Augen und zerrauftem Haar, einen fremden Zug um die Lippen, erschreckte ihn tief. War das überhaupt sein eigenes Gesicht? Ja, das war es wohl, aber so, wie es sich einem offenbaren mußte, dem es gegeben war, hinter den gepflegten Masken des Alltags das echte, das wahrhaftige zu erkennen, in das die Spuren all der Ängste eingegraben waren, die ihn sein halbes Leben lang verfolgt und endlich durch die Welt gejagt hatten." (ebd.)

Zum dichter werdenden Wahngeschehen gehört, daß Robert es auf seinen Bruder projiziert. Wie oft schon hatte man gehört, daß ein Wahnsinniger die Gesunden in seiner Umgebung für wahnsinnig hielt. Konnte es nicht sein, "daß Otto, der in seiner eigenen Seele die ersten Zeichen einer Verstörung zu erkennen glaubte und davor zurückscheute, sie sich einzugestehen, das Unheil in satanischer Weise von sich abzuwenden versuchte, indem er es in eine andere, seiner Ansicht nach längst dafür vorbestimmte Seele, in die des eigenen Bruders hinüberdeutete?" (ebd., S. 212). Robert beschließt, sich in dieser Angelegenheit seinem Freund, dem Allgemeinpraktiker Doktor Leinbach anzuvertrauen. Dieser Vorsatz "beruhigte ihn so sehr, daß er seinem Spiegelbild zulächelte und dieses wieder ihm, was ihm trotz aller Selbstverständlichkeit wohl tat" (ebd., S. 214). Bei einem seiner nächsten Besuche im Hause Ottos sieht er diesen prüfend an und,

> "mit Grauen, erblickte er ein Antlitz, das er kannte. Es war das gleiche, das ihm neulich nachts aus dem Spiegel entgegengestarrt hatte, sein eigenes, blaß, mit weitaufgerissenen Augen und um die Lippen einen schmerzlich entsetzten Zug. Diese Ähnlichkeit war so außerordentlich, so zwingend, daß ihn der Gedanke durchzuckte, ob es nicht wirklich das Bild seines Bruders und nicht sein eigenes gewesen war, das ihm damals warnend oder drohend aus dem Spiegel entgegengeblickt hatte." (ebd., 223)

Robert kann nun immer weniger zwischen sich und Otto unterscheiden. Die eigenen Ängste projiziert er auf den Bruder, von dem er sich zunehmend verfolgt und bedroht glaubt. Robert flieht ins Gebirge, Otto reist ihm nach, um ihm ärztliche Hilfe zu bringen. Als die beiden Brüder sich gegenüberstehen und Otto Roberts Todesangst merkt, scheint

> "in seinen Augen [...] Angst, Mitleid und Liebe ohne Maß. Doch dem Bruder bedeutete der feuchte Glanz dieses Blickes Tücke, Drohung und Tod. Otto wieder, von dem Ausdruck des Grauens in des Bruders Antlitz im tiefsten erschüttert, beherrschte sich nicht länger, trat ganz nah an ihn heran, um ihn zu umarmen und ihn durch die rückhaltlose innigste Gebärde seiner brüderlichen Zärtlichkeit zu versichern. Robert aber, des Bruders kühle Hände an seinem Halse fühlend, zweifelte nun nicht mehr, daß der gefürchtete, daß der Augenblick der höchsten, der entsetzlichsten Gefahr gekommen sei, gegen die in jeder Weise sich zu wehren durch menschliche und göttliche Gesetze erlaubt, ja geboten war. In der Rocktasche spannte er vorsichtig den Hahn seiner Waffe, und während der Bruder ihm am Halse hing, setzte er ihre Mündung an Ottos Brust, der erst jetzt merkte, was sich vorbereitete. Aber im Augenblick, da er erkannte, was im Werk war, nach dem Lauf der Waffe greifen, zurückweichen und rufen wollte, war ihm die Kugel mitten ins Herz gedrungen, und er sank lautlos auf den Boden hin." (ebd., 244-245)

Robert versinkt nun vollends in der Finsternis seines Wahns und setzt wenige Tage später auch seinem Leben ein Ende.

Auch Elses (*Fräulein Else*, 1924) Blick in den Spiegel zeugt von einem gestörten Verhältnis zu sich selbst. Schnitzler dient hier der Spiegel der Darstellung einer narzißtischen Selbstbespiegelung, nicht einer desillusionierenden Selbsterkenntnis: "Ich nehme den weißen Schal, der steht mir gut. Ganz ungezwungen lege ich ihn um meine herrlichen Schultern. Für wen habe ich sie denn, die herrlichen Schultern? Ich könnte einen Mann sehr glücklich machen. [...] Guten Abend, schönstes Fräulein im Spiegel" (E 9, S. 23-24). "Bin ich wirklich so schön wie im Spiegel? Ach, kommen Sie doch näher, schönes Fräulein. Ich will Ihre blutroten Lippen küssen. Ich will Ihre Brüste an meine Brüste pressen. Wie schade, daß das Glas zwischen uns ist, das kalte Glas. Wie gut würden wir uns miteinander vertragen. Nicht wahr? Wir brauchten gar niemanden andern" (ebd., S. 56). Etwas später dann verabschiedet sie sich von ihrem "heißgeliebte[n] Spiegelbild" (ebd., S. 59).

5.3 Der *Spiegel* bei Schnitzler als poetologischer Topos

Der Spiegel erscheint in Schnitzlers Werk nicht nur als literarisches Motiv, sondern auch als zentraler poetologischer Topos:

> "Künstler sein, das heißt: verstehen, die rauhen Flächen der Wirklichkeit so glatt zu schleifen, daß sie die ganze Unendlichkeit von den Höhen des Himmels bis zu den Tiefen der Hölle wiederzuspiegeln vermag." (AuB I, S. 114)

Was gespiegelt und damit sicht- und erkennbar wird, hängt davon ab, wer der spiegelnde und davon, wer der schauende ist: "Zwei Spiegel einander gegenüber: für den Kurzsichtigen bedeutet es Verwirrung, für den Weitsichtigen Unendlichkeit" (AuB II, S. 130). Die Verwendung des Motivs erscheint bei Schnitzler nicht unabhängig von dem Verständnis des Topos; zwischen ihnen exisitieren innere Korrespondenzen: das Spiegel-Motiv hängt mit Schnitzlers Kunstverständnis im ganzen zusammen. So ist der Spiegel für Schnitzler nicht schon von sich aus Medium der Erkenntnis - auch nicht die Kunst als Spiegel; und die Spiegelung nicht schon als solche ein Akt der Erkenntnis - auch nicht die künstlerische. Schnitzler unterschied streng zwischen dem *Dichter* und dem *Literaten*:

- "Der *Dichter* ist Gestalter und Bewahrer aus innerer Notwendigkeit. In seinen schöpferischen Momenten ist ihm die ganze Welt Material für sein Werk. [...] Er ist der fließende Spiegel der Welt und bleibt es, auch wenn der Spiegel sich zeitweilig bis zur Undurchsichtigkeit trübt." (ebd., S. 28)
- "Dem *Literaten* ist die Welt nicht a priori Material für sein Werk. Er ist vielmehr *auf Stoffe aus*. Er betrachtet seine Erlebnisse, seine Beziehungen, seine Stimmungen daraufhin, wie er sie etwa zugunsten seiner Produktion verwenden und ausnützen könnte. Seine *Erlebnisse* sind ihm bewußt oder unbewußt *Mittel zum Zweck*. Er ist unfähig, einem Erlebnis, einem Menschen, einer Sache *betrachtend*, also wahrhaft reinen Herzens gegenüberzustehen" (ebd.). Zu einer "*literatenhafte Einstellung* zum Leben" zählte Schnitzler eine stete "Bereitschaft zur Selbsbeobachtung, Neigung zur Selbstbespiegelung bei Vernachlässigung der zu erfüllenden wesentlichen Forderungen" (ebd., S. 29).

Dem *Dichter* als Spiegel der Welt stand also der *Literat* als Spiegel seiner selbst idealtypisch gegenüber. Darum fand Schnitzler in Goethes Werken (als den Werken des für ihn paradigmatischen *Dichters*) "ein allgemeines Bild der Menschheit" *und* ein besonderes der "Epoche selbst" (AuB III, S. 82), in der dieser lebte. Und darum wollte auch Schnitzler Hofmannsthals selbstbewußte Feststellung: "'Sie sind der irrende leidende Mensch .. ich der Spiegel der Welt ..'" (Br II, S. 608), so nicht unbedingt gelten lassen: "Es stimmt wohl nicht ganz, ich war auch gelegentlich Spiegel, und ohne Irren und Leiden gings auch bei ihm nicht ab" (ebd.). Auf *Casanovas Heimfahrt* angewandt seien folgende Spiegelungs-Ebenen unterschieden:
- auf der literarischen Ebene dient der Spiegel (in diesem Falle) als Medium der Erkenntnis: der Spiegel zwingt Casanova, sich als den zu sehen, der er geworden ist, und als den wahrzunehmen er sich scheut;
- als Dichtung ist *Casanovas Heimfahrt* ein kritischer Spiegel der Zeit (vor 1918): Scheible sah in der "*klassischen* Geschlossenheit der Form"[55] Schnitzlers Antwort "auf die totale Korruptheit der Zeit [...]. Es ist, als solle der Stil Distanz herstellen zum Inhalt: zu der Geschichte von dem alternden Abenteurer, der nur noch durch Bestechung und Betrug zu seinem Ziel gelangen kann".[56] Für Perlmann gelang Schnitzler in der Novelle die "Abrechnung mit einer Identifikationsfigur der eigenen Generation".[57] Casanova werde nicht nur als paradigmatischer Liebesabenteurer dargestellt, sondern zugleich als "Prototyp des verfeinerten Sinnesmenschen, der sich total an die Reize des Augenblickserlebnisses ausliefert. Die Casanova-Novelle ist daher [...] Suche nach Ursachen und Voraussetzungen jenes menschlichen Versagens, das den Ausbruch des Krieges mitbedingte."[58] Wenn zudem der Venezianische Senat der Novelle versuche, Casanova die Korrumpierung seiner selbst durch Spitzeldienste als Beweis seines patriotischen Eifers annehmbar zu machen, sei ein zeitgeschichtlicher Bezug zum Mißbrauch der Begriffe "Heimat" und "Vaterland" zur Legitimierung des Ersten Weltkriegs nicht zu übersehen. (Auch Casanovas Verabschiedung der Auf-

55 Hartmut Scheible: Arthur Schnitzler. Mit Selbstzeugnissen und Bilddokumenten. Reinbek 1976, S. 112

56 A.a.O.

57 Michaela L. Perlmann: Der Traum in der literarischen Moderne. Untersuchungen zum Werk Arthur Schnitzlers. München 1987, S. 151

58 A.a.O.

klärung kann auf dieser Ebene als ein überpersönlicher zeitgeschichtlicher Vorgang gedeutet werden).

- Schließlich ist die Dichtung ein kritischer und mahnender Blick Schnitzlers - auf sich selbst. Im Spiegel der Dichtung erscheint für den Autor eine Gestalt, zu der er selbst nicht werden möchte, deren Problematik er jedoch *von innen* kennt. Der Spiegel der Dichtung erscheint damit als ein Medium der eigenen *Bildung*. Der Held der Novelle und ihr Autor teilen das gleiche Alter: "In seinem dreiundfünfzigsten Lebensjahre" begann auch Schnitzler mit der Bearbeitung des Stoffes (1915). Schnitzler hatte Casanovas Memoiren "mit oft entzückter Antheilnahme" (Tgb. 23.02.1915; S. 175) gelesen - zu einer Zeit, da er mit der Niederschrift der eigenen, von ungezählten amourösen Erlebnissen berichtenden Memoiren beschäftigt war. Verschiedene Umstände, zu denen neben dem Weltkrieg auch sein Älterwerden gehörte, verdüsterten ihm diese Jahre. Die Arbeit an der Novelle kann *auch* als eine Arbeit an sich selbst gelesen werden.

Der Spiegel illustriert paradigmatisch Komplementarität und Mehrdimensionalität der Erkenntnis. Im Wien der Jahrhundertwende stand eine eher fortschrittsoptimistische "medizinische Endoskopie" einer eher kulturskeptischen "künstlerischen Re-Flexion" gegenüber. Hier Erkenntnisfortschritte mittels Laryngoskop (Türck), Zystoskop (Nitze und Leiter) und Ösophagoskop (v. Mikulicz-Radecki und Leiter) - dort der Versuch, "dem modernen Menschen sein wahres Gesicht zu zeigen"[59], wie Otto Wagner, einer der Begründer der *Secession* es formulierte; ein Anliegen, welches Klimt für die erste Ausgabe des *Ver sacrum* als *Nuda veritas* allegorisierte: eine nackte junge Frau hält dem modernen Menschen einen Spiegel entgegen, der leer ist.

Schnitzler stand, wenn auch mit unterschiedlicher Gewichtung, in beiden Sphären. In seinem Werk erscheint der Spiegel als ambivalentes Motiv seiner Skepsis: als Medium der Erkenntnis wie der Täuschung. Schnitzlers literarische Verwendung des Spiegel-Motivs korrespondiert dabei seinem topischen Verständnis der Kunst-als-Spiegel. Nur das Werk des *Dichters* versteht Schnitzler als Spiegel der Welt, nur seines kann darum als Form der Erkenntnis und *bildenden Selbsterkenntnis* gelten. Das Werk des *Literaten* dagegen bleibt weltabgewandte Illusion, so technisch vollkommen es auch sei. Casanova erkennt sich im Spiegel, wie sich die Epoche in der Novelle gespiegelt erkennen sollte, und wie Schnitzler in der spiegelnd-bildenden Arbeit des *Dichters* an sich selbst sich nicht erkennen mußte.

Freuds eingangs angeführter Witz diente ihm, Freud, zur Illustrierung der Unterscheidung zwischen "sachlicher" und "metaphorischer" Bedeutung des Wortes *Spiegel*. Schnitzler löste diese scheinbar eindeutige Grenze wieder auf, indem er auch der für Freud metaphorischen Spiegelung eine sachlich-diagnostische Bedeutung beimaß: "Ich schreibe Diagnosen".[60]

---

[59] Zit. n. Carl E. Schorske: Wien. Geist und Gesellschaft im Fin de siècle. Frankfurt/M 1982, S. 204

[60] Zit. n. Siegfried Trebitsch: Chronik eines Lebens. Zürich Stuttgart Wien 1951, S. 392

Diagnose und Sprache

1. Zur Geschichte der europäischen Sprache

Diagnose ist wie jede Form der Erkenntnis ein wesentlich sprachliches Phänomen, die Geschichte der Diagnostik Teil der ihr zugrundeliegenden Geschichte der Sprache. Die europäische Sprachentwicklung seit dem 17. Jahrhundert beschrieb der englische Literaturkritiker George Steiner als einen progredienten "Rückzug aus dem Wort".[1] In seiner gleichnamigen Untersuchung der schwindenden Bedeutung der Sprache nicht nur innerhalb der Natur-, sondern auch der Geisteswissenschaften, stellte er fest:

> "[...] bis ins siebzehnte Jahrhundert hinein, umfaßte der Wirkungskreis der Sprache nahezu die Gesamtheit aller erlebten Wirklichkeiten; heute umschließt er ein begrenzteres Gebiet. Er verdeutlicht nicht mehr die Hauptbedingungen des Handelns, Denkens und der Vernunft, noch ist er relevant für sie. Weite Bereiche der Bedeutung und Praxis gehören jetzt solchen nichtverbalen Ausdrucksweisen an wie der Mathematik, der Symbol-Logik, und den Formeln chemischer oder elektronischer Verbindungen. Wieder andere Bereiche gehören zu den Sub- oder Antisprachen der gegenstandslosen Kunst und *Musique concrète*. Das Reich der Worte ist zusammengeschrumpft. Von unendlichen Zahlenreihen *läßt* sich nun einmal nicht sprechen, außer in mathematischen Begriffen; man *soll nicht* innerhalb der gegenwärtig verfügbaren Sprachkategorien über Ethik und Ästhetik sprechen, empfiehlt uns Wittgenstein. [...] Ungeheuerlich muß sich der Kreisumfang verengt haben, denn wo gab es unter dem bestirnten Himmel etwas, ob Wissenschaft, Metaphysik, Kunst oder Musik, worüber ein Shakespeare, ein Donne oder Milton nicht selbstverständlich mitsprechen konnten, etwas zu dem ihre Worte keinen selbstverständlichen Zugang hatten?"[2]

Steiner wies dabei darauf hin, daß mit dem "Rückzug aus dem Wort" der alltäglich verfügbare Wortschatz drastisch schrumpfte, während der absolute gegenläufig expandierte:

> "Man schätzt, daß die englische Sprache gegenwärtig über 600 000 Wörter enthält. Das elisabethanische Englisch soll nur 150 000 Vokabeln umfaßt haben. Doch diese ungefähren Zahlen täuschen. Der Wortschatz, mit dem Shakespeare gearbeitet hat, übersteigt den jedes anderen nachfolgenden Autors, und die King James Bibel, obwohl sie nur 6000 Wörter benötigt, läßt die Vermutung zu, daß das geistige Vorstellungsvermögen zur damaligen Zeit bei weitem umfassender war als das unsere. Das ausschlaggebende Moment liegt also nicht in der Zahl der

---

1 George Steiner: Der Rückzug aus dem Wort. In: ders.: Sprache und Schweigen. Essays. Frankfurt/M 1969, S. 44-73

2 A.a.O., S. 60-61

potentiell verfügbaren Wörter, sondern vielmehr in dem Grad, in dem die sprachlichen Mittel faktisch im Gebrauch sind. Wenn die Schätzung von McKnight [...] zutrifft, setzen sich fünfzig Prozent der gegenwärtig gesprochenen Umgangssprache in England und Amerika aus nur vierunddreißig Grundvokabeln zusammen [...]."[3]

Der "Rückzug aus dem Wort" führte dazu, daß "die Einheit des menschlichen Sprechens [...] zum Problem geworden"[4] ist, wie Paul Ricoeur zu Beginn seiner monumentalen Freud-Studie *Die Interpretation* anmerkte. Die Sprache bezeichnete er dabei als das "Gebiet, auf dem sich heute alle philosophischen Forschungen schneiden".[5]

Die von Steiner skizzierte Entwicklung ließe sich beispielhaft an der Geschichte der Medizin und ihrer Terminologie, bezw. an dem historischen Wandel des Verhältnisses von Leib und Sprache, verfolgen: hier die exponentielle Zunahme des absoluten Wortschatzes der Medizinischen Terminologie, der anfang der 70er Jahre ca. 60 000 Namen für Krankheitsbezeichnungen, 20 000 Namen zur Bezeichnung von Organfunktionen, 10 000 Namen für Körperteile und Organe und 80 000 Namen für Medikamente umfaßte;[6] dort die Transformation der 'Sprechstunde' in eine datenzentrierte 'Meßstunde', in der Arzt und Patient gleichermaßen sprachlos sind.[7]

2. Sprachkritik zwischen Skepsis und Verzweiflung im Wien der Jahrhundertwende

Fast 100 Jahre vor G. Steiners Analyse hatte Nietzsche 1875 in seiner IV. *Unzeitgemäßen Betrachtung* die folgende Diagnose einer 'Erkrankung' der Sprache gestellt:

> "[...] überall ist hier die *Sprache* erkrankt, und auf der ganzen menschlichen Entwicklung lastet der Druck dieser ungeheuerlichen Krankheit. Indem die Sprache fortwährend auf die letzten Sprossen des ihr Erreichbaren steigen mußte, um, möglichst ferne von der starken Gefühlsregung, der sie ursprünglich in aller Schlichtheit zu entsprechen vermochte, das dem Gefühl Entgegengesetzte, das Reich des Gedankens zu erfassen, ist ihre Kraft durch dieses übermäßige Sichausrecken in dem kurzen Zeitraume der neueren Zivilisation erschöpft worden: so daß sie nun gerade das nicht mehr zu leisten vermag, wessentwegen sie allein da ist: um über die ein-

---

3 A.a.O., S. 61

4 Paul Ricoeur: Die Interpretation. Ein Versuch über Freud. Frankfurt 1974, S. 16

5 A.a.O., S. 15: "Hier kreuzen sich die Untersuchungen von Wittgenstein, die analytische Philosophie der Engländer, die von Husserl ausgehende Phänomenologie, die Studien von Heidegger, die Arbeiten der Bultmann-Schule und der anderen Schulen der neutestamentarischen Exegese, die Arbeiten auf dem Gebiet der vergleichenden Religionsgeschichte und der Anthropologie über Mythos, Ritus, Glaubensformen und -inhalte - und schließlich die Psychoanalyse."

6 Petra Löning: Zur medizinischen Fachsprache. Stilistische Gliederung und Textanalysen. In: Muttersprache 91 (1981), S. 80

7 Paul Lüth: Tagebuch eines Landarztes. Stuttgart 1983, S. 274: "Das Wort ist Schnörkel, Beilage, jedenfalls kein genuiner Bestandteil der Therapie. Die Therapie ist averbal. Das erzeugt das Unbehagen an der modernen [...] Medizin."

fachsten Lebensnöte die Leidenden miteinander zu verständigen. Der Mensch kann sich in seiner Not vermöge der Sprache nicht mehr zu erkennen geben, also sich nicht wahrhaft mitteilen: bei diesem dunkel gefühlten Zustande ist die Sprache überall eine Gewalt für sich geworden, welche nun wie mit Gespensterarmen die Menschen faßt und schiebt, wohin sie eigentlich nicht wollen; sobald sie miteinander sich zu verständigen und zu einem Werk zu vereinigen suchen, erfaßt sie der Wahnsinn der allgemeinen Begriffe, ja der reinen Wortklänge, und infolge dieser Unfähigkeit sich mitzuteilen tragen dann wieder die Schöpfungen ihres Gemeinsinns das Zeichen des Sich-nicht-verstehens, insofern sie nicht den wirklichen Nöten entsprechen, sondern eben nur der Hohlheit jener gewaltherrischen Worte und Begriffe: so nimmt die Menschheit zu allen ihren Leiden auch noch das Leiden der *Konvention* hinzu, das heißt des Übereinkommens in Worten und Handlungen ohne ein Übereinkommen des Gefühls [...]."[8]

So sei man im "Niedergange der Sprachen" ein "Sklave der Worte"[9] geworden. Nietzsches Sprachkritik trennte jedoch nicht immer zwischen historischer Varianz und anthropologischer Invarianz. In seiner zwei Jahre zuvor entstandenen Abhandlung *Über Wahrheit und Lüge im außermoralischen Sinne*[10] bestimmte er den Intellekt als "ein Mittel zur Erhaltung des Individuums", das seine Hauptkräfte in der Verstellung entfalten würde: "denn diese ist das Mittel, durch das die schwächeren, weniger robusten Individuen sich erhalten [...]."[11] Im Menschen komme die

"Verstellungskunst auf ihren Gipfel: hier ist die Täuschung, das Schmeicheln, Lügen und Trügen, das Hinter-dem-Rücken-Reden, das Repräsentieren, das im erborgten Glanze Leben, das Maskiertsein, die verhüllende Konvention, das Bühnenspiel vor anderen und vor sich selbst [...] so sehr die Regel und das Gesetz, daß fast nichts unbegreiflicher ist, als wie unter den Menschen ein ehrlicher und reiner Trieb zur Wahrheit aufkommen konnte. Sie sind tief eingetaucht in Illusionen und Traumbilder, ihr Auge gleitet nur auf der Oberfläche der Dinge herum und sieht 'Formen', ihre Empfindung führt nirgends in die Wahrheit, sondern begnügt sich, Reize zu empfangen und gleichsam ein tastendes Spiel auf dem Rücken der Dinge zu spielen [...]."[12]

Was als Wahrheit gelte, betreffe kein An-sich-Sein der Dinge, sondern sei lediglich eine "gleichmäßig gültige und verbindliche Bezeichnung der Dinge"[13], eine sprachliche Konvention und Vorgabe, weshalb "die Gesetzgebung der Sprache [...] auch die ersten Gesetze der Wahrheit"[14] begründe. Die Sprache sei kein adäquater Ausdruck der Realität, denn:

"Was ist ein Wort? Die Abbildung eines Nervenreizes in Lauten. Von dem Nervenreiz aber weiterzuschließen auf eine Ursache außer uns, ist bereits das Resultat einer falschen und unberechtigten Anwendung des Satzes vom Grunde. [...] Wir teilen die Dinge nach Geschlechtern ein, wir bezeichnen den Baum als männlich, die Pflanze als weiblich: welche willkürlichen Übertragungen! [...] Die verschiedenen Sprachen, nebeneinander gestellt, zeigen, daß es bei den Worten nie auf die Wahrheit, nie auf einen adäquaten Ausdruck ankommt: denn sonst gäbe es nicht so viele Sprachen [...]."[15]

---

[8] Friedrich Nietzsche: Unzeitgemäße Betrachtungen. 6. Aufl. Stuttgart 1976, S. 329-330
[9] A.a.O., S. 330
[10] A.a.O., S. 603-622
[11] A.a.O., S. 606
[12] A.a.O., S. 606-607
[13] A.a.O., S. 607
[14] A.a.O., S. 608
[15] A.a.O., S. 608-609

Ähnlich beruhe die Begriffsbildung auf einer konventionellen Illusion.[16] *Wahrheit* nannte Nietzsche darum ein "bewegliches Heer von Metaphern, Metonymien, Anthropomorphismen, kurz eine Summe von menschlichen Relationen, die, poetisch und rhetorisch gesteigert, übertragen, geschmückt wurden"[17], und 'Wahrheiten' die Illusionen, von denen man vergessen habe, daß sie welche sind; 'wahrhaft' zu sein bedeute nur, "die usuellen Metaphern zu gebrauchen, [...] nach einer festen Konvention zu lügen."[18]

Nietzsches Analysen standen mit den sprachkritischen Ausführungen des in Paris lebenden Belgiers Maeterlinck am Anfang einer um die Jahrhundertwende ganz Europa erfassenden und bis zur Sprachverzweiflung und -verwerfung reichenden Sprachskepsis.[19] Wien als eines der

---

16 A.a.O., S. 610: "Denken wir besonders an die Bildung der Begriffe. Jedes Wort wird sofort dadurch Begriff, daß es eben nicht für das einmalige, ganz und gar individualisierte Urerlebnis, dem es sein Entstehen verdankt, etwa als Erinnerung dienen soll, sondern zugleich für zahllose, mehr oder weniger ähnliche, das heißt streng genommen niemals gleiche, also auf lauter ungleiche Fälle passen muß. Jeder Begriff entsteht durch Gleichsetzen des Nichtgleichen. So gewiß nie ein Blatt einem andern ganz gleich ist, so gewiß ist der Begriff Blatt durch beliebiges Fallenlassen dieser individuellen Verschiedenheiten, durch ein Vergessen des Unterscheidenden gebildet und erweckt nun die Vorstellung, als ob es in der Natur außer den Blättern etwas gäbe, das 'Blatt' wäre, etwa eine Urform, nach der alle Blätter gewebt, gezeichnet, abgezirkelt, gefärbt, gekräuselt, bemalt wären, aber von ungeschickten Händen, so daß kein Exemplar korrekt und zuverlässig als treues Abbild der Urform ausgefallen wäre."

17 A.a.O., S. 611

18 A.a.O.

19 Zur Wirkung von Nietzsches und Maeterlincks Sprachkritik s. Lothar Huber: Robert Musils Törless und die Krise der Sprache. In: Sprachkunst 4 (1973), S. 91-99; Alfred Doppler: Wirklichkeit im Spiegel der Sprache. Aufsätze zur Literatur des 20. Jahrhunderts in Österreich. Wien 1975, S. 32-35 und Norbert Abels: Sprache und Verantwortung. Überlegungen zu Arthur Schnitzlers Roman *Der Weg ins Freie*. In: Hartmut Scheible (Hrsg.): Arthur Schnitzler in neuer Sicht. München 1981, S. 142-147; zur Nietzsche-Rezeption in Wien um 1900 s. Wendelin Schmidt-Dengler: 'Ein der Natur mißlungener Künstler'. Zur Nietzsche-Rezeption im Wien der Jahrhundertwende. In: Heinz Rupp und Hans-Gert Roloff (Hrsgg.): Akten des VI. Internationalen Germanistenkongresses, Basel 1980. Bern Frankfurt/M Las Vegas 1980, S. 422-428; zur allgemeinen Wirkung Nietzsches vgl. Wolfdietrich Rasch: Aspekte der deutschen Literatur um 1900. In: ders.: Zur Deutschen Literatur seit der Jahrhundertwende. Gesammelte Aufsätze. Stuttgart 1967, S. 40: "Die Wirkung Nietzsches auf die Literatur um 1900 ist unabsehbar groß. Dabei ist es nicht eigentlich der philosophische Gehalt seiner Schriften, der rezipiert wird. Dieser bleibt weithin unentdeckt. Was wirkt, sind die Grundpositionen, in dreißig oder vierzig Sätzen erkennbar [...]." Schnitzler notierte dreißigjährig, vom "Schlußcapitel und [...] Schlußgedicht zu Jenseits von Gut u Böse ergriffen" (HvH, S. 9), in sein Journal: "Nietzsche! Bei keinem hab ich noch so tief empfunden, daß es etwas gibt, was ich *nicht* werden kann" (Tgb. 21.07.1891; S. 342); vier Jahre später schrieb er dann in einem Brief: "[...] ich kenne ihn [Nietzsche] und liebe ihn. Daß er kein Philosoph, im Sinn der systemat. Philosophie ist, bringt ihn mir nur noch näher. Doch finde ich nichts in ihm, das meine Anschauungen über Kunst irgendwie beeinflußt hat. Ich sehe heute alles Schöne und Große wie ich es vorher gesehen habe. Mir ist, was Nietzsche geschaffen, ein Kunstwerk für sich. Ich verehr ihn hoch - (in gewissen Abständen) neben Goethe, neben Beethoven, neben Ibsen, neben Maupassant - neben Michelangelo - ich habe einen Genuß mehr seit Nietzsche - aber ich habe keinen Genuß anders als ich ihn gehabt habe" (Br I, S. 262). Ohne Schnitzlers persönliche Aussagen zu berücksichtigen, untersuchen Nietzsches Einfluß auf Schnitzler die Arbeiten von Bernhard Blume: Das nihilistische Weltbild Arthur Schnitzlers. Stuttgart 1936; Gerhard Kluge: Die Dialektik von Illusion und Erkenntnis als Strukturprinzip des Einakters bei Arthur Schnitzler. In: Jahrbuch der Deutschen Schillergesellschaft 18 (1974), S. 482-505; A. Doppler, a.a.O.; Roland Duhamel: Schnitzler und Nietzsche. In: Amsterdamer Beiträge zur neueren Germanistik 4 (1975), S. 1-25; Herbert W. Reichert: Nietzsches *Geniemoral* and Schnitzler's

kulturellen Zentren der Epoche war von dieser Krise der Sprache in besonderer Weise betroffen; für Kampits läßt sie sich "in besonderem Maß als eine Grundstimmung der österreichischen Literatur und Philosophie der Jahrhundertwende"[20] bezeichnen.

Wohl niemand hat hier das sprachskeptische Lebensgefühl prägnanter auf den Begriff gebracht als Hugo v. Hofmannsthal. Hofmannsthal, der 1891 in einem Brief an Schnitzler von seiner Freude darüber berichtete, wie in Nietzsches "kalten Klarheit [...] meine eigenen Gedanken schön crystallisieren" (HvH, S. 7), wiederholte 1895 zum Teil fast wörtlich den von Nietzsche erhobenen Befund:

> "Wenn die Menschen schwach geworden sind und die Worte sehr stark, so siegt der gespenstische [!] Zusammenhang der Worte über die naive Redekraft der Menschen. Sie reden dann fortwährend wie in 'Rollen', in Scheingefühlen, in scheinhaften Meinungen, scheinhaften Gesinnungen. Sie bringen es geradezu dahin, bei ihren eigenen Erlebnissen fortwährend abwesend zu sein. [...] für gewöhnlich stehen nicht die Worte in der Gewalt der Menschen, sondern die Menschen in der Gewalt der Worte. Die Worte geben sie nicht her, sondern spinnen alles Leben von den Menschen ab."[21]

Zu der als gespenstisch erfahrenen Eigendynamik der Worte gehörte deren Unabhängigkeit von der Wirklichkeit, welche die Sicht auf diese verstellte, statt sie zu öffnen. Im gleichen Jahr schrieb Hofmannsthal an anderer Stelle:

> "Die Leute sind es [...] müde, reden zu hören. Sie haben einen tiefen Ekel vor den Worten. Denn die Worte haben sich vor die Dinge gestellt. Das Hörensagen hat die Welt verschluckt. - Die unendlich komplexen Lügen der Zeit, die dumpfen Lügen der Tradition, die Lügen der Ämter, [...] die Lügen der Wissenschaft, alles das sitzt wie Myriaden tödlicher Fliegen auf unserem armen

---

Ethics. In: ders.: Friedrich Nietzsche's Impact on Modern German Literature. Five Essays. Chapel Hill 1975, S. 4-28 und N. Abels, a.a.O.

20 Peter Kampits: Sprachphilosophie und Literatur als Sprachkritik im Wien um 1900. In: Peter Berner, Emil Brix und Wolfgang Mantl (Hrsgg.): Wien um 1900. Aufbruch in die Moderne. Wien 1986, S. 119; der Autor fährt fort: "Die Diskrepanz zwischen sprachlichem Ausdruck, begrifflichem Denken und der bezeichneten Wirklichkeit durchzieht gleichsam wie ein 'tema con variazioni' die geistige Atmosphäre des Wien und Österreich der Jahrhundertwende. [...] Der Reichtum an Reflexionen auf Sprache und an Überlegungen zur Sprachkritik, der sich im österreichischen Raum zur Jahrhundert[wend]e aufweisen läßt, kann sicher nicht einsinnig abgespannt oder interpretiert werden. Die ganz und gar unösterreichische Sucht, Entwicklungen oder Denkströmungen auf einen Begriff zu bringen, erfährt gerade an derartig vielschichtigen Phänomenen ihre Grenze. Sprachkritik, Sprachskepsis und Sprachverzweiflung, aber auch Glaube an die wirklichkeitsstiftende Macht der Sprache oder Kampf gegen jede Sprachverluderung stehen sicher nicht unverbunden nebeneinander. Die Vielfalt der Entwicklungen, die gegen Ende des 19. Jahrhunderts beobachtet werden kann, schafft Fundamente, die der Literatur und der Philosophie des 20. Jahrhunderts das Gepräge gegeben haben. Hofmannsthals wie Wittgensteins Schweigen entspricht zwar nicht der gleichen Intention, kündet aber von einem allgemeinen 'geistigen Klima', das sich nirgendwo anders in Europa in dieser Weise auffinden läßt als in Österreich und in Wien. [...] Der sprachkritische und sprachskeptische Aufbruch des Denkens um die Jahrhundertwende auf österreichischem Boden kann für sich beanspruchen, eine der wesentlichsten Entwicklungen der Philosophie und Literatur im 20. Jahrhundert eingeleitet zu haben" (122-125).

21 Hugo v. Hofmannsthal: Prosa I. Gesammelte Werke in Einzelausgaben hrsg. von Herbert Steiner. 2. Aufl. Frankfurt/M. 1956, S. 229

> Leben. Wir sind im Besitz eines entsetzlichen Verfahrens, das Denken völlig unter den Begriffen zu ersticken."[22]

Hofmannsthals 1902 entstandener fiktiver Brief des (wohl nicht minder fiktiven) Lord Chandos an Francis Bacon war nur Kulminationspunkt der sein gesamtes Werk prägenden Sprachkritik:

> "Mein Fall ist, in Kürze, dieser: Es ist mir völlig die Fähigkeit abhanden gekommen, über irgend etwas zusammenhängend zu denken oder zu sprechen. Zuerst wurde es mir allmählich unmöglich, ein höheres oder allgemeineres Thema zu besprechen und dabei jene Worte in den Mund zu nehmen, deren sich doch alle Menschen ohne Bedenken geläufig zu bedienen pflegen. Ich empfand ein unerklärliches Unbehagen, die Worte *Geist*, *Seele* oder *Körper* nur auszusprechen. [...] die abstrakten Worte, deren sich doch die Zunge naturgemäß bedienen muß, um irgendwelches Urteil an den Tag zu geben, zerfielen mir im Munde wie modrige Pilze."[23]

Die "verzweifelte Liebe zu allen Künsten [...], die schweigend ausgeübt werden: die Musik, das Tanzen und alle Künste der Akrobaten und Gaukler"[24], galt Hofmannsthal als zeitspezifisch.

In Fritz Mauthners etwa zur gleichen Zeit veröffentlichten *Beiträge[n] zu einer Kritik der Sprache*[25] (1901-1903), einer über zweitausend Seiten starken systematisch entfalteten Untersuchung, wurde, was bei Hofmannsthal noch als Zeitphänomen erschien, ins Grundsätzliche gewendet und als unvermeidliche anthropologische Gegebenheit naturalisiert. Denn für Mauthner war - in der bewußten Nachfolge von Nietzsches *Über Wahrheit und Lüge im außermoralischen Sinne* - die Sprache

> "nur ein Scheinwert wie eine Spielregel, die auch umso zwingender wird, je mehr Mitspieler sich ihr unterwerfen, die aber die Wirklichkeit weder ändern noch begreifen will.[26] [...] Die Worte der Sprache sind [...] ungeeignet zum Eindringen in das Wesen der Wirklichkeit, weil die Worte nur Erinnerungszeichen sind für die Empfindungen unserer Sinne und weil diese Sinne Zufallssinne sind, die von der Wirklichkeit wahrlich nicht mehr erfahren als eine Spinne von dem Palaste, in dessen Erkerlaubwerk sie ihr Netz gesponnen hat [...]."[27]

Andererseits - und dieser Hinweis fehlt zumeist in den Analysen der Sprachskepsis der Jahrhundertwende - kann die Entstehung der Psychoanalyse des "bei Lokaldiagnosen und Elektroprognostik erzogen[en]" (Stud., S. 180) Neuropathologen Freud als eine weithin wirksame sukzessive *Rückkehr zum Wort* und zum Vertrauen auf das Wort gedeutet werden: "In der analytischen Behandlung geht nichts anderes vor als ein Austausch von Worten zwischen dem Analysierten und dem Arzt. [...] Wir werden also die Verwendung der Worte in der Psychotherapie nicht geringschätzen" (GW XI, S. 9-10).[28] In der Sprache finde "der Mensch ein Surrogat für

---

22 A.a.O., S. 265

23 Hugo v. Hofmannsthal: Prosa II. Gesammelte Werke in Einzelausgaben hrsg. von Herbert Steiner. 2. Aufl. Frankfurt/M. 1959, S. 7

24 H. v. Hofmannsthal, Prosa I, a.a.O., S. 228

25 Fritz Mauthner: Beiträge zu einer Kritik der Sprache. Bde. 1 - 3. Stuttgart Berlin 1903.

26 A.a.O., Bd. 1, S. 25

27 A.a.O., Bd. 3, S. 650

28 Vgl. Walter Jens: Sigmund Freud - Porträt eines Schriftstellers. In: Psyche 45 (1991), S. 962: "So bescheiden, beinahe demütig, endet der Hymnus eines Schriftstellers, der, mit der *einen* Aus-

die Tat, mit deren Hilfe der Affekt nahezu ebenso abreagiert werden kann" (GW I, S, 87). Die Tat könne sich *zum Wort ermäßigen*, was "in mancher Hinsicht einen kulturellen Fortschritt" (ebd.) bedeute. Freud formulierte als primäre Absicht seines kathartischen Verfahrens, im Medium der Sprache "die Störungen des menschlichen Seelenlebens zu verstehen, weil eine merkwürdige Erfahrung gezeigt hatte, daß hier Verständnis und Heilung beinahe zusammenfallen, daß ein gangbarer Weg von dem einen zum anderen führt" (GW XV, S. 156).

Gauger betonte zurecht, unter Berücksichtigung von Freuds Ausgangspunkt (Gehirnanatomie) und der wissenschaftlichen Umgebung, in der er arbeitete, "das Revolutionäre dieser einzig auf Sprechen abgestellten Therapie [...]. Es kontrastiert ja diese Behandlung bis heute auf das schärfste mit nahezu jeder ärztlichen Behandlung *anderer* Art. Beim Arzt, den wir aufsuchen, ist es so, daß er erstens möglichst wenig sprechen läßt und zweitens auch selbst wenig spricht."[29]

Doch lag Freuds Leistung hier nicht nur darin, dem Lauf einer einseitig dem Ideal objektivierbarer Daten verpflichteten Medizin entgegen getreten zu sein, sondern zugleich auch *in der Praxis* eine weiter verbreitete zeitspezifische "Sprachmüdigkeit"[30] zu überwinden. Im Bereich der Theorie sah Ricoeur in der Neuinterpretation dessen, was der begehrende Mensch sagen möchte, den genuinen Beitrag der Psychoanalyse zu "der großen Debatte über die Sprache."[31] Und für Gauger läßt sich "der sehr alte Gedanke, daß die Sprache den Menschen zum Menschen macht, seine eigentliche *differentia specifica* darstellt"[32], gerade durch Freuds Konzept

---

nahme Luthers, unter den deutschen Schriftstellern der wortbesessenste ist - jeder kleinsten Verschiebung, jedem Versprechen, jeder Pointe, jedem Witz auf der Spur [...]."

29 Hans-Martin Gauger: Sprache und Sprechen im Werk Freuds. In: ders.: Der Autor und sein Stil. 12 Essays. Stuttgart 1988, S. 138

30 P. Kampits, a.a.O., S. 120

31 P. Ricoeur, a.a.O., S. 17-18: "[...] nicht nur aufgrund ihrer Kulturinterpretation steht die Psychoanalyse innerhalb der großen zeitgenössischen Auseinandersetzung über die Sprache. Dadurch, daß Freud den Traum nicht nur zum Hauptgegenstand seiner Forschungen macht, sondern zu einem Modell [...] aller versteckten, substituierten und fiktiven Äußerungen des menschlichen Wunsches, fordert er uns dazu auf, im Traum selber die Verschränkung von Wunsch und Sprache zu suchen, und zwar auf vielfache Weise: zunächst einmal kann nicht der geträumte Traum interpretiert werden, sondern nur der Text der Traumerzählung; diesen Text will die Analyse durch einen anderen Text ersetzen, der gleichsam die ursprüngliche Sprache des Wunsches wäre; so bewegt sich die Analyse von einem Sinn zu einem anderen Sinn. Nicht der Wunsch als solcher steht im Mittelpunkt der Analyse, sondern seine Sprache. Wie sich diese Semantik des Wunsches im Freudianismus mit der Dynamik verschränkt, welche durch Begriffe wie Abfuhr, Verdrängung, Besetzung etc. bezeichnet wird, wollen wir später erörtern. Doch schon eingangs muß festgestellt werden, daß diese Dynamik - diese Energetik, ja Hydraulik - des Wunsches und der Verdrängung sich nur innerhalb einer Semantik äußert: den 'Triebschicksalen', um einen Freudschen Ausdruck aufzugreifen, ist nur durch die 'Sinn-Schicksale' beizukommen. Hierin liegt der tiefe Grund aller Analogien zwischen Traum und Witz, Traum und Mythos, Traum und Kunstwerk, Traum und religiöser 'Illusion' etc. All diese 'psychischen Produktionen' liegen im Umkreis des Sinns und gehören zu einer einzigen Frage: wie kommt das Wort zum Wunsch? Wie bringt der Wunsch das Wort zum Scheitern und scheitert selbst am Sprechen? Dieser neue Ausblick auf die Gesamtheit des menschlichen Sprechens, auf das, was der begehrende Mensch sagen möchte, verleiht der Psychoanalyse einen Anspruch darauf, an der großen Debatte über die Sprache teilzunehmen."

32 H.-M. Gauger, a.a.O., S. 146

der "*Sprachhaftigkeit des Bewußtseins* [...] erhärten und präzisieren."[33] Ein Konzept, von dem aus die Sprache in ihrer "komplexen und schwankenden Doppelnatur zu begreifen"[34] sei: als "zugleich Abkömmling und Überwinder des Triebs."[35]

---

[33] A.a.O.; vgl. a.a.O., S. 144-145: "Eine bewußtseinsfähige Vorstellung kommt also dadurch zustande, daß eine Sachvorstellung durch eine Wortvorstellung besetzt wird oder - anders gesagt - daß eine Sachbesetzung durch eine Wortbesetzung gleichsam 'überbesetzt' wird. Freud erklärt: 'Mit einem Male glauben wir nun zu wissen, wodurch sich eine bewußte Vorstellung von einer unbewußten unterscheidet ... Die bewußte Vorstellung umfaßt die Sachvorstellung plus der zugehörigen Wortvorstellung, die unbewußte ist die Sachvorstellung allein. Das System Ubw (des Unbewußten) enthält die Sachbesetzung der Objekte ... das System Vbw (des Vorbewußten) entsteht, indem diese Sachvorstellung durch die Verknüpfung mit den ihr entsprechenden Wortvorstellungen überbesetzt wird. Solche Überbesetzungen, können wir vermuten, sind es, welche eine höhere psychische Organisation herbeiführen ...' [GW X, S. 300]. Dies heißt: die Bewußtseinsfähigkeit eines Inhalts hängt ab von seiner eventuellen sprachlichen Besetztheit. Also: das Phänomen des Bewußtseins insgesamt ist bedingt durch Sprache. Insofern nun das Bewußtsein für den Menschen, für die Hominisation des Tiers, als konstitutiv betrachtet werden muß, ist der Mensch, also jene 'höhere psychische Organisation', wie Freud sich unpathetisch [...] ausdrückt, durch Sprache bedingt: Sprache ermöglicht den Menschen, und zwar über das Phänomen des Bewußtseins."

[34] A.a.O., S. 164

[35] A.a.O., S. 164-165: "Meine These ist - zusammengefaßt - die folgende: die sogenannte natürliche (besser: historische) Sprache ist, wie sie ist - diachronisch (in einem umfassenderen Sinn) gesehen - ein Abkömmling der älteren, primitiver gearteten Ausdrucksweise des Es, jener Noch-nicht-Sprache, jener Sprache im Ansatz. Viele Elemente von dieser sind auch in der Sprache erhalten und haben in ihr wechselnd hervortretende Bedeutung. Das Es ist für das Ich, was das Somatische für das Es ist. Dies gilt auch für die Ausdrucksweise des Es im Blick auf die Sprache des Ichs. Diese gehört einerseits - und zwar, wie gezeigt, konstitutiv - zum Vorbewußten, zum Ich; andererseits aber ruht sie einem Anderen, Älteren, Dunkleren, sie Umgreifenden auf. Dies trifft für die Phylogenese der Sprache zu, es gilt aber auch für die einzelne Sprache synchronisch. Von ihrem 'Wesen' her ist die Sprache in ihrer komplexen und schwankenden Doppelnatur zu begreifen: sie ist zugleich Abkömmling und Überwinder des Triebs. Darum kann sie therapeutisch der 'Abfuhr' *und* der 'Erledigung' dienen (nicht nur, übrigens, in der therapeutischen Behandlung!). Die Herkunft der Sprache ist in ihrem 'Wesen' - in jeweils synchronischer Sicht - aktuell präsent. Die Sprache ist, um es mit einer schönen, der biblischen Genesis entlehnten Formel Thomas Manns aus den Josephsromanen zu sagen, gesegnet mit dem 'doppelten Segen': 'mit dem Segen von oben und dem Segen der Tiefe, der unten liegt'. Oder: unsere Sprachen sind letztlich *auch* (neben anderem) aus dem Stoff, aus dem die Träume sind ... Der Gedanke, daß gerade die Sprache, die zum Menschlichsten des Menschen, seiner spezifischen Differenz, gehört, ihrerseits Triebhaftes in sich enthält, ist wichtig. [...] Sprache gehört nicht schlechthin zum Kognitiven oder Rationalen [...]: sie enthält auch das - uns auch sonst bekannte - *Tier im Menschen*. Sie ist gesegnet auch mit dem 'Segen der Tiefe'."

3. Zum Problem der Sprache im Werk Schnitzlers

"Die Wortspirale drehst du nie zu Ende;
Und ob um eine Spule sie aus Gold,
Ob um ein Härchen, ob um nichts sie rollt, -
Eh du's erkundet, sinken dir die Hände."[36]

Auch für Schnitzler waren Sprache und Gespräch in besonderer Weise thematisch. Die Untersuchungen Dopplers[37], Köpfs[38] und Abels'[39] zeigten übereinstimmend, daß Schnitzlers Sprachskepsis und -kritik sich dabei weniger gegen die Sprache an sich als gegen ihren (verantwortungslosen) Gebrauch richteten. Zwar betrachtete auch er den Zutritt zu der Wahrheit "Tempel" (AuB I, S. 13) als durch das Wort verstellt[40], doch bedeutete das Wort für ihn weiterhin "das einzige menschliche Verständigungsmittel" (ebd., 75), mit dem nicht leichtfertig zu spielen sei - auch nicht in Form sprachskeptischer Erledigung. Zwar galten auch ihm "Abstrakta, ja schon Pluralia [...] [als] ebenso viele Fluchtversuche aus der erschütternden und verwirrenden Realität der Dinge" (ebd., S. 31), doch hielt er daran fest, daß es "durch redliche Bemühung [...] in der Mehrzahl der Fälle [gelinge], sich über die Begriffe, auch über die schwierigsten, soweit zu verständigen, daß Umrisse [erkenntlich werden]" (AuB II, S. 128).[41]

Schnitzler ging es in seiner Kritik des Sprachgebrauchs, die er unter den Begriff der Verantwortung stellte, um eine Art 'Autokatharsis' des Geistes: "Das Reinigungswerk des Geistes, am Geiste, muß bei der Sprache beginnen. Jedes Wort hat sozusagen fließende Grenzen, umso fließender, je mehr es einen Begriff bezeichnen soll. Diese Grenzen müssen, so weit es überhaupt möglich ist, reguliert werden" (AuB I, S. 30). Solche Regulierung oder Definition der Grenzen würde jedoch "von den wenigsten Menschen ernstlich gewünscht [...]. Denn sie spüren instinktiv, daß präzise Definitionen das Maß der menschlichen Verantwortung steigern würde. Und das ist es, wogegen sich nicht nur die Masse, sondern auch der einzelne im Tiefsten zur Wehr setzt. Die Angst vor Verantwortung ist fast größer als die Angst vor dem Tod, nur wird man sich ihrer seltener bewußt" (AuB II, S. 128-29).

---

[36] AuB I, S. 16

[37] A. Doppler, a.a.O.

[38] Gerhard Köpf: Skepsis und Verantwortlichkeit. Studien zu Arthur Schnitzlers Tragikomödie *Das Wort*. Phil. Diss. München 1976

[39] N. Abels, a.a.O.

[40] AuB I, S. 13: "Vom steilen Weg ist Lipp' und Herz verdorrt, / Doch endlich lohnt ein köstliches Gelingen: / Der Wahrheit Tempel ragt an heil'gem Ort.- / Da dröhnt es aus dem Dunkel: Weiche fort! Hier wird kein Sterblicher sich Einlaß zwingen, / Ein Riese hält am Tore Wacht: das Wort."

[41] Vgl. AuB II, S. 215: "Wenn alle Dialektik versagt, so hört man zuweilen gewissermaßen als letztes Argument: Was sind Worte? Wer dergleichen ausspricht, hatte niemals das Recht, eine Diskussion zu beginnen. Worte sind gewiß nicht alles, es gibt immer noch etwas zwischen den Worten, hinter den Worten - aber all dies Unaussprechliche bekommt ja erst einen Sinn dadurch, daß die Worte da sind, und durch die verschiedene Distanz, das verschiedene Verhältnis, das es eben zu den Worten hat."

Sprachkritik durchzieht Schnitzlers gesamtes literarisches Werk. "Böser Dinge hübsche Formel, / Glatte Worte, bunte Bilder, / Halbes, heimliches Empfinden"[42], sind schon Thema des *Anatol*-Zyklus (1889-1893), der kritischen Darstellung eines um sich selbst kreisenden, phrasen- und illusionsbeladenen Bewußtseins.

Liebelei (1894) enthält eine dekuvrierende Zusammenstellung wienerischer Redensarten und Alltagsweisheiten, durch die die Protagonisten - nicht nur unwillentlich - fast beständig aneinandervorbeireden: "Schau', das haben wir ja so ausdrücklich miteinander ausgemacht: Gefragt wird nichts. Das ist ja gerade das Schöne. Wenn ich mit dir zusammen bin, versinkt die Welt - punktum. Ich frag' dich auch um nichts" (D 2, S. 136). Durch sein ausdrückliches 'Gesprächsverbot' sucht Fritz alles, was ein erholsames Verhältnis[43] mit dem 'Mädchen aus der Vorstadt' stören könnte, auszublenden. Die *Tragik*[44] Christines liegt dabei in ihrer völlig anderen Vorstellung von *Liebe* und ihrem grundsätzlich anderen Verständnis *dieses* Wortes. Fritz, der den sicheren Tod im Duell mit dem Gatten einer verheirateten Geliebten einer Verbindung mit Christine vorzieht, zerstört damit endgültig deren Illusion von der großen Liebe. Verzweifelt darüber, wie wenig sie ihrem Geliebten bedeutet hat, sucht sie selbst den Tod.

Für den *Reigen* (1897) stellte Doppler hinsichtlich der Sprachform der einzelnen Szenen fest, daß sprachlicher Aufwand und gesellschaftlicher Rang der Spielenden einander entsprechen: "[...] je höher die gesellschaftliche Stellung, desto aufwendiger ist die sprachliche Motivierung; was aber keineswegs zu einer Vermenschlichung oder Vergeistigung des Geschlechtsaktes beiträgt, sondern bloß zur Verschleierung oder Dekoration eines egoistischen Genusses [...]."[45] Zwar spräche man miteinander, doch sei dies Gespräch kein Dialog, in dem die Gedanken der dramatischen Personen sich offenbaren, sondern ein "ständiges Zitieren typischer Verhaltensweisen, wie sie durch die gesellschaftliche Stellung bedingt sind: geradlinig, derb und ordinär - eitel, verlogen und banal. Man sucht nicht nach Worten, um sich mitzuteilen, sondern die Sprache, durch die Situation in Gang gebracht, produziert sich wie von

---

42 Aus Hugo v. Hofmannsthals Einleitung zu Schnitzlers *Anatol*-Zyklus in D 1, S. 34

43 Vgl. Theodors Ausspruch: "Erholen! Das ist der tiefere Sinn. Zum Erholen sind sie da [...]." (D 2, S. 127)

44 Hierzu gibt es in der Forschung unterschiedliche Ansichten: Hartmut Scheible: Arthur Schnitzler. Mit Selbstzeugnissen und Bilddokumenten. Reinbek 1976 lehnt es ab, von 'Tragik' zu sprechen, während A. Doppler, a.a.O. und Michaela Perlmann: Arthur Schnitzler. Stuttgart 1987 am Begriff der 'Tragik' festhalten. H. *Scheible*, a.a.O., S.63: "Zwar kann ihr [Christines] Tod nicht mehr, wie in der Tragödie, aus metaphysischer Notwendigkeit erfolgen, aber gerade dadurch fehlt dem Stück auch das Moment der Versöhnung, das jede Tragödie - als negative Wiederherstellung eines Sinnes - enthält. Christines Schicksal ist nicht mehr tragisch: es ist nur traurig, weil es vom Zufall bewirkt wird." A. *Doppler*, a.a.O., S. 31: "Da Christine ein 'süßes Mädel' ist und kein 'dämonisches Weib' [...], erwartet man von ihr Zärtlichkeit ohne Pathos, Erholung und Entspannung. Daß sie diese Erwartungen nicht erfüllt, weil sie eine andere Vorstellung von *Liebe* hat als die, welche ihr durch die Sprachregelung zukommt, macht ihre Tragik aus." M. *Perlmann*, a.a.O., S. 64-65: "In *Liebelei* hat sich die soziale Grundkonstellation auf den Konflikt zwischen Groß- und Kleinbürgertum, die Tragik vom äußeren, metaphysisch begründeten Zwang auf die Kollision unvereinbarer Gefühlsansprüche verlagert. Christines Tragik, und von einer solchen kann man durchaus sprechen, entfaltet sich erst, nachdem der kollektiven Moral durch das Duell Genüge getan ist [...]."

45 A. Doppler, a.a.O., S. 39

selbst und füllt die vorgeprägten Verhaltensmuster, die man vorzeigt, um sich dahinter zu verbergen."[46]

In *Der einsame Weg* (1903), auf dessen *Ton*[47] schon Hofmannsthal im besonderen wies, werden, neben anderem, Sprache und Gespräch stärker direkt thematisch. Man hat "hunderttausend Worte" (D 5, S. 174) miteinander gesprochen und weiß dennoch "nicht viel voneinander" (ebd., S. 176); man bringt "einander die Stichworte so geschickt" (ebd., S. 116) und kennt doch kaum die "Beziehungen zu einander" (ebd., S. 109). Und "in schönen Plauderstunden" pflegt man, "'die tiefst' und höchsten Dinge dieser Welt' bis auf weiteres zu erledigen" (ebd., S. 116). Die Schuld dafür liegt jedoch nicht in der Sprache an sich, sondern in der Lieb- und Verantwortungslosigkeit der Sprechenden. Man hat versucht, "den Frieden eines Hauses" auf einer Lüge aufzubauen, weil man sich wortgewandt vor einer "Wahrheit" scheute, "die nichts anderes vermöchte, als das Bild der Vergangenheit zu zerstören, das Gefühl der Gegenwart zu trüben und die Betrachtung der Zukunft zu verwirren" (ebd., S. 110), und weil es "sich leichter durchs Leben [schreitet], wenn man nicht die Last eines Vorwurfs oder gar die einer Verzeihung zu tragen hat" (ebd., S. 153): Felix erfährt erst dreiundzwanzigjährig, nach dem Tod seiner Mutter, daß Julian Fichtner sein leiblicher Vater ist. Dieser eröffnet ihm diese "Wahrheit" (ebd., S. 118) nach Jahren des Schweigens allerdings nicht aus neu entfachter Wahrheitsliebe oder aus besonderem Verantwortungsgefühl Felix gegenüber, sondern, um, sein Altern fühlend, nun "einen Menschen [zu] haben, der zu mir gehört [...]. Ich würde meine Existenz sozusagen wieder auf eine feste Basis gestellt haben, nicht so in der Luft schweben wie jetzt" (ebd.). Für Felix bleibt diese verspätete Wahrheit aus Egoismus allerdings "eine Wahrheit ohne Kraft" (ebd., S. 154): "Ihr Sohn ... - Es ist nichts als ein Wort. Es klingt ins Leere" (ebd., S. 155). "Hier hat man die Lüge ins Ewige getrieben. Darüber kann ich nicht weg. Und die das getan hat, war meine Mutter, - der sie dahin gebracht hat, waren Sie, - und die Lüge bin ich selbst" (ebd., S. 176).

Für Johanna, Felix' Schwester, hat sich das Verhältnis zu den Worten, je älter sie in dieser "geheimnisvoll verdünnten Luft" der Unaufrichtigkeit wurde, grundlegend geändert: "Nein, jetzt bedeuten die Worte nicht dasselbe wie früher" (ebd., S. 144). Die Worte, "die so großartig klingen", haben ihre Konturen verloren: "Gefahr, das war ein Tiger mit weit aufgesperrtem Rachen, - Liebe, das war ein Page mit blonden Locken, der vor einer Dame kniet [...]. Damals konnte man [...] über alles reden, Felix. Aber jetzt sieht alles anders aus" (ebd., S. 145).[48]

Wie brüchig jener "Frieden eines Hauses", der auf einer Lüge gründet, ist - und wie gefährdet die Identität der darin Handelnden - zeigt das Ende des Dramas mit Johannas Freitod.

---

[46] A.a.O., S. 39-40

[47] Hofmannsthal in HvH, S. 177: "Der Ton, in dem da in einer geheimnisvoll verdünnten Luft ganze Existenzen miteinander ringen, miteinander abrechnen, Vergangenheit und Gegenwart ineinander wechselweise aufheben und sich ineinander verwinden, die geheimnisvollsten Verschuldungen ihre intimste feinste Bestrafung finden, - diesen Ton werde ich nie ganz vergessen [...]."

[48] H. Scheible, a.a.O, S. 87, interpretierte Johannas Worte sozialhistorisch und -psychologisch: "Es ist der Verlust der Aura der Worte, den Johanna empfindet; der Aura, die Walter Benjamin definierte als 'einmalige Erscheinung einer Ferne, so nah sie sein mag'. Er ist Ausdruck der abstrakter werdenden Beziehungen der Menschen untereinander im Zeichen der immer stärker durchrationalisierten ökonomischen Prozesse."

In dem 1913/14 entstandenen Einakter *Stunde des Erkennens* (aus dem Einakter-Zyklus *Komödie der Worte*) wird, wie Doppler[49] gezeigt hat, in zwei antithetisch gegenübergestellten Dialogszenen vorgestellt, was Sprache leisten kann (Ormin - Klara) und wie sie versagt (Eckold - Klara): angesichts des wohl endgültigen Abschieds des todkranken Ormin werden Klara und Ormin erstmals bewogen, von ihrer bisher unausgesprochen gebliebenen früheren Liebe zu reden. Den bisherigen höflich-distanzierten Konversationston verlassend, sucht Ormin in "*wärmerem, aber ganz einfachem Ton [...] ernst, aber nicht schwer*" (D 8, S. 22) und "*immer einfach*" (ebd., S. 29), so Schnitzlers Regieanweisungen, "mit den rechten Worten" (ebd.) offen und behutsam anzusprechen, was beide sich bisher nie eingestanden hatten.[50] Und trotz dieser Behutsamkeit und Vorsicht im Dialog bleibt dennoch ein Stück Ungewißheit angesichts der möglichen Differenz zwischen den Worten und der Wahrheit, die nur durch die Haltung der Sprechenden und nicht durch die Worte 'an sich' überbrückt, wenn auch nicht aufgehoben werden kann:

"ORMIN [...] Es war schön und gut, daß Sie - daß wir beide in dieser Stunde - endlich die Wahrheit gesprochen haben.

KLARA Sind wir dessen nur ganz sicher?

ORMIN Klara -!

KLARA Nun ja. Vielleicht ... Wenn es nicht Worte gewesen wären.

ORMIN Die Worte - werden wir vergessen. Auf die kommt es ja nicht an. Die sind ja nur -" (ebd., S. 30).

Ormin wird durch das Eintreten Eckolds, Klaras Ehemann, daran gehindert, den Satz zu beenden.

Der kurz darauf einsetzende zweite Dialog zwischen den Eheleuten Eckold und Klara ist, was die Haltung der Sprechenden, insbesondere die Eckolds, betrifft, das genaue Gegenstück zu dem Gespräch zwischen Ormin und Klara: Eckold eröffnet Klara "*starr*" (ebd., S. 32), "*[h]öhnisch*" (ebd., S. 35) und "*triumphierend*" (ebd., S. 38), daß er sich nach ihrem (Klaras) Ehebruch vor zehn Jahren die ganze Zeit über nur verstellt hatte, um sie jetzt, nach der Heirat der Tochter, mit der Mitteilung aus dem Haus zu schicken, daß sie ihm diese ganzen Jahre des vermeintlichen Zusammenlebens nichts mehr bedeutete. Klara, die im Gespräch zuvor Ormin noch erklärte, daß "eine jahrelange gemeinsame Existenz [...] Fäden knüpft, stärker als alle, die Leidenschaft zwischen Mann und Weib zu knüpfen vermag" (ebd., S. 27), fühlt sich durch diesen Betrug "tiefer erniedrigt, als ein Mensch irgendeinen andern erniedrigen darf!" (ebd., S. 38). Vor Rachsucht blind, merkt Eckold nicht, daß die "bösen Worte", die für ihn "in solchen Fällen nicht zu vermeiden" (ebd., S. 41) seien, Klara ins Bodenlose stürzen. Auf Abschiedsbriefe verzichtend, da "Worte lügen" (ebd.), geht Klara in den Tod.

---

[49] A. Doppler, a.a.O.

[50] A.a.O., S. 46: "Die Unterredung führt vor, wie die fließenden Grenzen der Worte reguliert werden können. Durch [...] Schweigen und Lächeln, durch eine Geste, durch eine Frage und durch genaues Hinhören auf den Gesprächspartner versuchen Klara und Ormin der Wahrheit gerecht zu werden. Geläufige Wendungen werden in Frage gestellt, semantische Differenzen überprüft [...]."

Schnitzlers Dialogführung zeigte jedoch, daß nicht einfach nur 'die Worte' lügen, sondern es immer Menschen sind, die die Worte sprechen und durch ihre Haltung deren Richtung prägen.[51]

Auch in *Der Weg ins Freie* (1902-1908), Schnitzlers erstem Roman, ist die Sprachproblematik ein grundlegendes Thema:
- dem jüdischen Schriftsteller Heinrich *Bermann*, dem Schnitzler kritikwürdige Züge seiner selbst verlieh, erscheint sein Künstlertum als "etwas durchaus mäßiges, und auch gegen meine Charaktereigenschaften wäre manches einzuwenden. Das einzige, was mir eine gewisse Sicherheit gibt, ist eigentlich nur das Bewußtsein, in menschliche Seelen hineinschauen zu können ... tief hinein, in alle, in die von Schurken und ehrlichen Leuten, in die von Frauen und Männern und Kindern, in die von Heiden, Juden, Protestanten, ja selbst in die von Katholiken, Adeligen und Deutschen, obwohl ich gehört habe, daß gerade das für unsereinen so unendlich schwer, oder sogar unmöglich sein soll" (E 5, S. 47-48).[52] Dabei betrachtet er seine Menschenkenntnis weniger als ein persönliches Vermögen denn als spezifisch jüdische Überlebenschance im "Feindesland": "Es ist ja nicht unser [der Juden] Verdienst. Wir haben es nämlich notwendiger gehabt, euch verstehen zu lernen, als ihr uns. Diese Gabe des Verstehens hat sich ja im Lauf der Zeit bei uns entwickeln müssen ... nach den Gesetzen des Daseinskampfes, wenn Sie wollen. Denn sehen Sie, um sich unter Fremden, oder wie ich schon früher sagte, in Feindesland zurechtzufinden, [...] dazu gehört natürlich vor allem, daß man seine Feinde so gut kennen lernt als möglich - ihre Tugenden und ihre Schwächen" (ebd., S. 148). Dem differenzierteren Bewußtsein dieser "jüdisch-überklugen schonungslos-menschenkennerischen Leute" (ebd., S. 247), das sich jeglicher beschönigenden Selbsttäuschung aus Überlebensgründen enthält, korrespondiert eine sich immer stärker verdüsternde Resignation: "In mir sieht's nämlich greulich aus. [...] Was hilft's mir am Ende, daß in allen meinen Stockwerken die Lichter brennen? Was hilft mir mein Wissen von den Menschen und mein herrliches Verstehen? Nichts ... Weniger als nichts" (ebd., S. 381) - denn: "Das Verstehen [...] ist eine Sackgasse gewissermaßen. Das Verstehen bedeutet immer ein Ende" (ebd., 247) - eine Resignation, die auch die

---

[51] A.a.O., S. 48: "Das Abschieben der Schuld am Versagen des Kommunikationsprozesses auf die Sprache ist der Reflex eines Bewußtseins, dem das Maskenhafte menschlicher Beziehungen verborgen geblieben ist. Daß die Verständigung innerhalb der bürgerlichen Ehe mißlingt, hat allerdings exemplarische Bedeutung; denn das Verhältnis zwischen Mann und Frau ist für Schnitzler ein entscheidendes soziales Problem."

[52] Vgl. Schnitzlers Tagebucheintragungen: "Empfindung: Ich bin ein schwacher Künstler, aber ein sehr tiefer Kenner von Menschenseelen" (Tgb. 7.11.1897; S. 269); "Einer mußte mich neulich in einer Gesellschaft vertheidigen gegen den Vorwurf: ich sei Jude - man lasse sich offenbar, wenn meine Sachen gefallen, durch den Schein täuschen - denn als Jude könne ich ja nicht wissen, was in der Seele einer Wienerin vorgeht. So denken heute 99% Christen in Wien" (Tgb. 3.02.1898; S. 277); "[...] über das 'Recht' der Juden Wiener Stücke zu schreiben. Charakteristisch: B. hatte von einigen vernommen, die gegen den Ltnt. [Leutnant] Gustel vorbrachten: ein Jude sollte doch keinen oesterr. Ltnt. schildern!" (Tgb. 17.03.1903; S. 21); "O. kam von Speidels, tief empört. Bauers (Architekt) waren dortgewesen; Discussion über Musik; O. citirte, über Mahlers 3. dass ich neulich gesagt ... beim letzten Satz sei die Goethe Empfindung ausgedrückt ... 'Süßer Friede, komm ... etc.'. Bauer: 'Das ist unmöglich (er kennt keine Note von Mahler) ... ein Mensch von dieser Abstammung hat unmöglich die Fähigkeit, die Goethe Worte zu verstehn: Das kann nur ein urgermanischer Mensch ---' Unter solchen Menschen lebt man." (Tgb. 4.11.1906; S. 231)

schriftstellerische Gestaltungskraft und das künstlerische Sprachvermögen, die Arbeit am Wort und das Vertrauen ins Wort paralysiert: "Ja, aufnotiert ist gar viel! Aber heute ist nichts mehr davon da als Sätze ... Nein, Worte! Nein, Buchstaben auf weißem Papier. Es ist geradeso, wie wenn eine Totenhand alles berührt hätte. Ich fürchte, nächstens einmal, wenn ich das Zeug nur angreife, fällt es auseinander wie Zunder. Ja, ich hab eine schlechte Zeit; und wer weiß, ob je noch eine bessre kommen wird" (ebd., S. 56-57). Stets ist er bereit, den eigenen Sprachgebrauch infrage zu stellen: "Übrigens ließe sich das alles besser ausdrücken" (ebd., S. 43) - und: "Worte stimmen ja nie ganz - je präziser sie sich gebärden, um so weniger" (ebd., S. 152); "[...] die Sache ist viel zu kompliziert, um überhaupt erledigt zu werden. [...] Und nun gar in Worten!" (ebd., S. 148-49). Das Überleben in Feindesland - ein Überleben inmitten einer ja auch feindlichen Sprachlandschaft - deformiert nicht nur die künstlerische Ausdruckskraft des einzelnen - der jüdische Schriftsteller *Nürnberger* verzichtet bereits auf jede weitere literarische Betätigung -, sondern auch die der jederzeit von offener Verfolgung Bedrohten untereinander: das Streitgespräch zwischen Bermann, der sich trotz allem im 'Feindesland' zu Hause fühlt, und dem Zionisten *Golowski*, der nach Palästina auswandern möchte, verliert sich schließlich "ins Unentwirrbare [...]. Die Sätze stürmten ineinander hinein, verkrampften sich ineinander, schossen aneinander vorbei, gingen ins Leere" (ebd., S. 108-09). Bermann bleibt nach solchen Gesprächen "immer eine Unbefriedigung, die sich geradezu bis zu einem wehen Gefühl in der Magengegend steigert. [...] Sie führen so gar nirgends hin" (ebd., S. 109). Auch die Verständigung zwischen einander befreundeten Christen und Juden mißlingt nur zu oft: auf Georg v. *Wergenthins* Vorwurf, "verfolgungswahnsinnig" zu sein, da er "immer und überall die Judenfrage" (ebd.; S. 234) und nichts anderes sonst mehr sehe, antwortet Bermann nur: "Was Sie Verfolgungswahnsinn zu nennen belieben, lieber Georg, das ist eben in Wahrheit nichts anderes als ein ununterbrochen waches, sehr intensives Wissen von einem Zustand, in dem wir Juden uns befinden, und viel eher als von Verfolgungswahnsinn könnte man von einem Wahn des Geborgenseins, des Inruhegelassenwerdens reden, von einem Sicherheitswahn, der vielleicht eine minder auffallende, aber für den Befallenen viel gefährlichere Krankheitsform vorstellt. Mein Vater hat an ihr gelitten, wie viele andre seiner Generation. Er ist allerdings so gründlich kuriert worden, daß er darüber verrückt geworden ist" (ebd., S. 235).

- Der *alte Doktor Stauber* ist der Prototyp des im Schwinden begriffenen Liberalismus; er weiß sich jener Epoche verpflichtet, in der "die Begriffe so unwiderruflich festgestanden sind, wo jeder zum Beispiel genau gewußt hat: man hat seine Eltern zu verehren, sonst ist man ein Schuft ... oder: eine wahre Liebe gibt es nur einmal im Leben ... oder: es ist ein Vergnügen für das Vaterland zu sterben ... wissen Sie, in der Epoche, wo jeder anständige Mensch irgendeine Fahne hochgehalten, oder wenigstens irgendwas auf sein Banner geschrieben hat" (ebd., S. 169). Das 'irgendwas' ist verdächtig - als käme es auf den Inhalt gar nicht so an. Stauber gehört zu jener "liberalisierenden Epoche der siebziger und achtziger Jahre, da auch kluge Menschen dem Phrasentaumel der Zeit unterlegen sind" (ebd., S. 234). Auch sein Sohn kann der Neigung kaum widerstehen, "sich an den eigenen Worten zu berauschen" (ebd., S. 34).

- Ähnlich dichten sich die Literaten *Rapp* und *Gleißner* mit Wort-Wolken gegen die Wirklichkeit ab. Rapp sitzt am Fenster, "einen Stoß Zeitungen vor sich auf dem Tisch. Eben hatte er den Zwicker von der Nase genommen, putzte ihn, und so sah das blasse, sonst so hämisch-kluge Gesicht, mit den stumpfen Augen wie tot aus. Ihm gegenüber, mit ins Leere gehenden

Gesten, saß der Dichter Gleißner, im Glanze seiner falschen Eleganz, mit einer ungeheuern, schwarzen Krawatte, darin ein roter Stein funkelte. Als Georg, ohne ihre Stimmen zu hören, nur die Lippen der beiden sich bewegen und ihre Blicke hin- und hergehen sah, faßte er es kaum, wie sie es ertragen konnten, in dieser Wolke von Haß sich eine Viertelstunde lang gegenüberzusitzen. Er fühlte mit einem Mal, daß dies die Atmosphäre war, in der das Leben dieses ganzen Kreises sich abspielte, und durch die nur manchmal erlösende Blitze von Geist und von Selbsterkenntnis zuckten" (ebd., S. 93).

Von einem Spaziergang zurückkehrend notierte Schnitzler in sein Tagebuch: "Die überflüssige Tafel 'Park' bringt mich auf einen Menschen der nach Hause kommend, solche Aufschriften neben Tisch, Sessel, Kasten anbringt, auch auf seine Frau einen Zettel hängt 'Gattin' u.s.w." (Tgb. 13.05.1917; S. 43). Die 1927 fertiggestellte Novelette *Ich* zeigt in Herrn Huber einen zunächst "völlig normale[n] Mensch[en]" (E 11, S. 99), der durch die Begegnung mit solch einer neu aufgestellten Tafel 'Park' aus seiner gewohnten Bahn gerät:

> "Ja natürlich, dies war ein Park, niemand konnte daran zweifeln [...]. Doch da stand nicht Schwarzenbergpark oder Privatbesitz, sondern komischerweise einfach: Park. [...] Immerhin mußte es seinen Grund haben. Vielleicht gab es Leute, die nicht so sicher waren, wie er, daß das ein Park war. Vielleicht hielten sie es für ganz gewöhnlichen Wald [...]. Denen mußte man es freilich in Erinnerung bringen, daß dies ein Park war. Ein schöner Park übrigens, herrlich - vielleicht gab es Leute, die es für ein Paradies gehalten hätten, wenn die Tafel dort nicht gehangen wäre. Haha, ein Paradies. Und da hätte vielleicht einer sich danach benommen - seine Kleider abgeworfen und öffentliches Ärgernis erregt. Wie sollte ich [denn] wissen, sagte er auf der Polizei, daß es nur ein Park war und nicht das Paradies. Nun konnte das nicht mehr passieren. Es war höchst vernünftig gewesen, die Tafel dorthin zu hängen." (ebd., S. 101)

Im folgenden werden Dinge und Menschen ihm zunehmend erst dann als real akzeptabel, wenn er ihnen zusammen mit ihrer richtigen Bezeichnung begegnet. Zu Hause heftet er an die verschiedenen Gegenstände die ihnen zugehörigen Worte - 'Schrank', 'Bett', 'Sessel', 'Kredenz' -, und fühlt sich dadurch beruhigt. Im Kaffeehaus erblickt er an der Kasse "das Fräulein Magdalene. [...] Er selbst hatte nie das Wort an sie gerichtet. [...] Niemals hatte er sich um sie im geringsten gekümmert. [...] Die Frage war jetzt nur, was für einen Zettel man ihr ankleben sollte. Magdalene? Fräulein Magdalene? Oder Sitzkassierin? Jedenfalls war es unmöglich, dieses Kaffee zu verlassen, ehe er sie richtig bezeichnet" (ebd., S. 104-105). Gleichzeitig wehrt er sich jedoch auch gegen die Bezeichnung ohne korrespondierendes Ding: "Es war ganz sonderbar zu denken, daß eine Beziehung existierte zwischen irgendeinem Wort, das da gedruckt war, z.B.: Theater in der Josefstadt, und dem Haus, das ganz woanders in einer anderen Straße stand. [...] Erdbeben in San Franzisko. Das steht auch hier in der Zeitung. Aber außer diesem Erdbeben, das hier in der Zeitung stand, gab es doch noch ein ganz anderes, das wirkliche" (ebd., 104). Während nachmittags seine Schwiegermutter und Schwägerin mit seiner Frau Kaffee trinken, benützt er die Gelegenheit und heftet Zettel mit der Aufschrift 'Schwiegermutter' und 'Schwägerin' an die jeweiligen Mäntel. "Am nächsten Morgen versieht er die Kleidungsstücke von Sohn und Tochter, ehe sie in die Schule gehen, mit Zetteln. Im Geschäft läßt er sich beim Chef melden, macht ihm Vorschläge: überall soll man Zettel hinspendeln, auch auf die Krawatten zum Beispiel, sogar die Farben muß man bezeichnen. [...] Indessen hat die

Frau den Arzt verständigt. Wie der hereintritt, tritt ihm der Kranke entgegen mit einem Zettel auf der Brust, auf dem mit großen Buchstaben steht: 'Ich'.-" (ebd., S. 106). In Gestalt eines 'Kranken' erscheint zu Ende gedacht, was für Schnitzler eine allgemeinere Zeiterscheinung war: eine Fremdheit zwischen Worten und Dingen[53], die nicht mehr sinnvoll *inhaltlich*, sondern nur noch appositionell *räumlich* überbrückbar schien.

Nach Ende des Ersten Weltkriegs notierte Schnitzler, der wie kaum ein anderer Schriftsteller jeder nationalistischen oder sonstwie kriegstreibenden Phrase widerstand:

> "Die Friedensbedingungen der Entente für uns.- Worte sind nichtig.- Nicht was hier geschieht, empfind ich als das ungeheuerliche - Triumphe sind dazu da um ausgekostet zu werden. Aber die Phrasen von Gerechtigkeit und Völkerfrieden, die das was wir jetzt erleben, eingeleitet haben und noch begleiten - die sind das Neue an der Sache. Grausamkeit, Machtrausch, Schurkerei, Dummheit - das wiederholt sich in allen 'großen Epochen der Geschichte', auch Lüge; ... aber Lüge, die sich im Augenblick selbst, auch für den Blindesten als Lüge demaskirt - Lüge ohne Zweck, - Lüge, die nicht einmal mehr Hohn ist, - kaum mehr Phrase; kurz die 'Lüge an sich' - ohne Zweck, ohne Witz, ohne Sinn, ohne Größe; - die erleben wir zum ersten Mal." (Tgb. 3.06.1919; S. 257)

"Unsere ganze Moral besteht vielleicht nur darin, aus diesem unpräzisen Material, das uns das Lügen so leicht, so verantwortungslos, so entschuldbar macht, aus der Sprache etwas Besseres zu machen. Mit Worten so wenig zu lügen als möglich ist" (DW, S. 27). Schnitzlers Notiz zu seinem Drama *Das Wort* faßt seine über die rein künstlerische Arbeit hinausgehende Haltung noch einmal bündig zusammen. Die Fragment gebliebene Tragikomödie *Das Wort* ist ein Drama, an dem Schnitzler (mit Unterbrechungen) über 30 Jahre lang gearbeitet hat. Erste Notizen reichen bis in das Jahr 1901 zurück und noch wenige Monate vor seinem Tod (1931) las Schnitzler Stellen des Dramas wieder. Daß Wirklichkeit durch Sprache nicht einfach nur abgebildet und wiedergegeben, sondern genauso auch hervorgebracht wird, und daß mit dieser Gestaltungskraft der Sprache eine besondere Verantwortung des Sprechenden gegeben ist, ist das zentrale Thema dieses Stücks. Anfangs als reines 'Literatenstück' konzipiert, erhielt es 1906 durch einen Vorfall im Kreis des Schriftstellers Peter Altenberg[54] sein zentrales Motiv:

---

[53] Vgl. die etwas andere Akzentuierung von N. Abels, a.a.O., S. 150: "Nur im Zusammenfall von Wort und Realität, die dann als vereinte sich gegeneinander den Beweis ihrer Wahrheit liefern, werden dem Wahnsinnigen die Dinge, die Menschen und schließlich auch sein eigenes Ich akzeptabel. Kaum deutlicher kann die Unzulänglichkeit der Worte zum Ausdruck gebracht werden. Nur dem Irren ist es schließlich noch möglich, die reale Welt mit der 'zweiten Welt' der Sprache zu vermitteln. Einzig für ihn können Phrasen keinerlei Geltung mehr erlangen, da die Zeichen durch ihre unmittelbare Verbundenheit mit dem Bezeichneten nicht länger zu mißbrauchen sind."

[54] Vgl. Olga Schnitzler: Spiegelbild der Freundschaft. Salzburg 1962, S. 36-37: "Durch Jahrzehnte blieb Altenberg die Erscheinung, die er von Anfang an gewesen war - der Literat des Kaffeehauses, eine zärtlich belächelte Wiener Kuriosität. Früh schon verfiel er, viel von seiner Anmut verlierend, in die Krankheiten des Literaten, er begann sich darzustellen, wurde ein Schauspieler seiner selbst, vor einem wechselnden Auditorium, gemischt aus mancherlei Randerscheinungen der Gesellschaft, kleinen Schauspielerinnen, die sich von ihm verherrlicht sahen, eleganten jungen Leuten - Zaungäste der Boheme - und hie und da auch einem ernster zu nehmenden Schriftsteller, den besseren Partnern seiner aus Weisheit und Narrheit gemischten Monologen. Seine Verehrer folgten ihm in den Qualm der Nachtcafés, wo er, von Bewunderung umgeben, seine rhapsodisch-komischen Reden hielt, die bald als Anekdoten in ganz Wien weitergegeben

ein "schöner hoffnungsvoller junger Mensch"[55] hatte sich leidenschaftlich in eine verheiratete junge Frau verliebt, hatte auch ein Verhältnis mit ihr, wurde schließlich jedoch wieder von ihr zurückgewiesen. Der darüber völlig verzweifelte junge Mann suchte den Rat seines väterlichen Freundes Altenberg, der ihm seinerseits nur die Worte zukommen ließ: "Stirb ... sie ist eine Göttin" (zit. n. Tgb. 11.01.1906; S. 178) - Worte, die jener schließlich befolgte.

In der zentralen Szene in *Das Wort* zeigt Schnitzler auf, wie man Schritt für Schritt - bei entsprechender Disposition - Selbstbewußtsein und Selbstwertgefühl mittels Sprache abtöten kann. Willi, der junge Mann, berichtet Treuenhof (alias Altenberg) von dem für ihn tragischen Verlauf der Beziehung und erwähnt hierbei auch, daß er für einen Augenblick daran dachte, mit dieser Frau in den Tod zu gehen. Darauf erwidert Treuenhof: "Infamer Egoist. [...] Sie ist dazu da, zu leben und glücklich zu machen. Auch andere als dich, auch andere als ihren idiotischen Gatten. Hatte *sie* jemals das geringste Bedürfnis, in den Tod zu gehen? [...] Das hätte noch gefehlt - Mörder - wenn du sie mit dir in den Tod genommen hättest. [...] Wenn du dich schuldig fühltest, hätte ja dein Selbstmord genügt. Übrigens, sie hätte dir nicht eine Träne nachgeweint. Sie ist ein köstliches Geschöpf. Ein Mann, der sich einbildet, an ihr zugrunde zu gehen, geht immer nur an sich selbst zugrunde, und es geschieht ihm recht. Wunderbar, wie sie dich jetzt noch fortgeschickt hat. Ein Kunststück!" (DW, S. 112). Treuenhof verzeiht Willi insgeheim nicht, daß er sich in 'seinem Willi' getäuscht hat, als er vor anderen erklärte, dieser würde sich eher umbringen, als zu lügen und zu betrügen. Da er nun 'betrogen' hat, soll er sich wenigstens auch töten: "Und dich habe ich für einen Menschen gehalten. Du hattest mir geradezu den Glauben an die Menschheit zurückgegeben. [...] Wer darf sagen, ich bin sicher, keine zweite Erbärmlichkeit zu begehen? Nur wer an der ersten zugrunde ging. Was ist dir deine Reue? Nicht, daß du dich versündigt hast, sondern daß du bestimmt bist, weiterhin Niederträchtigkeiten zu begehen" (ebd., S. 113). Nicht genug, daß Treuenhof sein 'Ziel' eigentlich schon erreicht hat, da es Willi vor sich "ekelt" und er erklärt, zu wissen, was er nun zu tun habe, setzt Treuenhof weiter nach: "Daß du es weißt, hilft dir gar nichts. Ich hab es auch von mir immer gewußt.- Wenn du einmal hältst, wo ich bin, tust du es auch nicht mehr. Woran geh ich zugrunde? Daran, daß ich nicht zur rechten Zeit krepiert bin. Gott liebt die Leute, die es verstehen, ihr eigenes Leben zu leben und ihren eigenen Tod zu sterben" (ebd.). Willi erschießt sich. In seinem Abschiedsbrief dankt er "vor allem Anastasius Treuenhof. Er hat mir den rechten Weg gewiesen" (ebd., S. 125).

"WINKLER [...] Welchen Weg?

TREUENHOF Überhaupt keinen. Ich hab überhaupt mehr von mir gesprochen als von ihm. Von meiner Unzulänglichkeit, meiner Schwäche, meiner Feigheit. In einer

---

wurden. Und so wie die Konturen verschwammen, wenn schwerer Rauch den Raum erfüllte, die Gesichter undeutlich wurden, in halber Beleuchtung ihre Identität verlierend, verlor das Wort sein Gewicht und seinen Wert, wurde beiläufig hingesprochen, alles auflösend, was bisher tragfähig zu sein schien. Schnitzler, jedem Inflationswert des Wortes im tiefsten abhold, erzählte, wie er einmal im Gespräch mit P.[eter] A.[ltenberg] ihm sagen mußte: 'Sie haben aber vor fünf Minuten genau das Gegenteil vertreten!' - Altenberg fuhr auf: 'Ich bin ein kranker nervöser Mensch - mich darf man nicht so festnageln!', worauf Schnitzler erwiderte: 'Dann könnten wir aber ebenso gut bellen!'"

[55] A.a.O., S. 37

> solchen Stunde redet man mancherlei. Das hat er doch ... Das weiß er doch - der Willi. Er hat - er kennt mich doch, der Willi.
>
> WINKLER Darauf darf man sich nie verlassen. [...] Du hättest es in der Hand gehabt [...] ihn zu retten.
>
> TREUENHOF Mit Worten? Kann man eine Menschen mit Worten retten?
>
> WINKLER Ja, das kann man. Geradeso, wie man mit Worten jemanden um... [...]
>
> TREUENHOF Worte sind nichts.
>
> WINKLER Worte sind alles. Wir haben ja nichts anderes" (ebd.).

Phrase und Illusion, Zynismus und Lüge waren für Schnitzler nicht nur charakterliche Fehler einzelner, sondern allgemeine kulturelle Erscheinungen, verfestigt in den Bedeutungen der Worte und der Dynamik der Begriffe. Im sprachskeptischen und -verzweifelten, sprach- und lebensmüden Milieu des Wiens der Jahrhundertwende intendierte Schnitzler darum eine bei der Sprache beginnende Autokatharsis des Geistes. Schnitzlers Werke als *Diagnosen* waren auch - in der z.T. bewußten Nachfolge Nietzsches - Diagnosen einer 'erkrankten' und 'kränkenden' Sprache. Schnitzler erlaubte sich jedoch nicht - wie Mauthner oder der Nietzsche der Abhandlung *Über Wahrheit und Lüge im außermoralischen Sinne* - eine Anthropologisierung der Lüge, vielmehr entwickelte er unter dem Postulat der Verantwortung eine Kritik des falschen Sprach*gebrauchs*. In seinem literarischen Werk wird Sprachkritik sowohl direkt thematisiert als auch indirekt durchgeführt. Allerdings war sich Schnitzler der Ohnmacht des einzelnen der historisch sich als "Lüge an sich" verdichtenden Sprachgewalt gegenüber durchaus bewußt. Über sein Fragment gebliebenes Drama *Das Wort* setzte er den Spruch Salomos: "Tod und Leben steht in der Zunge Gewalt."

Diagnose und Katharsis

1. Zur Geschichte der Katharsis

1.1 Platon und Aristoteles

"Es dürfte kaum eine Stelle von gleichgeringem Umfang in der Weltliteratur gegeben haben, über die sich eine solche Flut von Schriften ergossen hat"[1] - gemeint ist die Tragödiendefinition von Aristoteles in dessen (unvollständig erhaltenen) *Poetik*: "Εστιν ουν τραγωδια μιμησις πραξεως σπουδαιας και τελειας [...] δι ελεου και φοβου περαινουσα την των τοιου- των παθηματων καθαρσιν."[2] Umstritten waren (und sind teilweise immer noch) die Bedeutung der als *katharsis* bezeichneten Wirkung der Tragödie, die Bedeutung der Begriffe *eleos* und *phobos*, der Charakter des Genitivs *pathematon* und die Deutung des Pronomens *toiouton*.[3] Gründer wies in diesem Zusammenhang auf die "eigentümliche Problem-Permanenz, ja - Resistenz" hin, so daß von "einem 'Problem*stand*' kaum oder nur bedingt die Rede sein"[4] könne:

> "Ob καθαρσις των παθηματων nun gen.[itivus] subj.[ectivus], gen.[itivus] obj.[ectivus] oder gen.[itivus] sep.[arativus] sei - alle Lösungen sind schon im 16. Jh. behauptet worden, und auch heute wird nur ein in dieser Diskussion Engagierter sagen, sie sei entschieden. Alle Lösungen sind dutzendfach widerlegt und wiederaufgenommen worden. [...] immerfort wird zurückgegriffen, mitten im 19. oder 20. Jh. diskutiert man über Konjekturen oder Deutungshypothesen

---

[1] A. Gudemann, zit. n. Karlfried Gründer: Jacob Bernays und der Streit um die Katharsis. In: Matthias Luserke (Hrsg.): Die Aristotelische Katharsis. Dokumente ihrer Deutung im 19. und 20. Jahrundert. Mit einer Einleitung hrsg. von Matthias Luserke. Hildesheim Zürich New York 1991, S. 352

[2] Aristoteles: Poetik. (Griechisch / Deutsch). Übersetzt und hrsg. von Manfred Fuhrmann. Stuttgart 1982, S. 18 [1449b 24-28]. In der Übersetzung M. Fuhrmanns, a.a.O., S. 19: "Die Tragödie ist Nachahmung einer guten und in sich geschlossenen Handlung [...], die Jammer und Schaudern hervorruft und hierdurch eine Reinigung von derartigen Erregungszuständen bewirkt."

[3] Vgl. Volker Riedel: Rez. von Luserke, Matthias (Hrsg.): Die Aristotelische Katharsis. Dokumente ihrer Deutung im 19. und 20. Jahrhundert. Hildesheim Zürich New York 1991. In: Zeitschrift für Germanistik N.F. 3 (1993), S. 210: "Von einer definitiven Lösung des Katharsisproblems kann [...] auch heute noch nicht gesprochen werden. Übereinstimmung herrscht im allgemeinen darin, daß unter *toiúton pathemáton* weder *nur èleos* und *phóbos* noch die *dargestellten* Leidenschaften, sondern *derartige* Affekte wie *èleos* und *phóbos* zu verstehen seien; und auch die Übersetzung durch 'Jammer und Schauder' sowie die Auffassung des Genetivs *pathemáton* als eines separativen werden weithin anerkannt."

[4] K. Gründer, a.a.O., S. 353

aus dem 16. Jh. [...] Daher wäre eine fortlaufende Deutungsgeschichte kaum möglich, eben weil die letzten immer noch mit den ersten und mit allen weiteren Vorgängern diskutieren."[5]

Katharsis heißt dabei nicht nur ein bis in die Gegenwart reichendes fachphilologisches Problem[6], sondern erscheint daneben auch weiterhin in neueren literaturtheoretischen Untersuchungen[7] sowie in den ästhetischen Ortsbestimmungen einzelner Schriftsteller[8], als überraschend aktueller, zentraler Begriff.

In der Antike war *Katharsis* dabei nur eine Form der *Heilkraft des Wortes*. Den wohl genauesten und detailliertesten Überblick über den sprach- und ideengeschichtlichen Kontext hierzu bietet Lain Entralgos[9] Studie über die Heilkraft des Wortes in der Antike: *Logotherapie* erscheint hierin als so alt wie die westliche Kultur. Schon in der Epik Homers können drei grundsätzlich verschiedene Formen einer Verwendung des Wortes für Heilzwecke unterschieden werden: das Gebet (ευχη), der Zauberspruch und die Beschwörung (επωδη), sowie die aufmunternde und die überzeugende Rede (τερπνος λογος). Während vor Homer - in den orgiastischen Riten des Dionysos und den Mysterien von Eleusis - und noch in der Zeit Homers die Verbindungen zwischen Gebet und Zauberspruch überwogen, kam es danach - in den Oden Pindars, den Werken der Dramatiker und im Denken der Präsokratiker und Sophisten - zu einer allmählichen Annäherung zwischen Beschwörung und Überzeugung dergestalt, daß die überzeugende Rede zunehmend als etwas so Herausragendes und Wunderbares galt, daß sie selber metaphorisch als 'Zauberspruch' (επωδη) bezeichnet wurde: denn als sei er verzaubert oder verhext, verändere sich der Mensch unter dem Einfluß der überzeugenden Rede. Daher verwundert es denn auch nicht, daß schon die Sophisten Gorgias und Antiphon versuchten, die 'Überzeugung' technisch zur Heilung bestimmter Krankheiten anzuwenden.

---

5 A.a.O.

6 In dieser Gewichtung allerdings erst in neuerer Zeit, vgl. Matthias Luserke: Einleitung. In: Matthias Luserke (Hrsg.), a.a.O., S. VIII: "War es im 18. Jahrhundert ausschließlich der poetologische Diskurs, der sich [...] des Katharsisbegriffs annahm, um daran paradigmatisch dramentheoretische und literaturtheoretische Erkenntnisse wie Postulate zu diskutieren, so spaltet sich zu Beginn des 19. Jahrhunderts das Deutungsinteresse so gravierend, daß man von einer altphilologischen Monopolisierungstendenz sprechen kann."

7 So bestimmte Hans Robert Jauß: Ästhetische Erfahrung und literarische Hermeneutik. Frankfurt/M 1982 *Poiesis*, *Aisthesis* und *Katharsis* als die drei Grundkategorien der ästhetischen Erfahrung, wobei er *Poiesis* und *Aisthesis* als ihre produktive bezw. rezeptive und *Katharsis* als ihre kommunikative Leistung bezeichnete und diese erklärte als "Genuß der durch Rede oder Dichtung erregten eigenen Affekte, der beim Zuhörer und Zuschauer sowohl zur Umstimmung seiner Überzeugung wie zur Befreiung seines Gemüts führen kann" (S. 88). Diese Bestimmung setze "das Wechselspiel von Selbstgenuß im Fremdgenuß, der Erfahrung seiner selbst in der Erfahrung des Andern, voraus. Sie gibt also dem Rezipienten von Anbeginn einen aktiven Anteil an der Konstitution des Imaginären" (S. 166).

8 Vgl. Adolf Muschg: Ungeheuer Mensch. Dankrede zur Verleihung des Georg-Büchner-Preises 1994. In: Die Zeit 43 (1994), S. 66: "Will einer, als Europäer, sein Nichtwissen etwas hellsichtiger machen, betrachtet er es immer noch am besten im Licht der alten Griechen [...]. Offenbar war diese Katharsis ein musikalischer Effekt, den ich für mich so übersetze: Der Blick des Ungeheuers, das der Mensch dem Menschen ist, hört plötzlich auf, ihn zu lähmen, und erlaubt ihm zu wachsen. Er erfährt, was nicht auszudenken war: daß der Abgrund, der uns zu verschlingen drohte, dann, wenn wir tief genug hineinstürzen, zum Element wird, das uns trägt."

9 Pedro Lain Entralgo: The Therapy of the Word in Classical Antiquity. Edited and translated by L.J. Rather and John M. Sharp. Foreword by Walter J. Ong. New Haven London 1970

Platon ist für Lain Entralgo der Begründer einer rationalen verbalen Psychotherapie. Unter seinem philosophischen Blick hätte sich die archaische therapeutische *Epode* in drei sehr verschiedene Elemente aufgelöst: ein magisches, das er mit Entschiedenheit verwaf; ein rationales, das er als 'schönes Wort' (λογος καλος) bestimmte, welches vermöge seiner eigenen Beschaffenheit in Verbindung mit der Natur des Kranken, nicht aber aufgrund einer magischen Kraft, psychotherapeutisch wirken könne; und ein erbittendes, das er als Gebet identifizierte. Die Idee der *Katharsis* war ein grundlegender Teil des platonischen Denkens und stand auch im Zentrum seiner Lehre von der psychotherapeutisch wirkenden rationalen Epode. Lain Entralgo unterschied fünf Bedeutungen von Katharsis im Denken Platons, wobei die ersten drei allgemein griechisch, die beiden letzteren jedoch spezifisch platonisch gewesen seien. *Katharsis* hieß 1.) die alltägliche Reinigung und Trennung materieller Gegenstände: Kali-Erde diente zur Katharsis von Staub- und Ölflecken, das Sieb der des Kornes; 2.) die rituelle Reinigung vor Betreten eines heiligen Ortes oder die rituelle Entsühnung dessen, der ein Unrecht beging; 3.) die medizinische Reinigung des Leibes von unreinen Säften; 4.) die philosophische Reinigung als Befreiung der Seele von dem Leib durch die Theorie; und 5.) die *zugleich* ethische, psychologische und medizinische Reinigung der Seele als Ziel der rationalen Epode. Lain Entralgo betonte dabei die intrinsischen Analogien zwischen den fünf Bedeutungen[10] und hob hervor, daß Platon der erste gewesen sei, der die Seele als Gegenstand der Katharsis bestimmt hatte. Die Seele bedurfte für ihn der Katharsis, wenn sie durch Unmäßigkeit, Ungerechtigkeit, Unwissenheit oder eine andere 'Erkrankung' (νοσος ψυχης) aus ihrem eigentlichen Gleichgewicht, ihrer εμμετρια, geraten war. Ihre Katharsis jedoch vermochte *allein* das richtige Wort (Epode).[11] Dieses galt Platon als mündlicher 'Katharmos', als ein Mittel zur Reinigung der Seele durch das Wort, insofern es σωφροσυνη bewirkte: die besonnene und bemessene Zusammensetzung und Ordnung alles dessen, was die menschliche Seele ausmacht: Überzeugungen, Kenntnisse, Gefühle und Instinkte. *Sophrosyne*, eine Tugend der Seele, war für Plato aus zweierlei Gründen von medizinischer Bedeutung: einmal wirkte sie selber schon günstig auf den Leib - und zwar so, daß ohne Sophrosyne auch die leibliche Gesundheit letztlich unvollständig blieb; und zum anderen war sie eine Bedingung für eine optimale Wirksam-

---

[10] A.a.O., S. 128-129: "[...] there is also, and this is the decisive point, a deep, radical bond, firmly rooted in the very foundation of the reality to which each one refers: the sacred or divine character of the truly "pure", whether it be the cosmic *Physis*, the contemplation of ideas, or the psychic harmony of the man who lives according to justice. Like the reality of man under the apparent diversity of his parts and activities, *katharsis*, so varied in the writings of Plato, is also "divinely one", and this fact makes analogical, and not merely metaphorical [...] the use of the same word to designate things so different from each other as the washing of a piece of furniture, a lustral rite and philosophical knowledge. Beneath the verbal and conceptual play of the metaphor there is in this case a true analogy, the analogy which the scholastics called *intrinsic*."

[11] A.a.O., S. 135: "What can the *katharmoi* be, those cathartic agents able to restore order in souls affected by *ametria*? Perhaps the fumigations with sulfur or the lustral baths of traditional *katharsis*? Only in the measure in which such practices exert a suasive and educative effect upon the soul of one who undergoes them, for it is wholly evident that the proper *katharsis* for moral disorder can be no other than the suitable and suasive word, the *epode*, in the most platonic sense of the term. From time immemorial the Greeks had been using song and recitation for specifically cathartic purposes. Plato accordingly, remaining within that old tradition but rationalizing it religiously and philosophically, terms *katharsis tes psyches*, "purification of the soul", the proper verbal reordering of the beliefs, knowledge, feelings, and appetites that give content to the "soul" of man [...]."

keit auch der anderen therapeutischen Maßnahmen. Der Arzt, der unfähig war, mit den Mitteln des Wortes in der Seele des Kranken durch eine neue Ordnung ihrer Überzeugungen und Instinkte auch Sophrosyne zu bewirken, galt für Platon darum auch als technisch nur halbgebildet: im *Charmides* erklärt Sokrates, von einem thrakischen Schüler des Zalmoxis gelernt zu haben,

> "so wie man nicht unternehmen dürfe, die Augen zu heilen ohne den Kopf, noch den Kopf ohne den ganzen Leib, so auch nicht den Leib ohne die Seele; sondern dieses wäre eben auch die Ursach, weshalb bei den Hellenen die Ärzte den meisten Krankheiten noch nicht gewachsen wären, weil sie nämlich das Ganze verkennten, auf welches man seine Sorgfalt richten müßte, und bei dessen Übelbefinden sich unmöglich irgend ein Teil wohlbefinden könnte. [...] Jenes also müsse man zuerst und am sorgfältigsten behandeln, wenn es um den Kopf und auch um den ganzen Leib gut solle stehen. Die Seele aber [...] werde behandelt durch gewisse Besprechungen [επωδαις τισιν], und diese Besprechungen wären die schönen Reden. Denn durch solche Reden entstehe in der Seele Besonnenheit, und wenn diese entstanden und da wäre, würde es leicht, Gesundheit auch dem Kopf und dem übrigen Körper zu verschaffen."[12]

Die überzeugende Beweisführung (ελεγξις) galt Platon später als die höchste Form der Katharsis, weshalb er im *Phaidros* auch von der Wahrheit im Ganzen sagen konnte, daß sie reinige und heile.[13]

Aristoteles formte die platonische Lehre von der Katharsis auf seine eigene Weise um. Platon verwarf die Tragödie, weil sie durch Erregung der Affekte das Unvernünftige in der Seele stärke. Aristoteles erwiderte ihm 'psychoanalytisch', daß die Stärkung des Irrationalen gerade durch dessen Repression erfolge. Anders als Platon galten ihm die irrationalen Gefühle und Instinkte nicht an sich, sondern nur im Übermaß als schädlich. Aristoteles verteidigte die Tragödie gegenüber seinem Lehrer mit dem Argument, daß im fiktiven Erleben fremden Leides in der Tragödie bestimmte Affekte - "Mitleid" und "Furcht" übersetzte Lessing, "Jammer" und "Schaudern" heißt es heute zumeist in der Nachfolge Schadewaldts[14] - dergestalt erregt werden, daß es dabei zu einer "Reinigung" - dieser Leidenschaften selbst (genitivus objectivus), durch diese Leidenschaften (genitivus subjectivus) oder von diesen Leidenschaften (genitivus separativus) komme; daß das Irrationale in der Seele also letztlich nicht gestärkt, sondern infolge der tragischen Katharsis auf sein richtiges Maß zurückgeführt würde. Die aristotelische Katharsis mittels Tragödie erscheint dabei als "gewaltsamer" und zugleich leibbezogener als die platonische mittels rationaler Epode.[15]

---

12 Platon: Sämtliche Werke in zehn Bänden griechisch und deutsch. Nach der Übersetzung Friedrich Schleiermachers, ergänzt durch Übersetzungen von Franz Susemihl und anderen. Hrsg. von Karlheinz Hülser. Band I. Frankfurt/M Leipzig 1991, S. 435 [156d - 157a]

13 Vgl. P. Lain Entralgo, a.a.O., S. 136, wobei er sich auf Platons Phaidros 244a-e bezieht.

14 Wolfgang Schadewaldt: Furcht und Mitleid? Zur Deutung des Aristotelischen Tragödiensatzes. [1955] In: Matthias Luserke (Hrsg.), a.a.O., S. 246-288; vgl. a. Anm. 3

15 Vgl. P. Lain Entralgo, a.a.O., S. 245: "But there is another and more violent way to stir up passions and beliefs which consists in exciting by the word a state of confusion and emotional tension and in bringing this state to a climax, to resolve it then abruptly by means of suitable and timely verbal expressions. The transition to the 'new order' is now rapid and entails a considerably more active bodily participation than in the previous case. It is accordingly more pleasurable to the senses."

Die Poesie betrachtete Aristoteles im Ganzen als philosophischer als die Geschichtsschreibung, da diese nur das Einzelne wiedergebe, während jene mehr auf das Allgemeine gerichtet sei. Die Tragödie wirkte kathartisch, insofern der Zuschauer erkannte, bezw. erkennen mußte, daß das im Dargestellten Allgemeine auch ihn in seiner Existenz betraf. Dadurch erst wurden in ihm *Eleos* und *Phobos* geweckt und später wieder gelöst. Lain Entralgo betonte hierbei auch die Wirkungen des tragischen Wortes auf die "Krasis" (Säftemischung) des Leibes.[16]

1.2 Lessing und Goethe

Den Ausgangspunkt der neueren Auseinandersetzung bietet Goethes ästhetische Kritik an Lessings ethischer Auslegung der Katharsis als einer moralischen "Reinigung".[17] Lessing fasste die aristotelische Definition der Tragödie als eine moralische Zweckbestimmung: die Tragödie sei "die Schule des Mitleids, durch die geleitet der Mensch immer menschlicher wird".[18] Ihre Reinigung "beruht [...] es kurz zu sagen [...] in nichts anders [...] als in der Verwandlung der Leidenschaften in tugendhafte Fertigkeiten."[19]

Goethe widersprach: "Aristoteles, der das Vollendetste vor sich hatte, soll an den Effect gedacht haben! Welch ein Jammer!"[20] In seiner *Nachlese zu Aristoteles Poetik* lehnt er die Vorstellung, daß die Tragödie auf eine Wirkung auf die Zuschauer abziele, strikt ab und übersetzt: die Tragödie sei "die Nachahmung einer bedeutenden und abgeschlossenen Handlung, die eine gewisse Ausdehnung hat und in anmutiger Sprache vorgetragen wird, und [...] nach einem Verlauf aber von Mitleid und Furcht mit Ausgleichung solcher Leidenschaften ihr Geschäft abschließt" (HA XII, S. 342-343). Katharsis sei nichts anderes als eine "aussöhnende Abrundung"[21] (ebd., S. 343), ohne einen Einfluß auf die Moralität des Zuschauers zu be-

---

16 A.a.O., S. 234-236: "Tragic catharsis was no doubt the "purging" or elimination of emotions that did not exist in the soul before the viewing of the tragedy, and it occured when the emotional tension reached its peak. But the impulse unshackling the cathartic process did not come to the spectator "from below" - from his viscera and his humors I mean to say, even though the tragic state of mind might affect both - but "from above", from the dianoetic enlightenment elicited by the *logos* of the poem. The words of the tragic poem, insofar as they concerned the beliefs of the spectator, stirred up and promoted passions; insofar as they were expressive of a terrible, threatening, and surprising fate, the well-composed climax of those words made the emotional tension extremely great; insofar as they determined an enlightening knowledge, they swept confusion out of the soul and induced catharsis. [...] tragic catharsis was pleasurable because it was suitable to the *whole* nature of man. This of course was so because it produced a thermal and humoral purging of the crasis, especially intense in the melancholy, by means of which the body of the spectator might return to a state more in harmony with his nature, more *kata physin*."

17 Vgl. K. Gründer, a.a.O., S. 356-358

18 Zit. n. K. Gründer, a.a.O., S. 357

19 Zit. n. a.a.O.

20 Goethe an Zelter, 29.03.1827, zit. n. K. Gründer, a.a.O.

21 Vgl. K. Gründer, a.a.O., S. 357-358: "Die Übersetzung der Definition ist noch unkorrekter als die Lessings, ja schlechtweg unmöglich; aber das minderte ihre Wirkung nicht: sie stellt den Gegenpol zu Lessing auf [...]."

zwecken.[22] Daß ein Kunstwerk nicht auf einen moralischen Zweck abziele, bedeutete für ihn jedoch nicht, daß es nicht moralische Folgen haben würde: "Ein gutes Kunstwerk kann und wird zwar *moralische Folgen* haben, aber *moralische Zwecke* vom Künstler fordern, heißt ihm sein Handwerk verderben" (HA IX, S. 539).

Daß die künstlerische Gestaltung und Verdichtung bestimmter Stoffe für den Künstler selbst erleichternd und befreiend, im weitesten Sinne kathartisch sein kann, hatte Goethe andererseits selbst immer wieder erfahren und festgestellt; so bekannte er in *Dichtung und Wahrheit* über *Die Leiden des jungen Werthers*:

> "Ich hatte mich durch diese Komposition mehr als durch jede andere, aus einem stürmischen Elemente gerettet [...] ich fühlte mich, wie nach einer Generalbeichte, wieder froh und frei, und zu einem neuen Leben berechtigt. Das alte Hausmittel [!] war mir diesmal vortrefflich zustatten gekommen." (HA IX, S. 588)

Und seinem Freund Jacobi hatte er geraten, "alles was in ihm sich rege und bewege, in irgendeiner Form kräftig darzustellen. Es war das Mittel, wodurch ich mich aus so viel Verwirrungen herausgerissen hatte."[23]

In seiner *Ansprache im Frankfurter Goethe-Haus* glaubte Freud darum, sich auch im Sinne der psychoanalytisch verstandenen Katharsis auf Goethe berufen zu können. So zeige dieser in der *Iphigenie*

> "uns ein ergreifendes Beispiel einer Entsühnung, einer Befreiung der leidenden Seele von dem Druck der Schuld, und er läßt diese Katharsis [!] sich vollziehen durch einen leidenschaftlichen Gefühlsausbruch unter dem wohltätigen Einfluß einer liebevollen Teilnahme"; außerdem habe er "sich selbst wiederholt in psychischer Hilfeleistung versucht, [...] und das Verfahren, das er anwendete, geht über das Vorgehen der katholischen Beichte hinaus und berührt sich in merkwürdigen Einzelheiten mit der Technik unserer Psychoanalyse." (GW XIV, S. 548)[24]

---

22 "Die Musik aber so wenig als irgend eine Kunst vermag auf Moralität zu wirken, und immer ist es falsch, wenn man solche Leistungen von ihnen verlangt. [...] Hat nun der Dichter an seiner Stelle seine Pflicht erfüllt, einen Knoten bedeutend geknüpft und würdig gelöst, so wird dann dasselbe in dem Geiste des Zuschauers vorgehen; die Verwicklung wird ihn verwirren, die Auflösung aufklären, er aber um nichts gebessert nach Hause gehen; er würde vielmehr, wenn er asketisch-aufmerksam genug wäre, sich über sich selbst verwundern, daß er ebenso leichtsinnig als hartnäckig, ebenso heftig als schwach, ebenso liebevoll als lieblos sich wieder in seiner Wohnung findet, wie er hinausgegangen." (HA XII, S. 344-345)

23 Zit. n. Frank Nager: Goethe. Der heilkundige Dichter. Frankfurt/M Leipzig 1994, S. 146

24 Freud führte hierzu noch einen Brief Goethes an Charlotte v. Stein vom 5. September 1785 an: "Gestern abend habe ich ein [recht] psycholgisches Kunststück gemacht. Die Herder war immer noch auf das Hypochondrischste gespannt über alles, was ihr im Carlsbad unangenehmes begegnet war. Besonders von ihrer Hausgenossin. Ich ließ mir alles erzählen und beichten, fremde Untaten [von Freud falsch zitiert, im Original: Unarten] und eigene Fehler mit den kleinsten Umständen und Folgen, und zuletzt absolvirte ich sie und machte ihr scherzhaft unter dieser Formel begreiflich, daß diese Dinge nun abgethan und in die Tiefe des Meeres geworfen seyen. Sie ward selbst lustig darüber und ist würklich kurirt." (zit. n. GW XIV, S. 548-549)

1.3 Jacob Bernays

Jacob Bernays (1824-1881), Sohn eines Rabbiners in Hamburg, war in Bonn der Lieblingsschüler Friedrich Ritschls. Eine Professur wurde ihm zeitlebens verweigert, weil er es ablehnte, sich aus Opportunitätsgründen taufen zu lassen. Bernays wurde Lehrer der Klassischen Philologie am jüdisch-theologischen Seminar in Breslau und erhielt 1865 in Bonn das Amt eines Oberbibliothekars. Nietzsche, ebenfalls Schüler Ritschls, hatte seinetwegen erwogen, nach Breslau zu gehen. Bernays' 1857 erschienene Studie *Grundzüge der verlorenen Abhandlung des Aristoteles über Wirkung der Tragödie* löste "einen Tumult in der Gelehrtenrepublik aus, dem andere wissenschaftliche Streitigkeiten des Jahrhunderts kaum gleichkommen und dessen Getöse weit hinaus ins literarische Bewußtsein scholl."[25] Auch Bernays ging hierin zunächst von Lessing und Goethe aus. Lessing habe zwar den ersten Teil der Tragödiendefinition "mit dem besten Erfolge"[26] interpretiert und übersetzt, durch sein Verständnis des zweiten Teils und seine Übersetzung der Katharsis mit "Reinigung" jedoch die Tragödie in ein "moralisches Correctionshaus" verwandelt, "das für jede regelwidrige Wendung des Mitleids und der Furcht das zuträgliche Besserungsverfahren in Bereitschaft halten müsse."[27] Der eine teleologische Betrachtung der Natur und Kunst immer entschiedener ablehnende alte Goethe hätte einer solchen Auffassung begreiflicherweise nicht zustimmen können. Ein Kenner des Griechischen und des Aristoteles müsse allerdings Goethes Übersetzung als eine völlig verunglückte zurückweisen. Hätte Goethe nur seinen zu spät gefassten Vorsatz ausgeführt, "ordentlich Griechisch und zwar am Aristoteles zu lernen", hätte er einsehen müssen, "dass die ihm unerlässlich scheinende Forderung einer 'versöhnenden Abrundung', welche er unter grausamer Vergewaltigung des Wortlautes jenem Schlussglied aufzwingen will"[28], in der Definition der Tragödie als einer "vollständigen Handlung" schon enthalten sei.

Bernays stützt sich in seiner erstmals entschieden *medizinischen* Deutung auf jene auch schon von früheren Interpreten erwähnte, doch nie hinreichend gründlich untersuchte Stelle im achten Buch der *Politik*, die von den verschiedenen Arten von Musik im wohl eingerichteten Staat handelt: einer *ethischen*, die "eine stetige sittliche Stimmung", einer *praktischen*, die "eine bewegte, zur That angeregte Stimmung", und einer *enthusiastischen*, die "Verzückung"[29] bewirke. Ein Affekt sei stets in allen Menschen, wenn auch in unterschiedlichem Maße, vorhanden. Wie *Mitleid* und *Furcht*, so auch die *Verzückung*. Und gerade hier

[25] K. Gründer, a.a.O., S. 365; vgl. ebd.: "Während für die erste Hälfte des 19. Jh.s die [...] Bibliographie zur aristotelischen Poetik von Cooper und Gudemann durchschnittlich etwa drei Titel im Jahr aufführt, wurden es 1857 sprunghaft mehr, und mit 1860 mußte die Gliederung umgestellt werden: 1860 - 1899 und 1900 - 1927 sind nicht mehr jahrweise, sondern in diesen Zeiträumen alphabetisch geordnet; über 150 Titel gelten der Katharsis-Frage, stehen also mit ganz wenigen Ausnahmen in der Auseinandersetzung mit Bernays. Der Streit ist keineswegs auf die akademische Welt beschränkt, es nehmen an ihm viele Schulprofessoren teil [...], andererseits aber auch eine ganze Reihe von Autoren, die nicht zur philologischen Zunft gehören: philosophische Ästhetiker, Germanisten, Theaterleute."

[26] Jakob Bernays: Grundzüge der verlorenen Abhandlung des Aristoteles über Wirkung der Tragödie. Eingeleitet von Karlfried Gründer. Hildesheim New York 1970, S. 3

[27] A.a.O., S. 4

[28] A.a.O., S. 42-43

[29] A.a.O., S. 7

> "sehen wir an den heiligen Liedern, dass wenn dergleichen Verzückte Lieder, die eben das Gemüth berauschen, auf sich wirken lassen, sie sich beruhigen, gleichsam als hätten sie ärztliche Cur und Katharsis erfahren [...]. Dasselbe muss nun folgerecht auch bei den Mitleidigen und Furchtsamen und überhaupt bei allen stattfinden, die zu einem bestimmten Affect disponiert sind [...], bei allen übrigen Menschen aber in so weit etwas von diesen Affecten auf eines Jeden Theil kommt; für Alle muss es irgend eine Katharsis geben und sie unter Lustgefühl erleichtert werden können [...]."[30]

Hiernach sei das Theater den verschiedenen Gemütern des Publikums gemäß einzurichten; für Bernays der "unwiderlegliche[] Beweis [...], wie durchaus fern dem Aristoteles der Gedanke des vorigen Jahrhunderts liegt, das Theater zu einem Filial- und Rivalinstitut der Kirche, zu einer sittlichen Besserungsanstalt zu machen, wie rücksichtslos er vielmehr bemüht ist, ihm den Character eines Vergnügungsortes für die verschiedenen Klassen des Publikums zu wahren."[31] Der Gesichtspunkt, unter dem Katharsis bei Aristoteles stehe, sei "nicht der moralische, so wenig wie der rein hedonische; es ist ein *pathologischer* Gesichtspunkt."[32] Denn Katharsis heiße in der griechischen Sprache

> "nur zweierlei: *entweder* eine durch bestimmte priesterliche Ceremonien bewirkte Sühnung der Schuld, eine Lustration, *oder* eine durch ärztliche erleichternde Mittel bewirkte Hebung oder Linderung der Krankheit."[33]

Dabei sei für die kultische Zeremonie Katharsis selbst nur eine Metapher und man dürfe dem Aristoteles nicht eine "so unfruchtbare und augenfällige Taschenspielerei" zuschreiben, die eine "erklärungsbedürftige Gemüthserscheinung - die Beruhigung der Verzückten mittelst rauschender Lieder - durch Vergleichung mit einer andern, von vornherein um nichts klareren Gemüthserscheinung - dem schuldentladenen Gefühl des Gesühnten"[34] - erklären zu wollen. So bleibe nur die medizinische Bedeutung und mit dieser schicke sich alles aufs Beste. Niemand möge "in voreiliger Zimpferlichkeit die Nase rümpfen über vermeintliches Herabziehen der Aesthetik in das medicinische Gebiet. Unsre Aufgabe ist es zunächst [...] die Bedeutung der Wörter [...] zu ermitteln auf dem Wege methodischer Hermeneutik. Führt uns dieser Weg, ehe er in den Hain der Musen mündet, am Tempel des Aesculap vorüber, so ist dies für Kenner des Stagiriten nur ein Beweis mehr, dass wir in den richtigen Spuren gehen."[35] Denn Aristoteles war Sohn eines königlichen Leibarztes und in seiner Jugend selber Arzt. Katharsis bedeute also weder "Reinigung" (Lessing), noch "aussöhnende Abrundung" (Goethe), sondern *Erleichterung* und *Entladung*. Bernays übersetzt:

> "[...] Katharsis sei: eine von Körperlichem auf Gemüthliches übertragene Bezeichnung für solche Behandlung eines Beklommenen, welche das ihn beklemmende Element nicht zu verwandlen oder zurückzudrängen sucht, sondern es aufregen, hervortreiben und dadurch Erleichterung des Beklommenen bewirken will."[36] Darum bewirke "die Tragödie durch [Erregung von]

---

30 Aristoteles: Politik, zit. n. J. Bernays, a.a.O., S. 7-8
31 J. Bernays, a.a.O., S. 8
32 A.a.O., S. 9
33 A.a.O., S. 10
34 A.a.O., S. 10-11
35 A.a.O., S. 11-12
36 A.a.O. S. 12

Mitleid und Furcht die erleichternde Entladung solcher [mitleidigen und furchtsamen] Gemüthsaffectionen."[37]

Bernays Abhandlung löste leidenschaftliche Diskussionen aus, die mitunter groteske Formen annahmen und auch heute noch nicht abgeschlossen sind.[38] Gegen Ende des 19. Jahrhunderts hatte Bernays' Interpretation, der auch Nietzsches *Geburt der Tragödie* verpflichtet war[39], den Vorrang.

1.4 *Katharsis* im Wien der Jahrhundertwende

Das Bild der Antike war für die literarische Intelligenz im Wien der Jahrhundertwende von grundlegender Bedeutung: im Vergleich der Antikenbetrachtung der Deutschen Klassik, insbesondere der Wielands und Winckelmanns, mit jener Nietzsches und Jacob Burckhardts hundert Jahre später, glaubte Hugo v. Hofmannsthal zu erkennen, "daß wir etwa noch mehr als die anderen Nationen die Antike als einen magischen Spiegel behandeln, aus dem wir unsere eigene Gestalt in fremder, gereinigter Erscheinung zu empfangen hoffen."[40] Schmidt-Dengler hat auf die Bedeutung der humanistischen Bildung für die Autoren von *Jung Wien*, zu denen auch Schnitzler anfangs gehörte, aufmerksam gemacht.[41] Cassirer Bernfeld, Jobst, Schönau und Worbs[42] behandelten den Einfluß der Antike und der Archäologie auf die Vorstellungswelt Freuds, dem die schon im Gymnasium erfahrenen "Einblicke in eine untergegangene Kulturwelt" stets "ein unübertroffener Trost in den Kämpfen des Lebens" (GW X; S. 205) geblieben sind. Begeistert hatte er später die Berichte über die Ausgrabungen in Pompeji, Rom, Kreta und vor allem diejenigen Schliemanns in Troja verfolgt, die ein archaisches Griechenland entdecken ließen, welches die Deutsche Klassik noch nicht kennen konnte. Freud zog in der Folge vielfältige Vergleiche zwischen der Tätigkeit des Archäologen und der des Psychoanalytikers[43],

---

37 A.a.O., S. 16

38 Vgl. V. Riedel (Anm. 3) und M. Luserke, Einleitung, a.a.O., S. XVI: "Die Diskussion geht weiter."

39 Vgl. K. Gründer, a.a.O., S. 376-379

40 Hugo v. Hofmannsthal: Aufzeichnungen. Gesammelte Werke in Einzelausgaben hrsg. von Herbert Steiner. 2. Aufl. Frankfurt/M. 1959, S. 43

41 Wendelin Schmidt-Dengler: Decadence and Antiquity: the Educational Preconditions of Jung Wien. In: Erika Nielsen (Hrsg.): Focus on Vienna 1900. Change and Continuity in Literature, Music, Art and Intellectual History. München 1982, S. 32: "Anyone who has reflected on literature and thought in Vienna at the end of the nineteenth century becomes aware of the large number of references to the literature, philosophy, and art of antiquity. It is strange that this circumstance has hardly been given the attention it deserves." Karl Kraus verbeugte sich beispielsweise vor Horaz, zit. n. a.a.O.: "Latein und Deutsch: du hast sie mir beigebracht. / Doch dank ich Deutsch dir, weil ich Latein gelernt"; a.a.O., S. 42: "That the 'décadents' thought of themselves in classical terms at all is the consequence of a consciousness which saw history as still highly accessible and is related to their knowledge of the ancient languages."

42 Vgl. Kap. *Der Blick auf den Tod*, S. 69, Anm. 9 und 10

43 "Die Einsicht in die präödipale Vorzeit des Mädchens wirkt als Überraschung, ähnlich wie auf anderem Gebiet die Aufdeckung der minoisch-mykenischen Kultur hinter der griechischen" (GW XIV, S. 519). Die frühe Kindheit nannte er so auch "prähistorische Lebenszeit" (Freud WF, S. 211), bei einem Patienten entdeckte er "eine Szene aus seiner Urzeit: Es ist, als hätte Schliemann wieder einmal das für sagenhaft gehaltene Troja ausgegraben" (ebd., S. 263).

die Schönau dazu veranlassten, in der *Archäologie* die für Freud bestimmende Metapher der Psychoanalyse zu sehen.[44] Freud hatte sich daneben eine nicht unbedeutende Privat-Sammlung antiker Gegenstände zugelegt[45], die er gelegentlich auch zur Erläuterung in die Behandlung von Patienten mit einbezog.[46] So verwundert denn auch Ellenbergers Feststellung nicht, daß in dem antikisierenden Wien des Fin de siècle die Katharsis "eins der am meisten erörterten Themen unter Gelehrten und das aktuelle Gesprächsthema in den Wiener Salons"[47] werden konnte.

1.4.1 Theodor Gomperz

Theodor Gomperz (1832-1912), der Altphilologe der Wiener Universität, gehörte zu den herausragenden Gelehrten Wiens mit weitgefächerten geistigen und künstlerischen Interessen und Beziehungen. Der Salon des Ehepaares Gomperz war für Georg Brandes "der geistige Mittelpunkt der Stadt".[48] Hier verkehrten u.a. F. Busoni, Th. Billroth, F. v. Saar, J. Breuer, H. v. Hofmannsthal und gelegentlich auch A. Schnitzler.

Auf "die Rolle des Traums im Seelenleben des Urmenschen" (Freud B, S. 316) war Freud erstmals durch einen Vortrag Gomperz' (*Traumdeutung und Zauberei*) hingewiesen worden. Dessen monumentales Hauptwerk *Griechische Denker* zählte Freud später (1906) zu seinen Lieblingsbüchern. Gomperz' Frau und sein Sohn gehörten zu Freuds ersten Patienten.[49] Auf

---

44 Walter Schönau: Sigmund Freuds Prosa. Literarische Elemente seines Stils. Stuttgart 1968, S. 176 ff

45 Vgl. Siegfried Bernfeld u. Suzanne Cassirer Bernfeld: Bausteine der Freud-Biographik. Eingel., hrsg. und übers. von Ilse Grubrich-Simitis. Frankfurt/M. 1981, S. 240: "Anfangs stellte er die kleinen Statuen auf seinem Schreibtisch auf; bald waren jedoch Behandlungszimmer und angrenzende Bibliothek mit den Gegenständen seiner immer umfangreicheren Kollektion angefüllt. In Glasvitrinen standen unzählige Vasen, Schalen und Statuetten aus pompejanischen und etruskischen Gräbern, irisierende Gläser und Tonlampen aus Rom. Die stets geöffnete Flügeltür zur Bibliothek war von auf dem Boden stehenden ägyptischen Steinreliefs flankiert. Auf dem kleinen Tisch, auf den sein Blick fiel, wenn er beim Analysieren [...] hinter der Couch saß, waren ein besonders schöner Buddha-Kopf aus Bronze sowie die chinesische Jade-Schale aufgestellt [...]. An einer Wand hing das Porträt einer ägyptischen Mumie [...]. Über der Couch hatte er eine Radierung des großen Tempels von Karnak aufgehängt [...]. In diesen beiden Räumen sah Freud seine Patienten, las und schrieb er. [...] Man kann sich leicht vorstellen, wie verdutzt viele seiner frühen Besucher waren, den großen 'Sexualforscher' in dieser seltsamen Umgebung anzutreffen." Rückblickend beklagte Freud, "viel Opfer für meine Sammlung griechischer, römischer und ägyptischer Antiquitäten gebracht und eigentlich mehr Archäologie als Psychologie" (Freud B, S. 420) gelesen zu haben.

46 So in der Behandlung des 'Rattenmannes': "Ich erläutere meine kurzen Angaben über die psychologischen *Unterschiede des Bewußten vom Unbewußten*, über die Usur, der alles Bewußte unterliegt, während das Unbewußte relativ unveränderlich ist, durch einen Hinweis auf die in meinem Zimmer aufgestellten Antiquitäten. Es seien eigentlich nur Grabfunde, die Verschüttung habe für sie die Erhaltung bedeutet. Pompeji gehe erst jetzt zugrunde, seitdem es aufgedeckt sei." (GW VII, S. 400)

47 Henry F. Ellenberger: Die Entdeckung des Unbewußten. 2 Bde. Bern Stuttgart Wien 1973, S. 665

48 Kurt Bergel: Einleitung. In: ders. (Hrsg.): Georg Brandes und Arthur Schnitzler. Ein Briefwechsel. Hrsg. und mit einer Einleitung versehen von Kurt Bergel. Berkely Los Angeles 1956, S. 47

49 Die Verbindungen reichten bis in Freuds Studentenzeit, als dieser den zwölften Band (Über Frauenemanzipation; Plato; Die Arbeiterfrage; Der Sozialismus) der von Th. Gomperz herausgegebenen *Gesammelten Werke* von J. St. Mill übersetzt hatte.

Schnitzlers *Liebelei* (1895), durch die er berühmt wurde, hatte erst Gomperz den Kritiker L. Speidel hingewiesen, worauf dieser das Stück dem Burgtheaterdirektor Max Burckhardt empfohlen hatte, der es dann schließlich annahm.

Gomperz, der über Bernays gearbeitet hatte, kannte die Katharsis-Diskussionen en detail. In seiner eigenen Neuübersetzung (1897) der *Poetik* des Aristoteles stellte er sich auf die Seite Bernays, indem er dessen Deutung der Katharsis als einer *Entladung* übernahm: die Tragödie, so Gomperz, sei "eine Darstellung, welche durch Erregung von Mitleid und Furcht die Entladung herbeiführt".[50] Das Katharsis-Thema kam, so Stroeken, durch Gomperz in Wien "in Mode".[51]

1.4.2 Josef Breuer und Sigmund Freud

Die Selbstverständlichkeit, mit der Breuer und Freud in ihrer 'Vorläufigen Mitteilung' *Über den psychischen Mechanismus hysterischer Phänomene* (1893) und den dieser folgenden *Studien über Hysterie* (1895) von ihrer 'kathartischen Methode' ohne weitere Erläuterung dieses Terminus sprachen, weist darauf hin, wie verbreitet dieser auch unter Ärzten war. Bei Freud kam hinzu, daß seine Frau Martha Bernays eine Nichte von Jacob Bernays war.

Breuer hatte anfang der achtziger Jahre in der Behandlung Bertha Pappenheims (des "Fräuleins Anna O.") ein psychotherapeutisches Verfahren entwickelt, das er als *kathartisches* Verfahren den damals üblichen *suggestiven* gegenüberstellte. Ging es diesen lediglich um eine 'energische' Beseitigung der Symptome durch die Suggestionskraft des Arztes ohne Einsicht in deren Ätiologie und Pathogenese, so versuchte Breuers Methode ein selbständiges Verschwinden der Symptome durch affektives Wiederholen und 'Aussprechen' der sie bedingenden Ereignisse und Umstände zu erzielen. Breuers Verfahren setzte voraus, daß der Patient hypnotisiert war und beruhte auf einer mit der Hypnose eintretenden Bewußtseinserweiterung. Ein bestimmtes Symptom verschwand von selbst, sobald es gelungen war, den Patienten in der Hypnose in den psychischen Zustand zurückzuversetzen, in welchem das Symptom zum erstenmal aufgetreten war, und

> "*die Erinnerung an den veranlassenden Vorgang zu voller Helligkeit zu erwecken, damit auch den begleitenden Affekt wachzurufen, und wenn dann der Kranke den Vorgang in möglichst ausführlicher Weise schilderte und dem Affekte Worte gab.* Affektloses Erinnern ist fast immer völlig wirkungslos; der psychische Prozeß, der ursprünglich abgelaufen war, muß so lebhaft als möglich wiederholt, in statum nascendi gebracht und dann 'ausgesprochen' werden. Dabei treten, wenn es sich um Reizerscheinungen handelt, diese: Krämpfe, Neuralgien, Halluzinationen - noch einmal in voller Intensität auf und schwinden dann für immer." (Stud., S. 30)

Breuer und Freud verstanden das Symptom als Ergebnis einer Umwandlung (*Konversion*) unterdrückter, nicht zum Bewußtsein gelangter seelischer Vorgänge, und erklärten die therapeutische Wirksamkeit ihres Verfahrens aus der "Abfuhr" des bis dahin "gleichsam einge-

---

[50] Zit. n. M. Worbs, a.a.O., S. 324
[51] Harry Stroeken: Freud und seine Patienten. Frankfurt/M 1992, S. 38

klemmt[en]" Affektes, der an den unterdrückten seelischen Aktionen gehaftet hatte ("abreagieren").[52]

In seiner kurzen Abhandlung über *Psychopathische Personen auf der Bühne* (1905/06) ging Freud später dann auch explicit von Aristoteles aus und erweiterte ihn psychoanalytisch:

> "Wenn der Zweck des Schauspiels dahin geht, 'Furcht und Mitleid' zu erwecken, eine 'Reinigung der Affekte' herbeizuführen, wie seit Aristoteles angenommen wird, so kann man dieselbe Absicht etwas ausführlicher beschreiben, indem man sagt, es handle sich um die Eröffnung von Lust- oder Genußquellen aus unserem Affektleben [...]."[53]

Dabei handle es sich in erster Linie um ein "*Austoben* der eigenen Affekte" und damit eine "Erleichterung durch ausgiebige Abfuhr".[54] Das Zuschauen beim Schau-Spiel gewähre dem Erwachsenen dasselbe wie das Spielen einem Kind: jeder erlebe im Alltag zu wenig und fühle sich als ein 'Misero', dem nichts Großes passieren könne; jeder wolle aber nach wie vor fühlen, wirken und alles so gestalten, wie er möchte; dieses ermögliche dem Zuschauer nun durch *Identifizierung* das Schauspiel; hier dürfe er sich "als 'Großen' genießen, unterdrückten Regungen wie dem Freiheitsbedürfnis in religiöser, politischer, sozialer und sexueller Hinsicht ungescheut nachgeben und sich in den einzelnen großen Szenen des dargestellten Lebens nach allen Richtungen austoben."[55]

1.4.3 Alfred Freiherr v. Berger

Alfred v. Berger (1853-1912), Professor für Ästhetik an der Wiener Universität und artistischer Sekretär des Burgtheaters, besprach die *Studien über Hysterie* kurz nach deren Erscheinen unter dem Titel *Chirurgie der Seele* und brachte darin schon die 'kathartische Methode' der beiden Ärzte in eine Verbindung mit dem, was sich auch in der Dichtung ereignen könne. Im Jahr darauf verfasste er für die Neuübersetzung der *Poetik* des Aristoteles durch Th. Gomperz eine Abhandlung über *Wahrheit und Irrtum in der Katharsistheorie des Aristoteles*, in der er Aristoteles und Bernays auf der einen und Breuer und Freud auf der anderen Seite in einen genaueren sachlichen Zusammenhang zu bringen versuchte:

> "Die kathartische Behandlung der Hysterie, welche die Ärzte Dr. Josef Breuer und Dr. Sigmund Freud beschrieben haben, ist sehr geeignet, die kathartische Wirkung der Tragödie verständlich zu machen."[56]

---

52 Vgl. GW XIV, S. 47

53 Sigmund Freud: Psychopathische Personen auf der Bühne. In: ders.: Der Moses des Michelangelo. Schriften über Kunst und Künstler. Einleitung von Peter Gay. Frankfurt/M 1993, S. 23

54 A.a.O.

55 A.a.O., S. 24; vgl. H. R. Jauß, a.a.O., S. 87: "Es ist ein noch nicht ausgeschöpfter Vorzug von Freuds Ästhetik, daß sie erlaubt, die produktive und die rezeptive Leistung der ästhetischen Erfahrung aus einem Begriff des ästhetischen Genusses zu entwickeln, der sie beide fundiert und der leicht nach der intersubjektiven Seite ergänzt werden kann, die in Freuds Theorie fehlt - die kommunikative Funktion der ästhetischen Erfahrung."

56 Alfred Freiherr v. Berger: Wahrheit und Irrtum in der Katharsistheorie des Aristoteles. In: Matthias Luserke (Hrsg.), Die Aristotelische Katharsis, a.a.O., S. 139

Berger berief sich nun in *seinem* Verständnis der Tragödie auf die Autorität Breuers und Freuds und nicht mehr auf die des Aristoteles; er deutete die kathartische Wirkung auch der Tragödie von den *Studien über Hysterie* und nicht mehr von der *Poetik* her; Aristoteles war für ihn im Irrtum, wo er sich, überspitzt gesagt, nicht an die *Studien* hielt.

Der Mensch, so Berger, habe "ein Bedürfnis, die leidvollen Affectspannungen, die in ihm selbst vorhanden sind, zu entladen".[57] In der Tragödie werde nun eine Begebenheit so dargestellt, daß die Zuschauer, indem sie am Schicksal der Charaktere anteilnehmen, "eine grosse Masse der in ihnen aufgehäuften Affectspannungen mitentladen".[58] Was sich entlade, sei darum persönliches Leid. Der große Irrtum des Aristoteles sei nun gewesen, anzunehmen, was sich entlade, sei 'Mitleid und Furcht'. Doch habe, so Berger, der Mensch gar kein Bedürfnis, zu bemitleiden. Mitleid sei für die Wirkung der Tragödie nur "der zündende Funke, nicht die Mine, die losgeht".[59] Daß Leid sich als Mitleid entlade, sei der tragischen Wirkung wesentlich. Denn das Mitleid sei "die Gemütsbewegung, durch welche die Seele mit den mannigfaltigsten Leidenschaften, die Schmerzen bringen, in Fühlung tritt."[60] Im Ganzen gelte, daß für die kathartische Wirkung einer Dichtung erforderlich sei, daß sie

> "das Seelenleben schwelle und steigere, das Gehirn in rege Associationsarbeit stürze. Nur eine plötzliche Springflut des Geistes vermag all die eingealterte Trübsal zum Ausbrechen zu treiben, mit der wir uns herumschleppen. Einen je größeren Teil des Gehirns die Poesie gleichzeitig in lebhafte Thätigkeit versetzt, je mehr Hirnzellen [...] sie durch kühne, nie zuvor erlebte Gedankenblitze der Ideenassociation in Verbindung setzt, je mehr sie den Menschen nötigt, einmal mit dem gesamten Gehirn seelisch zu functionieren, desto kathartischer ist sie. Die allgemeine Erregung ist Bedingung der besonderen Entladung. [...] Davon hat Aristoteles keine Ahnung, er bringt das Kathartische der Tragödie in keine Beziehung zu ihren poetischen Qualitäten."[61]

Zudem zeige sich die ästhetische Schwäche und "das Unkünstlerische"[62] seiner Theorie darin, daß sie die Wirkung der Tragödie als Mittel zum Zweck einer 'Entladung' zuvor aufgeregter Affekte bestimmt, als seien nicht "Steigerung und Erweiterung des Bewußtseins [...] an sich Seligkeit und nur nebenbei gesund".[63] Berger wandte sich also entschieden gegen eine (vermeintliche) Indienstnahme der poetischen Begeisterung für eine prosaische Nüchternheit.[64]

1.4.4 Hermann Bahr

Auch H. Bahr (1863-1934) interpretierte im *Dialog vom Tragischen* (1903) Katharsis im Sinne Bernays' als 'Entladung' und die Tragödie im Ganzen im Sinne der Katharsis Breuers

---

57 A.a.O., S. 142
58 A.a.O.
59 A.a.O., S. 143
60 A.a.O.
61 A.a.O., S. 144-145
62 A.a.O., S. 147
63 A.a.O., S. 146
64 A.a.O., S. 148: "Der Zweck der Begeisterung ist die Nüchternheit, der Zweck der Poesie die Prosa, so könnte man das Princip dieser Gesinnung formulieren."

und Freuds: "Die Tragödie will in der Tat nichts anderes als jene beiden Ärzte tun".[65] Doch ging Bahr in seiner Deutung über die Bergers hinaus: hatte Berger als Ästhetiker die von ihm psychoanalytisch verstandene Katharsis-Theorie des Aristoteles als unkünstlerisch und unzulänglich kritisiert, da sie die Tragödie als ein Mittel zum Zweck einer Beschwichtigung und Ernüchterung mißverstehe, brachte Bahr die ebenfalls psychoanalytisch gedeutete Katharsis durch die Tragödie in einen sehr viel weiteren kulturtheoretischen Zusammenhang: die Tragödie, die "größte Tat"[66] der Griechen, setzte historisch mit der Überwindung der "Barbarei"[67] ein, als die Menschen gelernt hätten, ihren Trieben nicht mehr nur hörig und blind zu folgen, sondern diese zu werten: in erlaubte und verbotene. Da den verbotenen eine "Entladung durch die Tat"[68] nicht mehr möglich gewesen wäre, hätten sie 'hinabgeschluckt' werden müssen, wodurch "sie sich nun unten stauten, tief im Gemüt".[69] Die Griechen hätten nun erkannt, daß der verdrängte Trieb, der sich nicht 'entladen' könne, da in der Natur nichts verloren gehe, "plötzlich seltsam verwandelt wieder erscheint. [...] Wir nennen das heute die Konversion der Affekte"[70] - und sie hätten sich in der Institution der Tragödie ein heilsames Antidot gegen ihre 'Kränkung' durch Kultur erfunden. Bahr projizierte schlüssig und eindrucksvoll die zu seiner Zeit ubiquitäre Hysterie in die Antike:

> "Die ganze Kultur der Griechen war denn auch rings von Hysterie beschlichen und umstellt. Wir sehen sie überall lauern, wir hören sie überall röcheln, die Mythen sind von ihr voll, wir spüren sie aus der traumhaft hellen Sprache durch, ja der ganze Begriff der Polis [...] ist hysterisch. Aber da hatte diese Nation noch die Kraft, eine Anstalt zu erfinden, die ihr half, ihre Hysterie auf die größte Art 'abzureagieren'. Die Tragödie will in der Tat nichts anderes, als jene beiden Ärzte [Breuer und Freud] tun: sie erinnert ein durch Kultur krankes Volk, woran es nicht erinnert sein will, an seine schlechten Affekte [...], an den früheren Menschen der Wildheit, der im gebildeten [...] immer noch kauert und knirscht, und reißt ihm die Ketten ab und läßt das Tier los, bis es sich ausgetobt hat und der Mensch, von den schleichenden Dämpfen und Gasen rein und frei, durch Erregung beschwichtigt, bildsam zur Sitte zurückkehren kann. Verstehen wir die Tragödie so als eine entsetzliche Kur der Erinnerung an alles Böse, um dieses auszulösen und dadurch zu erschöpfen und abzuspannen, dann begreifen wir [...] die Formel von 'Furcht und Mitleid' auch, die den Gelehrten so schwer wird. [...] indem die Tragödie stärker als unsere Furcht ist und uns im Verbrechen unseren eigenen Trieb, unseren eigenen Wunsch zu erkennen zwingt, leiden wir mit und dies ist es allein, was uns heilt."[71]

Die *Studien über Hysterie* hätten ihn gelehrt, "die Lebensgefahr, in der jede Kultur schwebt, erst recht [zu] verstehen und wieder die ungeheure Kraft der Griechen [zu] bewundern"[72], die der Tücke ihrer eigenen Kultur hätten entrinnen und dabei zugleich ihr noch den höchsten Ausdruck des griechischen Wesens abgewinnen können, eben die Tragödie. Bahr schwebte, in ausdrücklicher Anlehnung an Nietzsches Visionen vom "Über"- und "Herrenmenschen", eine Er-

---

65 Hermann Bahr: Dialog vom Tragischen. In: Neue Deutsche Rundschau (Freie Bühne) 14 (1903), S. 720
66 A.a.O., S. 717
67 A.a.O., S. 718
68 A.a.O.
69 A.a.O.
70 A.a.O.
71 A.a.O., S. 720
72 A.a.O., S. 719

neuerung der Kultur durch die Herrschaft einer "Kaste"[73] freier Menschen vor, die jene Triebe, die nicht in einer Handlung "abreagiert" werden könnten, weder schamhaft unterdrücken, noch ängstlich "hinabschlucken" würden, "sondern mit der wunderbaren Schamlosigkeit des Freien in allen menschlichen Dingen [...] würden sie ruhig *abgeredet* werden; wir hätten die Tragödie in täglichen Diskussionen."[74]

2. *Reinheit* im Denken und Werk Schnitzlers

Schnitzler kannte die Katharsis-Vorstellungen im Wien des Fin de siècle wohl genau. H. Bahr gehörte zu seinen engsten Bekannten (auf gegenseitige Anregung lasen sie zur gleichen Zeit (1903) die *Studien über Hysterie*); und auch Gomperz, Freud und v. Berger kannte er persönlich. Er wird von ihren Ideen nicht unbeeinflußt gewesen sein, doch setzte er auch hier den Akzent wieder anders. Stärker an der Klassik orientiert, ging es ihm nicht um *Entladung* und *Abfuhr*, sondern - ohne sich jedoch explizit auf die Katharsis-Diskussionen zu beziehen - um *Reinigung* und *Reinheit*.

2.1 Zur Reinheits-Semantik bei Schnitzler

Der Begriff der *Reinheit* ist ein bisher noch nicht untersuchter Grundbegriff des Schnitzlerschen Denkens. Reinheit gehörte für Schnitzler, wie "Altruismus [...], Opferwilligkeit [...], Sachlichkeit [...], Verantwortungsgefühl" (AuB II, S. 21-22) in das dem Göttlichen zugewandte "Reich der *Wahrheit*" (ebd., S. 21):

> "Güte wie Reinheit [...] liegen schon auf dem Wege zur Heiligkeit. Beide sind ohne Selbstüberwindung nicht denkbar. Selbstüberwindung [...] ist die Tugend an sich." (ebd., S. 122)

Reinheit erscheint zuerst als ein ethischer Begriff in sehr verschiedenen Zusammenhängen: als *reinigende Kraft der Wahrheit* (AuB I, S. 55), die so groß sei, daß schon das Streben nach ihr eine bessere Luft verbreite; im *Reinigungswerk des Geistes, am Geiste* (ebd., S. 30), das bei der Sprache beginnen müsse; als *innere Reinheit* (Tgb. 12.01.1905; S. 113) eines Freundes (Richard Beer-Hofmanns); in *reinen Beziehungen*, die auch zwischen einzelnen und *reinen* Menschen "in einer Atmosphäre von Torheit, Unrecht und Unaufrichtigkeit" (E 5, S. 117) nicht würden gedeihen können; in dem Vermögen der *freien Seelen, die Atmosphäre der Welt zu reinigen* (AuB II, S. 122); in der *innerlichen Reinigung* als einer *seelischen Läuterung* (AuB III, S. 11); im *reinen und gesunden Klang* einer Stimme (E 5, S. 39); in dem *reinen Dasein* und der zugleich *reinlichen, künstlerischen Arbeit* desjenigen Künstlers, der sich zu den von

[73] A.a.O., S. 727
[74] A.a.O., S. 728

ihm geschaffenen Gestalten in ein menschliches und zu den Menschen, mit denen er lebt, in ein künstlerisches Verhältnis zu setzen wisse (AuB I, S. 113); in der Fähigkeit des Dichters, einem Erlebnis, einem Menschen, einer Sache *betrachtend*, also *wahrhaft reinen Herzens* gegenüberzustehen (AuB II, S. 28); in der Kritik der Sentimentalität als einem *unreinen Verhältnis innerhalb des Gefühlsmäßigen* (AuB I, S. 108); in dem *seelischen Reinlichkeitsgefühl* (JW, S. 143), das eine moralische Trennung von politischer und persönlicher Haltung nicht zulasse; im *reinen Verhältnis zwischen Künstler und Werk* (Tgb., 16.11.1910; S. 193), welches immer eine Trübung erhalte wenn es der Öffentlichkeit übergeben werde; in der oft *unreinlichen Bohrerei* oft unberufener Ärzte in den Seelen von Patienten (Tgb. 6.01.1920; S. 11); in der *reinen Seele* (E 7, S. 35) eines gestalteten Characters.

Die Bedeutung der Reinheit für Schnitzler[75] wird dabei gerade auch dadurch deutlich, daß er an ihr festhielt, obwohl sie selbst zu einem Schlag- und Kampfwort jener Ideologien geworden war, denen seine schärfste Kritik galt: des Antisemitismus, der Legitimierung und Verherrlichung des Ersten Weltkriegs, der bürgerlichen Heuchelei und der darwinistischen Sozialhygiene. Reinheit, für Schnitzler ein Begriff der Wahrheit, gehörte so auch zu den "vornehmere[n] Namen"[76] der Lügen seiner Zeit, und wurde in dieser schillernden Mehrdeutigkeit von ihm auch wiedergegeben:

- Die "sogenannte[] Judenfrage" (JW, S. 322) gehörte im Zusammenhang mit einem seit anfang der achtziger Jahre immer aggressiver auftretenden Antisemitismus zu dem, was den sich nie verleugnenden oder anbiedernden Juden Schnitzler zeitlebens bis ins Innerste verfolgte. Zur antisemitischen Rhetorik gehörte das Wort vom "ehrlosen" Juden, der nicht unterscheiden könne "zwischen Schmutzigem und Reinem" (ebd.) und der so selbst in die Nähe des "Schmutzes" geriet.[77] Der Ausdruck *judenrein* - bereits im Wien der achtziger Jahre durchaus geläufig und Schnitzler schon aufgrund leidvoller Erfahrungen seines Vaters bekannt[78] - gibt hierüber hinlänglich Auskunft.
- Schnitzler gehörte 1914 zu den ganz wenigen Schriftstellern, die sich nicht von der allgemeinen Kriegsbegeisterung mitreißen ließen. In seinen während des Krieges entstandenen

---

[75] Vgl. Paul Fischer: Goethe-Wortschatz. Ein sprachgeschichtliches Wörterbuch zu Goethes sämtlichen Werken. Leipzig 1929, S. 499: rein war auch "ein Lieblingswort Goethes".

[76] "Was wir für gewöhnlich Lüge zu nennen pflegen, ist meist nur ihre mildeste und harmloseste Form. Die echte, die wahrhaftige Lüge, wenn man so sagen darf, hört auf ganz andere, viel vornehmere Namen, und sie fühlte sich kaum getroffen, wenn man sie einfach als Lüge bezeichnete [...]." (AuB I, S. 94)

[77] Vgl. den von Schnitzler in *Jugend in Wien* angeführten sog. *Waidhofener Beschluß*, in dem es u.a. mit pseudo-aristokratischer Gebärde hieß: "Jeder Sohn einer jüdischen Mutter, jeder Mensch, in dessen Adern jüdisches Blut rollt, ist von Geburt aus ehrlos, jeder feineren Regung bar. Er kann nicht unterscheiden zwischen Schmutzigem und Reinem. Er ist ein ethisch tiefstehendes Subjekt. Der Verkehr mit einem Juden ist daher entehrend [...]. Einen Juden kann man nicht beleidigen, ein Jude kann daher keine Genugtuung für erlittene Beleidigungen verlangen" (zit. n. JW, S. 152).

[78] Zwei Wochen vor seinem Tod sah sich Johann Schnitzler als Direktor der Poliklinik dazu gezwungen, deren Curatorium gegenüber, das eine im Ton unverschämte Aufforderung an ihn gerichtet hatte, u.a. zu betonen, "dass die Poliklinik ausschließlich jüdischen Ursprunges ist, indem an den Vorberathungen bei Gründung des Institutes einzig und allein jüdische Aerzte Theil genommen haben", wo doch nun "nach den Ausstreuungen *Ihrer* [des Curatoriums] Freunde die Rede davon war, man werde trachten, die Poliklinik nunmehr *judenrein* zu machen." (zit. n. Hans-Ulrich Lindken: Arthur Schnitzler: Aspekte und Akzente. Materialien zu Leben und Werk. Frankfurt/M Bern New York 1984, S. 12)

Notizen *Und einmal wird der Friede wiederkommen* erschien es ihm als eine besondere "Notwendigkeit, zwei Dogmen zu bekämpfen. 1. Das Dogma von der Schicksalsnotwendigkeit des Krieges. 2. Das Dogma von dem läuternden Einfluß des Krieges" (AuB II, S. 80). Letzteres war gerade auch unter Intellektuellen beliebt:[79]

> "Viele Feuilletonisten finden, daß die Menschheit nach diesem Kriege irgendwie gereinigt und geläutert sein werde. Die Gründe für diese Annahme sind unklar: keiner der Kriege, die bisher in der Welt geführt worden sind, hat diese Folge gezeitigt. [...] Wer werden die Geläuterten sein? Die ein Bein verloren haben oder ein Auge? Oder die Eltern, die ein Kind, die Frauen, die ihren Mann verloren haben? Oder die Leute, die zu Grunde gingen? Oder die Leute, die durch Armeelieferungen Millionen verdient haben? Oder die Diplomaten, die den Krieg angezettelt haben? Oder die Monarchen, die siegreichen oder die geschlagenen? Oder die Feuilletonisten, die daheim geblieben sind?" (ebd., S. 77)

Man spreche von einem "läuternden Einfluß des Krieges auf den einzelnen in dem Sinn, daß der Krieg Eigenschaften zu Tage fördern soll, die sonst verborgen geblieben wären" (ebd., S. 103). Schnitzler hierzu lapidar: "Der wirkliche Held findet im Alltagsdasein hundertfache Gelegenheit, sich zu betätigen" (ebd.). Und: "Diejenigen, die geläutert sein werden [...] sind es schon vorher gewesen" (ebd., S. 77). Für Schnitzler stand fest, daß die "ungeheure Mehrheit nirgends in der Welt den Krieg will" (ebd., S. 102) und daß Krieg stets Ausdruck der "Verschwörung der Mächtigen gegen die Völker" (ebd., S. 78) sei. Die Phrase von der "reinigenden Wirkung des Krieges" gehörte für ihn in das Arsenal jener Suggestionsformeln, die die Mehrheit dazu bringen sollte, den Krieg als solchen für sich zu wünschen. In der 1924 uraufgeführten *Komödie der Verführung* legt er sie zwei "Stützen der Gesellschaft" in den Mund, die im sicheren Abstand zur Front selbst an sie zu glauben scheinen:

> *Braunigl*: [...] Ein Krieg würde zweifellos reinigend wirken, nicht nur in politischer Hinsicht, auch ethisch und moralisch sozusagen.
> *Fürstin*: Das ist sehr interessant, Herr Staatsanwalt. Die Exzellenz Greising hat neulich beinahe wörtlich dasselbe behauptet. Ein wahrer Jungbrunnen für die Menschheit, hat er g'sagt, wär' ein Krieg. (D 10, S. 176)

- Schon *Das Märchen* (1891), Schnitzlers erste große Premiere (1893), provozierte das bürgerliche Reinheitsverständnis: der Dichter Denner, der sich in einem Thesenstück entschieden gegen eine Pauschal-Verurteilung des "gefallenen" Mädchens wendet, verliebt sich in Fanny, ohne von deren Vergangenheit zu wissen. Sobald er jedoch von dieser erfährt, nimmt er unwillkürlich die kurz zuvor noch literarisch verworfene Haltung selber ein. Ihre Beziehung scheitert. Denner kann der Geliebten nicht zugestehen, was er für sich selbst mit Selbstverständlichkeit in Anspruch nimmt. Fanny hofft vergeblich auf Denners "Verzeihen". Obwohl weder sie die patriarchalische Moral ernsthaft infrage stellt, noch Denner die von ihm formulierten Thesen beibehält, sobald sie ihn selbst betreffen, wurde das Stück ein Skandal und nach zwei Aufführungen bereits wieder abgesetzt. Die Zeitungen beklagten die "furchtbare sittliche Verwahrlosung" des Autors, schrieben von "brutaler Cochonnerie" und riefen u.a. eben auch nach

---

[79] "Über die Dummheit deutscher Dichter. Hauptmann [...], der den Krieg gut findet, weil er 'ungelüftete Stuben' nicht mag. (Wenn ihm der Zug den Schädel wegrisse - ja ihm nur Zahnweh verursachte!)" (Tgb 06.03.1915; S. 177-178)

"Reinlichkeit".[80] Schnitzlers Vater, der schon dem Abiturienten die drei Atlanten über Syphilis und Hautkrankheiten von Kaposi gab, "um hier die möglichen Folgen eines lasterhaften Wandels in abschreckenden Bildern kennenzulernen" (JW, S. 86), verband auch anläßlich des *Märchens* wieder moralische mit medizinischer "Hygiene", indem er seiner moralischen Mißbilligung medizinischen Ausdruck gab: für einen geplanten laryngologischen Atlas habe der Sohn jetzt das Kapitel über Lues zu schreiben, "was mir ja leicht sei, da mein Stück ein ähnl.[iches] Thema habe!!" (Tgb. 16.12.1891; S. 358).

Reigen, 1897 geschrieben und erst 1921 uraufgeführt, ist wohl Schnitzlers berüchtigstes, weil das "Reinheitsempfinden" seiner Zeitgenossen am empfindlichsten störende Stück. Kein anderes seiner Werke wurde derart als "Schweinerei" und "Schmutz" empfunden: "lieber Pornograph / wir denken es käme darauf an was für ein Verlag Ihr Schmutzwerk herausgibt. [...] schließlich ist es ja Ihr bestes Buch, Sie Schmutzfink" (HvH, S.167) schrieb ihm durchaus freundschaftlich Hugo v. Hofmannsthal. In Wien führte ein Tumult während einer Aufführung - man hatte aus Protest die Hydranten [!] geöffnet und das Theater unter Wasser gesetzt - zu einem polizeilichen Verbot. In Berlin wurden während einer Aufführung auf das Stichwort "Schweinerei"[81] hin Stinkbomben geworfen. Außerdem wurde hier Anklage gegen die Direktion, den Regisseur und die Schauspieler erhoben, die jedoch mit einem Freispruch endete.

Was derart für Aufruhr sorgte, war eine Szenenreihe, die "einen Theil unsrer Cultur eigentümlich beleuchten" (OW, S. 317) sollte. Daß eine spezifische Kultur und nicht eine von niemandem zu verantwortende invariante menschliche "Natur" gezeigt wurde[82], war denn wohl auch der Hauptgrund für das Ärgernis. Denn der *Reigen* ist alles andere als eine sinnenfrohe Apologie der freien Liebe. In der Struktur einem mittelalterlichen Totentanz ähnlich[83], ist er von einer stellenweise an Büchner erinnernden Melancholie und Resignation erfüllt.[84] In einem Zyklus von zehn Dialogen wird das typologische Bild einer Gesellschaft entworfen, in der Treue und Liebe illusorisch scheinen. Zehn Personen finden sich paarweise zur erotischen Vereinigung zusammen. Dabei läuft der Reigen von der Dirne und dem Soldaten (1) über den Soldaten und das Stubenmädchen (2), das Stubenmädchen und den Jungen Herrn (3), diesen und die Junge Frau (4) bis zur zentralen Szene des Ehepaares (5) die soziale Stufenleiter hinauf und über den Ehegatten und das Süße Mädel (6), das Süße Mädel und den Dichter (7), diesen und die Schauspielerin (8), die Schauspielerin und den Grafen (9) wieder hinab, bis der Graf

---

80 Zit. n. Hartmut Scheible: Arthur Schnitzler. Mit Selbstzeugnissen und Bilddokumenten. Reinbek 1976, S. 48

81 Zit. n. Ludwig Marcuse: Obszön. Geschichte einer Entrüstung. Zürich 1984, S. 205. In der antisemitischen Presse setzte sich das Wort vom "Schweineliteraten" Schnitzler durch, zit. n. H. Scheible, a.a.O., S. 144: "Der Schweineliterat Arthur Schnitzler, dessen Reigen-Aufführung seinerzeit durch einen Volkssturm vereitelt wurde, hat sich in Baden-Baden ein Haus erworben. Während das deutsche Volk darbt und verelendet, lassen seine Henker und Vergifter es sich wohlergehen."

82 Vgl. H. Scheible, a.a.O., S. 65: "Die Reigenstruktur zeigt nicht Natur, sondern eine Gesellschaft, die ihre Rituale für Natur hält [...]."

83 Vgl. Heinz Politzer: Diagnose und Dichtung. Zum Werk Arthur Schnitzlers. In: ders.: Das Schweigen der Sirenen. Studien zur deutschen und österreichischen Literatur. Stuttgart 1968, S. 118 ff.

84 "*Dirne*: [...] Geh, bleib jetzt bei mir. Wer weiß, ob wir morgen nochs Leben haben. / *Soldat*: So komm - aber g'schwind! / *Dirne*: Gib Obacht, da ist so dunkel. Wennst ausrutschst, liegst in der Donau. / *Soldat*: Wär eh das beste." (D 3, S. 12)

auf die Dirne der ersten Szene trifft (10) und der Reigen sich schließt. Nicht als Individuen, sondern als Typen treten die Charaktere hierin auf. Die Mitte dieses Reigens bildet die Szene zwischen den sich gegenseitig betrügenden Eheleuten, der der Ehebruch der Gattin vorausging. Der Ehemann erklärt "*mit schöner Milde*" (D 3, S. 39) seiner Frau, was die Ehe für den Mann und was sie für die Frau bedeutet: "wir [Männer] sind ganz verwirrt und unsicher geworden durch die vielfachen Erlebnisse, die wir notgedrungen vor der Ehe durchzumachen haben. Ihr hört ja viel und wißt zuviel [...], aber einen rechten Begriff von dem, was wir Männer in der Tat erleben, habt ihr ja doch nicht. Uns wird das, was man so gemeinhin die Liebe nennt, recht gründlich widerwärtig gemacht; denn was sind das schließlich für Geschöpfe, auf die wir angewiesen sind!" (ebd., S. 38-39). Für einen Mann sei darum die Ehe etwas "viel Geheimnisvolleres als für euch junge Mädchen aus guter Familie. Ihr tretet uns rein [!] und ... wenigstens bis zu einem gewissen Grad unwissend entgegen [...]. Ihr, die ihr [...] ruhig unter der Obhut euerer Eltern auf den Ehrenmann warten konntet, der euch zur Ehe begehrt" (ebd., S. 38-39). Auf seine früheren Erlebnisse dann angesprochen, weicht er allerdings schnell aus: "Sprich nicht mehr davon, ich bitt dich. [...] Geliebt hab ich nur eine - das bist du. Man liebt nur, wo Reinheit und Wahrheit ist" (ebd., S. 43). Was sich außerhalb der Ehe zutrage, werde ausschließlich von "diesen armen Geschöpfen der Sünde" verursacht, die "von Natur aus" dazu bestimmt seien, "immer tiefer und tiefer zu fallen", und deren "sittliches Elend" in ihrer "mangelhafte[n] Auffassung für das, was erlaubt, und insbesondere für das, was edel ist" (ebd., S. 39), bestehe. Eine Auffassung, die ihn nicht davon abhält, in der nächsten Szene in einem Cabinet particulier solch ein Geschöpf dann zu verführen. Anfangs noch ihr seine ernsthafte Zuneigung versichernd, wird nach erreichtem Ziel seine Gleichgültigkeit schnell deutlich: "Wer weiß, was das eigentlich für eine Person ist [...] So schnell ... War nicht sehr vorsichtig von mir" (ebd., S. 52). Schließlich stilisiert er sich zum Verführten: "Und da möchtest du dir gar kein Gewissen machen, daß du einen Ehemann zur Untreue verführst?" (ebd., S. 55). Dennoch verabreden beide ein Wiedersehen. Er nennt dafür als Bedingung, daß er sich auf sie müßte "verlassen" (ebd., S. 55) können. Denn, belehrt er sie, "die Männer sind im allgemeinen ein gewissenloses Volk. [...] Ich mein das nicht nur in moralischer Hinsicht" (ebd.). *Reigen* zeigte, wie kaum ein anderes Schnitzlersches Werk, das Reinheitsverständnis, das er so stark provozierte, als das, was es war: Illusion und Heuchelei.

Daneben galt Schnitzlers Kritik noch einer anderen, im weitesten Sinn "bürgerlichen" Reinheitsphrase: der scheinbaren moralischen Trennbarkeit von Privatem und Öffentlichem: Karl Lueger, Vorsitzender der Christlich-Sozialen Partei, die seit anfang der neunziger Jahre in ihrem Kampf gegen einen "schrankenlosen" Liberalismus immer stärker auf das antisemitische Ressentiment gesetzt hatte, wurde 1895 zum Bürgermeister von Wien gewählt. Der Kaiser verweigerte zunächst die Bestätigung und stimmte erst nach dreimaliger Wiederholung der Wahl 1897 zu. Daß Lueger, der "unbedenklich [...] die niedrigsten Instinkte der Menge" für sich einzusetzen wußte, "auch in seiner stärksten Antisemitenzeit persönlich für viele Juden eine gewisse Vorliebe beibehalten" (JW, S. 142) hatte, wurde ihm von vielen als Vorzug angerechnet. Schnitzler dagegen "galt das immer als der stärkste Beweis seiner moralischen Fragwürdigkeit. Oder sind die sogenannten reinlichen Scheidungen zwischen den Forderungen der politischen Parteistellung einerseits und den privat menschlichen Überzeugungen, Erfahrungen und Sympathien auf der anderen Seite wirklich etwas so Reinliches, als mit dieser Bezeichnung ausgesagt wird? Ich glaube ganz im Gegenteil, daß es gerade dem Menschen von seelischem Reinlichkeitsgefühl nicht gegeben ist, solche Scheidungen durchzuführen oder gar ihrer froh zu werden" (ebd., S. 142-143).

- Schnitzler unterschied idealtypisch zwischen dem Künstler, der "alles Wirken und Geschehen auf Erden in *einzelne* Schicksale aufzulösen" suche, und dem Politiker, der dahin tendiere, "immer nur *Massen*schicksale zu sehen" (AuB II, S. 51). In Dr. Stauber (*Der Weg ins Freie*) gestaltete er einen Arzt und Politiker, der im Bestreben, "ganzen Menschengruppen" (E 5, S. 321) zu helfen, vom einzelnen abzusehen fordert. Stauber, sozialdemokratischer Abgeordneter im Parlament, legt aufgrund grober, antisemitischer Beleidigungen gegen ihn sein Mandat nieder und reist nach Paris, um dort im Institut Pasteur zu arbeiten: "Ich kehre wieder zu meiner alten Liebe zurück, zur Bakteriologie. Es ist eine reinlichere Beschäftigung als die Politik" (ebd., S. 29). Nach einem halben Jahr "reinlicherer" bakteriologischer Tätigkeit kehrt er jedoch wieder nach Wien zurück, um hier nun erneut in die Politik einzutreten und sein neugewonnenes Hygiene- und Reinheitsverständnis mit der Politik zu verbinden. Stauber beabsichtigt, sich nun ausschließlich um "Fragen der öffentlichen Gesundheitspflege" (ebd., S. 320) zu kümmern. Auf den Einwand seines Vaters, dazu fehlen ihm "Güte" und "Liebe zu den Menschen" (ebd., S. 321) erklärt er diese

> "für ganz überflüssig, eher für schädlich. [...] Und gerade, wenn man ganzen Menschengruppen helfen will, muß man gelegentlich hart sein können gegen den einzelnen, ja muß imstande sein, ihn zu opfern, wenn's das allgemeine Wohl verlangt. Du brauchst nur dran zu denken, Vater, daß die ehrlichste und konsequenteste Sozialhygiene direkt darauf ausgehen müßte, kranke Menschen zu vernichten, oder sie wenigstens von jedem Lebensgenuß auszuschließen. [...] Du brauchst dich nicht zu fürchten, Vater, daß ich gleich damit beginnen werde, den Mord an Schädlichen und Überflüssigen zu predigen. Aber philosophisch geht mein Programm ungefähr darauf hinaus." (ebd.)

Stauber, der zwischen privat-philosophischer und öffentlich-politischer Haltung reinlich scheiden zu dürfen glaubt, folgt im Privaten wie im Politischen einem einheitlich menschenfeindlichen Reinheitsideal. Nicht nur nötigt ihn sein politisch-bakteriologisches Reinheitsverständnis, in der Denunzierung bestimmter kranker Menschen als "Schädliche" und "Überflüssige" deren Liquidierung zu betreiben; auch in den privaten Liebes-Beziehungen fehlt ihm, der sich hier in Hinsicht "auf gewisse Fragen der Reinheit oder Reinlichkeit [...] keiner sogenannten vorgeschrittenen Ansicht schuldig" (ebd., S. 322) weiß, die Güte, weswegen er nicht "Nachfolger" Wergenthins bei Anna Rosner werden kann. Staubers Vater wünscht dies allerdings Anna Rosners wegen nicht: "denn du würdest sie zu Tode quälen" (ebd.).

Auch in der Gestaltung individueller Charaktere wurde von Schnitzler immer wieder ein falsches Selbstverständnis in einem falschen Reinheitsverständnis dargestellt:

- Heinrich *Bermann* (*Der Weg ins Freie*) leidet Qualen der Eifersucht für seine ferne Geliebte, eines, in seinen Augen, "durchaus nicht hervorragenden Frauenzimmers" (E 5, S. 58), einer Schauspielerin an der Sommerbühne eines Provinztheaters. Als er schließlich anonyme Briefe erhält, die von ihrer vermeintlichen Untreue berichten, ist er außer sich. Den Rat eines Freundes, zu ihr zu reisen und sich persönlich davon zu überzeugen, wie die Dinge stehen, weist er mit dem Eingeständnis zurück, dazu sei er zu feig. Lieber bleibt er unversöhnlich und bricht schließlich die Beziehung ab. Gleichwohl behält er jene anonymen Briefe und bezeichnet den Tag, an dem er sie in ein Kuvert steckt, dieses dreifach versiegelt und mit der Mahnung beschriftet: "Nicht vergessen, nie dran vergessen" - als Tag "des großen Reinemachens" (ebd., S. 237). Die Geliebte sucht weiterhin den Kontakt mit ihm, er bleibt unerbittlich. Schließlich erreicht ihn die nicht unerwartete Nachricht ihres Freitods. Bermann bleibt nicht frei von Selbstvorwürfen, doch hätten diese "mit Schuldgefühlen [...] nicht das Geringste zu tun" (ebd., S. 364). Für ihn wäre es ein "Verbrechen [...] gewesen, dieses todkranke Verhältnis weiterzufristen" (ebd.). Darum erscheine ihm *ihr* Tod als "etwas Erledigendes, etwas Versöhnendes, etwas Reines" (ebd., S. 363). Anders Schnitzler, der Bermann mitschuldig sah an dem, was dieser als "Reines" zu rationalisieren suchte: "Heinrich [Bermann] läßt seine Geliebte aus Eitelkeit - oder 'Trägheit des Herzens' [...] zu Grunde gehn" (GB, S. 97).

- Der alternde Astronom *Erasmus* (*Die Hirtenflöte*) schickte im vierten Jahr seiner Ehe seine junge Frau Dionysia in die Welt, damit sie von der bürgerlichen Ehe "befreit" ganz ihren scheinbar verborgenen Wünschen leben und darin sich selbst finden könne. Um "das tiefste Geheimnis" ihrer Seele *für ihn* "ans Licht" zu bringen, verlangt er, jeder Neugier und jeder Sehnsucht ohne Zögern Folge zu leisten, "wohin sie dich auch führe" (E 6, S. 12). Die zunächst noch widerstrebende Gattin fügt sich schließlich in die Versuchsanordnung ihres Mannes und erlebt eine Reihe von an Exzessivität und Exzentrizität zunehmenden Abenteuern. Weit davon entfernt, in diesen sich selbst gefunden zu haben, kehrt sie nach Hause zurück. Erasmus, der ihr Schicksal kennt, erwartet sie schon. Auf ihre Frage, ob ihn denn nach all ihren Erlebnissen nicht vor ihr schaudere, erklärt er in der Art eines in seiner Hypothese bestätigten Forschers: "Du hast dein Leben gelebt [...]. Reiner stehst du vor mir als all jene andern, die im trüben Dunst ihrer Wünsche atmen. Du weißt, wer du bist" (ebd., S. 41). Doch Dionysia entgegnet nur: "So wenig weiß ich's, als an dem Morgen, als du mich entließest. [...] Im Grenzenlosen, wohin du mich sandtest [...], mußte ich mich verlieren. Ich weiß nicht, wer ich bin" (ebd.). Sie verläßt ihn und wurde nicht mehr gesehen.

Andererseits entwarf Schnitzler auch Charaktere, die, von ihrem Gegenüber als *reine Seele* erkannt, Schnitzlers eigenem Begriff der Reinheit als *Tugend*, und nicht als Vorwand, Phrase, Kampfwort oder Klischee, entsprachen. In der Forschung hat man sich oft zu sehr auf den sogenannten "impressionistischen Typ"[85] im Werk Schnitzlers konzentriert, den verantwortungs- und orientierungslosen, willensschwach und unentschlossen nur um sich selbst kreisenden "Menschentyp", und dessen Gegen-Entwürfe - in der Regel Frauen - oft nicht genügend gewürdigt:

- *Anna Rosner* (*Der Weg ins Freie*) schien dem Baron von Wergenthin von "allen Wesen, die jemals ihre Neigung ihm nicht verhehlt hatten, [...] das beste und reinste" (E 5, S. 60). Wergenthins Wahrnehmung scheint hier sich mit der seines Autors zu decken. Anna Rosner, die aus einer kleinbürgerlichen Familie stammende Katholikin, vermag wie keine andere Gestalt des Romans sich von den Sicherheit gewährenden Normen ihrer Herkunft zu lösen und in sich selbst das Maß und die Orientierung zu finden, die von einer in Auflösung begriffenen Gesellschaftsordnung nicht länger zu erwarten sind. Ihre Selbstgewißheit ist hierbei zugleich Aus-

---

[85] Zuletzt umfassend in seiner Habilitationsschrift: Rolf Allerdissen: Arthur Schnitzler. Impressionistisches Rollenspiel und skeptischer Moralismus in seinen Erzählungen. Bonn 1985

druck einer "Selbstüberwindung" als einer *reinen*, ihr ohne Nebenabsichten möglichen Hingabe. Während Wergenthin, dessen Stolz es kränken würde, dennoch hofft, daß sie schon eines anderen Geliebte war, denn: "wie leicht und verantwortungslos ließ dies Abenteuer sich an, wenn Anna schon einem andern gehört hatte" und er ja kaum wußte, "nach welcher Frau er sich am meisten sehnte" (ebd., S. 87) - bedeutet für sie, was ihm ein "Abenteuer" ist, zwar noch nicht die große Liebe, aber doch schon etwas, woraus diese einmal werden könnte.[86] Mit dem "festen Entschluß, alle Seligkeit und alles Leid hinzunehmen, das ihr bevorstehen mochte", hofft sie zugleich "auf ein beständiges und ruhevolles Glück" (ebd., S. 95). Gleichwohl hatte sie "sich ihm gegeben, ohne mit einem Wort, einem Blick, einer Gebärde anzudeuten, daß nun für sie gewissermaßen ein neues Kapitel ihres Lebens anfing"; und Wergenthin, für den "dieses Abenteuer, so ernst und hold es begonnen, zu einem Ende bestimmt war", ist darum erleichtert, "als sie ihm bei der nächsten Begegnung mit einfach innigem Gruß entgegenkam, ohne die befangenen Töne anschmiegender Wehmut, oder erfüllten Schicksals, wie er sie in den Worten mancher andern beben gehört hatte" (ebd., S. 96). Wergenthin meidet die Auseinandersetzung mit ihrer Liebe. Zwar weiß er früh, daß keine andere als Anna "dazu geschaffen [war], seinem Hang zur Verspieltheit und zur Nachlässigkeit entgegenzuwirken, ihn zu zielbewußter und erwerbbringender Tätigkeit anzuhalten" (ebd., S. 60), doch wehrt er sich gegen ihre seltenen Mahnungen und ihre Hoffnung, daß "was aus dir wird, Georg. Was sehr Bedeutendes! Ein wirklicher, ein großer Künstler" (ebd., S. 90), als unterstellten Ausdruck ihres Heiratswunsches.

Anna wird schwanger. Wergenthin, der vor einer Heirat sich scheut, entschließt sich, mit ihren Eltern zu reden, die, "dem vornehmen Verführer machtlos" (ebd., S. 157) gegenübersitzend, eine solche Eröffnung hart trifft; aber auch von dem älteren Arzt Dr. Stauber, dem Anna sich anvertraut hatte, und von seinem Bruder Felician, dem "geradezu vollendeten Typus" (ebd., S. 42) eines Aristokraten, muß er sich mehr oder weniger offene Vorwürfe gefallen lassen. Als Annas Zustand nicht länger zu verbergen ist, reist das Paar in den Süden. Sie sind in guter Stimmung und beide stört es nicht, daß andere sie für Hochzeitsreisende halten könnten. Zwar sprechen sie "in dieser Zeit nie mit klaren Worten von einer ferneren Zukunft. Er hatte Scheu davor, und sie fühlte, daß sie gut daran täte, diese Scheu nicht aufzustören" (ebd., S. 192). Doch als sie ihn einmal nicht auf einer Besichtigung begleiten kann, tröstet er sie mit der Aussicht, diese auf ihrer nächsten gemeinsamen Reise nachzuholen, und sie "lächelte [...] in ihrer verschmitzten Art, als zweifelte sie gar nicht mehr daran, daß sie einmal seine Frau sein würde; und er selbst mußte sich gestehen, daß er diesen Ausgang nicht mehr für unmöglich hielt" (ebd.). Als er jedoch etwas später über einem stimmungsvollen Sonnenuntergang über den Dächern Roms tief ergriffen glaubt, nun die erhabenste Stunde dieser ganzen Reise zu erleben und Anna und ihre Situation darüber völlig vergißt, während sie ihn verunglückt oder überfallen glaubt, nennt sie ihn, nachdem er endlich zurückgekehrt war, "gefühllos und egoistisch" und kommt er sich "in unwürdiger Weise gebunden und unfrei" (ebd.) vor. Der Vorfall überschattet die Stimmung einiger Tage, bevor sie zu einer neuen Nähe finden. Gegen Ende der Reise fragt Wergenthin sich

---

[86] "Ich habe dir aber auch 'gestanden', daß ich mit der Zeit dich mehr lieben werde, als ich je einen andern geliebt habe, oder lieben könnte." (E 5, S. 85)

"in manchem schönen Augenblick, ob es nicht vielleicht die beste Zeit seines ganzen Lebens wäre, die er hier verbrachte. Nie hatte er sich so wunschlos, in Voraussicht und Erinnerung so beruhigt gefühlt als hier, und mit Freude sah er, daß auch Anna vollkommen glücklich war. [...] Ohne Unruhe, ohne Ungeduld, und, im Gefühl ihrer aufblühenden Mütterlichkeit weit hinausgetragen über die Erinnerung an heimatliche Vorurteile und über die Besorgnis vor künftigen Wirrnissen, sah sie der hohen Stunde beglückt entgegen, da sie dem wartenden Dasein als ein beseeltes Wesen wiedergeben sollte, was ihr Leib in einem halb unbewußten Augenblick der Wonne eingetrunken hatte. Freudig sah Georg in ihr die Gefährtin heranreifen, die er von Beginn an in ihr zu finden gehofft hatte, die ihm aber im Laufe der Tage manchmal entschwunden war. In Gesprächen über seine Arbeiten, die sie alle sorgfältig durchgesehen, über das Wesen des Gesangs, über allgemeinere musikalische Fragen, erschloß sich ihm mehr Wissen und Gefühl, als er je in ihr geahnt hatte. Ihm selbst, ohne daß er vieles niederschrieb, war zumute, als schritte er innerlich vorwärts." (ebd., S. 195-196)

Schließlich erfordert es Annas Zustand, nach Wien zurückzukehren und in einem ländlichen Vorort ein Haus zu suchen, um dort, vor der Öffentlichkeit verborgen, die letzte Zeit der Schwangerschaft zu verbringen und niederzukommen. Georg beschämt es, daß sie "dem, was nahe war, mit so viel reinern Sinnen entgegenlebte als er" (ebd., S. 242-243). Sie plant für die Zukunft, eine Musikschule zu gründen und ihr Kind zu sich zu nehmen, sobald sie auf eigenen Füßen stünde, "ob sie nun seine Frau wäre oder nicht" (ebd., S. 244). Weit davon entfernt, sich für ihr Schicksal zu schämen, ist sie vielmehr stolz auf ihre Mutterschaft. Georg wünscht einerseits, daß ihre Beziehung niemals ende, andererseits weht es ihm aus der Vorstellung eines bürgerlichen Familienlebens entgegen "wie ein Hauch von sorgenvoller Langeweile" (ebd.). Um die Zeit des Wartens abzukürzen, unternimmt mit er seinem Freund Bermann eine zehntägige Radpartie in die Berge. Während er aus der Ferne Anna Briefe voll Zärtlichkeit und Sehnsucht schickt, verbringt er mit einer fremden Frau Nächte "halbtrunken vor Lust und Verwegenheit" (ebd., S. 267). Zum ersten Mal ist er bereit, etwas zu begehen, "was die Leute vielleicht Tollheit hätten nennen dürfen" (ebd., S. 268). Nur ein Wort dieser fremden Frau, und er wäre "mit ihr in die Welt gegangen, hätte alles zurückgelassen, Freunde, Geliebte und sein ungeborenes Kind. [...] In diesen Tagen, aus denen er jetzt kam, hatte er sich leben gefühlt, vielleicht das erste Mal" (ebd.). Georg kehrt zu Anna zurück. Als er in den Garten des Hauses tritt und die Hochschwangere sieht, die kaum mehr aufstehen kann und deren Augen glückselig ihm entgegenleuchten, schüttelt er ihr nur ungeschickt die Hände, nickt und lächelt stumm. Plötzlich kniet er vor ihr auf dem Kies, legt seinen Kopf in ihren Schoß und, "als läge er, ein Knabe, zu seiner Mutter Füßen" (ebd.), beginnt zu weinen. Die Entbindung zieht sich unter Qualen über drei Tage hin; kurz nach der Geburt stirbt das Kind. Noch am selben Abend erhält Georg telegraphisch eine Einladung zu einer Vorstellung an das Hoftheater einer kleinen deutschen Residenz. Als schließlich auch Anna ihn auffordert, diese Gelegenheit wahrzunehmen, reist er dorthin ab. Nach sechswöchentlicher Abwesenheit kehrt Georg für drei Tage nach Wien zurück. Das Wiedersehen mit Anna, die wieder bei ihren Eltern wohnt und Musikstunden erteilt, gestaltet sich anders, als er es sich aus der Ferne vorgestellt hatte. Anna weist die letztlich unverbindlich bleibenden Beteuerungen seiner Neigung ernüchtert zurück: "Noch einmal - Georg, mach' ich das nicht durch" (ebd., S. 371). Da das eine Wort, das "kaum mehr erwartete und immer wieder ersehnte" (ebd., S. 334), doch nicht kommt und er nun weiß, daß er ungebunden sein möchte, löst sie schließlich die Verbindung. Georg eilt durch die Straßen, "planlos,

[...] wie in einem leichten Rausch von Schmerz und Freiheit [...]: einsam, ein wenig stolz auf seine Einsamkeit und ein wenig durchschauert von seinem Stolz" (ebd., S. 374).
- Auch *Sabine Schleheim* (*Doktor Gräsler, Badearzt*) wird von ihrem männlichen Gegenüber, Dr. Gräsler, als "wahrhaft reine Seele" (E 7, S. 34) erkannt. Tochter eines ehedem gefeierten Sängers, hatte auch sie zunächst auf Drängen ihres Vaters Gesangs- und Bühnenstudien getrieben, diese aber, da sie sich dafür nicht geeignet fühlte, wieder aufgegeben. Stattdessen wurde sie Krankenpflegerin, wobei sie einen jungen Arzt kennen lernte, mit dem sie sich verlobte, der jedoch jung starb. Gräsler lernt Sabine Schleheim in seiner Sommerpraxis in einem kleinen deutschen Badeort kennen. Verschiedene Gelegenheiten führen sie näher zueinander und wekken beider Interesse aneinander. Gräsler denkt einerseits ernsthaft an die Möglichkeit einer Heirat, andererseits verunsichert Sabine in ihrer taktvollen und doch selbstgewissen und offenen Herzlichkeit den entscheidungsscheuen und sich als "Pedanten und Philister" (ebd., S. 105) fühlenden Arzt. Am deutlichsten zeigt dies seine Reaktion auf ihren Brief an ihn, durch den sie dem zögernden Junggesellen entgegenzukommen sucht, indem sie ihre Absichten und Voraussetzungen ihm offen mitteilt und statt seiner die Werbung übernimmt, und in dem es u.a. heißt:

> "Also, lieber Herr Doktor Gräsler, mein lieber Freund Doktor Gräsler, hier schreibe ich es her, und Sie werden es lesen, und Sie werden sich vielleicht ein wenig freuen und werden es hoffentlich nicht unweiblich finden, und ich fühle, daß ich es niederschreiben darf - ich habe nichts dagegen, gar nichts, falls Sie mich etwa fragen wollten, ob ich Ihre Frau werden möchte. Da steht es nun einmal. Ja, ich will gern Ihre Frau werden." (ebd., S. 44)

Und ohne Schwärmerei oder Sentimentalität, über die eigenen Gefühle mit sich im klaren, fügt sie hinzu:

> "Denn ich empfinde eine so tiefe, herzliche Freundschaft zu Ihnen, wie noch zu keinem Menschen, den ich gekannt habe. Liebe ist es wohl nicht. Noch nicht. Aber gewiß irgend etwas, was sehr nahe daran ist und es sehr wohl einmal werden könnte." (ebd.)

Schließlich klärt sie ihn über ihre Unberührtheit auf, da sie hier den Hauptgrund seines Zögerns vermutet; verhehlt ihm zugleich jedoch nicht, nachdem sie zuvor schon seinen "Mangel an Selbstvertrauen" (ebd., S. 45) angesprochen hatte, ihre Kritik:

> "Es ist ja gewiß zugleich ein Beweis Ihrer Neigung für mich. Aber es ist doch auch - Sie werden mir schon verzeihen, wenn ich das sage - ein bißchen Pedanterie dabei oder Eitelkeit. Freilich [...] eine recht verbreitete männliche Eitelkeit und Pedanterie. [...] Also, mein lieber Freund, ich habe Ihnen keinerlei Geständnisse zu machen. [...] Ich habe Sie lieb, mein Freund, nicht eben, wie es in Romanen steht, aber doch so recht von Herzen!" (ebd., S. 46-48)

Gräsler weicht einer Entscheidung aus, indem er eine geplante Reise in seine Heimatstadt um einige Tage vorzieht und Sabine in einem Brief vage und unverbindlich antwortet.

Erst einen Tag in seiner Vaterstadt stellt er erstaunt fest, wie fern von Sabine er sich schon fühlt und aus ihrem Brief, "in dem sie ihm ihre Hand angetragen, und der ihn in die Flucht getrieben hatte [...] schien ihm ein herber, beunruhigender Duft [...] emporzusteigen, und in einer ängstlichen Scheu, ihn wieder lesen zu müssen, sperrte er ihn wieder in eine Lade" (ebd., S. 55-56). Er lernt Katharina Rebner kennen, eine Verkäuferin, deren Stand für ihn eine ernsthaftere

Verbindung ausschließt. Anders als Sabine konfrontiert Katharina ihn nicht mit möglicher Kritik. Sie ist charmant und fröhlich, zärtlich und einfühlsam, und mit ihr kann er die Scheinwelt eines eheähnlichen Zusammenlebens für drei Wochen aufbauen. Vor einem gemeinsamen Opernbesuch "freute er sich der anmutigen, wohlgekleideten Erscheinung, in der gewiß jedermann eine gut erzogene Bürgerstochter vermutet hätte" (ebd., S. 67). Und nach dem Besuch seines Freundes Böhlinger, den er nach anfänglichen Bedenken dann doch in ihrer Gegenwart empfangen hatte und der "der anmutigen Gefährtin [...] alle erdenkliche Höflichkeit erwies, sie als gnädige Frau anredete und [...] mit einem leichten Kuß auf Katharinens Hand weltmännisch kühl sich empfahl", ist Gräsler für Katharina "von einer gesteigerten Zärtlichkeit" erfüllt, da diese sich "wie als Hausfrau auch gesellschaftlich so vollkommen zu bewähren wußte" (ebd., S. 83). Sein Verhältnis mit Katharina dient Gräsler daneben auch dazu, sich (und Sabine) zu beweisen, daß er nicht der kleinbürgerliche Pedant und Philister ist, als der er sich von ihr, Sabine, gesehen glaubt und für den er sich oft genug selbst hält. Bezeichnenderweise ironisiert er in diesem Zusammenhang sein eigenes Wort von Sabines "reiner Seele": als es eines Abends zu später Stunde klingelt - Katharina bereitet gerade das Abendessen -, fährt Gräsler leicht zusammen: "Seine Gedanken jagten. [...] war es am Ende Sabine selbst? Was wäre dann zu tun? Nun keinesfalls würde sie ihn länger für einen Philister halten. Doch junge Mädchen mit reiner Seele klingeln nicht zu so später Stunde an der Türe von Junggesellen" (ebd., S. 76).

Zur Ironie der Erzählung gehört, daß die in Sabine gestaltete "Reinheit" von Gräsler sowohl erkannt als auch mißverstanden wird; denn Schnitzlers Reinheitsverständnis ist mit dem seiner Gestalt Gräsler keinesfalls identisch. So ist "Reinheit" für Gräsler *auch* ein Legitimationswort seiner bürgerlichen Pedanterie und einer dünkelhaften Selbstbezogenheit: denn so sehr es ihn freut, daß während des Opernbesuchs Katharina als standesgemäße Bürgerstochter gelten kann, so ärgert es ihn später, daß sie an der Unterhaltung "mit einer so untergeordneten Person" wie der Buchdruckersgattin Gefallen finden kann, und sie darüber hinaus "mit dem chinesischen Schlafrock angetan im Treppenhaus gestanden war" (ebd., S. 93); aber, so tröstet er sich, "nun dauerte es ja nicht mehr lange, in wenigen Tagen war er weit fort, in einer würdigeren, reineren Umgebung; würde Katharina niemals und auch die Heimatstadt nur auf Stunden und Tage wiedersehen" (ebd.). Sabines sentimentalisierte "Reinheit" scheint ihm dabei Rechtfertigung genug dafür zu sein, es als Katharinas "eigentliche Sendung" anzusehen, "ihn zu Sabinen zurückzuführen, in deren Liebe ihm der wahre Sinn seines Daseins beschlossen war" (ebd., S. 86). Und er überlegt, "um wieviel würdiger sein Dasein sich gestaltet hätte, wenn statt dieser hübschen kleinen Ladenmamsell [...] das blonde Haupt jenes wundersamen Wesens hier auf dem Polster ruhte, das sich ihm mit so reiner Seele als Lebensgefährtin angetragen" (ebd., S. 85). Er ist überzeugt, daß weder durch sein törichtes Zaudern, noch durch sein Verhältnis mit Katharina Sabines "reine Seele [...] in Verwirrung geraten" (ebd., S. 86) sein konnte.

Gräsler kehrt zu Sabine zurück, doch hat sie sich in der Zwischenzeit gegen ihn entschieden und weist ihn ab. Seine Stimmung schlägt um, Trotz und der Wunsch nach Demütigung erwachen in ihm. Geht es ihm noch unmittelbar vor einem erneuten Wiedersehen darum, "die halb leichtfertig, halb feig verscherzte Gunst des herrlichsten Wesens neu zu erobern" (ebd., S. 98), und erscheint ihm noch während ihres Gesprächs ein Leben "an dieses wundersamen, reinen Wesens Seite" (ebd., S. 100) als sein Los, so beabsichtigt er schon unmittelbar nach ihrer

Abweisung und noch vor seiner erneuten Abreise in den Süden, Katharina als seine Braut Sabine mit den Worten vorzustellen: "Keine so reine Seele als Sie, mein Fräulein, aber dafür auch keine so kalte! Nicht so stolz, aber gütig. Nicht so keusch, aber süß!" (ebd., S. 103). Gräsler kehrt in seine Heimatstadt zurück und findet Katharina im Hause ihrer Eltern an Scharlach erkrankt. Aufgrund der Schwere der Erscheinungen vermutet er sofort einen tödlichen Verlauf. Nach drei Tagen und drei Nächten, während derer er an ihrem Bett wacht, stirbt sie. Gräsler fühlt sich schuldig, da er selbst wahrscheinlich durch die Behandlung eines scharlachkranken Kindes die Infektion auf seine Geliebte übertrug. Doch schon einen Monat nach Katharinas Tod steigt er mit jener Frau Sommer in Lanzarote an Land, die schon während seiner Krankenbesuche bei ihrer Tochter versuchte, "ihm das Scheiden schwer zu machen, indem sie gewohntermaßen sich nah, fast bis zur Berührung, an ihn herandrängte" (ebd., S. 95), die sein Freund Böhlinger später als "eine sehr hübsche und appetitliche kleine Frau" (ebd., S. 116) bezeichnete und die "übrigens seit dem Tag ihrer Abreise Frau Gräsler hieß" (ebd., S. 119).

Der Kreis schließt sich. Die Erzählung endet dort, wo sie begann, ihr Held scheint im Verlauf einer Entwicklung nicht mehr fähig. Während bei Gräsler demnach alles beim Alten bleibt und auch ernsthaftere Erlebnisse und Gefühle letztlich spurlos an ihm vorüberzugehen scheinen, skizziert die Erzählung vor dem Hintergrund von Gräslers Schicksal der Entwicklungslosigkeit neben dem Katharina Rebners und Frau Sommers noch zwei andere Schicksalsverläufe, die im Kontrast stehen zur Entwicklung Sabines, die als einzige einer solchen, wenn sie auch im Verzicht mündet, fähig zu sein scheint: der Friederikes, Gräslers Schwester, und der des Herrn Schleheim, Sabines Vater.

Zu Beginn der Erzählung verläßt Gräsler Lanzarote nach dem Selbstmord seiner ihm bis dahin den Haushalt führenden ledigen *Schwester*. Das Motiv der fürsorglich und für ihren Bruder sich aufzuopfern scheinenden Frau bleibt zunächst unklar. Gräsler vermutet es zuerst in ihrer Ehelosigkeit und "glaubte sich [...] nun manchen stummen Blicks aus ihren Augen zu erinnern, der mit leisem Vorwurf auf ihn gerichtet war, als hätte auch er die Glücklosigkeit ihres Daseins irgendwie mit zu verantworten gehabt" (ebd., S. 11). Erst während Gräslers Verhältnis mit Katharina, die er mit Gegenständen aus der Hinterlassenschaft der Schwester reichlich beschenkt, werden deren Lebenslauf und mögliches Suizid-Motiv deutlicher: zurückgelassene Briefe lassen hinter der "scheinbar so tugendstill gewesenen Schwester" eine "vielerfahrene, liebesdurstige Frau" (ebd., S. 91) erkennen. Friederike war zunächst mit Gräslers Freund Böhlinger im geheimen verlobt, doch hatte dieser "mit Rücksicht auf irgendeine früher vorgefallene Herzensgeschichte Friederikens die Heirat hinausgezögert" (ebd., S. 90). Aus "Ungeduld, Laune oder Rache" (ebd.) betrog sie ihn und hatte, vor ihrem Bruder verborgen, in den folgenden Jahren ungezählte Liebhaber. Ihr leidenschaftliches Liebesleben gibt Gräsler zwar die "Befriedigung, daß Friederike ihr Leben nicht versäumt hatte, daß er selbst von jeder Verantwortung ihr gegenüber sich frei erkennen durfte, und daß sie, wie nun klar zutage lag, aus einem Dasein geschieden war, das ihr die Freuden, die sie wahrlich im Überfluß genossen, nicht länger bieten wollte" (ebd., S. 91) - wird von Böhlinger jedoch als Selbstbetrug erkannt. Die unbegrenzte erotische Freiheit als eigentlicher Lebensinhalt gewährt nur ein oberflächlich erfülltes Dasein und endet hier, sobald die erotischen Möglichkeiten zu schwinden beginnen, im Suizid.

Auch *Herr Schleheim*, Sabines Vater, scheitert letztlich im Versuch, das eigene Glück bedingungslos zu verfolgen und "das Leben kennenzulernen in all seinen Höhen und Tiefen!" (ebd., S. 35). Der frühere Opernsänger und Bohemien übersteigt nur scheinbar die von ihm verachtete Bürgerlichkeit. Nach dem frühzeitigen Verlust seiner Baritonstimme und der dadurch erzwungenen Aufgabe seines Künstlerdaseins stand ihm durch Vermittlung seines Schwiegervaters der Übergang in einen bürgerlichen Beruf durchaus noch offen, doch zog er die Flucht in Natur und in Einsamkeit diesem vor, ohne dann jedoch mit spöttischen Bemerkungen über die kleinlichen Verhältnisse des nahegelegenen Badestädtchens zurückzuhalten und sie dem "Zauber der großen Städte und des bewegten Weltlebens" (ebd., S. 27) gegenüberzustellen, "immer in einem Ton, als wäre es ein besonders reiches und stolzes Leben, dem er nun nachzuklagen hätte" (ebd., S. 34). Ein gealteter Abenteurer, lebt er jetzt ohne rechte Tätigkeit und ohne eigentliche Orientierung, einem Übermaß an Alkohol und Nikotin hingegeben. Nach der Lektüre einer Geschichte der Französischen Revolution erscheint er zum Abendessen in der Kleidung eines eleganten Gecks. An seinen Kindern stört ihn ihre vermeintliche Bravheit: "'Darum', setzte er hinzu, 'werden sie beide nicht viel vom Leben haben; wahrscheinlich werden sie es nicht einmal kennenlernen.' Und in seinem Auge schimmerte eine blasse Erinnerung von fernen und verruchten Abenteuern" (ebd., S. 30). Sabines "reine Seele" ist ihm von zweifelhaftem Wert und er entgegnet auf Gräslers Wort davon: "'Ja, die hat sie wohl! Aber was will das besagen [...] gegenüber dem ungeheueren Gewinn, das Leben kennenzulernen in all seinen Höhen und Tiefen! Ist das nicht besser, als seine Seele rein zu bewahren?" (ebd.). Seine eigene Existenz erscheint dabei jedoch als der deutlichste Widerspruch zu seiner vagen Rede vom Kennenlernen "des" Lebens.

Knorr hob zurecht hervor, daß "die eigentliche erzählerische Perspektive"[87] nicht bei Gräsler, sondern bei Sabine Schleheim liege: "Mit ihr entwirft der Erzähler ein mögliches anderes Handeln."[88] Weder setzt sie die eigenen Gefühle absolut, noch unterwirft sie sich der herrschenden Moral. Die von ihrem Vater für sie vorgesehene Künstlerlaufbahn bricht sie ab, da sie sich dafür gänzlich ungeeignet fühlte. Die erste Liebe für einen Sänger, der glaubte, mit ihr spielen zu können, erschien ihr trotzdem noch nach Jahren als "das Leidenschaftlichste" (ebd., S. 45), was sie erlebt hatte. Verlobt war sie mit einem jungen Arzt, der jedoch erst achtundzwanzigjährig starb: "Ich habe damals gedacht, daß nun alles für immer vorüber sei, wie man das eben so denkt in solchen Tagen" (ebd.). Vier Jahre lebt sie zunächst wieder bei ihren Eltern. Schließlich lernt sie Gräsler kennen, doch stoßen seine radikale Selbstbezogenheit und seine Unentschlossenheit ihre erneut erwachende Liebe letztlich zurück. Dabei scheint für Gräsler die Begegnung mit Sabine seine vorläufig letzte Chance zu einer Selbsttäuschung und -bezogenheit transzendierenden Entwicklung zu sein, die nicht nur sein persönliches Gefühlsleben, sondern auch seine berufliche Haltung betrifft.[89] Gräsler scheut jedoch eine mit Des-

---

87 Herbert Knorr: Experiment und Spiel. Subjektivitätsstrukturen im Erzählen Arthur Schnitzlers. Frankfurt/M Bern New York 1988; S. 153

88 A.a.O.

89 So wird ihm nach einem seiner Besuche im Hause Schleheim "wohl bewußt, daß er, insbesondere in den letzten Jahren, müder und gleichgültiger geworden, seinen Kranken gegenüber es oft genug an wahrer menschlicher Teilnahme hatte fehlen lassen, und nach langer Zeit ging ihm heute wieder einmal die Hoheit eines Berufes auf, den er in verflossenen Jugendjahren zwar mit Begeisterung erwählt, dessen er sich aber gewiß nicht stets auf gleiche Weise innerlich wert erwiesen

illusionierung und Ernüchterung - gerade auch hinsichtlich seiner selbst - verbundene Entwicklung und verliert durch seine notorische Unverbindlichkeit und durch sein stetes Zaudern Sabines Neigung.

Ist der Bezug Schnitzlers zur Klassik einmal hergestellt, so überraschen die vielfältigen, wenn auch nicht ungebrochenen Verbindungen. Die Erzählung *Doktor Gräsler, Badearzt*, die sechs Jahre nach dem mit bewußtem Blick auf Goethes *Wilhelm Meister* verfaßten Roman *Der Weg ins Freie* entstand, behandelt in der Gestalt Gräslers - noch stärker als dieser in der Darstellung Wergenthins - die klassische "Entwicklung" negativ als eine mißlungene. Gelingt Meisters Selbstverwirklichung nur durch gemeinschaftsdienliche Selbstbegrenzung, so verfehlen Gräsler und Wergenthin durch ihre vorherrschende Selbstbezogenheit schließlich auch das eigene Ich. Meisters Entwicklung wird dabei von einer Reihe von Frauengestalten nicht nur begleitet, sondern eigentlich erst ermöglicht, die sich, grob gesprochen, von der puren Sinnlichkeit der Hetäre Mariane über Philine, Mignon, die Gräfin, Aurelie, Lydie, Therese und die Stiftsdame bis zu Natalie, der späteren Braut Wilhelms und eigentlichen "schönen Seele" (HA VII, S. 608), ins Sittlich-Spirituelle steigern. Auch Gräslers und Wergenthins Werdegang werden in der Begegnung mit bestimmten Frauen gespiegelt und durch diese geprägt, und eine Entwicklung hin zur "Selbstüberwindung", für Schnitzler die "Tugend an sich", ohne die "Güte wie Reinheit [...] nicht denkbar" (AuB II, S. 122) seien, scheint auch nur durch eine Verbindung mit einer dieser Frauen, Sabine Schleheim bezw. Anna Rosner, möglich. Doch scheitert anders als im klassischen "Vorbild" ihre Begegnung und mit ihr die Entwicklung der Helden. Meister heiratet also Natalie, die eigentliche "schöne Seele"; Gräsler und Wergenthin heiraten Sabine, bezw. Anna nicht, die sie als "reine Seele" zugleich erkennen und mißverstehen, deren Nähe und Verbindung sie suchen und scheuen. Die "reine Seele" Sabines wie Annas, die die "Selbstüberwindung" des Anderen ermöglichen könnte, ist dabei ein Ausdruck, der an die "schöne Seele" der Deutschen Klassik[90] erinnert, deren Charakterisierung größtenteils auch auf Sabine Schleheim und Anna Rosner zutrifft:

> "Eine schöne Seele nennt man es, wenn sich das sittliche Gefühl aller Empfindungen des Menschen endlich bis zu dem Grad versichert hat, daß es dem Affekt die Leitung des Willens ohne Scheu überlassen darf, und nie Gefahr läuft, mit den Entscheidungen desselben im Widerspruch zu stehen. Daher sind bey einer schönen Seele die einzelnen Handlungen eigentlich nicht sitt-

---

hatte" (E 7, S. 28). Er selbst führte es auf "die Wirkung von Sabinens Persönlichkeit" zurück, daß "sein Beruf ihn auch innerlich wieder zu beschäftigen begann" (ebd., S. 32).

90 Der Begriff der "schönen Seele" geht bis auf die Antike zurück, spielte in der Spanischen Mystik eine bedeutende Rolle und wurde vom Deutschen Pietismus, insbesondere Zinzendorf und den Herrnhutern wieder aufgenommen, die von der Brautschaft der "schönen Seele" mit Christus als "Seelenbräutigam" sprachen. In der deutschen Literatur tritt der Begriff der "schönen Seele" säkularisiert zuerst in Wielands *Agathon* (1766f.) in der Charakterisierung der Hetäre Danae auf. Die *Bekenntnisse einer schönen Seele*, die das sechste Buch von *Wilhelm Meisters Lehrjahren* bilden, gehen auf Goethes Begegnung mit der Herrnhutischen Stiftsdame Susanna Katharina v. Klettenberg (1723-1774) zurück. Meister berichtet im Roman Natalie, daß er die *Bekenntnisse* "mit der größten Teilnahme und nicht ohne Wirkung auf [sein] ganzes Leben" (HA VII, S. 518) gelesen habe: "Was mir am meisten aus dieser Schrift entgegenleuchtete, war [...] die Reinlichkeit des Daseins, nicht allein ihrer selbst, sondern auch alles dessen, was sie umgab" (ebd.). Auf Anregung Schillers übertrug Goethe schließlich den Begriff der "schönen Seele" von der Stiftsdame auf Natalie. Vgl. hierzu Ehrhard Bahr (Hrsg.): Johann Wolfgang Goethe: Wilhelm Meisters Lehrjahre. Erläuterungen und Dokumente. Stuttgart 1982, S. 134-146 und 191-192

lich, sondern der ganze Charakter ist es. [...] In einer schönen Seele ist es also, wo Sinnlichkeit und Vernunft, Pflicht und Neigung harmoniren, und Grazie ist ihr Ausdruck in der Erscheinung. Nur im Dienst einer schönen Seele kann die Natur zugleich Freyheit besitzen, und ihre Form bewahren, da sie erstere unter der Herrschaft eines strengen Gemüths, letztere unter der Anarchie der Sinnlichkeit einbüßt."[91]

2.2 *Die reinigende Kraft der Wahrheit* - das Werk als Medium kathartischer Selbsterkenntnis

"Und so begann diejenige Richtung, von der ich mein ganzes Leben über nicht abweichen konnte, nämlich dasjenige, was mich erfreute oder quälte, oder sonst beschäftigte, in ein Bild, ein Gedicht zu verwandeln und darüber mit mir selbst abzuschließen, um sowohl meine Begriffe von den äußern Dingen zu berichtigen, als mich im Innern deshalb zu beruhigen. Die Gabe hierzu war wohl niemand nötiger als mir, den seine Natur immerfort aus einem Extreme in das andere warf. Alles was daher von mir bekannt geworden, sind nur Bruchstücke einer großen Konfession [...]."
(HA IX, S. 283)

2.2.1 Das Tagebuch als Medium kathartischer Selbsterkenntnis

Auch der Dichter Schnitzler war "Gestalter und Bewahrer aus innerer Notwendigkeit" (AuB II, S. 28); auch ihm war Schreiben eine lebenslange und -notwendige Aufgabe. Sein über 52 Jahre geführtes Tagebuch, darin eine der "bedeutendsten diaristischen Unternehmungen der deutschen, ja der europäischen Literatur"[92], ist als sein "Lebens-Werk"[93] zugleich das monumentale Dokument einer permanenten Krise: innere "Zerfahrenheit"[94] und "Zersplitterung"[95], Ärger über sein "fades Selbst"[96] und Schauder vor der "Wesenlosigkeit des Lebens"[97], Hypochondrien und eine "Melancholie [...], die mich tiefer durchschauert als irgendwer ahnt"[98], "unglaubliche[] Stimmungswechsel[]"[99] und das wachsende "Gefühl der Unzulänglichkeit aller [...] Beziehungen zu Menschen"[100], eine "Chronische psych.[ische] Depression [...] mit inter-

---

91 Friedrich Schiller: Über Anmut und Würde, zit. n. E. Bahr, a.a.O., S. 143-144
92 Werner Welzig: Das Tagebuch Arthur Schnitzlers 1879-1931. In: Internationales Archiv für Sozialgeschichte der deutschen Literatur 6 (1981), S. 82
93 Werner Welzig: Zur Herausgabe von Schnitzlers Tagebuch. Wien 1981, S. 3
94 Tgb. 31.12.1879; S. 17
95 Tgb. 15.12.1880; S. 92
96 Tgb. 17.05.1880; S. 53
97 Tgb. 25.09.1880; S. 83
98 Tgb. 1.12.1913; S. 79
99 Tgb. 26.12.1899; S. 318
100 Tgb. 31.12.1922; S. 396

currenten [...] Anfällen von Kleinheits-, Verfolgungs-, Eifersuchtswahn"[101] und die verschiedenen "Wurzelfehler[] meiner Persönlichkeit"[102], der Tod der Eltern und der von Freunden, der Selbstmord der Tochter und stets auch Gedanken an den eigenen Tod, aber auch der "Irrsinn des Antisemitismus"[103], das Grauen angesichts des Ersten Weltkriegs und die Kritik der vielfältigen sozialen und politischen Erscheinungsformen der Lüge und der Heuchelei, des Snobismus und Militarismus, dann aber auch eines fanatischen Zionismus oder schwärmerisch-romantischen Pazifismus, der aristokratischen Arroganz wie des bolschewistischen Terrors, fanden hier ihren Ausdruck und im Tagebuchschreiben selbst zugleich das Medium, welches das Leiden an sich und an der Zeit ihm erträglich werden ließ. Lindgren kam zu der sicherlich richtigen Annahme, "daß Schnitzler ohne diese Art von Autotherapie und Selbstdiagnose, die ihm eine Möglichkeit zu objektivierender Gestaltung eigener seelischer Konflikte gewährt, an seiner Empfindlichkeit und Sensibilität - mit der er an den privaten und historisch-gesellschaftlichen Konstellationen seiner Zeit leidet - geradezu zerbrochen wäre."[104]

Das Tagebuch war für Schnitzler der primäre Ort der Suche nach sich und der Begegnung mit sich, der Selbstvergewisserung und Selbstkritik, der Besinnung und der Rechenschaft. Dies erklärt auch die eminente persönliche und "literarische" Bedeutung, die das Tagebuch für Schnitzler hatte: zuweilen überkam ihn "eine sonderbare Angst, dass das Tgb. verloren geht" (Tgb. 30.03.1904; S. 66) und es war sein "brennender Wunsch" (Tgb. 22.08.1918; S. 173), daß es erhalten bliebe - nicht nur aus Eitelkeit, wie er hinzufügt, sondern auch aus einem "Gefühl der Verpflichtung" (ebd.) heraus, - und "als könnt es mich von der quälenden innern Einsamkeit befreien, wenn ich - jenseits meines Grabs Freunde wüßte" (ebd.). Schnitzler verwahrte die Tagebücher darum spätestens seit dem Kriegsende nicht mehr zu Hause, sondern in einem Banksafe. Er wünschte nach seinem Tod deren Veröffentlichung, machte es allerdings testamentarisch zur Bedingung, daß sie "in keiner Weise verfälscht, also nicht gemildert, gekürzt oder sonstwie verändert"[105] würden, was ihre Edition zu einem Großprojekt werden ließ, das von der Österreichischen Akademie der Wissenschaften unter der Obhut von Werner Welzig beeindruckend besorgt wird. Aber auch literarisch schien Schnitzler das Tagebuch zuweilen in "einzelne[n] Partien [...] das einzige von meinen Sachen, worin Kraft" (Tgb. 22.05. 1905; S. 137), und - zwei Jahre vor seinem Tod - "wesentlicher als alles, was ich 'gedichtet' habe" (Tgb. 6.04.1929; S. 111). Eine Ansicht, die er nicht wieder nur dem Tagebuch anvertraute, sondern auch im Gespräch offenbarte: "Ich weiß", so ebenfalls im Rückblick Alma Mahler-Werfel gegenüber, "daß ich kein ganz Großer bin. Es gibt viel, viel größere Dichter als

---

101 Tgb. 7.02.1903; S. 14

102 Tgb. 29.11.1907; S. 307

103 Tgb. 7.08.1904; S. 83

104 Irène Lindgren: Arthur Schnitzler im Lichte seine Briefe und Tagebücher. Heidelberg 1993, S. 73. Von "Diagnose" und "Therapie" spricht auch W. Welzig, Das Tagebuch, a.a.O., S. 98: "die Klagen und Selbstbezichtigungen [...] werden [...] erst lesbar, wenn man das für das Tagebuch gattungsspezifische unauflösbare Ineinander von 'Bericht' und 'Vorsatz' in Rechnung stellt. Sie sind immer nur gleichzeitig als Deskription einer realen Erfahrung und als Ausdruck des Willens zur Selbsterziehung zu lesen. Sie sind in gleicher Weise Diagnose und Therapie. Schon das Benennen und Schreiben ist Teil dieser Therapie; "bin beruhigt, weil ichs notire", heißt es am Ende einer solchen Selbstanschuldigung (22/3/1902)."

105 Zit. n. Michaela Perlmann: Arthur Schnitzler. Stuttgart 1987, S. 5

ich, aber ich glaube, daß diese Tagebücher, wenn sie einmal herauskommen sollten, sich an Bedeutung mit den Werken der Größten messen können."[106]

Von den verschiedenen Merkmalen und Funktionen, die Lindgren an Schnitzlers Tagebuch unterschied - Medium der "Konzentration" und "Kontinuität"[107], welches der Vergänglichkeit gegenüber Dauer und Sicherheit gewährte; anfangs eher in der Funktion eines "geduldigen Beichtvaters", später dann eher in der eines "getreuen Verbündeten, der ihn nicht nur von quälenden Konflikten [...], sondern ihn auch aus seiner Einsamkeit"[108] befreit hätte; Empfänger von Träumen, Ort der Vergleichs seines früheren Ichs mit dem gegenwärtigen und schließlich "in einer ungreifbaren und unbegreiflichen Welt" nicht nur Form der Suche nach einem Fundament, sondern "dieses Fundament selbst" und somit "letzte[r] Orientierungspunkt"[109] - sei eine hier besonders hervorgehoben und vor dem Hintergrund der bisherigen Überlegungen zur Geschichte der *Katharsis* und *Reinheit* näher erläutert: die des Tagebuchs als Ort der "tieferen Selbsteinsicht - man könnte fast von einer kathartischen Läuterung sprechen -"[110], die nicht nur als rein deskriptive Selbstdarstellung zu verstehen sei, sondern als eine konstruktive Selbstanalyse mit selbsterzieherischem Charakter.

Von Anfang an kennzeichnete der Wille zur Aufrichtigkeit Schnitzlers Tagebuchführung: "Ein Tagebuch hat doch eigentlich keinen Sinn, wenn man nicht aufrichtig darin ist" (Tgb. 20.04.1880; S. 43), notierte schon der Achtzehnjährige. Diese Verpflichtung zur Aufrichtigkeit begründete das Tagebuch weniger als Ort emotionaler Beruhigung[111] und "Entladung", denn als ethische Form auch radikale Selbstkritik einschließender Wahrhaftigkeit. Schnitzler, der den "Wahrheitsdrang" (AuB I, S. 52) zu den "absoluten Tugenden" zählte, wurde seine konsequente Arbeit am Tagebuch zur kontinuierlichen Übung in dieser *Tugend* der Wahrhaftigkeit und darin die Form ihrer Steigerung: "Ich weiß nicht, ob die Neigung, wahr gegen mich selbst zu sein, von Anfang an in mir lag. Sicher aber ist, daß sie sich im Laufe der Jahre gesteigert hat, ja, daß mir diese Neigung heute die lebhafteste und beständigste Regung meines Innern zu sein scheint" (JW, S. 318), heißt es in einer autobiographischen Notiz.

Jene Neigung schloß, wie bereits erwähnt, die Bereitschaft zu radikaler und schonungsloser Selbstkritik und den Mut zum Blick in Widersprüche, "Grundfehler" und Abgründe der eigenen Persönlichkeit mit ein:

> "Mein ganzer tiefer Egoismus widerstrebt der Nöthigung, Opfer zu bringen, sich Opfer aufzuerlegen; und meine Sentimentalität bringt mich in Lebensverhältnisse, wo dies alles notwendig wird. Auch hier die Disharmonie, der Kampf zwischen zwei direct entgegengesetzten Lebensanschauungen, der mein Wesen charakterisirt und mich zu einer ewigen innern Unruhe verdammt. Revolutionär ohne Muth, Abenteuerlustiger ohne die Fähigkeit Unbequemlichkeit zu ertragen - Egoist ohne Rücksichtslosigkeit - und endlich ein Künstler ohne Fleiss - ein Selbsterkenner ohne Tendenz zur Besserung - ein Verächter des allgemeinen Urtheils mit der klein-

[106] Zit. n. Alma Mahler-Werfel: Mein Leben. Frankfurt/M 1963, S. 190

[107] I. Lindgren, a.a.O., S. 68

[108] A.a.O., S. 71

[109] A.a.O., S. 73

[110] A.a.O., S. 70

[111] Der er für Schnitzler *auch* war: "seinen Zweck hat das Geschreibsel genugsam erfüllt, indem es mich zur Zeit seines Entstehens beruhigte - befreite" (Tgb. 16.10.1881; S. 112); "und bin beruhigt weil ichs notire" (Tgb. 22.03.1902; S. 367) schließt er an anderer Stelle seine Ausführungen über die "Innre Zerstreutheit, Unfähigkeit sich zu sammeln [...] [und] mangelnde Elastizität" (ebd.).

lichsten Empfindlichkeit - so einer ist dazu geboren, *alles* zu bereuen, was er angefangen - denn er setzt nie sich selber ein, und es gibt kein Glücksgefühl ohne diese Entschlossenheit" (Tgb. 19.02. 1903; S. 16),

ist nur ein Resüme unter vielen. Aber nicht nur der eigenen Persönlichkeit, auch dem eigenen literarischen Werk galt hier eine mitunter scharfe Kritik: "Auch hab ich jetzt meinen eignen Sachen gegenüber die Empfindung, dass sie zu süßlich und kleinlich sind, möchte was herbes und tiefes schreiben" (Tgb. 22.01.1894; S. 68), schrieb der Zweiunddreißigjährige. Zehn Jahre später dann kam er zu dem Schluß,

"dass das beste, was ich gemacht, bisher sind: letzter Akt Liebelei, letzter Akt Beatrice, letzter Akt Eins.[amer] Weg - Schluss Kakadu, Schluss letzte Masken - sogar die letzten Seiten Vermächtnis.- Meine Expositionen sind novellistisch-mühselig (nicht immer),- die Entwicklung öfters unterbrochen, schnarrend,- erst am Schluss, wie die stallriechenden Rösser, galoppir ich gut. Hängt wohl auch mit dem tiefen Grundfehler meiner Natur zusammen: Ungeduld und geringe Sammlungsfähigkeit.-" (Tgb. 13.12.1904; S. 106)

Und der knapp Fünfzigjährige gab den kritischen Überblick:

"Disharmonien meines Wesens. In meinen größern Werken neben Partien ersten Ranges Dilettantismen. Absolut gelungen nur gewisse räumlich nicht so bedeutende Sachen (was sie nicht herabsetzen soll). Nach besorgter Correctur der ersten 2 Bände G.W. scheint mir der 'Leisenbohg' meine vorzüglichste Novelle.- Was nun?- An den (Wurstl-)Roman trau ich mich noch nicht heran. Ob je?- Mir innerlich am nächsten die Novelle von den Brüdern (der Wahnsinnige) - aber wo anpacken?- Disziplin des Denkens, des Nachdenkens kommt mir immer mehr abhanden.-" (Tgb. 29.03.1912; S. 315)

Schnitzlers Tagebuch ermöglicht ein erweitertes Verständnis seiner Persönlichkeit wie des im engeren Sinne literarischen Werkes. Dennoch ist ein Tagebuch - und gerade auch dasjenige Arthur Schnitzlers[112] - weder ein unverstellter, noch ein vollständiger Niederschlag einer Persönlichkeit[113], sondern ein innerhalb einer bestimmten literarischen Form - eben der des Tagebuchs - vermitteltes literarisches Werk. Werner Welzigs Anmerkungen *Über das Tagebuchlesen* verdienen hier besondere Beachtung: nur scheinbar gewähre die Lektüre eines Tagebuchs eine besondere "'Lebensnähe' , 'Authentizität' oder 'Intimität' [...]. Alles, was uns aus dem Tagebuch entgegentritt, ist Ergebnis einer Auswahl und bewußten sprachlichen Agierens [...]. Ebensowenig wie der Roman ist das Tagebuch eine Sequenz sich selbst generierender Geschichten. Anstatt aus dem Tagebuch wie aus einem Speicher unbefragte Einzelheiten zu anderwärtigem Gebrauch herauszuholen, sollten wir - *auch* - darauf achten, wie sich in ihm sprachlich ein Leben organisiert, wie sich in ihm auf vielfältige Weise das Bedürfnis des Schreibers verwirklicht, Ordnung zu gewinnen."[114] Auch das Tagebuch als literarische Form ist also stilvermittelt. Schnitzlers Feststellung, das Tagebuch scheine ihm stellenweise "das ein-

112 Vgl. W. Welzig, Das Tagebuch, a.a.O., S. 82: "Die Unterscheidung zwischen 'privatem' und 'literarischem' Tagebuch bleibt hier völlig sinnlos."

113 Vgl. Hebbels Notiz vom 31.12.1852, zit. n. W. Welzig, Zur Herausgabe, a.a.O., S. 25: "Wenn aus dem Inhalt dieses Tagebuchs auf mein geistiges Leben geschlossen werden dürfte, so wäre ich dem Erlöschen nah."

114 W. Welzig, Zur Herausgabe, a.a.O., S. 25-26

zige von meinen Sachen, worin Kraft" (22.05.1905; S. 137), weist, indem es dieses zu seinen anderen literarischen "Sachen" zählt, in die gleiche Richtung. Zu korrigieren wäre demnach Lindgrens Ansicht, daß sich im Tagebuch Schnitzlers seine Persönlichkeit "uneingeschränkt"[115] ausspreche und es den "umfassendsten und adäquatesten Ausdruck seines Wesens"[116] sowie "die getreue Wiedergabe seiner komplexen Persönlichkeit"[117] enthalte. Denn so notwendig für Schnitzler die Tagebuchführung war, so notwendig war für ihn zugleich das künstlerische Schaffen, das er in einer autobiographischen Notiz als das "nun einmal [...] wesentlichste Element meines Daseins" (JW, S. 319) bezeichnete, und über das er in einem Brief an seinen Freund Beer-Hofmann schrieb, daß es "neben dem Spazierengehen [...] die einzige Art [sei], über das Grauen, die Sinnlosigkeit und die Abgeschmacktheit dieser Zeit gelegentlich wegzukommen" (RBH, S. 225).

2.2.2 Das Kunstwerk als Medium kathartischer Selbsterkenntnis

Ist Schnitzlers Tagebuch form-vermittelt, so ist sein Kunst-Werk wiederum 'lebensnah'; wie jenes spiegelt auch dieses die Biographie.[118] Das entsprach auch seiner Poetik, die für den Dichter bestimmte, daß bei ihm "die *Linie des Lebens* und des *Schaffens ein und dieselbe* [sei]. [...] Der *Dichter* bringt immer sich selbst dar, auch in einem Werk, darin er matt und unzulänglich ist" (AuB II, S. 28-29). Was jedoch nicht heißt - und dieser Fehler kennzeichnete ja gerade weite Teile der frühen Rezeption -, daß der Dichter mit seinen Gestalten einfach identisch sei: "Für mich verändert sich die dem Modell nachgebildete Gestalt immer mehr, wird was ganz andres - so dass die Gestalt wieder so rein dableibt, als falle Gypsmaske von ihr ab" (Tgb. 2.10.1903; S. 45). Dies gilt natürlich auch dann, wenn der Dichter sich selbst das Modell abgibt. Die *Gestalt* gewinne - im Gegensatz zur *Figur* - "in immer höherem Maße Eigenleben, je längere Zeit seit ihrer Erschaffung verflossen ist; der Dichter gerät zu ihr allmählich in ein Verhältnis, wie zu einem nicht von ihm, sondern von Gott geschaffenen Wesen, das mit ihm, dem Dichter, unter gleichen Gesetzen steht" (AuB III, S. 21). Die postulierte Identität von Lebens- und Schaffens-Linie erstreckt sich auf das Kunstwerk im ganzen, dessen

---

115 I. Lindgren, a.a.O., S. 65

116 A.a.O., S. 66

117 A.a.O., S. 67

118 Vgl. W. Welzig, a.a.O., S. 25: "Wer wollte etwa entscheiden, was dem Leben Arthur Schnitzlers 'näher' ist, die Tagebucheintragungen über das eigene Künstlertum oder die Gespräche und Selbstgespräche, die fiktive Figuren wie Georg von Wergenthin und seine jüdischen Freunde im Roman *Der Weg ins Freie* über den Dilettantismus führen. Es gibt gute Gründe für die Behauptung, daß sich im Roman von der persönlichen Not des Autors mehr verrät als im Tagebuch. Gerade Schnitzler macht übrigens auch darauf aufmerksam, daß nicht nur - wie die allgemeine Annahme es voraussetzt - das 'Werk' aus dem Tagebuch schöpft, sondern daß auch umgekehrt das Tagebuch aus dem 'Werk' zieht. Wenn Schnitzler am 3/1/1915 in seinem Journal notiert: 'Je älter man wird umso mehr erkennt man, daß es kein phantastischeres Element gibt als die Politik', so ist das zweifellos Formulierung einer unmittelbaren persönlichen Erfahrung und Reflex auf die historische Situation. Zugleich ist es aber auch Zitat aus dem 'Werk': Jahre zuvor hat der Romanautor Schnitzler eine seiner Figuren nahezu wörtlich dasselbe sprechen lassen."

Stoff mehr als auf einzelne Themen und Motive.[119] Dennoch gingen natürlich auch immer wieder eigene Erfahrungen und Erlebnisse als Material in die Gestaltung der Charaktere ein; um so offener, je früher die Texte entstanden. Doch - und das ist das Bemerkenswerte daran - führte Schnitzlers 'Neigung, wahr gegen sich selbst zu sein', auch hier zu einer Darstellung eigener Erfahrungen und Handlungsweisen, die diese als kritikwürdig erscheinen ließen. Schnitzlers Gestaltung eigener Anteile war oftmals also weder einfach deren Abbildung, noch etwa deren Rechtfertigung, sondern großenteils ihre Kritik. Wie das Tagebuch soll hier darum auch das im engeren Sinne künstlerische Werk weder als eine primäre Form emotionaler *Entladung* oder *Befreiung*[120], noch als ein Ausdruck neurotischer Sublimierung oder Ersatzbefriedigung[121], noch als die folgenlose Ästhetisierung der eigenen Existenz[122] gedeutet werden, sondern als eine ethische Form kathartischer Selbsterkenntnis und -kritik. Auf zwei Bereiche seiner Selbstkritik sei wegen ihrer allgemeineren Bedeutung näher eingegangen: auf die Selbstkritik als Kritik des Verhältnisses von Mann und Frau, und auf die Selbstkritik als Arzt-Kritik.

---

119 "Ich deducirte die Fehler des R.[omans] aus Wurzelfehlern meiner Persönlichkeit. Meine *Weltanschauung* 'Sicherheit ist nirgends' widerspricht der Idee des Kunstwerks, das das Motto zu tragen hat: [...] 'Sicherheit ist nirgends außer in mir ...'" (Tgb. 29.11.1907; S. 307); vgl. auch seinen Vergleich mit Tschechow anlässlich der Lektüre von Tschechows *Schatten des Todes*: "Tschechow hat mehr Sicheheit als ich.- Wahr.- Fehler meines Lebens, in nichts totale Sicherheit zu haben" (Tgb. 26.08.1902; S. 377); oder seine Einschätzung der *historischen* Situation eines jüdischen Dramatikers: "Es ist mir (wahrscheinlich allen Juden) versagt, ein absolut gutes Drama zu schreiben. Dazu gehört eins: 'sich innerhalb des gegebenen zu beruhigen'" (Tgb. 7.04.1906; S. 195). Die Nähe von 'Schaffen' und 'Dasein' bezeugt sich auch in seiner Scheu vor Freud. Nach einem Besuch bei ihm notierte er: "In seinem gesammten [sic] Wesen zog er mich wieder an, und ich verspüre eine gewisse Lust, über allerlei Untiefen meines Schaffens (und Daseins) mich mit ihm zu unterhalten - was ich aber lieber unterlassen will" (Tgb. 16.08.1922; S. 344).

120 So Schnitzler selbst über eines seiner frühen Stücke: "Begann das 'Mährchen' zu schreiben. 'Das Mährchen von der Gefallenen.' Befreie mich.- Psychologisches aus meinem Verhältnis mit Mz." (Tgb. 30.11.1890; S. 313)

121 In diese Richtung argumentierte Heide Tarnowski-Seidel: Arthur Schnitzler *Flucht in die Finsternis.* Eine produktionsästhetische Untersuchung. München 1983, S. 17: "Durch diese Möglichkeit, im Medium von Sprache und Texten das zu aktualisieren, was im Raum realer Erfahrung unvereinbar bestehen bleibt, entsteht eine quasi-therapeutische Funktion des Schreibens für Schnitzler, die im Grenzfall lebenserhaltend wird: dann nämlich, wenn in Texten stellvertretend selbstzerstörerische Empfindungen zu Ende geführt werden, wenn sich fiktive Gestalten anstelle des schreibenden Ich töten müssen und können, um dem Autor ein Weiterleben zu ermöglichen. Die Vorwegnahme des eigenen Todes in der Phantasie wird zur Bedingung des Lebens". Die Autorin stützt sich dabei u.a. auf einen Brief Schnitzlers an Otto Brahm vom 1.09.1902, in dem es über die Arbeit an einem Drama heißt: "Im übrigen bin ich sehr dabei, mit dem Herzen sehr und beinah noch mehr ... mit dem Verstande, und rede mir manches von der Seele, insbesondere viel gegen mich. Ich verurteile mich gewissermaßen zum Tode - um mich außerhalb des Stückes um so sicherer begnadigen zu können." (OB, S. 130)

122 Vgl. Josef Körner: Arthur Schnitzler. Gestalten und Probleme. Zürich Leipzig Wien 1921, S. 226: "Ins Ethische, ins Metaphysische greift Schnitzler nicht hinüber, ihn kümmert nur, was gegeben, nicht, was aufgegeben ist. [...] Doch nicht allein im Psychologischen liegt die Grenze von Schnitzlers Kunst; beschränkt ist sie auch im Stoffgebiet. [...] So hat auch Arthur Schnitzler immer nur den Umkreis und die Erfahrungen seines eigenen Lebens festzuhalten verstanden [...]."

2.3 Selbstkritik als Kritik des Verhältnisses von Mann und Frau

Um die Jahrhundertwende stellte Georg Simmel in einer Studie über *Die Koketterie* fest, "daß die Formungs- und Ausdrucksweisen [...], die unsere Kultur der seelischen Innerlichkeit zur Verfügung stellt, im wesentlichen von Männern geschaffen sind, und darum unvermeidlich vor allem der männlichen Wesensart und ihren Bedürfnissen dienen; so daß gerade für das differenziell Frauenhafte unzählige Male gar kein befriedigender und verständlicher Ausdruck vorhanden sein wird."[123] In einem etwa zur gleichen Zeit verfaßten Aufsatz über *Die 'kulturelle' Sexualmoral und die moderne Nervosität* analysierte Freud die kulturellen Kränkungen, die die Erziehung Frauen zufügen würde: "Ich weiß nicht, ob der Typus der anästhetischen Frau auch außerhalb der Kulturerziehung vorkommt [...]. Jedenfalls wird er durch die Erziehung geradezu gezüchtet" (GW VII, S. 161). So bleibe der Frau letztlich nur "die Wahl zwischen ungestilltem Sehnen, Untreue oder Neurose" (ebd.). Aufgrund solcher kulturkritischer Analysen sahen um die Jahrhundertwende verschiedene Frauen, die die eigene Emanzipation gegenüber der konventionellen Frauenrolle erkämpft hatten - Lou Andreas-Salomé, Helene Deutsch oder Marie Bonaparte - in Freuds Psychoanalyse ein Medium, dem bisher in die Sprachlosigkeit verdrängten *differenziell Frauenhaften* (Simmel) gleichberechtigten allgemeinen Ausdruck zu verleihen. Freud selbst, der noch 1926 "das Geschlechtsleben des erwachsenen Weibes ein[en] *dark continent* für die Psychologie" (GW XIV, S. 241) nannte und sich auch dessen bewußt war, daß das, was er über das Wesen der Frau sagen konnte, "fragmentarisch [...] auch nicht immer freundlich" (GW XV, S. 45) blieb, bestimmte seinerseits als *differenziell Frauenhaftes* zuerst einen "Defekt" (GW XIV, S. 526) oder "Mangel" (ebd., S. 241) und dessen Folgen: "Aber wir haben erkannt, daß das Mädchen den Mangel eines dem männlichen gleichwertigen Geschlechtsgliedes schwer empfindet, sich darum für minderwertig hält, und daß dieser 'Penisneid' einer ganzen Reihe charakteristisch weiblicher Reaktionen den Ursprung gibt" (ebd.). An anderer Stelle schickte er jedoch voraus: "Wollen Sie mehr über die Weiblichkeit wissen, so befragen Sie Ihre eigenen Lebenserfahrungen oder Sie wenden sich an die Dichter" (GW XV, S. 145).

Der, dem er sich am nächsten fühlte und den zugleich als "Doppelgänger" er mied, Arthur Schnitzler, wurde kurz nach seinem Tod in der Wiener *Arbeiter-Zeitung* von Klara Blum in einem Nachruf als "Pionier des Frauenrechts"[124] gewürdigt; denn er habe die "alte Gesellschaft vor allem - und das ist sein entscheidendes Verdienst - in ihrer ungeheuren Ungerechtigkeit gegenüber der Frau entlarvt. Keiner hat wie er die Frau, dieses klassische Objekt der lautlos höflichen Unterdrückung und Entwertung, wie sie für das Bürgertum kennzeichnend ist, verstanden."[125] Gleichwohl hatte Schnitzler im Privaten wie im Literarischen nicht als ein solcher Pionier begonnen. Der Mitte fünfzig Jährige hatte 1915 selbst im Rückblick auf Produktionen

---

[123] Georg Simmel: Die Koketterie. In: ders.: Philosophische Kultur. Leipzig 1911, S. 119, zit. n. Elsbeth Dangel: Wiederholung als Schicksal. Arthur Schnitzlers Roman *Therese. Chronik eines Frauenlebens.* München 1985, S. 158

[124] Zit. n. Ulrich Weinzierl: Arthur Schnitzler. Lieben Träumen Sterben. Frankfurt/M 1994, S. 177

[125] Zit. n. a.a.O.

aus den achtziger Jahren festgestellt: "Meine damalige Stellung zu Mann und Frau. Immer war ich auf seiner Seite" (Tgb. 24.04.1915; S. 191). Schnitzlers literarisches Werk wies zu diesem Zeitpunkt auch schon Gestalten auf, die jene von ihm kritisierte frühere eigene Perspektive männlicher Selbstbezogenheit eindrucksvoll durchbrachen - bevor er in der Autobiographie (geschrieben zwischen 1915 und 1918) dann an verschiedenen Stellen wieder in sie zurückfiel. Bereits anfang der neunziger Jahre, etwa ein halbes Jahr nach der Premiere des *Märchens* (1893), äußerte Lou Andreas-Salomé in einem Brief an Schnitzler:

> "Auffallend ist, wie schlecht der Mann überhaupt in Ihren Dichtungen wegkommt, - so schlecht, daß man versucht ist, an ein klein wenig Verläumdung zu glauben. Gleichviel ob er sich als der verhältnismäßig Bravere oder Bösere giebt, - immer ist er, neben der Frau, der Uninteressantere. [...] Eine wunderliche Sorte von Selbstverleugnung des Autors liegt in fast jedem Strich, mit dem der Mann den Frauen gegenüber geschildert ist, - wer den Mann so schildert, räumt der Frau damit den Platz."[126]

In dem gleichen Brief verglich Andreas-Salomé das (1891 verfasste) *Märchen* mit der 1894 geschriebenen Dialogszene *Die überspannte Person*, worin eine verheiratete Frau von ihrem noch unreifen Liebhaber ein Kind erwartet:

> "Es wäre interessant, dieses kleine Drama [*Die überspannte Person*] nach einer bestimmten Seite hin in Vergleich zu ziehen mit 'Ein Märchen', welches ja wahrhaftig ebenso gut heißen könnte: 'Ein überspannter Mann', - und zwar *ohne* ironischen Nebenklang im Titel. Wird man nicht davon frappirt, wie einfach, selbstverständlich und natürlich das Gefühl in der 'überspannten' Frau, und wie gänzlich verdreht und verbildet es dagegen im überspannten Mann ist? Mann und Frau, so einander gegenübergestellt, nehmen sich fast wie Krankheit und Gesundheit aus."[127]

Was Andreas-Salomé allerdings nicht wissen konnte und wohl auch nicht ahnte, und was sich erst dem Tagebuchleser deutlich offenbart, ist, daß es sich bei der Darstellung des als "überspannt" und "krank" diagnostizierten Mannes im *Märchen* in erster Linie um ein kritisches Selbstporträt des Autors handelt: Ende Mai 1889 lernte Schnitzler die junge Schauspielerin Marie ('Mizi') Glümer kennen; sie verliebten sich sofort, und nachdem sie ihm Mitte Juli eines ihrer beiden früheren Verhältnisse 'gestanden' hatte, wurde sie seine Geliebte. Schnitzler schien einerseits "verzaubert" (Tgb. 8.08.1889; S. 259) vor Glück, andererseits peinigte ihn sein sich auch auf die Vergangenheit erstreckender, bisweilen von ihm selbst als pathologisch empfundener Besitzanspruch.[128] Schnitzler wußte - folgte er seinen "durch keine persönliche Leidenschaft beeinflußten Ideen" (Tgb. 10.08.1890; S. 300) -, daß er ihr nichts vorzuwerfen habe und

---

[126] Lou Andreas-Salomé an Arthur Schnitzler, Paris 15.05.1894; zit. n. a.a.O., S. 92-93

[127] Zit. n. a.a.O., S. 92

[128] "Ihre Vergangenheit bringt mich um. Wie eine Zwangsvorstellung quält mich das Bild" (Tgb. 18.09.1889; S. 273); "litt und leide unermeßlich unter der Eifersucht auf die Vergangenheit" (Tgb. 17.01.1890; S. 283); "Zuweilen brutale Eifersuchtsscenen wegen der Vergangenheit" (Tgb. 2.04.1890; S. 285); "Es ist sonderbar, daß ich absolut nicht darüber weg kann. Im Gegentheil, es wurde immer ärger. Ich erinnere mich, daß es mich im Sommer [...] noch wenig plagte. Im Winter hatte ich schon arge Anfälle - Im Frühjahr wieder eine Verschlimmerung" (Tgb. 10.08.1890; S. 300); im weiteren schrieb Schnitzler von seiner "ins ungeheure gesteigerte[n] krankhafte[n] Empfindlichkeit" (Tgb. 19.09.1890; S. 305), seiner "fixen Idee" (Tgb. 27.09.1890; S. 307) oder von "Hallucinationen, [...] die mich verrückt machen" (Tgb. 8.12.1890; S. 309).

"daß ich von meinem Standpunkt aus sie ja hundertmal höher stellen müsse als alle anständigen Mädel - daß es aber eben für mich persönlich ein unstillbarer nagender Schmerz sei" (Tgb. 19.09.1890; S. 305). Ende November begann er, das *Märchen* zu schreiben: "'Das Mährchen von der Gefallenen.' Befreie mich.- Psychologisches aus meinem Verhältnis mit Mz.-" (Tgb 30.11.1890; S. 313). Und Ende Februar (1891), während der Arbeit am dritten (und letzten) Akt, wunderte er sich: "Sonderbar, mit dem Mährchen. Es behandelt mit geringen Abweichungen im thatsächlichen psychologisch mein Verhältnis zu Miz. Endet schlecht.- Wie wirds in Wirklichkeit enden?" (Tgb. 26.02.1891; S. 317).

Im *Märchen* erscheint Schnitzler in der Gestalt des Schriftstellers Fedor Denner, der sich in der Artikulation selbstkritisch-progressiver und vorurteilsloser Thesen gefällt[129], an ihrer Realisierung jedoch dann scheitert. Wie für Schnitzler, obwohl er nicht "nach der Moralitätsschablone messen" (Tgb. 27.09.1890; S. 307) wollte, bleibt auch für Denner das "Mährchen von der Gefallenen" *im Empfinden* letztlich intakt. Beiden ist die "unabänderliche[] Schmach" (D 1, S. 277), die die Vergangenheit ihrer Geliebten für sie bedeutet, unerträglich. Der Konflikt, an dem die Liebe zwischen Denner und der Schauspielerin Theren scheitert, lautet: "Was war, ist! - Das ist der tiefe Sinn des Geschehenen" (ebd., S. 275), ein Satz, der wörtlich aus dem Tagebuch übernommen werden konnte.[130] Anders als Denner, der schließlich doch widerspruchslos der Konvention folgt, war sich Schnitzler der Fragwürdigkeit seines Besitzanspruches wie der theoretisch verachteten Abhängigkeit von der "allgemeinen Anschauung" weitgehend bewußt, ohne der Einsicht allerdings auch eine Wandlung folgen lassen zu können: "und ich gesteh' es, in Wien mit ihr als mit meiner Frau zu leben bin ich noch zu feig.- Ich brauche das nicht näher auszuführen - es steht alles schon im Märchen" (Tgb. 20.09.1892; S. 386), schrieb er zweieinhalb Jahre nach dessen Abfassung. In Denner hat Schnitzler sich nicht als *Helden* gezeichnet, sondern als "überspannt" und "gänzlich verdreht und verbildet" (Andreas-Salomé). Schnitzler unterschied von Denner jedoch, daß er die eigene Schwäche *als* Schwäche poetisch thematisieren konnte und daß sie *in der Gestalt* Denners nicht verdeckt, sondern dargestellt wurde. Mit der Gestaltung Denners ging Schnitzler darum über diesen (und sich selbst) ein Stück weit hinaus. Nach eigenem Empfinden allerdings nicht weit genug. Vier Monate nach Fertigstellung des *Märchens* notierte er in sein Journal: "endlich muß ich etwas schreiben, mit dem ich über mich selbst hinauskomme. Zu sehr ist durch mein ureignes Gefühlsleben die Möglichkeit reinen, im höchsten Sinne künstlerischen Schaffens zu Schaden gekommen" (Tgb. 19.07.1891; S.340-341). Während die Freunde am *Märchen* gerühmt hätten, "daß ich damit über die Autopsychologie hinauskam", meinte er, "dieses Lob kaum [zu] verdiene[n]. Es sind alle so in *Beziehung* auf mich gedacht, daß es wieder Autopsychologie ist" (ebd., S. 341). "Autopsychologie" hieß hier weniger Selbsterkenntnis als Selbstbespiegelung. Deren schrittweise Überwindung markierten u.a. die verschiedenen Fassungen des Ausgangs des Dramas. Während in der ersten Fassung (1891) die Schauspielerin Theren ihr Schicksal als "Gefallene" und "Verworfene" noch als "verdient" akzeptiert, beklagt sie in der zweiten Fassung (1894) schon ihre Wehrlosigkeit, um in der dritten Fassung (1902) nicht mehr "mit einem

---

129 "In unserer unbändigen Eitelkeit wollen wir immer die einzigen und ersten sein." (D 1, S. 220)
130 Vgl. Tgb. 19.09.1890; S. 305

dumpfen Schrei an der Thür"[131] zusammenzubrechen, sondern den Mann ihrerseits fortzuschicken: "So geh! - Es ist genug, Fedor! *Sehr stark* Geh! - Wenn du zu eitel bist, um in meiner Liebe glücklich zu sein, zu feig, um an mich zu glauben [...] Ich bin es müde, um deine Gnade zu flehen wie eine Sünderin und vor einem auf den Knien zu liegen, der um nichts besser ist als ich" (D 1, S. 277). Noch Jahre später gab es für Schnitzler kein anderes Stück, "an dem ich menschlich intensiver betheiligt war" (Tgb. 20.09.1907; S. 292).

Seinen "Eifersuchtswahn" (Tgb. 7.02.1903; S. 14) bearbeitete Schnitzler anfang der Neunziger Jahre noch auf andere Weise in der kurzen Erzählung *Die drei Elixiere*, worin er die tödliche Konsequenz eines absolut gewordenen Besitzanspruchs *sich selbst* vor Augen stellte: "Er litt unendliche Qualen; nie konnte er sich mit einem Weibe glücklich fühlen, da die Zweifel ihn peinigten. Er mußte immer an die anderen denken, die dieses Weib vor ihm geliebt, die es nach ihm lieben würde" (E 1, S. 118) heißt es gleich zu Beginn. "Er wollte Gewißheit" (ebd.) und darum zieht er in den Orient, wo er nach langer Fahrt eine Blume findet, aus deren Saft er ein Elixier bereitet, das eine Frau, sobald sie davon einen Tropfen trinkt, zwingt, preiszugeben, woran und an wen sie gerade denkt. Doch nach dessen Erprobung noch nicht damit zufrieden, sucht er ein zweites Elixier, das die Frauen ihre früheren Erlebnisse vergessen und ihn zum Einzigen werden ließe. Aber auch dies genügt ihm schließlich nicht, denn "auch ihre Zukunft wollte er haben, und darum brauchte er jenen dritten Trank, ohne den es kein vollkommenes Glück für ihn geben konnte" (ebd., S. 122), jenes Elixier, das bewirken sollte, daß nach ihm kein anderer mehr würde geliebt werden können. Seiner Geliebten verabreicht er es, während sie schläft. Wie er sich am nächsten Morgen "zu ihr niederbeugte und den blassen Mund küßte, überkam ihn ein Frösteln, denn der war kühl [...] Und das süße Kind konnte keinen anderen mehr lieben nach ihm - denn es war tot!" (ebd.).

Schnitzlers "überspanntes" und "gänzlich verdrehtes" Verhältnis Frauen gegenüber erfuhr eine neue Qualität, als er, der es selbst mit der Treue nicht allzu genau genommen hatte, durch anonyme Briefe über ein Verhältnis der an einer auswärtigen Bühne engagierten Marie Glümer unterrichtet wurde.[132] Schnitzler war sich der Ungerechtigkeit in seiner Reaktion bewußt[133], doch reichte das Bewußtsein dieser Ungerechtigkeit nicht so weit, daß es auch seine Haltung nachhaltig hätte beeinflußen können. Es kam zu wüstesten Eifersuchtsszenen, in denen Schnitzler die "Bereuende" und "Sühnende" demütigte und peinigte:

> "Mz. kam Abends. Sie stand da, und ich hielt ihr eine 1/2stündige Rede, in der ich sie das gemeinste, Canaille etc. nannte, ihr die Infamie ihres Wesens vorhielt, und in dieser Zeit eine aus-

[131] Zit. n. Reinhard Urbach: Schnitzler-Kommentar zu den erzählenden Schriften und dramatischen Werken. München 1974, S. 147

[132] "[...] unerträglicher Tag, wie gefoltert!" (Tgb. 27.03.1893; S. 16); "Dabei hat sie nur dasselbe gethan wie ich.- Und ich habe sie wahnsinnig geliebt, während ich sie betrog, und habe nun doch die ehrlichste Entrüstung" (Tgb. 29.03.1893; S. 17); "Ich leide fürchterlich. [...] Wie anders ist doch Weiber- und Männeruntreue. Im Wesen war es dasselbe. Ich habe aber das abgestreift, weil ich der Mann und der stärkre war - Sie - und ich muss noch froh drüber sein - hat nicht mehr loskönnen und ist eine verlogene Dirne geworden, von einer Lüge zur andern getrieben!" (Tgb. 3.04.1893; S. 18)

[133] "Eigentlich ist das Leben doch ungerecht. Ich gehe als der edle vertrauensvolle betrogne herum - sie als die elende Verworfene, die ihren Fall mit dem 'Lebensglück' bezahlen muß - während es ja ganz gut umgekehrt sein könnte, wenn zufällig *ich* nichts, und sie alles erfahren hätte." (Tgb. 13.04.1893; S. 21)

gesprochene Befriedigung empfand. Sie war anfangs regungslos, irrte dann im Zimmer herum und bekam endlich ihre Anfälle.- Dann wieder Ruhe; plötzlich, indem ich ihr wieder ihre Ludereien vorhielt, überkam es mich übermächtig und ich schlug sie mit den Fäusten und Füßen. Sie liess alles als verdient geschehn [...]. Es endete mit einem nervösen Weinanfall von uns beiden und einer Abspannung." (Tgb. 20.04.1893; S. 24-25)

Auch in seinen Briefen an sie wurde er maßlos:

"Du hast mich besudelt, wie nie ein Mann besudelt worden ist. - Du! - Mich! -" (4.04.1893; Br I, S. 182); "Ueber dich komme was ich unverschuldet um dich erduldet - daran mußt du zugrunde gehen! - " (22.04.1893; ebd., S. 191); "Niemand auf der Welt hat klarer gewußt als du selbst, daß du dich benimmst [...] wie die verkommenste sich kaum benehmen kann. [...] eine Person, die so an ihrem Geliebten [...] gehandelt hat wie du, ist das verworfenste Geschöpf unter der Sonne. [...] ein Fürst des Mittelalters, dem seine Geliebte ähnliches zugefügt hätte, wie du mir, - hätte sie foltern und tödten lassen [...]. Die ewige Gerechtigkeit hätte keine andern Worte zur Verfügung, wenn sie über deinen schmachvollen [...] Betrug reden sollte, wie ich" (29.04.1893; ebd., S. 195-197); "Ich weiß, daß Du leidest; - ich weiß, daß ich millionenfach mehr gelitten habe und mein Leben lang unter dem unsäglichen Schmerz, unter seinem Schatten verbringen muß - Was Du mir gethan, ist unsühnbar, in Hinsicht auf mich unsühnbar. [...] Du hast es ruhig geschehen lassen, daß ich gemartert ward, Monate lang, zu diesen Verbrechen der Geilheit und der Lüge noch das der infamsten Feigheit fügend. [...] Erinnere Dich an mich, und stelle Dir vor, wie mir vor Deinem beschmutzten Leib, vor Deiner Lügenseele grausen muß. Ich spreche nur aus meinem *Gefühl* heraus; - von Prinzipien seh ich ganz ab" (29.05.1893; ebd., S. 200-201).

Schnitzler 'verzieh' ihr nicht - obwohl er sich noch lange von ihr geliebt fühlte wie von keiner anderen Frau.[134] Und als er dreißig Jahre später von ihrem Tod erfuhr, schrieb er in sein Tagebuch: "Meine Erschütterung war tief. [...] keinem Wesen verdankt mein Dichtertum so viel wie ihr. Keine hat mich geliebt wie sie (besonders nach ihrem 'Betrug') [...] Am meisten von ihr steckt in 'Irene Herms'" (Tgb. 17.11.1925; S. 290). Irene Herms (*Der einsame Weg*), die ehemalige Schauspielerin und ewige Freundin des alternden, rücksichtslos eitlen Malers Julian Fichtner, erklärt diesem nach Jahren im Rückblick auf ihr Verhältnis:

"Kein leerer Wahn, die Natur. Und gar später, wie die böse Zeit für mich gekommen ist, wie ich mich deinetwegen hab' umbringen wollen, ich Kamel ... da war die Natur ganz einfach meine Rettung. [...] Na, und wer ist schließlich der Dumme von uns zweien gewesen? Wer? Frag' dich nur aufs Gewissen. Wer? ... Bist du mit einer glücklicher gewesen als mit mir? Hat eine so an dir gehangen wie ich? Hat dich je eine andere so gern gehabt? ... Gewiß nicht. Die dumme Geschichte, die mir dann im Engagement draußen passiert ist, meiner Seel', du hättest sie mir wirklich verzeihen können. Es ist wahrhaftig nicht so viel dran, wie ihr Männer immer draus macht - nämlich wenn's uns passiert." (D 5, S. 126)

Der Stoff dieses Schauspiels wurde ertsmals um 1900 als "Egoistenstück" (Tgb. 9.08.1902; S. 376) und "Junggesellenstück" (Tgb. 11.08.1902; ebd.) skizziert, worin zunächst ein Arzt und ein Dichter die Hauptfiguren sein sollten. In die Entstehungszeit des Stückes fiel die Geburt des Sohnes Heinrich und die Heirat mit Olga Gußmann. *Der einsame Weg* wurde die poetische

---

[134] "Wie näher die meiner Seele noch ist als alle andern - und um wie viel lieber die mich hat wie alle andern." (Tgb. 6.05.1896; S. 188)

Gestaltung einer schonungslosen Kritik des im Tagebuch festgehaltenen eigenen Egoismus.[135] In einem Brief an Otto Brahm, an dessen *Deutschem Theater* in Berlin im Februar 1904 die Uraufführung stattgefunden hat, ging er auf diesen autobiographischen Gehalt des Stückes ein: "Im übrigen bin ich sehr dabei, mit dem Herzen sehr und beinah noch mehr [...] mit dem Verstande, und rede mir manches von der Seele, insbesondere viel gegen mich. Ich verurteile mich gewißermaßen zum Tode - um mich außerhalb des Stückes um so sicherer begnadigen zu können" (OB, S. 130). Ebenso eröffnete er Hermann Bahr: "Der 5.Akt bedeutet mir zuweilen etwas mehr als der Abschluß eines Dramas - ja nicht viel weniger als der Abschluß von 42 selbstgelebten Jahren" (HB, S. 85).

Hugo v. Hofmannsthals im Tagebuch festgehaltener Zweifel an Schnitzlers Liebesfähigkeit[136] erschien im *Einsamen Weg* Jahre später fast als Gewißheit formuliert im Dialog zwischen Julian Fichtner und dem Dichter und Snob Stephan von Sala, in dem auch Hofmannsthal selbst kritisch porträtiert worden war:

> Julian: [...] Sie haben nie ein Wesen auf Erden geliebt.
>
> Sala: Möglich. Und Sie? So wenig, Julian, als ich ... Lieben heißt, für jemand andern auf der Welt sein. Ich sage nicht, daß es ein wünschenswerter Zustand sei, aber jedenfalls, denke ich, wir waren beide sehr fern davon. Was hat das, was unsereiner in die Welt bringt, mit Liebe zu tun? Es mag allerlei Lustiges, Verlogenes, Zärtliches, Gemeines, Leidenschaftliches sein, das sich als Liebe ausgibt, - aber Liebe ist es doch nicht ... Haben wir jemals ein Opfer gebracht, von dem nicht unsere Sinnlichkeit oder unsere Eitelkeit ihren Vorteil gehabt hätte? [...] Mein lieber Julian, wir haben die Türen offen stehen lassen und unsere Schätze sehen lassen - aber Verschwender sind wir nicht gewesen. Sie so wenig als ich. [...] Aber ich erzähle Ihnen ja da nichts neues. Sie wissen das alles gerade so gut wie ich. Es gibt ja für uns gar keine Möglichkeit, uns nicht zu kennen; wir geben uns wohl zuweilen redliche Mühe, uns über uns selbst zu täuschen, aber es gelingt uns nicht. Andern mögen unsere Torheiten, unsere Niederträchtigkeiten verborgen bleiben - uns selber nie. In unserer tiefsten Seele wissen wir immer, woran wir mit uns sind." (D 5, S. 169-170)

Die im *Märchen* begonnene Überwindung bloßer poetischer "Autopsychologie" fand um 1900 noch einen anderen Ausdruck in der Erzählung *Frau Berta Garlan* (1900), in der Schnitzler eine autobiographische Begebenheit *aus der Sicht der Frau* selbstkritisch desillusionierte: Schnitzlers große Jugendliebe Franziska Reich ("Fännchen") heiratete 1888 den Versicherungsbeamten Simon Lawner und zog mit ihm in die schlesische Provinz. Der Ehemann starb bald nach der Geburt des Sohnes. Als die Witwe im März 1899 von der Verleihung des "Bauernfeldpreises" an Arthur Schnitzler erfuhr, übermittelte sie dem nun berühmt gewordenen Jugendfreund ihre "innigsten Glückwünsche"[137] und bat ihn um ein Bild. Zu seinem Geburtstag im Mai schickte sie ihm einen Brief "mit Handarbeit" (Tgb. 15.05.1899; S. 306) und kündigte darin ihre bevorstehende Ankunft in Wien an. Eine Woche später vereinbarten sie ein Wiedersehen in der Secession. Schnitzler war zunächst "von ihrem jüdeln und plappern unangenehm berührt. Abds. mit ihr Riedhof; sie sehr zärtlich - 'so wird ein Wunsch erfüllt'" (Tgb. 22.05. 1899; S. 307). Zwei Tage später führte er sie in ein Hotel Victoria; über den dortigen Aufent-

---

[135] "Ich bin ein tiefer Egoist" (Tgb. 29.03.1897; S 243); "Mein ganzer tiefer Egoismus widerstrebt der Nöthigung, Opfer zu bringen, sich Opfer aufzuerlegen [...]." (Tgb. 19.02.1903; S. 16)

[136] "'Ich weiss überhaupt nicht, dass sie irgend jemanden sehr gern haben können.'" (Tgb. 17.04. 1896; S. 185)

[137] Zit. n. U. Weinzierl, a.a.O., S. 138

halt heißt es im Tagebuch nur herablassend-grob: "[...] anfangs ging sie mir auf die Nerven, dann siegte der Trieb!" (Tgb. 24.05.1899; ebd.). Und drei Tage später schrieb er ihr wieder ab. Als er im September 1930 von ihrem Tod erfuhr, notierte er im Journal: "Ich hatte sie viele Jahrzehnte nicht mehr gesehn. Es ist über 30 Jahre her, daß Bertha Garlan erlebt wurde" (Tgb. 9.09.1930; S. 365).

Frau Berta Garlan erzählt, was das, was der berühmte Künstler als mehr oder weniger enervierende Episode erlebte, *vielleicht* für die Frau bedeutet hat: nach dreijähriger Vernunftehe mit einem "etwas unbeholfenen Mann, der vor der Zeit alterte" (E 3, S. 49), und seit drei Jahren nun Witwe mit einem kleinen Sohn, wird Berta durch eine Zeitungs-Meldung an ihren Jugendfreund, den mittlerweile zu einem berühmten Violinvirtuosen avancierten Emil Lindbach erinnert. In ihrer Erinnerung wird er ihr zum "Einzigen [...], den sie je geliebt" (ebd., S. 115). Ihr, die einst gehofft hatte, "als eine große Klaviervirtuosin, vielleicht als Gattin eines Künstlers, in der Welt umherzuziehen" (ebd., S. 47), wird die Trostlosigkeit ihrer Witwenexistenz in der abgelegenen, kleinbürgerlichen Provinz mit ihrer dumpfen Alltäglichkeit nun erst richtig bewußt. Sie schreibt Emil, hofft auf ein Wiedersehen mit ihm und auch auf ein Wiedererwachen ihrer Liebe.[138] Sie treffen sich, speisen in einem Chambre Séparée und verbringen eine Liebesnacht in einer gemieteten Wohnung: "Sie glaubte sicher zu sein, daß sie Emils Zärtlichkeit ganz wie eine liebesgewohnte Frau erwidert, und war sehr glücklich, daß alles, was bei andern Frauen aus der Erfahrung trunkner Nächte, bei ihr nur aus der Tiefe ihrer Empfindungen gekommen war" (ebd., S. 145). Sie verabreden ein Wiedersehen für den nächsten Tag, doch Emil sagt kurzfristig ab:

> "Was sollte das alles bedeuten? War es zu Ende? ... Undeutlich, aber so, als müßt' es zu dem, was sie eben erlebt, eine Beziehung haben, fällt ihr ein Satz ein, den sie einmal gelesen, von Männern, die nichts anderes wollen, als 'ihr Ziel erreichen' [...] Zum erstenmal drängt sich das entschiedene Wort in ihre Gedanken: ... Lüge ... Denn es ist gewiß, schon heut nacht, als er sie nach Hause brachte, war sein Entschluß gefaßt, sie nicht wiederzusehen [...] Es war doch alles so schön, und er schien so glücklich, geradeso glücklich als sie ... Sollte das auch Lüge gewesen sein?" (ebd., S. 154-155)

Bertas Zweifel werden schließlich Gewißheit und führen zur Ernüchterung, als sie einen Brief Emils erhält, worin dieser sie seiner "Sympathie" (ebd., S. 179) versichert, "denn ich wünsche nichts sehnlicher, als wieder eine solche Stunde mit Dir zu verleben wie die, welche Du mir neulich geschenkt hast (und für die ich Dir sehr dankbar bin). Richte Dir's doch so ein, mein Kind, daß Du etwa alle vier bis sechs Wochen auf einen Tag und eine Nacht nach Wien kommen kannst" (ebd.,S. 180). Berta fühlt sich erniedrigt und gedemütigt: "War denn das notwendig, wegen einer Nacht? ... Ah, das klang noch viel zu schön! ... wegen einer Stunde - sie so zu erniedrigen, sie zu ruinieren - war das nicht gewissenlos, frech?" (ebd., S. 182). Am Bett der an den Folgen eines Schwangerschaftsabbruchs gestorbenen Freundin Anna Rupius weicht die immer wieder durchbrechende Ambivalenz - "Ah, pfui, pfui - sind die Männer infam! - Und doch ... es war schön ...." (ebd., S. 172) - dem Ekel: "Mit Ekel dachte sie an die eine Stunde

---

138 "Er, der große Künstler, und sie, eine arme Witwe mit einem Kind [...] sie fühlt es, hier, inmitten aller dieser guten, anständigen, tugendhaften Leute, zu denen sie dann freilich nicht mehr zählen wird, - sie wird nachgeben, sobald er es verlangt. Sie fährt nur nach Wien, um seine Geliebte zu werden und nachher, wenn's sein muß, zu sterben." (E 3, S. 109-110)

der Lust, die ihr vergönnt gewesen, und wie eine ungeheure Lüge erschienen ihr die schamlosen Wonnen, die sie damals gekostet [...]. Und sie ahnte das ungeheure Unrecht in der Welt, daß die Sehnsucht nach Wonne ebenso in die Frau gelegt ward als in den Mann; und daß es bei den Frauen Sünde wird und Sühne fordert, wenn die Sehnsucht nach Wonne nicht zugleich die Sehnsucht nach dem Kinde ist" (ebd., S. 186-187).

Frau Berta Garlan (1900) war die erste bedeutende Erzählung Schnitzlers aus der Perspektive einer Frau; in *Frau Beate und ihr Sohn* (1912), *Fräulein Else* (1923), *Die Frau des Richters* (1924), der *Traumnovelle* (1925) und *Therese* (1928) wurde die hier gewonnene Perspektive - wenn auch vor weniger autobiographischem Hintergrund - erprobt und weitergeführt. Aber auch in anderen Erzählungen (z. B. *Doktor Gräsler, Badearzt*) und im Roman *Der Weg ins Freie* (1908) oder in den Dramen *Der einsame Weg* (1903), *Zwischenspiel* (1905), *Komtesse Mizzi oder der Familientag* (1907) und *Das weite Land* (1910) erscheint die männliche Optik (selbst)kritisch und ironisch gebrochen, während Schnitzler ihr in der Autobiographie *Jugend in Wien* (1915-1918) oftmals wieder erlag.[139] Knorrs Bemerkung zur Gestalt der Frau in Schnitzlers Werk scheint in diesem Zusammenhang bedeutsam: "Immer ist es die Frau, die vorhandene Strukturen kritisch erkennt und bedenkt. [...] Die Bedeutung der Frau bei Schnitzler liegt eben nicht darin, daß sie sich [...] nur emanzipieren und einfach die Rolle des Mannes annehmen [möchte]. Schnitzlersche Frauen scheitern gerade dann, wenn sie männliches Handeln nur kopieren. [...] Die Bedeutung der Frau bei Schnitzler ist gerade dort angesiedelt, wo sie ihre Leiderfahrungen ernst nehmen"[140] kann.

2.4 Selbstkritik als Arzt-Kritik

Viktor v. Weizsäcker hob in seinem 1927 veröffentlichten Aufsatz *Der Arzt und der Kranke* hervor, "daß die moderne Kritik des Arztes nicht in der Politik oder in dem Hervortreten öffentlicher Instanzen sich vollzieht, sondern in der [...] Literatur oder, und dies eben nur im extremen Fall, vor dem Zivil- oder Strafrichter. Diesen beiden Regulativen gegenüber fallen jedenfalls die ganz unbedeutenden Kurpfuschereigesetze gar nicht ins Gewicht. Die Kritik des Arztes und die Deutung der Krankheit im Roman und auf der Bühne müssen es ja sein, welche die Aufgabe lösen, da die Berufshandlung [...] den Schutz der Freiheit, nämlich der Freiheit *gegen* eine institutionell-öffentliche Normierung und Kritik genießt."[141]

Arzt-Kritik aus Verbundenheit mit dem Arzt-Beruf bezeugt beispielhaft Schnitzlers literarisches Werk, das eine Fülle von Arzt-Gestalten enthält wie vielleicht kein anderes Werk der literarischen Moderne.[142] Eine Arzt-Kritik[143], der, wie der literarischen Gestaltung des Ge-

---

[139] So schrieb er hier z.B. über Franziska Reich: "Sie war leidlich hübsch, nicht eben dumm, und besaß gerade so viel Bildung, als man in jener Zeit den Töchtern mittlerer jüdischer Hausstände zu geben für nötig fand. Niemals konnte sie mir als Ausnahmswesen, und noch weniger das Gefühl, das uns verband, als etwas Besonderes erscheinen [...]." (JW, S. 83)

[140] Herbert Knorr: Experiment und Spiel. Subjektivitätsstrukturen im Erzählen Arthur Schnitzlers. Frankfurt/M Bern New York 1988, S. 149

[141] Viktor v. Weizsäcker: Der Arzt und der Kranke. In: Karl Eduard Rothschuh (Hrsg.): Was ist Krankheit? Erscheinung, Erklärung, Sinngebung. Darmstadt 1975, S. 215

[142] Vgl. Walter Müller-Seidel: Moderne Medizin und Literatur. Zum literarischen Werk Arthur Schnitzlers. In: Giuseppe Farese (Hrsg.): Akten des Internationalen Symposiums 'Arthur Schnitz-

schlechterverhältnisses, allgemeine Bedeutung zukommt, und die ihre Überzeugungskraft - wie jene ('Pionier des Frauenrechts') - in erster Linie einer persönlichen Aufrichtigkeit und Wahrhaftigkeit auch eigenen Handlungs- und Denkweisen gegenüber verdankte.

Im hypnotischen Experiment trafen sich im Wien der Jahrhundertwende Arzt und Scharlatan. Die Ablehnung von Hypnose und Suggestion wurzelte nicht nur in einem verstockten Konservativismus, sondern auch in dem begründeten Bewußtsein, daß hier die Grenzen der ärztlichen Ethik schnell überschritten waren. Schnitzler selbst war von dem neuartigen Manipulationspotential zunächst offensichtlich fasziniert. So verwandte er Hypnose und Suggestion als Assistent nicht nur zu medizinischen Zwecken.[144] Als er dann jedoch "zu merken glaubte, daß gerade meine interessantesten Medien durch die Wiederholung der Versuche nicht nur in ihrer Willenskraft, sondern auch in ihrer körperlichen Gesundheit geschädigt wurden, stand ich von weiteren Experimenten rein psychologischen Charakters ab" (JW, S. 313).

In dem Jahr nun, 1889, da Schnitzler seine Aphonie-Studie veröffentlichte und in der Rezension von Bernheims *Die Suggestion und ihre Heilwirkung* wieder einmal versicherte, es handle sich hierbei um eine "rein naturwissenschaftliche[] Lehre", denn "Gelehrte der strengsten Gilde haben die Sache heute in der Hand, und ein Diamant wird nicht darum wertlos, weil einmal Kinder und Narren damit gespielt haben" (MS, S. 211), näherte er sich in dem zum *Anatol*-Zyklus gehörenden Einakter *Die Frage an das Schicksal* andererseits der Fragwürdigkeit der neuen Methode: Anatol, der "Hypochonder der Liebe" (D 1, S. 96), beabsichtigt, in der Hypnose - "Das Große an der Sache ist die wissenschaftliche Verwertung" (ebd., S. 37) - seiner Geliebten Cora die 'Frage an das Schicksal' zu stellen: ob sie ihm denn treu sei. Anatol hypnotisiert Cora - wie Schnitzler in der Aphonie-Studie die Patientinnen - nach der Methode Bernheims, indem er ihr mit der Hand über Schläfen, Stirn und Augenlider streicht und mit ruhigem Ton das Einschlafen suggeriert: "Ich fühle mich wie befreit ... ich bin ein ganz anderer. Ich habe sie in meiner Macht ..." (ebd., S. 40). Doch fürchtet er sich letztlich vor der entscheidenden Frage - seinetwegen, nicht etwa der damit verbundenen Entwürdigung der Frau wegen, und bleibt ihm "die Illusion doch tausendmal lieber als die Wahrheit" (ebd., S. 47).

Sechs Jahre später, eineinhalb Jahre nach seinem Ausscheiden aus der Poliklinik, wandte Schnitzler sich im Einakter *Paracelsus* erneut einer poetischen Problematisierung der Hypnose zu; diesmal, aus der etwas größeren Distanz, nicht in Gestalt eines selbstbezogenen Lebemannes, sondern in der eines, wenn auch schillernden, Arztes. Daß es ihm hierbei nicht um den

---

ler und seine Zeit'. Bern Frankfurt/M New York 1985, S. 61: "In keinem Werk der literarischen Moderne bezeugt sich eine so anhaltende Befassung mit Krankheit, Arzttum und Medizin wie im Werk Arthur Schnitzlers."

143 Vgl. Marie P. Alter: The Concept of Physician in the Writings of Hans Carossa and Arthur Schnitzler. Bern Frankfurt/M 1971; dies.: Schnitzler's Physician: An Existential Character. In: Journal of the International Arthur Schnitzler Research Association 4,3 (1971), S. 7-23; W. Müller-Seidel, a.a.O.. Ein zu eindimensional positives Bild zeichnen Ursula Gadomski: Ärztliche Fragen im Werk Arthur Schnitzlers. Med. Diss. Heidelberg 1970 und Wolfgang Beetz: Die Rolle des Arztes, der Krankheit und der medizinischen Wissenschaft im Werk Arthur Schnitzlers. Med. Diss. Münster 1974

144 "Anregender, aber ohne erhebliche Bedeutung für die Medizin war es, wenn ich mein Medium im hypnotischen Zustand allerlei Situationen und Empfindungen durchleben ließ, wie es mir eben beliebte, sie zu erfinden [...]." (JW, S. 313)

historischen Paracelsus ging, belegt eine briefliche Mitteilung an Beer-Hofmann.[145] *Paracelsus* enthält vielmehr eine Auseinandersetzung mit einem Teil der Medizin und insbesondere der ärztlichen Subjektivität um 1900: auf dem Marktplatz zu Basel demonstriert Paracelsus seine Künste und höhnt der medikamentenfixierten Schulmedizin.[146] Er selbst hebt stattdessen mittels Hypnose und Suggestion die (hysterische) Lähmung der Frau eines Schmiedes auf, und auch die Tochter eines Drechslermeisters "redet wieder, seit es *der* befahl" (D 3, S. 194). Doch verschwimmen auch bei ihm Hypnose und Vorstellung, wenn er einem Jüngling suggeriert, von einer Reise zurückzukehren und von Menschen und Dingen zu erzählen, die er nie gesehen hat.

Cyprian, Prototyp des selbstgenügsamen und überheblichen Bürgers und sein ehemaliger Rivale um die Gunst der Justina, lädt Paracelsus herablassend in sein Haus.[147] Paracelsus durchschaut jedoch die Illusion der Sicherheit des Bürgers, die er ihm, um sich zu rächen, zu demonstrieren beabsichtigt. Er hypnotisiert Justina und suggeriert ihr ein Verhältnis mit dem Junker Anselm, ohne jedoch von beider Neigung füreinander etwas zu wissen. So trifft seine Suggestion zugleich einen verborgenen Wunsch, und das 'Spiel' entgleitet ihm, der zuvor noch stolz verkündete: "Ich kann das Schicksal sein, wenn's mir beliebt" (ebd., S. 195). Erst eine erneute Suggestion[148] bringt die Auflösung, aus der jeder der Beteiligten verändert hervorgeht - außer dem Arzt, der sie, wenn auch anders beabsichtigt, bewirkte:

- Justina entscheidet sich nun *bewußt* gegen den Junker und für die Treue zu ihrem Ehemann; auf ihre frühere Liebe zu Hohenheim zurückkommend, gesteht sie zwar: "diesen hab' ich wirklich lieb gehabt, / Ach lange noch ... Oh, Cyprian, wie lang! / [...] In jener Nacht, da Ihr die Stadt verließt, / Nochmals zurückgekehrt - ach alles hätt' ich, / Was Ihr verlangt, Euch freudig hingegeben" (ebd., S. 211-212). Doch, zu Cyprian gewandt und dessen Worte, wenn auch nun in etwas anderer Bedeutung, aufgreifend, fährt sie fort: "Heut dank' ich Gott, daß Ihr die Stadt verließt / [...] Ja, Cyprian! so leicht verlorst Du mich! / Doch hast Du's nicht geahnt - wie's deine Art. / Du dachtest, war ich dir erst angetraut, / So war dir meine Zärtlichkeit gewiß" (ebd., S. 212). Die 'reinigende Kraft der Wahrheit' führt in diesem Fall nach ihrer Infragestellung zur Befestigung der Treue: "Und ich bin dein - und will es gerne bleiben" (ebd.).
- Auch der Junker Anselm erkennt "*ergriffen* [...] Höchst wunderlich erscheint mir diese Stunde, / Von tiefer Wahrheit leuchtet sie und sprüht. / Wer das gewirkt - ich ahn' es! Wie er's tat - / Vermag ich nicht zu fassen - doch ich weiß, / Daß auch in mir sich ein Verstehen regt, / Und daß ich schwer gefehlt, mein keckes Aug' / Zu einer edlen Frau emporzuheben" (ebd., S. 213).

---

[145] "Momentan schreib' ich an einem Einakter (15.Jahrhundert - aber es ist eigentlich eine Fälschung) [...]." (RBH, S. 63)

[146] "Der Schule lacht er, der er selbst entstammt. / Die Ärzte schmäht er und die Apotheker, / Und um den wackern Pöbel hinzureißen, / Was glaubt Ihr, daß der Unverschämte tut? - / Die Arzeneien, die ihm Kranke brachten, / Die Tränke gießt er auf den Boden hin, / Die Flaschen schleudert er davon ins Weite / Und bläst die Pulver einfach in die Luft [...]." (D 3, S. 182)

[147] "Zum Gatten nahm sie *mich*, nicht Euch, und preist / Alltäglich ihren Gott für diese Wahl. / Mein ist dies Haus, wie's meines Vaters war, / [...] Sein Wohlstand wächst durch Arbeit und durch Fleiß. / [...] Das ist es, was die Frau verlangt, und drum / Gewann ich sie, und drum kann ich sie halten. / Zu fürchten hab' ich nichts [...]." (D 3, S. 192)

[148] "Seid *wahr*, wenn Ihr erwacht, / Wahr, wie Ihr nie gewesen - seid so wahr, / Nein! *wahrer* als Ihr pflegt gen Euch zu sein [...]." (D 3, S. 209)

- Das letzte Wort behält der Liberale Cyprian: "Ich weiß nicht, ob er Gutes wirken wollte, / Doch war es gut, drum wollen wir ihn loben. / Ein Sturmwind kam, der hat auf Augenblicke / Die Tore unsrer Seelen aufgerissen, / Wir haben einen Blick hineingetan ... / Es ist vorbei, die Tore fallen zu. - / Doch was ich heut gesehn, für alle Zeit / Soll's mich vor allzu großem Stolze hüten" (ebd., S. 216).

Einzig an Paracelsus scheint die von ihm ermöglichte Wahrhaftigkeit spurlos vorüberzugehen; der "Menschenkenner" dringt zur Fragwürdigkeit seiner absolut gesetzten "Spielerei" nicht vor und spricht die (bekannten) Sätze:

> "Es war ein Spiel! Was sollt' es anders sein? / Was ist nicht Spiel, das wir auf Erden treiben, / Und schien es noch so groß und tief zu sein! / Mit wilden Söldnerscharen spielt der eine, / Ein andrer spielt mit tollen Abergläubischen. / Vielleicht mit Sonnen, Sternen irgend wer, - / Mit Menschenseelen spiele ich. Ein Sinn / Wird nur von dem gefunden, der ihn sucht. / Es fließen ineinander Traum und Wachen, / Wahrheit und Lüge. Sicherheit ist nirgends. / Wir wissen nichts von andern, nichts von uns; / Wir spielen immer, wer es weiß, ist klug." (ebd., S. 215)

In den eingängigen Versen hat man oft Schnitzlers eigene Haltung formuliert vermutet. Und tatsächlich gab er sich in ihnen teilweise auch zu erkennen: in der Autobiographie berichtete er von der "Entwicklung jenes Grundmotivs vom Ineinanderfließen von Ernst und Spiel, Leben und Komödie, Wahrheit und Lüge", das ihn auch "jenseits alles Theaters [...], ja über alle Kunst hinaus, bewegt und beschäftigt hat" (JW, S. 27-28); und im Tagebuch bezeichnete er den Satz 'Sicherheit ist nirgends' als Ausdruck seiner "Weltanschauung" (Tgb. 29.11.1907; S. 307) (in Anführungszeichen). Doch wandte er sich zugleich auch gegen die Identifizierung mit der poetischen Gestalt: "'Wir spielen immer, wer es weiß, ist klug', sagt Parazelsus, aber nicht ich" (AuB III, S. 112).

Mit der Hysterieforschung[149] und durch die Methoden der Hypnose und der Suggestion wurde um 1900 die ärztliche Subjektivität auf neue Weise thematisch. Denn der Arzt war hier nicht mehr einfach unabhängiger Beobachter und Therapeut eines von seiner Subjektivität prinzipiell unbeeinflußbaren Kausalzusammenhangs, sondern wurde mit seiner eigenen Persönlichkeit in Diagnose und Therapie, und damit auch *subjektiv* in den weiteren Verlauf der Erkrankung des Patienten miteinbezogen. In seiner Rezension von Forels *Der Hypnotismus, seine Bedeutung und Handhabung* (1889) forderte Freud darum im Besonderen die "Reinheit der Intention" des Arztes: "Nein, an der hypnotischen Therapie ist nichts anderes gefährlich, als der Mißbrauch, und wer sich als Arzt nicht die Sorgfalt oder die Reinheit der Intention zutraut, diesen Mißbrauch zu vermeiden, der tut gut, der neuen Heilmethode ferne zu bleiben."[150] Die Psychologisierung der Hysterie ging also einher mit der Notwendigkeit einer Psychologisierung des Arztes; einer Beurteilung nicht nur seiner Heiltechniken, sondern auch des diesen vorgängigen subjektiven Arzt-Seins. In *Paracelsus* fand ein Teil von Schnitzlers eigener Verwendung der neuen Heilmethode und damit ein Teil seiner eigenen ärztlichen Subjektivität selbst-

---

149 Schnitzler zitierte zustimmend das Wort Gerhardts: "Diese Krankheit heilt nicht die Arznei, sondern der Arzt." (zit. n. MS, S. 248)

150 Zit. n. Bernd Urban: Arthur Schnitzler und Sigmund Freud. Aus den Anfängen des 'Doppelgängers'. Zur Differenzierung dichterischer Intuition und Umgebung der frühen Hysterieforschung. In: Germanisch-Romanische Monatsschrift 24 (1974), S. 209

kritischen poetischen Ausdruck. Anders als (sein) Paracelsus konnte Schnitzler die moralische Bedenklichkeit der Methode erkennen und auf ihre "Spielerei" verzichten. Der sich über die (materialistische) Medizin selbstherrlich erhaben fühlende "neue Arzt" - "Ich bin kein Hexenmeister, edle Frau. / Ich bin ein Arzt, nur klüger als die andern" (D 3, S. 190) - muß sich, wo seine Menschenkenntnis ihn nicht selbst berührt, zurecht vom Biedermann Cyprian vorhalten lassen: "Und was Ihr schafft, ist Wahn - doch keine Wahrheit" (ebd., S. 196). Paracelsus gelingt *technisch* eine kathartische Lösung hysterischer Symptome[151], doch eine Katharsis seiner selbst - in Form kritisch-distanzierender Selbsterkenntnis - gelingt ihm, im Gegensatz zu den anderen Charakteren, nicht; ohne persönliche Katharsis bleibt jedoch auch die kathartische Technik, als so wirkungsmächtig sie auch sich erweist, fragwürdig und problematisch.

Die anhand des neuen psychologischen Paradigmas der Hysterie als notwendig erfahrene ärztliche Selbstkritik bestimmte dann auch die weitere Arzt-Gestaltung im Werk Schnitzlers; neben der Kritik der eigenen Subjektivität war es vor allem die derjenigen seines Vaters, die in die literarische Arzt-Gestaltung mit einging: insbesondere dessen Mangel "an tieferer Menschenkenntnis" (JW, S. 29) und eine "optimistische[] Grundstimmung" (ebd., S. 198), die zur liebenswürdigen Beschwichtigung neigte und sich einer nicht unerheblichen Verdrängungsleistung mitverdankte: als anfang 1886 an der linken Halsseite des Sohnes ein Lymphknoten "allmälig und doch verhältnismäßig rasch fast bis zu Kindsfaustgröße anschwoll" hätte auch der Vater "nach seiner Art von der unbequemen und peinlichen Tatsache, daß ein Familienmitglied und gar sein Sohn wirklich krank sein konnte, am liebsten keine Notiz genommen" (ebd., S. 214); hatte er zuvor doch schon eine Rippenfellentzündung der Tochter, "sowenig geneigt er war, ernstere Erkrankungen in seiner näheren Umgebung [...] nur für möglich zu halten, notgedrungen als vorhanden feststellen" (ebd., S. 192) müssen.

Eine sich zur Lüge steigernde Beschwichtigung, nicht nur einer Schonung des Kranken oder seiner Angehörigen wegen, sondern auch, um sich die eigene Ohnmacht nicht eingestehen zu müssen, nicht selten verbunden mit fehlender Anteilnahme und Empathie, wird an verschiedenen Ärzten kritisiert:

- Der mit dem tuberkulosekranken Schriftsteller Felix (*Sterben*) befreundete Arzt *Alfred* äußert diesem gegenüber, nachdem ihm von einem bekannten Professor die infauste Prognose gestellt worden war: "Ich sag's ja immer, [...] diese großen Kliniker sind alle zusammen keine Psycho-

---

[151] "Scheut Ihr Erinnerung? / Man kann ihr besser nicht die Schauer nehmen, / Als wenn man sie zum Leben wieder weckt" (D 3, S. 192); vgl. Michael Worbs: Nervenkunst. Literatur und Psychoanalyse im Wien der Jahrhundertwende. Frankfurt/M 1983, S. 230: "Mit knappen Worten sind hier die Kerngedanken der kathartischen Methode wiedergegeben". Worbs übersieht jedoch - von einer angenommenen Parallelität Schnitzlers und Freuds ausgehend - die m.E. vom Autor *intendierte* Kritik an Paracelsus. Dessen Satz: 'Ich bin ein Arzt, nur klüger als die andern' mißversteht Worbs als "eine Charakteristik, die möglicherweise zugleich Schnitzlers Anerkennung gegenüber Freud und seine negative Beurteilung der 'traditionellen' Mediziner indirekt ans Ohr der Öffentlichkeit bringen wollte" (ebd.). Mehr noch als die neue, von der Schulmedizin abgelehnte Technik des Paracelsus thematisiert Schnitzlers Stück dessen mit dieser Technik sich verbindende *Subjektivität*. Von Freud selbst wurde der Satz überliefert: "Unlängst war ich in Schnitzlers *Paracelsus* erstaunt, wieviel von den Dingen so ein Dichter weiß" (zit. n. M. Worbs, a.a.O., S. 228). In seiner 1905 erschienenen Schrift *Bruchstück einer Hysterie-Analyse* griff Freud in der Erläuterung des Phänomens des primären Krankheitsgewinns dann explizit auf Schnitzlers *Paracelsus* zurück: "Es scheint, das Leid, mein Kind, das Euch bedrückt, / Ist so durchtränkt von einem jungen Glück, / Daß Ihr nicht um die Welt es missen möchtet" (D 3, S. 198).

logen" (E 1, S. 143). Alfreds "Psychologie" besteht dagegen darin, die Wahrheit dem Kranken bis zuletzt zu verschweigen. Als Felix schon vom Tod gezeichnet aus dem Gebirge zurückkehrt, überspielt Alfred die eigene Erschrockenheit über das Aussehen des Freundes: "Da wären wir ja wieder glücklich zu Hause. Du hast dich ja famos erholt und hoffentlich deine Melancholie in den Bergen gelassen" (ebd., S. 181). Mit dem Fortschreiten der Krankheit wächst jedoch auch sein Unbehagen an dem, was der Kranke, mißtrauisch geworden, als "Schwindel" und "Mätzchen" (ebd., S. 182) des Arztes bezeichnet: "Für ihn [Alfred] war jede Hoffnung dahin. Er merkte wohl, daß nun sowohl für Felix wie für Marie ein Zeitabschnitt begonnen hatte, wie er bei Menschen, welche die tiefsten Erregungen durchgemacht, zuweilen eintritt, ein Zeitabschnitt, in dem es keine Hoffnung und keine Furcht gibt, wo die Empfindung der Gegenwart selbst, dadurch, daß ihr der Ausblick auf die Zukunft und die Rückschau ins Vergangene fehlt, dumpf und unklar ist. Er selbst trat stets mit einem Gefühl schweren Unbehagens in die Krankenstube [...]. Denn endlich mußte ja wieder eine Stunde kommen, wo sie gezwungen waren, an das zu denken, was bevorstand" (ebd., S. 197-198).

- Der von Doktor *Stauber*, dem Hausarzt Anna Rosners (*Der Weg ins Freie*), wegen drohender Komplikationen zur Entbindung hinzugezogene *Professor*, "ein noch ziemlich junger Mann, mit langem, blondem Bart" (E 5, S. 278), versuchte, Georg v. Wergenthin "den Fall in seiner ganzen Eigentümlichkeit zu erläutern [...] und seine Worte träufelten lind und gütig, wie Tropfen eines schmerzstillenden Medikaments" (ebd., S. 277-278). Die Entbindung zieht sich unter Qualen über drei Tage hin: "Aus Annas Zimmer, vor dessen Fenster die Vorhänge sich leise bewegten, kam kein Laut. Der alte Doktor Stauber stand auf der Veranda. Georg eilte hin, mit trockener Kehle. 'Was ist?' fragte er hastig. Doktor Stauber legte ihm die Hand auf die Schulter: 'Es geht ganz gut.' Ein Stöhnen kam von drin, wurde lauter, wurde ein wilder, wütender Schrei. Georg strich sich über die feuchte Stirn, und mit bitterm Lächeln sagte er zum Doktor: 'Das heißen Sie 'Es geht ganz gut'?' Stauber zuckte die Achseln: 'Es steht geschrieben, mit Schmerzen sollst du ... '" (ebd., S. 280).
- Sanatoriumsdirektor *Frank* (*Doktor Gräsler, Badearzt*) ist bestrebt, das Sanatorium "je eher je lieber loszuschlagen, da er die paar Jahre, die ihm noch beschieden wären, in möglichster Entfernung von wirklichen und eingebildeten Kranken zu verbringen und sich von den hunderttausend Lügen zu erholen wünschte, zu denen ihn sein Beruf zeitlebens gezwungen hätte" (E 7, S. 40).
- Und über Medizinalrat *Forlan* (*Theaterroman*), der am offenkundigsten Züge von Schnitzlers Vater trägt, heißt es gleich zu Beginn: "zu beruhigen war seine Kunst, fast sein Genie und gerade der Ängstlichkeit, ja der Verzweiflung gegenüber wußte er sein freundliches Wesen zur heitersten Laune, seine Überredungsgabe zu einer wahren Meisterschaft der Lüge, ja bis zum Glauben an die eigene Wunderkraft zu steigern. Doch sah er sich in seiner Praxis - er behandelte hauptsächlich in Theaterkreisen - bedenklichen oder gar erschütternden Fällen nicht allzu oft gegenüber. Jedenfalls lehnte er es so lange als irgend möglich ab, einen Zustand als schwer oder gar als hoffnungslos zu betrachten, und dies um so entschiedener, je näher, äußerlich oder innerlich, er dem Leidenden stand, vor allem also in seiner eigenen Familie" (RF, S. 137-138).

Auch fehlende Menschenkenntnis - gerade den nächsten Angehörigen gegenüber - im Zusammenhang mit mangelnder Selbsterkenntnis, aufgrund zu starker Selbstbezogenheit (wozu auch eine Flucht in den Beruf gehören kann) oder bequemer Selbstgefälligkeit und -genügsamkeit kennzeichnet bestimmte Charaktere:

- Völlig unerwartet tötet sich eines Nachmittags Doktor *Gräslers* (*Doktor Gräsler, Badearzt*) ihm seit Jahren den Haushalt führende unverheiratete Schwester: "Daß sich unter ihrer gleichmäßig stillen Laune eine linde Schwermut verbergen mochte, war dem Bruder manchmal flüchtig durch den Sinn gegangen, wenn er auch, von Berufspflichten allzusehr in Anspruch genommen, sich nicht weiter darum zu kümmern pflegte" (E 7, S. 10).
- Doktor *Reumann* (*Der einsame Weg*) weiß als vertrauter Hausarzt Gabriele Wegrats, was deren Ehemann und ihr erwachsener Sohn Felix nicht wissen: daß Felix das Kind des Künstlers Julian Fichtner ist. Ihren Tod vor Augen spürt Frau Wegrat, daß "irgend etwas nicht in Ordnung ist"; denn "ist es nicht sonderbar, - unheimlich beinahe, zu denken, daß ein Mensch wie er [Felix] mit offenen Sinnen in der Welt umhergehen und nie erfahren soll, wem er das Licht der Welt verdankt?" (D 5, S. 110). Doktor Reumann wehrt ab: "Eine Lüge, die sich so stark erwiesen hat, daß sie den Frieden eines Hauses tragen kann, ist mindestens so verehrungswürdig als eine Wahrheit, die nichts anderes vermöchte, als das Bild der Vergangenheit zu zerstören, das Gefühl der Gegenwart zu trüben und die Betrachtung der Zukunft zu verwirren" (ebd.). Doch der Verlauf des Dramas, das u.a. mit dem Suizid der Tochter endet, widerlegt den Arzt.
- In der Furcht, eines Tages im Wahnsinn zu versinken, bat Robert (*Flucht in die Finsternis*) seinen Bruder *Otto*, einen anerkannten Nervenarzt, ihn zu töten, sobald dieser den Wahnsinn des Bruders diagnostizieren müsse. In seiner bisweilen überlegen-spöttischen Art geht der Arzt auf die Ängtse seines Bruders nur am Rande ein und übersieht dadurch das sich anbahnende Wahngeschehen. Als Robert einmal ihm gegenüber gewisse "Zwangsvorstellungen" und "Wahnideen" (E 8, S. 196) andeutet, entgegnet dieser nur: "Es mag vielleicht etwas ketzerisch klingen, aber für mich steckt in all den Verrücktheiten - um bei dem populären Ausdruck zu bleiben -, über die der Leidende immer noch eine gewisse Macht behält [...] eine Neigung zur Verspieltheit, zur Unwahrheit, zur Komödianterei, kurz, ein unanständiges Bestreben, [...] unbequeme Verantwortlichkeiten abzulehnen. Ein solches Bestreben hat ja natürlich [...] auch etwas Krankhaftes, aber mit Wahnsinn hat es gewiß nicht das geringste zu tun" (ebd., S. 197). Auf Roberts Frage, ob er sich denn auch sicher sei, die Grenze immer bestimmen zu können, antwortet Otto selbstsicher: "Gewiß bin ich das, sonst hätte ich meinen Beruf längst aufgegeben" (ebd.). Der tragische Ausgang - Robert tötet Otto in der Furcht, von diesem getötet zu werden - widerspricht der vermeintlichen diagnostischen Sicherheit und Selbstzufriedenheit, die den Wahnsinn des Bruders viel zu spät erkennt. Aber auch Doktor *Leinbach*, Roberts Freund aus Jugendtagen, war "immer geneigt, Beschwerden, die man ihm klagte, leicht zu nehmen, und es konnte kaum als sehr beruhigend gelten, daß er alle irgendeinmal schon am eigenen Leib verspürt haben wollte" (ebd., S. 152). Darum erhofft Robert auch von ihm, der doch eigentlich "nicht beruflich begrenzt und sehr ferne davon war, ein Spezialist zu sein" und der doch "besser als jeder andere [...] die Eigentümlichkeit und Schwierigkeit" (ebd., S. 214) seiner Lage hätte erkennen können, vergeblich Verständnis und Hilfe.
- Medizinalrat *Forlan* rät seinem Sohn Rudolf, einem Sekundararzt am Allgemeinen Krankenhaus, "Charcot [...] mit einiger Vorsicht zu gebrauchen, besonders, wo er über Hysterie spricht"; denn gerade "zu diesem Thema wüßten wir praktische Ärzte vielleicht Verläßlicheres zu sagen als die Kliniker, die sich für den *Fall* mehr zu interessieren pflegen als für das *Indivi-*

duum" (RF, S. 137). Doch die Aufmerksamkeit des geschätzten Hausarztes, der auch die "Plauderstunde" (ebd., S. 153) über das Theater zu seinen "ärztlichen Berufspflichten" (ebd., S. 154) zählte, versagt vor der *Individualität* der eigenen Tochter, die schon "manche Woche am Bodensee in einer Heilanstalt für Gemütskranke" verbringen mußte und jetzt nur "ferner Stehenden als völlig genesen gelten" (ebd., S. 138) konnte; deren Situation er nicht wahrnimmt, weil er sie nicht wahrnehmen möchte - wie denn der Sohn den Vater "immer um die Gabe beneidet [hatte], seine Gedanken immer nur in der ihm eben genehmen Richtung weiterlaufen zu lassen" (ebd., S. 155).

Diese wenigen Beispiele zeigen, daß Schnitzler, genausowenig wie im *Paracelsus*, auch im übrigen Werk seine Arzt-Kritik nicht einem vorgängigen Schema folgen ließ. Schnitzler bediente weder das um 1900 beliebt gewordene nostalgische Hausarzt-Klischee[152], noch unterwarf er sich der sterilen Autorität des distanziert agierenden Klinikers. Immer wieder sind es gerade die Hausärzte, die in ihrer Pflege einer das Individuum 'ganzheitlich' berücksichtigen wollenden Konversation zu unverantwortlichen Phrasen neigen:

- Zu Beginn des Schauspiels *Der Ruf des Lebens* ist im Hintergrund das Vorbeimarschieren eines Regiments zu hören, das, um eine angebliche, dreißig Jahre zurückliegende Schuld zu sühnen, verlangt hatte, dorthin gestellt zu werden, wo sie den andern von Nutzen sein würden und wo zugleich ihr eigenes Verderben sicher sei. Auf den kopfschüttelnden Einwand des Forst-Adjunkten Rainer, daß das Vergehen des Regiments nicht einmal unwidersprechlich feststehe, antwortet der Arzt Doktor *Schindler* nur: "Was liegt daran? Mögen sie auch Betrogene oder Narren sein, ihr Entschluß ist groß, und so wird die Menschheit wahrscheinlich ihren Vorteil davon haben" (D 6, S. 101).
- Der alte Doktor *Stauber* erinnert sich der "Epoche, aus der ich eben komme, wo die Begriffe so unwiderruflich festgestanden sind, wo jeder zum Beispiel genau gewußt hat: man hat seine Eltern zu verehren, sonst ist man ein Schuft ... oder: eine wahre Liebe gibt es nur einmal im Leben ... oder: es ist ein Vergnügen für das Vaterland zu sterben [...] wo jeder anständige Mensch irgendeine Fahne hochgehalten, oder wenigstens irgendwas auf sein Banner geschrieben hat" (E 5, S. 169). Das "wenigstens irgendwas" verrät die Austauschbarkeit und damit Beliebigkeit der so substantiell scheinenden und Sicherheit gewährenden - Fiktionen. Das Hochhalten 'irgendeiner' Fahne um des Hochhaltens willen erbt sich fort in der Neigung seines Sohnes, ebenfalls Arzt, "sich an den eigenen Worten zu berauschen" (ebd., S. 34). Daß dieser, die Fahne der Wohlfahrt "ganze[r] Menschengruppen" (ebd., S. 321) hochhaltend, sich einer menschenverachtenden Sozialhygiene verschreibt, scheint in dem fahrlässigen Sprachgebrauch des (hausärztlichen) Vaters mit angelegt.

---

[152] Vgl. Gerd Göckenjan: Kurieren und Staat machen. Gesundheit und Medizin in der bürgerlichen Welt. Frankfurt/M 1985, S. 190-191: "Die Bedrohung der Position des alten Hausarztes gegen Ende des 19. Jahrhunderts darf aber nicht überschätzt werden. Das landläufige Bild des Hausarztes ist wesentlich entstanden durch eine idealisierende Sichtweise. Es ist entstanden, seitdem dieses 'innige Verhältnis' zwischen Arzt und Klientel nicht mehr existiert und nun dem Hausarzt 'unserer Jugenderinnerung' von der Profession überschwenglich nachgeweint wird: '[...] uneigennützig, gemütvoll, freundlich und hilfsbereit - Berater des Hauses, Glied der Familie, Freund der Kinder. Seine Beziehungen zum Kranken waren innig und rein persönlich. Er litt mit ihm, sorgte sich um ihn und hatte seine reine ehrliche Freude bei seiner Genesung.' (Wengler 1909, 3)."

Wenn Forlans hausärztliches Selbstbewußtsein, den 'ganzen' Kranken in seiner Individualität zu berücksichtigen und ihn nicht auf den klinisch objektivierbaren Fall zu reduzieren, durch seine Sorglosigkeit der eigenen Tochter gegenüber infragegestellt wird, dann nicht aufgrund einer Favorisierung der Fall-Perspektive von seiten des Autors. Im Gegenteil. Die Kritik dient der Entfaltung dieses Bewußtseins über die bloße selbstzufriedene Proklamation hinaus. In dem Abschnitt *"Fall* oder *Gestalt?"* konnte gezeigt werden, daß sich Schnitzlers Gestalt-Poetik in der bewußten Kritik der in der Medizin seiner Zeit vorherrschenden Fall-Perspektive entwikkelte, von welcher er auch die eigene frühe *künstlerische* Produktion als zu stark beeinflußt empfand. Dabei bedeutet, wie auch schon das Beispiel des *Paracelsus* zeigte, die Berücksichtigung der Psychologie, bezw. Subjektivität des Kranken nicht von vornherein eine angemessenere und weniger verdinglichendere Haltung des Arztes. In der etwa im gleichen Zeitraum wie *Paracelsus* entstandenen Kurzgeschichte *Der Empfindsame* leidet eine junge Sängerin an Stimmverlust. Schon über zwanzig Ärzte hat sie konsultiert[153], doch konnte keiner eine organische Ursache finden, und auch die, die eine hysterisch-funktionelle Genese vermuteten, ließen es bei Andeutungen[154] bewenden. Erst der vierundzwanzigste, ein anerkannter Professor, der schon im Weggehen begriffen ist, als sie ihn aufsucht, und sie dann mißmutig doch noch untersucht, wird deutlich genug:

> "'Ihnen fehlt nichts', sagte er, 'adieu.' [...] 'Meine Stimme will ich wieder haben.' 'Ihre Stimme, ja, dafür gibt's kein Rezept, das man aufschreiben kann.' [...] 'Aber vielleicht sagen ...' Er, indem er den Hut in die Hand nimmt: 'Sagen, ja. [...] Einen Liebhaber ...' [...] so wie dieser Mann mußte man mir's sagen. Das war deutlich. Ich spürte ja wieder in dem Augenblick, da ich es hörte, daß mir dasselbe schon viele, möglicherweise alle gesagt hatten. Aber so beiläufig, so ohne wissenschaftlichen Ernst. Und die meisten mit so schlecht verhehltem Egoismus. Der aber sagte jene Worte in einem Ton, mit dem er auch hätte sagen können: 'Chinin oder Zyankali ...' Das erstemal hatte ich einen ärztlichen Rat bekommen, und noch während ich die Treppe hinunterstieg, war ich fest entschlossen, ihn zu befolgen." (E 2, S. 117)

Sie nimmt sich Fritz und ihre Stimme kehrt langsam wieder zurück. Nachdem dieser seine Funktion erfüllt hat und sie "auf drei Jahre mit steigender Gage für erste Partien engagiert" (ebd., S. 118) wurde, verabschiedet sie ihn brieflich - worüber er nicht hinwegkommt und sich erschießt. Problematisch ist nicht nur die Haltung der Sängerin, die die Gefühle eines anderen bewußt für die eigene Genesung instrumentalisiert, sondern auch die des Arztes, der diese Instrumentalisierung 'verschreibt'[155], ohne sich über deren mögliche Konsequenzen im klaren zu sein.

---

[153] "Ich bin gepinselt, elektrisiert, geätzt, massiert worden [...]." (E 2, S. 115)

[154] "Sie sind eben nervös, es wäre gut, wenn Sie heirateten [...]." (E 2, S. 115)

[155] "[...] wenn ich nicht immer daran hätte denken müssen, daß Du mir eigentlich verschrieben worden bist!" (E 2, S. 117)

Schluß: *Ärztliche Elemente* im System der Diätetik

"Die Medizin beschäftigt den ganzen Menschen, weil sie sich mit dem ganzen Menschen beschäftigt."[1]

"Nun aber reckte er die Stirn hervor wie aus gefährlichem Nebeldunst und fühlte den Willen und die Kraft in sich, wieder gesund und - endlich wahr zu werden."[2]

Schnitzler fehlte in seiner Gestaltung jener erhobene Zeigefinger und jene moralisierend-herablassende Selbstgerechtigkeit, zu der manche Interpreten sich seinen Charakteren gegenüber berechtigt glauben. Denn zu sehr gestaltete er in ihnen auch zumindest Anteile und Erfahrungen oder auch Möglichkeiten seiner selbst. Sein literarisches Werk (einschließlich seines Tagebuchs) kann darum *auch* als eine Schule kathartischer Selbsterkenntnis gelesen werden.

Von hier aus ergibt sich eine weitere Perspektive auf die "Doppelgängerschaft" Schnitzlers und Freuds: beide durchliefen, um etwa sechs Jahre versetzt, weitgehend unter denselben Lehrern eine der damals modernsten Medizinischen Schulen; beide verfolgten interessiert und engagiert die Ergebnisse der französischen Neurologie, praktizierten unter deren Einfluß Hypnose und Suggestion, und wandten sich dann unabhängig voneinander und auf unterschiedliche Weise wieder davon ab, und, wenn auch von verschiedenen Prämissen ausgehend, der *Sprache* im weitesten Sinn zu. Freud formte die kathartische Hypnose Breuers um zu einer kathartischen Psychoanalyse mittels Sprache - darum lasen sich für ihn manche seiner Krankengeschichten auch wie *Novellen*; Schnitzler - so die These - gewann im literarischen (sprachlichen) Kunstwerk ein Medium kathartischer Diagnostik - darum nannte er seine Werke auch *Diagnosen*.

Sowohl Schnitzler als auch Freud gingen in ihrer psychologischen Naturforschung wesentlich von eigenen Erfahrungen aus; beider Erforschung allgemeiner ('ewiger') 'Gesetze' war mitbegründet in ihrer Selbsterkenntnis: "Psychoanalyse erlernt man zunächst am eigenen Leib, durch das Studium der eigenen Persönlichkeit" (GW XI, S. 12); und: "Der Weg zur Befolgung der Mahnung γνωθι σεαυτον führt durch das Studium seiner eigenen, scheinbar zufälligen Handlungen und Unterlassungen" (GW IV, S. 236). So hatte Freud selbst schon in der um die Jahrhundertwende erschienenen *Traumdeutung* in der Erläuterung der allgemeinen Traumgesetze auf eigene Träume zurückgreifen können:

---

1 HA IX, S. 361
2 E 8, S. 185

"Eigentümlichkeiten des Materials, an dem ich die Traumdeutung erläutere, haben mir auch diese Veröffentlichung schwer gemacht. [...] ich hatte nur die Wahl zwischen den eigenen Träumen und denen meiner in psychoanalytischer Behandlung stehenden Patienten. Die Verwendung des letzteren Materials wurde mir durch den Umstand verwehrt, daß hier die Traumvorgänge einer unerwünschten Komplikation durch die Einmengung neurotischer Charaktere unterlagen. Mit der Mitteilung meiner eigenen Träume aber erwies sich als untrennbar verbunden, daß ich von den Intimitäten meines psychischen Lebens fremden Einblicken mehr eröffnete, als mir lieb sein konnte und als sonst einem Autor, der nicht Poet, sondern Naturforscher ist, zur Aufgabe fällt. Das war peinlich, aber unvermeidlich; ich habe mich also darein gefügt, um nicht auf die Beweisführung für meine psychologischen Ergebnisse überhaupt verzichten zu müssen [...]." (GW II/III, S. VII-VIII)

Neben Freuds "Selbstanalyse als Paradigma der Heilkunde"[3] könnte m.E. auch Schnitzlers kathartisch gestaltete *Selbsterkenntnis* paradigmatische Geltung beanspruchen.

Die Differenz zwischen Schnitzler und Freud wird andererseits besonders deutlich an ihrer unterschiedlichen Einschätzung der Dichtung. Unterschied Schnitzler idealtypisch zwischen kathartischer und nicht-kathartischer Literatur - in seinen Worten zwischen dem Werk des *Dichters* als des "fließende[n] Spiegel[s] der Welt" (AuB II, S. 28) und dem des *Literaten*, der in "den Reflexen des Daseins" nur "spielen" (ebd.; S. 237) könne - so war für Freud Dichtung in jedem Fall eine Form der Neurose. Darum gelangt man von Freud aus auf eine der hier vorgetragenen teilweise genau entgegengesetzten Interpretation. Der mit Schnitzler befreundete Freud-Schüler Theodor Reik lieferte sie bereits 1913 in seiner Studie *Arthur Schnitzler als Psycholog*: hierin behandelte er die Gestalten im literarischen Werk Schnitzlers als "gelöste Teile seines Ichs, Abspaltungen seiner Persönlichkeit"[4] und schloß darum vom Seelenleben der Charaktere unmittelbar auf das ihres Autors. Dichtung als eine Form der Kunst und damit der "sublimierteste[n] Form der narzißtischen Entfaltung"[5] ist für den Psychoanalytiker "nur der Ersatz für die Tat, für die völlige Triebbefriedigung, welche uns das Leben versagt und die Kultur verbietet".[6] Kunst sei ursprünglich der Magie verwandt. Wie "der Wilde"[7] das Tier beschwöre, welches er malt, und sich dadurch vor ihm zu schützen glaube, so beschwöre der "Dichter, welcher den Mörder der Geliebten schildert [...], die in ihm drängende Versuchung und wehrt die ihr entsprechende Strafe ab. Dadurch erreicht er eine Lösung seiner psychischen Stauung, er hat sich wenigstens für eine gewisse Zeit von der Macht des Wunsches und der folgenden Unheilserwartung befreit. [...] Die Dichter wie die Wilden und die Neurotiker überschätzen die psychische Aktion. Sie räumen ihr den gleichen Platz wie der wirklichen Tat ein [...]."[8] Den wesentlichen Unterschied zwischen dem Dichter und dem Neurotiker sah Reik in dem "verschiedenen Verhältnis, das beider Phantasien ihrer Wirkung nach haben [...]. Während das Zwangsdenken, welches ebenso wie die Beschäftigung des Dichters mit seinem Stoff

[3] Heinz Schott: Zauberspiegel der Seele. Sigmund Freud und die Geschichte der Selbstanalyse. Göttingen 1985, S. 153

[4] Theodor Reik: Arthur Schnitzler als Psycholog. Mit einer Einleitung und Anmerkungen hrsg. von Bernd Urban. Frankfurt/M 1993, S. 29

[5] A.a.O., S. 223

[6] A.a.O.; vgl. auch an gleicher Stelle: "Die Machtentfaltung im Kunstwerke und seine Wirkung bildet für den Künstler das Surrogat für das entschwindende lebendige Wirken der Persönlichkeit. In sie rettet sich nun die Ichbesetzung."

[7] A.a.O., S. 226

[8] A.a.O., S. 226-227

regressiv Taten vertritt, völlig unsozial ist, ja als ein Mißbrauch des Denkens bezeichnet werden muß, ist das in feste Formen gebrachte Phantasiegebilde des Dichters oder Philosophen geeignet, auf uns zu wirken, uns die Illusion des Lebens und der Notwendigkeit zu geben, ja alle unsere latenten Gefühle zu entbinden [...]."[9] Schnitzler sei durch sein (unbewußtes) *Abreagieren* in der Dichtung einer manifesten Zwangsneurose entgangen.

Die *kathartische Methode*, von der Freud später sagte, sie sei "der unmittelbare Vorläufer der Psychoanalyse und trotz aller Erweiterungen der Erfahrung und aller Modifikation der Theorie immer noch als Kern in ihr enthalten" (GW XIII, S. 409), bestimmte so auch das psychoanalytische Verständnis der Kunst. Schnitzler widersprach diesem Verständnis nicht grundsätzlich, schränkte jedoch dessen Absolutheitsanspruch ein: die Methoden Freuds bedeuteten "nicht den einzigen und allein selig machenden Weg, sondern einen unter anderen [...], der in das Geheimnis dichterischen Schaffens, zuweilen aber auch daran vorbei in Vagheit oder Irrtum führt" (Br II, S. 38). Freuds Leistung bestand mit darin, *klinisch* begreifbar gemacht zu haben, wie krank *Verdrängung* - Unwahrhaftigkeit im weitesten Sinn - machen kann; seine Grenze lag m.E. in seinem strengen Determinismus und psychologischen Physikalismus, der die Ethik konsequent aus den Naturprozessen ausklammert und damit die ethische Dimension der *Katharsis* selbst - nicht nur ihrer möglichen Folgen - unterschlägt. Freuds Determinismus widerspricht der Vorstellung einer (möglichen) *Heilkraft* von Literatur, die mehr wäre als unbewußte "Entladung" in einer "mit großen Affektbeträgen" ausgestatteten "Spielwelt" (GW VII, S. 214), und die gelegentlich in dem von der Antike bis in die Mitte des 19. Jahrhunderts reichenden System der Diätetik (*sex res non naturales*) in einem ordnenden Bezug der Literatur auf den Bereich der Affekte gesehen wurde.[10] So auch von dem Kunst-Morphologen Goethe, der in *Wilhelm Meisters Wanderjahre* den Arzt Flavio berichten ließ: "Hier nun konnte die edle Dichtkunst abermals ihre heilenden Kräfte erweisen. Innig verschmolzen mit Musik heilt sie alle Seelenleiden aus dem Grunde" (HA VIII, S. 206).

Diätetik bedeutet, daß *Gesundheit* nie nur Ergebnis bewußtloser Organfunktionen ist, sondern als eine *auch* spezifisch menschliche Leistung und Haltung immer auch Ausdruck der Lebens-Stilisierung im ganzen.[11] Gesundheit ist nicht das Ganze, aber von ihm, zu dessen Wesen es gehört, nie wirklich *ganz* zu sein, mitgebildet. Literatur zielt, ob intendiert oder nicht, auf dieses Ganze[12]; schärft oder lähmt die Wahrnehmung seiner selbst, drängt zur Wahr-

---

9 A.a.O., S. 53

10 Dietrich v. Engelhardt: Medizin in der Literatur der Neuzeit. Bd. 1. Darstellung und Deutung. Hürtgenwald 1991, S. 353-366

11 Vgl. Heinrich Schipperges: art. *Diätetik*. In: Eduard Seidler (Hrsg.): Wörterbuch medizinischer Grundbegriffe. Eine Einführung in die Heilkunde in 86 Artikeln. Freiburg Basel Wien 1979, S. 65-68; ders.: Kosmos Anthropos. Entwürfe zu einer Philosophie des Leibes. Stuttgart 1981; ders.: Tugenden im Programm der diätetischen Lebensführung. In: H-J Braun (Hrsg.): Ethische Perspektiven: 'Wandel der Tugenden'. Zürich 1989, S. 111-125

12 Vgl. Thomas Stearns Eliot: Religion und Literatur. In: ders.: Essays I. Kultur und Religion, Bildung und Erziehung, Gesellschaft, Literatur, Kritik. Frankfurt/M 1988, S. 147: "Und wenn wir auch als Leser unsere religiösen und moralischen Überzeugungen abtrennten und unsere Lektüre nur als Unterhaltung ansähen oder [...] als ästhetisches Vergnügen, so würde ich doch betonen, daß der Autor, was auch immer seine bewußten Absichten beim Schreiben sein mögen, in Wahrheit keine solchen Unterscheidungen kennt. Der Schriftsteller, der ein Werk der Einbildungskraft schreibt, versucht - ob er es weiß oder nicht - uns im ganzen, als menschliche Wesen, anzusprechen, und wir werden auch im ganzen, als menschliche Wesen, angerührt, ob wir wollen oder

haftigkeit oder verführt zur Illusion. Schnitzler 'wiederholte' in einem an der Antike Orientierung suchenden Wien der Jahrhundertwende den platonisch anmutenden Satz von der *reinigenden Kraft der Wahrheit.*[13] Für Platon *reinigte* Wahrheit zugleich ethisch, psychologisch und medizinisch[14], insofern sie Sophrosyne bewirkte: "a set of beliefs, knowledge, appetites, and virtues beautifully and harmoniously intercombined".[15]

Bei Schnitzler findet sich alles andere als ein dem Freudschen vergleichbares kohärentes theoretisches Katharsis-Modell. Doch gab er dem Kern seines Denkens in Formulierungen Ausdruck, die einen auch von ihm gesehenen Zusammenhang von *Gesundheit* und *Wahrheit*, bezw. heilsamer *Reinigung durch Wahrheit* nahelegen können:

- Schnitzler war sich einer möglichen Kränkung durch Wahrheit bewußt. Doch anders als Freud, der von den drei *narzißtischen Kränkungen*[16] der Menschheit durch die wissenschaftlichen Entdeckungen von Kopernikus, Darwin und ihm selbst gesprochen hatte, war Schnitzler vielleicht auch hier noch zu sehr Arzt, solche Kränkungen nur metaphorisch zu verstehen. Denn wenn Wahrheit nicht 'reinigend' wirken konnte, war dies für ihn Ausdruck einer nicht nur peripheren, sondern "im Innersten" kranken Konstellation: "Epochen, in denen die Wahrheit nicht nur gefährlich werden kann für diejenigen, die sie aussprechen, sondern auch für diejenigen, die sie hören, sind im Innersten ungesund" (AuB II, S. 98).
- Entsprechend der Vorstellung von fließenden Übergängen zwischen *gesund* und *krank* bezeichneten auch bei Schnitzler *Hysterie* und *Wahn* nicht nur fest abgrenzbare klinische Phänomene, sondern ubiquitär anzutreffende Elemente der Pathologien der großen Mehrheit. Elemente, in denen sich physiologisches und ethisches Ungenügen teilweise trafen. So waren für ihn hysterische Affekte charakterisiert durch "die teils willkürliche, teils unwillkürliche Übersteigerung des Gefühls, das Komödiantische im Ausdruck des Gefühls und den Zwang zu diesen beiden: zur Übersteigerung sowohl als zum Komödiantischen" (AuB I, S. 58) - also durch bewußte und unbewußte Unwahrhaftigkeit sich selbst und anderen gegenüber. Auch der Wahn mußte aus seiner Sicht "nicht immer eine Geisteskrankheit" (ebd., S. 54) sein, sondern galt ihm oft genug nur als bequeme Maske[17] oder Flucht.[18] Eine mögliche soziale Dimension einer Wahnentwicklung zeigte Schnitzler beispielhaft in der Erzählung *Flucht in die Finsternis*: Roberts zunehmender Wirklichkeitsverlust bis hin zum manifesten Wahn scheint hier kein von vornherein schicksalhaft feststehender 'asozialer' Naturablauf zu sein, sondern ein Geschehen, das mitverschuldet wird nicht nur durch eigenes Fehlverhalten, sondern auch durch das

---

nicht. [...] Die Tatsache, daß unsere Lektüre nicht nur jenes unbestimmte Etwas, unseren *literarischen Geschmack*, angeht, sondern unmittelbar, wenn auch mit vielen anderen Einflüssen vermengt, auf unser ganzes Sein wirkt, wird wohl am besten durch eine gewissenhafte Überprüfung der Geschichte unserer persönlichen literarischen Bildung beleuchtet."

13 Pedro Lain Entralgo: The Therapy of the Word in Classical Antiquity. Edited and translated by L. J. Rather and John M. Sharp. Foreword by Walter F. Ong. New Haven London, S. 136, verweist auf Platons *Phaidros* 244 a-e und faßt zusammen: "The truth cleans and heals: this is the essence of Platonic thought about verbal *katharsis*."

14 A.a.O., S. 128

15 A.a.O., S. 125

16 GW XII, S. 3-12

17 AuB I, S. 54: "Was uns als Größenwahn erscheint, ist nicht immer eine Geisteskrankheit; - oft genug ist es nur die bequeme Maske eines Menschen, der an sich verzweifelt."

18 A.a.O., S. 53: "Manche flüchten sich in den Wahnsinn wie andere in den Tod; - und beides kann sowohl Mut als Feigheit gewesen sein."

der Ärzte Leinbach (seines Freundes) und Otto (seines Bruders), der Geliebten Alberta und Paula, und der Freunde im Kaffehaus:

> "Wenn ich ihr [Paula] früher begegnet wäre, hätte es mir geholfen? Wäre ich ein anderer geworden, ein Gesünderer, ein Besserer, als ich heute bin? War mir mein Dasein von Beginn an vorgezeichnet? Oder hab' ich irgendeinmal die Wahl gehabt - die Wahl zwischen Schwäche und Stärke, zwischen Gesundheit und Kranksein, zwischen Klarheit und Verwirrung? Aber war denn schon etwas entschieden? Nein. Untrüglich wußte er's mit einemmal, daß ihm die Wahl noch immer in die Hand gegeben war; aber freilich nicht mehr für lange ... [...]. Es war ihm zumute wie einem Genesenden. [...] Von seinem eigenen Leben gleichsam im Stich gelassen, im Innersten leer geworden, hatte er allzu willig, ja, mit einer gewissen Selbstgefälligkeit eine Art Rolle für sich zu spielen begonnen, die wachsende Gewalt über ihn erlangt und allmählich gedroht hatte, sein innerstes Wesen zu verstören. Nun aber reckte er die Stirn hervor wie aus gefährlichem Nebeldunst und fühlte den Willen und die Kraft in sich, wieder gesund und - endlich wahr zu werden." (E 8, S. 184-185)

Aus verschiedenen Gründen scheitert er jedoch und unterliegt der in ihm aufsteigenden 'Finsternis'. Bezogen auf die Gesellschaft waren für Schnitzler Antisemitismus und Militarismus sozial akzeptierte kollektive Wahnformen: Gebilde einer teils selbstverschuldet krankhaft gestörten Wirklichkeitswahrnehmung.

- Schnitzler sah die geistige Atmosphäre seiner Zeit gekennzeichnet durch "Unsachlichkeit [...] Unwahrhaftigkeit und [...] Snobismus" (AuB II, S. 226), drei für ihn zumeist austauschbare Begriffe, die im genauen Gegensatz zu den von ihm als "absolut" (AuB I, S. 52) bezeichneten Tugenden standen: zu "Sachlichkeit, Mut und Verantwortungsgefühl" (ebd.), bezw. "Wahrheitsdrang, geistige[m] Mut und Treue" (ebd.). Der "Snobismus" galt ihm dabei als "die Weltkrankheit unserer Epoche" (JW, S. 17), als eine "in unserer Zeit so verbreitete Erkrankung der Seele, daß man ihm fast einen epidemischen oder endemischen Charakter zusprechen und ihn nicht unzutreffend z.B. mit der Tuberkulose vergleichen könnte" (AuB I, S. 92). Auch im Snobismus traf sich für ihn ein ethischer mit einem klinischen Mangel: er sah als "Wurzeln der Pflanze Snobismus [...] Feigheit, Eitelkeit und Dummheit" (AuB II, S. 159). So konnte der Snobismus als eine Form jener Erkrankungen gelten, in die man aus der Verantwortung fliehen könne.[19] Die Psychoanalyse als eine Psychologie des Unbewußten war für Schnitzler stets in Gefahr, durch eine Überbewertung des Unbewußten pathogene Verantwortungsflucht zu legitimieren: "Das Unbewußte fängt nicht so bald an, als man glaubt, oder manchmal aus Bequemlichkeit zu glauben vorgibt (ein Fehler, dem die Psychoanalytiker nicht immer entgehen)" (AuB III, S. 103). Wo Psychoanalyse die Elimination von Verantwortung theoretisch begründete, war sie für Schnitzler darum nur ein weiterer Ausdruck des überall drohenden Snobismus.[20] Schnitzlers Konzeption des Halbbewußtseins als einer "Art fluktuierendes Zwischenland zwischen Bewußtem und Unbewußtem" (ebd.) war ein primär ethisch motiviertes theoretisches Antidot gegen den psychoanalytischen Snobismus. Hier wird die Schnitzlersche *Heilkraft* von

---

19 AuB I, S. 48: "Es gibt allerlei Flucht aus Verantwortung: Es gibt eine Flucht in den Tod, eine Flucht in die Krankheit und endlich eine Flucht in die Dummheit. Die letzte ist die gefahrloseste und bequemste, denn auch für kluge Leute pflegt der Weg nicht so weit zu sein, als sie sich gerne einbilden möchten."

20 So lobte er 1923 einen Roman mit den Worten: "Kein Schwindel, keine Mystik, keine Psychoanalyse - also ohne Snobismus irgendwelcher Art." (Tgb. 7.01.1923, S. 12)

Literatur am greifbarsten; denn der Snobismus hatte "im Literarischen [...] keinen gefährlicheren Feind als die Seelenkunde" (AuB II, S. 111) - die Seelenkunde gerade des Dichters: "Die Begrenzungen zwischen Bewußtem, Halbbewußtem und Unbewußtem so scharf zu ziehen, als es überhaupt möglich ist, darin wird die Kunst des Dichters vor allem bestehen" (AuB III, S. 103). Dichtung als ein Ort der Bewußtseinsklärung war darum zugleich ein Ort der Verantwortungsschärfung: eine diätetisch-ethische Absage an eine pathogene Verantwortungsverkennung.

Schnitzlers theoretische Überlegungen wurden legitimiert in seiner m.E. fast wichtigeren künstlerischen Praxis. Die "ärztlichen Elemente" seiner Natur, die sich "um so entschiedener" (JW, S. 92) hätten entwickeln können, je weiter er von der ärztlichen Praxis sich entfernt und in der dichterischen Praxis sich ausgebildet hatte, werden hier interpretiert als *kathartische* und *empathische* Elemente. Schon der junge Schnitzler charakterisierte den Arzt idealiter als denjenigen, "der *sehen* lernen muß wie kein anderer, in das Geheimnis des Organischen sich am tiefsten einschleicht" und der darum "in den Reihen der Vorurteilslosen am weitesten vorangeschritten sein" (MS, S. 173-174) müßte, und beklagte bitter, daß viele, gerade junge Ärzte "unter dem Banne der reaktionärtsen aller Ideen" (ebd., S. 175) stünden. So werde zwar der technische Fortschritt - die Entdeckung "neue[r] Bazillen und neue[r] Medikamente" (ebd., S. 176) etwa - weiterlaufen, doch bleibe die "*ethische* Seite" (ebd.) des Arzt-Seins daneben unberücksichtigt. Und auch der Fünfzigjährige problematisierte diese Seite in *Professor Bernhardi*, wenn er den Assistenten Bernhardis sagen läßt: "Welche Verblendung treibt uns, Sie dazu, Ärzte, Menschen, gewohnt an Sterbebetten zu stehen, uns, denen ein Einblick in wirkliches Elend, in das Wesentliche aller Erscheinungen gegönnt ist, [...] diesen jämmerlichen Schwindel mitzumachen, [...] und Ihren Blick beharrlich vom Kern der Dinge abzuwenden, und aus kleinlichen Rücksichten der Tagespolitik einen Mann im Stich zu lassen, der nichts weiter getan hat als das Selbstverständliche!" (D 8, S. 240-241).

Schnitzlers Vorurteilslosigkeit bewährte sich primär an ihm selbst: in einer künstlerisch gestalteten kathartischen Selbsterkenntnis, die über eine bloße narzißtische Nabelschau ("Autopsychologie") hinaus allgemeine zeitkritische Bedeutung gewinnen konnte: "Kakanien hat keinen energischeren und bewußteren Kritiker gehabt als Arthur Schnitzler und keinen verständnisinnigeren Freund. [...] Schnitzlers Klarsinn schaute tiefer in die Welt und in Österreich hinein als Musils Tiefsinn und als Karl Kraus' lodernder Zorn [...]."[21] Kakaniens Sozialpathologie - "Was Ihnen Wahn ist, ist für andere das Element, in dem sie leben" (D 2, S. 235) - diagnostizierte er, z.T. vor autopathographischem Hintergrund, in den Pathologien seiner Charaktere: von innen heraus, nicht von oben herab; empathisch, nicht entrüstet; kritisch, nicht spöttisch oder verächtlich. Schnitzler, der stets "Über der Zeit stehn -; nicht 'mit ihr gehn' (im Journalisten-, Politiker- und Spekulantentakt)" (Br II, S. 561) wollte und der die "ewigen seelischen Conflicte[]" (ebd.) zu gestalten versuchte, war, vielleicht gerade im kritischen Blick auf dies vermeintlich "Ewige" an ihm selbst, immer auch ein aktuelles soziales und politisches Ärgernis: *Das Märchen* (1893), die erste große Premiere (*auch* seiner Selbstkritik), wurde

---

21 Jean Améry: Inmitten des alten Österreich - Arthur Schnitzler. In: Literatur und Kritik 151 (1981), S. 43/44

auch der erste Skandal; Zeitungen schrieben von "brutaler Cochonnerie"[22] und beklagten die "furchtbare sittliche Verwahrlosung"[23] des Autors - und nach zwei Aufführungen wurde das Stück auch wieder abgesetzt. *Freiwild* (1896), das den Unsinn der Institution des Duells zeigt, wurde erst abgelehnt und dann nur unter Störungen aufgeführt. Der *Grüne Kakadu* (1899) mußte auf Intervention des Hofes vom Spielplan verschwinden. *Reigen* (1900), sein berüchtigstes Stück, wurde in Wien nach einem Tumult polizeilich verboten und in Berlin erhob man gegen die Direktion, den Regisseur und die Schauspieler Anklage wegen "Erregung öffentlichen Ärgernisses", die jedoch mit einem Freispruch für alle endete. Für *Leutnant Gustl* (1900), der Innenperspektive des "bedeutsamen Sozialcharakter[s] seiner Zeit"[24], wurde Schnitzler von einem "Ehrengericht" der Offiziersrang entzogen, weil er die "Standesehre"[25] verletzt und das "Ansehen der österr. ung. Armee geschädigt und herabgesetzt"[26] habe. Und *Professor Bernhardi* (1912), für Schnitzler eine österreichische "Charakterkomödie" (Br II, S. 1), konnte, so die Wiener Polizeidirektion, "wegen der zu wahrenden öffentlichen Interessen nicht zugelassen werden".[27]

Schnitzlers Bestreben und Vermögen, wahr gegenüber sich selbst zu sein, war wohl auch der Hauptgrund für sein außergewöhnliches Sich-Einfühlen-Können in das Seelenleben eines Wahnsinnigen (*Flucht in die Finsternis*), eines gekränkten, antisemitischen Offiziers (*Leutnant Gustl*), einer narzißtischen jungen Frau (*Fräulein Else*), eines unheilbar kranken, zwischen Stoik und Panik schwankenden Schriftstellers (*Sterben*), einer vereinsamenden Gouvernante (*Therese*), einer ihren Sohn inzestuös liebenden Witwe (*Frau Beate und ihr Sohn*) oder eines alternden Abenteurers und Lebemanns (*Casanovas Heimfahrt*).

Für den Psychoanalytiker geht "der eigentliche Genuß des Dichtwerkes aus der Befreiung von Spannungen in unserer Seele" (GW VII, S. 223) hervor. Dichtung als eine "plastisch dargestellte Wunschbefriedigung verdrängter Regungen"[28] bleibt aus seiner Sicht jedoch für Autor wie Leser im Bereich des Neurotischen: die "Dichter wie die Wilden und die Neurotiker überschätzen die psychische Aktion. Sie räumen ihr den gleichen Platz wie der wirklichen Tat ein."[29] In der hier vorgeschlagenen und auf Schnitzlers Unterscheidung zwischen dem Werk des *Dichters* und dem des *Literaten* beruhenden Interpretation - vor dem Hintergund der Schnitzlerschen Reinheitssemantik - beruht die Wirkung der Dichtung zwar auch wesentlich auf der seelischen Leistung ihres Autors, bleibt aber nicht in jedem Fall im Bereich bequemer, verantwortungsscheuer, pathologischer Illusion. Die mit den Mitteln der Kunst ausgebildeten *ärztlichen Elemente* des Autors Schnitzler können für den Leser zu *therapeutischen* werden, wo sie, in des Autors Neigung zur Wahrhaftigkeit begründet, die des Lesers unterstützen, för-

---

22 Zit. n. Hartmut Scheible: Arthur Schnitzler. Mit Selbstzeugnissen und Bilddokumenten. Reinbek 1976, S. 48

23 Zit. n. a.a.O.

24 A.a.O., S. 80

25 Zit. n. a.a.O., S. 84

26 Zit. n. a.a.O.

27 Zit. n. Hans-Ulrich Lindken: Arthur Schnitzler. Aspekte und Akzente. Materialien zu Leben und Werk. Frankfurt/M Bern New York 1984, S. 102

28 Th. Reik, a.a.O., S. 226

29 A.a.O., S. 227

dern, oder auf sie drängen. Eine "gewisse Lebensstrenge, die *weh* tut"[30], empfand Thomas Mann am Werk Schnitzlers und fügte hinzu: "Es mag vom Ärztlichen herrühren, - das Unempfindliche, Unerbittliche [...]."[31] In seiner Rezension von Bernheims *Die Suggestion und ihre Heilwirkung* (1888) bezog sich Schnitzler explizit auf die "Heilkraft der Phantasie" (MS, S. 215). Seine persönliche *und* ärztliche Entwicklung kann u.a. als Überwindung einer bloß suggestiven durch eine kritisch-kathartische "Heilkraft der Phantasie" gesehen werden.

"Die Medizin beschäftigt den ganzen Menschen, weil sie sich mit dem ganzen Menschen beschäftigt" (HA IX, S. 361). *Ganzheitlichkeit* ist gegenwärtig gerade in der Medizin zu einem Schlagwort geworden, das, je plakativer, um so wirkungsloser "einer sich immer weiter vom Menschen entfernenden ärztlichen Theorie und Praxis"[32] entgegengehalten wird. Eine den "ganzen Menschen" umfassen wollende Anthropologie, bezw. anthropologische Medizin kommt heutzutage oft "über bloße Addition und Apposition vollkommen heteronomer Inhalte"[33] nicht mehr hinaus und ist darin Ausdruck einer Fragmentierung der Wirklichkeitserfahrung, die auch Jaspers 1958 in der Eröffnungsrede der 100. Versammlung der Gesellschaft Deutscher Naturforscher und Ärzte vor Augen hatte, wenn er feststellte: "Während die realen Dinge in der Welt deutlicher wurden als je, hat sich die Wirklichkeit verdunkelt [...]."[34] Jaspers sah hier nun gerade den Arzt, "der den Forscher in sich zum Bewußtsein seiner Grenzen zwingt, nichts als unbefragt selbstverständlich stehenläßt, und der dem Philosophen in sich durch Besinnung die Führung gibt", in der Lage, "angesichts der tödlichen Gefahren durch die Folgen der Technik und durch Irrlichter, stellvertretend für alle den Weg [zu] finden heraus aus dem Gefängnis beschränkten Verstandesdenkens. Vielleicht sind Ärzte berufen, das Zeichen zu geben."[35] Jaspers Hoffnung erinnert entfernt an die des jungen Schnitzler, daß gerade der Arzt, "der *sehen* lernen muß wie kein anderer, in das Geheimnis des Organischen sich am tiefsten

---

30 Thomas Mann: Rede und Antwort. Über eigene Werke, Huldigungen und Kränze: über Freunde, Weggefährten und Zeitgenossen. Nachwort von Helmut Koopmann. Gesammelte Werke in Einzelbänden. Bd. 19. Frankfurter Ausgabe. Hrsg. von Peter de Mendelssohn. Frankfurt/M 1984, S. 474

31 A.a.O.

32 Axel Bauer: Bemerkungen zur Verwendung des Terminus *Anthropologie* in der Medizin der Neuzeit (16.-19. Jahrhundert). In: Eduard Seidler (Hrsg.): Medizinische Anthropologie. Beiträge für eine Theoretische Pathologie. Berlin Heidelberg New York 1984, S. 52

33 A.a.O., S. 52: "Daß jedenfalls beim Auftauchen des Wortes *'Anthropologie'* und seiner Ableitungen stets eine Portion Skepsis angebracht ist, legt uns neben der Geschichte auch die unmittelbare Gegenwart nahe: Während der Arbeit an diesem Manuskript erhalten wir den Verlagsprospekt für ein 1983 erscheinendes *'Medizinisches Sachwörterbuch'*. Darin bezeichnet der Autor als *'die anthropologischen Grundlagen der Medizin'*, welche in seinem Werk den Vorrang haben sollen, *'die Molekularbiologie, die Zytogenetik, die Immunologie und die medizinische Psychologie, die sog. Psychosomatik bzw. psychoanalytische Diagnose und Therapie'*, ohne die *'eine menschennaturgemäße Medizin nicht fortschreiten kann und eine effiziente patient centered medicine nicht möglich ist'*. Ein solches Unterfangen kann nach unserer Auffassung über bloße Addition und Apposition vollkommen heteronomer Inhalte nicht hinauskommen, sondern mündet - den historischen Vorbildern nach zu urteilen - in eine anthropologische Sackgasse. Es scheint, als sei der Terminus *'Anthropologie'* ein wahrhaftes Danaergeschenk, auch wenn wir ihn gerade nicht der griechischen Antike zur Last legen können."

34 Karl Jaspers: Der Arzt im technischen Zeitalter. München 1986, S. 56

35 A.a.O.

einschleicht" (MS, S. 174-175), daß "gerade der [...] in den Reihen der Vorurteilslosen am weitesten vorangeschritten sein" (ebd., S. 175) müßte.

Ärztliche Tätigkeit hat wie kaum eine andere die Bereitschaft zur Selbstkritik *nötig*. In einer Zeit, in der sich das Bild des Arztes verdunkeln konnte, wie nie zuvor, muß die Vorurteilslosigkeit des Arztes sich selbst gegenüber beginnen - den Implikationen der eigenen Techniken wie den möglichen Abgründen der eigenen Subjektivität gegenüber. Ärzte können ein "Zeichen" geben, wenn sie das apollinische γνωθι σεαυτον, das der allgemeinen Natur des Menschen wie der persönlichen Eigenart des Einzelnen gilt, nicht in kollegialer Selbstbeweihräucherung verflüchtigen lassen, sondern als eine Mahnung begreifen, auch das Unangenehme und Unbequeme in der Selbstwahrnehmung nicht zu scheuen; wenn sie sich nicht nur im Positiven, sondern zuerst selbst "im ganzen" und "ganzheitlich" in den Blick zu bekommen lernen. In dieser Hinsicht war die Schnitzlersche literarische Diagnostik, innerhalb ihres spezifischen historischen Kontexts, m.E. kein unbedeutendes *Zeichen*.

Abkürzungen

AuB	Aphorismen und Betrachtungen. Bde. 1-3. Hrsg. v. Robert O. Weiss. Frankfurt/M 1993
Br I	Nickl, Therese / Schnitzler, Heinrich (Hrsgg.): Arthur Schnitzler. Briefe 1875-1912. Frankfurt/M 1981
Br II	Braunwarth, Peter M. / Miklin, Richard / Pertlik, Susanne / Schnitzler, Heinrich (Hrsgg.): Arthur Schnitzler. Briefe 1913-1931. Frankfurt/M 1984
D	Schnitzler, Arthur: Das dramatische Werk in chronologischer Ordnung. Bde. 1-3 und 5-10 (die Bde. 4,11 und 12 sind noch nicht erschienen). Frankfurt/M 1993-1996
DW	Schnitzler, Arthur: Das Wort. Tragikomödie in fünf Akten. Fragment. Aus dem Nachlaß hrsg. und eingeleitet von Kurt Bergel. Frankfurt/M 1966
E	Schnitzler, Arthur: Das erzählerische Werk in chronologischer Ordnung. Bde. 1-12. Frankfurt/M 1988-1992
FG	Schnitzler, Arthur: Frühe Gedichte. Hrsg. und eingeleitet von Herbert Lederer. Berlin 1969
Freud B	Freud, Sigmund: Briefe 1873 - 1939. Hrsg. von Ernst und Lucie Freud. 3. korrig. Aufl. Frankfurt/M 1980
Freud WF	Freud, Sigmund: Aus den Anfängen der Psychoanalyse. Briefe an Wilhelm Fließ. Abhandlungen und Notizen aus den Jahren 1887 - 1902. Frankfurt/M 1975
GW	Freud, Sigmund: Gesammelte Werke. 18 Bände. Bd. 1-17 London 1940-1952. Bd. 18 Frankfurt/M 1960
HA	Goethe, Johann Wolfgang v.: Werke. Hamburger Ausgabe in 14 Bänden. Hrsg. von Erich Trunz. München 1988
HB	Daviau, Donald (Hrsg.): The Letters of Arthur Schnitzler to Hermann Bahr. Edited, annotated, and with an introduction by Donald G. Daviau. Chapel Hill 1978
HvH	Nickl, Therese / Schnitzler, Heinrich (Hrsgg.): Hugo von Hofmannsthal - Arthur Schnitzler. Briefwechsel. Frankfurt/M 1983
JW	Schnitzler, Arthur: Jugend in Wien. Eine Autobiographie. Hrsg. von Therese Nickl und Heinrich Schnitzler. Mit einem Nachwort von Friedrich Torberg. Frankfurt/M 1981
MS	Schnitzler, Arthur: Medizinische Schriften. Zusammengestellt und mit einem Vorwort von Horst Thomé. Frankfurt/M 1991
OB	Seidlin, Oskar (Hrsg.): Der Briefwechsel Arthur Schnitzler - Otto Brahm. Hrsg., eingeleitet und erläutert von Oskar Seidlin. Tübingen 1975
OW	Nickl, Therese / Schnitzler, Heinrich (Hrsgg.): Arthur Schnitzler - Olga Waissnix. Liebe, die starb vor der Zeit. Ein Briefwechsel. Mit einem Vorwort von Hans Weigel. Wien München Zürich 1970
RBH	Fliedl, Konstanze (Hrsg.): Arthur Schnitzler - Richard Beer-Hofmann. Briefwechsel 1891-1931. Wien Zürich 1992
RF	Schnitzler, Arthur: Roman-Fragment. Hrsg. von Reinhard Urbach. In: Literatur und Kritik 13 (1967), S. 135-183
Stud.	Breuer, Josef / Freud, Sigmund: Studien über Hysterie. Einleitung von Stavros Mentzos. Frankfurt/M 1991
Tgb.	Schnitzler, Arthur: Tagebuch 1879-1930. Hrsg. von der Kommission für literarische Gebrauchsformen der Österreichischen Akademie der Wissenschaften, Obmann: Werner Welzig. Wien 1981-1997 (Zitate aus den Tagebüchern werden mit

	Abkürzung, Datierung und Seitenangabe aus dem jeweiligen Band in Klammern gekennzeichnet)
TM	Krotkoff, Hertha (Hrsg.): Arthur Schnitzler - Thomas Mann. Briefe. In: Modern Austrian Literature 7, I,II (1974), S. 1-33
ÜP	Schnitzler, Arthur: Über Psychoanalyse. Hrsg. von Reinhard Urbach. In: Protokolle 2 (1976), S. 277-284

Bibliographie

1. Quellen

a) Werke, Autobiographie, Tagebücher und Notizen Arthur Schnitzlers

Das Wort. Tragikomödie in fünf Akten. Fragment. Aus dem Nachlaß hrsg. und eingeleitet von Kurt Bergel. Frankfurt/M 1966

Roman-Fragment. Hrsg. von Reinhard Urbach. In: Literatur und Kritik 13 (1967), S. 135-183

Frühe Gedichte. Hrsg. und eingeleitet von Herbert Lederer. Berlin 1969

Zug der Schatten. Drama in neun Bildern (unvollendet). Aus dem Nachlaß hrsg. und eingeleitet von Francoise Derré. Frankfurt/M 1970

Notizen zu Lektüre und Theaterbesuchen (1879-1927). Hrsg. von Reinhard Urbach. In: Modern Austrian Literature 6, 3/4 (1973), S. 7-39

Über Psychoanalyse. Hrsg. von Reinhard Urbach. In: Protokolle 2 (1976), S. 277-284

Der Schleier der Beatrice und andere Dramen. Das dramatische Werk, Bd. 3. Frankfurt/M 1978

Komödie der Verführung und andere Dramen. Das dramatische Werk, Bd. 8. Frankfurt/M 1979

Jugend in Wien. Eine Autobiographie. Hrsg. von Therese Nickl und Heinrich Schnitzler. Mit einem Nachwort von Friedrich Torberg. Frankfurt/M 1981

Tagebuch: Tagebuch 1879-1892; Tagebuch 1893-1902; Tagebuch 1903-1908; Tagebuch 1909-1912; Tagebuch 1913-1916; Tagebuch 1917-1919; Tagebuch 1920-1922; Tagebuch 1923-1926; Tagebuch 1927-1930. Hrsg. von der Kommission für literarische Gebrauchsformen der Österreichischen Akademie der Wissenschaften, Obmann: Werner Welzig. Wien 1981-1997

Das erzählerische Werk in chronologischer Ordnung:

Sterben. Erzählungen (1880-1892). (Bd. 1). Frankfurt/M 1992

Komödiantinnen. Erzählungen (1893-1898). (Bd. 2). Frankfurt/M 1990

Frau Berta Garlan. Erzählungen (1899-1900). (Bd. 3). Frankfurt/M 1989

Der blinde Geronimo und sein Bruder. Erzählungen (1900-1907). (Bd. 4). Frankfurt/M 1989
Der Weg ins Freie. Roman (1908). (5). Frankfurt/M 1990
Die Hirtenflöte. Erzählungen (1909-1912). (Bd. 6). Frankfurt/M 1988
Doktor Gräsler, Badearzt. Erzählung (1914). (Bd. 7). Frankfurt/M 1989
Flucht in die Finsternis. Erzählungen (1917). (Bd. 8). Frankfurt/M 1989
Die Frau des Richters. Erzählungen (1923-1924). (Bd. 9). Frankfurt/M 1990
Traumnovelle (1925). (Bd. 10). Frankfurt/M 1992
Ich. Erzählungen (1926-1931). (Bd. 11). Frankfurt/M 1992
Therese. Chronik eines Frauenlebens (1928). (Bd. 12). Frankfurt/M 1992

Das dramatische Werk in chronologischer Ordnung:

Anatol. Dramen (1889-1891). (Bd. 1). Frankfurt/M 1993
Freiwild. Dramen (1892-1896). (Bd. 2). Frankfurt/M 1994
Das Vermächtnis. Dramen (1897-1898). (Bd. 3). Frankfurt/M 1994
Lebendige Stunden. Dramen (1900-1904). (Bd. 5). Frankfurt/M 1994
Zwischenspiel. Dramen (1905-1909). (Bd. 6). Frankfurt/M 1994
Der junge Medardus. Drama (1909). (Bd. 7). Frankfurt/M 1996
Das weite Land. Dramen (1909-1912). (Bd. 8). Frankfurt/M 1993
Komödie der Worte. Dramen (1914-1916). (Bd. 9). Frankfurt/M 1993
Die Schwestern oder Casanova in Spa. Dramen (1919-1924). (Bd. 10). Frankfurt/M 1993

Medizinische Schriften. Zusammengestellt und mit einem Vorwort von Horst Thomé. Frankfurt/M 1991
Aphorismen und Betrachtungen. Bd. 1. Buch der Sprüche und Bedenken. Aphorismen und Fragmente. Hrsg. v. Robert O. Weiss. Frankfurt/M 1993
Aphorismen und Betrachtungen. Bd. 2. Der Geist im Wort und der Geist in der Tat. Bemerkungen und Aufzeichnungen. Hrsg. v. Robert O. Weiss. Frankfurt/M 1993
Aphorismen und Betrachtungen. Bd. 3. Über Kunst und Kritik. Materialien zu einer Studie, Methoden und Kritisches. Hrsg. v. Robert O. Weiss. Frankfurt/M 1993

b) Briefe und Briefwechsel

Adamek, Heinz P. (Hrsg.): Hedy Kempny - Arthur Schnitzler. Das Mädchen mit den dreizehn Seelen. Eine Korrespondenz ergänzt durch Blätter aus Hedy Kempnys Tagebuch sowie durch eine Auswahl ihrer Erzählungen. Reinbek 1984
Bergel, Kurt (Hrsg.): Georg Brandes und Arthur Schnitzler. Ein Briefwechsel. Hrsg. und mit einer Einleitung versehen von Kurt Bergel. Berkely - Los Angeles 1956
Berlin, Jeffrey B. / Lindken, Hans-Ulrich (Hrsgg.): Theodor Reiks unveröffentlichte Briefe an Arthur Schnitzler. Unter Berücksichtigung einiger Briefe Reiks an Richard Beer-Hofmann. In: Literatur und Kritik 173/174 (1983), S. 182-197
Braunwarth, Peter M. / Miklin, Richard / Pertlik, Susanne / Schnitzler, Heinrich (Hrsgg.): Arthur Schnitzler. Briefe 1913-1931. Frankfurt/M 1984
Daviau, Donald (Hrsg.): The Letters of Arthur Schnitzler to Hermann Bahr. Edited, annotated, and with an introduction by Donald G. Daviau. Chapel Hill 1978

Daviau, Donald / Johns, Jorn B. (Hrsgg.): The Correspondance of Arthur Schnitzler and Raoul Auernheimer with Raoul Auernheimer's Aphorisms. Chapel Hill 1978

Fliedl, Konstanze (Hrsg.): Arthur Schnitzler - Richard Beer-Hofmann. Briefwechsel 1891-1931. Wien Zürich 1992

Krotkoff, Hertha (Hrsg.): Arthur Schnitzler - Thomas Mann. Briefe. In: Modern Austrian Literature 7, I,II (1974), S. 1-33

Nickl, Therese / Schnitzler, Heinrich (Hrsgg.): Arthur Schnitzler - Olga Waissnix. Liebe, die starb vor der Zeit. Ein Briefwechsel. Mit einem Vorwort von Hans Weigel. Wien München Zürich 1970

--- dies. (Hrsgg.): Arthur Schnitzler. Briefe 1875-1912. Frankfurt/M 1981

--- dies. (Hrsgg.): Hugo von Hofmannsthal - Arthur Schnitzler. Briefwechsel. Frankfurt/M 1983

Schnitzler, Heinrich (Hrsg.): Sigmund Freud. Briefe an Arthur Schnitzler. In: Die Neue Rundschau 66 (1955), S. 95-106

--- ders. (Hrsg.): Rainer Maria Rilke und Arthur Schnitzler. Ihr Briefwechsel. Mit Anmerkungen versehen und veröffentlicht von Heinrich Schnitzler. In: Wort und Wahrheit 13 (1958), S. 283-298

Seidlin, Oskar (Hrsg.): Der Briefwechsel Arthur Schnitzler - Otto Brahm. Hrsg., eingeleitet und erläutert von Oskar Seidlin. Tübingen 1975

Urbach, Reinhard (Hrsg.): Arthur Schnitzler - Franz Nabl. Briefwechsel. In: Studium Generale 24 (1971), S. 1256-1270

--- ders. (Hrsg.): Karl Kraus und Arthur Schnitzler. Eine Dokumentation von Reinhard Urbach. In: Literatur und Kritik 49 (1979), S. 513-530

Urban, Bernd (Hrsg.): Vier unveröffentlichte Briefe Arthur Schnitzlers an den Psychoanalytiker Theodor Reik. In: Modern Austrian Literature 10, III,IV (1975), S. 236-247

Wagner, Renate (Hrsg.): Der Briefwechsel Arthur Schnitzlers mit Max Reinhardt und dessen Mitarbeitern. Salzburg 1971

2. Verwendete Literatur

Abels, Norbert: Sprache und Verantwortung. Überlegungen zu Arthur Schnitzlers Roman *Der Weg ins Freie*. In: Hartmut Scheible (Hrsg.): Arthur Schnitzler in neuer Sicht. München 1981, S. 142-162

Ackerknecht, Erwin H.: Geschichte der Medizin. 4. durchges. Aufl. von 'Kurze Geschichte der Medizin'. Stuttgart 1979

Alexander, Theodor W.: Aspects of Imagery in Schnitzler: Color and Light. In: Journal of the International Arthur Schnitzler Research Association 3, 2 (1964), S. 4-15

--- ders.: The Author's Debt to the Physician: Aphonia in the Works of Arthur Schnitzler. In: Journal of the International Arthur Schnitzler Research Association 4, 4 (1965), S. 4-16

--- ders.: Schnitzler and the Inner Monologue. A Study in Technique. In: Journal of the International Arthur Schnitzler Research Association 6, 2 (1967), S. 4-20

--- ders.: Arthur Schnitzler's Use of Mirrors. In: Seminar 14 (1978), S. 187-194.

Allen, Richard: An Annotated Arthur Schnitzler Bibliography. Editions and Criticism in German, French, and English 1879 - 1965. Chapel Hill 1967

Allerdissen, Rolf: Arthur Schnitzler: Impressionistisches Rollenspiel und skeptischer Moralismus in seinen Erzählungen. Bonn 1985

Alter, Marie P.: The Concept of Physician in the Writings of Hans Carossa and Arthur Schnitzler. Bern Frankfurt 1971

--- dies.: Schnitzler's Physician: An Existential Character. In: Journal of the International Arthur Schnitzler Research Association 4, 3 (1971), S. 7-23

Althaus, Horst: Zwischen Monarchie und Republik. Schnitzler - Hofmannsthal - Kraus - Musil. München 1976

Améry, Jean: Inmitten des alten Österreich - Arthur Schnitzler. In: Literatur und Kritik 151 (1981), S. 37-45

Ammerlahn, Hellmut: Goethe und Wilhelm Meister, Shakespeare und Natalie: die klassische Heilung des kranken Königssohns. In: Jahrbuch des Freien Deutschen Hochstifts 1978, S. 47-84

Anz, Thomas: Der schöne und der häßliche Tod. Klassische und moderne Normen literarischer Diskurse über den Tod. In: Karl Richter und Jörg Schönert (Hrsgg.): Klassik und Moderne. Die Weimarer Klassik als historisches Ereignis und Herausforderung im kulturgeschichtlichen Prozeß. Stuttgart 1983, S. 409-432

--- ders.: Gesund oder krank? Medizin, Moral und Ästhetik in der deutschen Gegenwartsliteratur. Stuttgart 1989

Ariès, Philippe: Studien zur Geschichte des Todes im Abendland. München 1981

--- ders.: Geschichte des Todes. München 1982

Aristoteles: Poetik. (Griechisch / Deutsch). Übersetzt und hrsg. von Manfred Fuhrmann. Stuttgart 1982

Aspetsberger, Friedbert: Arthur Schnitzlers *Der Weg ins Freie*. In: Sprachkunst 4 (1973), S. 65-80

Aurnhammer, Achim: Selig, wer in Träumen stirbt. Das literarische Leben und Sterben von *Fräulein Else*. In: Euphorion 77 (1983), S. 500-510

Bahr, Ehrhard (Hrsg.): Johann Wolfgang Goethe: Wilhelm Meisters Lehrjahre. Erläuterungen und Dokumente. Stuttgart 1982

Bahr, Hermann: Dialog vom Tragischen. In: Neue Deutsche Rundschau (Freie Bühne) 14 (1903), S. 716-736

--- ders.: Die Saat Goethes. In: ders.: Um Goethe. Berlin 1917, S. 39-43

--- ders.: Dialog vom Marsyas. In: ders. Kulturprofil der Jahrhundertwende. Essays von Hermann Bahr. Auswahl und Einführung von Heinz Kindermann zum 100. Geburtstag des Dichters. Hrsg. vom Land Oberösterreich und von der Stadt Linz. Wien 1962, S. 21-61

--- ders.: Zur Überwindung des Naturalismus. Theoretische Schriften 1887-1904. Ausgewählt, eingeleitet und erläutert von Gotthart Wunberg. Stuttgart Berlin Köln 1968

Bareikis, Robert: Arthur Schnitzler's *Fräulein Else*. A Freudian Novella? In: Literature and Psychology 19 (1969), S. 19-32

Bauer, Axel: Bemerkungen zur Verwendung des Terminus *Anthropologie* in der Medizin der Neuzeit (16.-19.Jahrhundert). In: Eduard Seidler (Hrsg.): Medizinische Anthropologie. Beiträge für eine Theoretische Pathologie. Berlin Heidelberg New York 1984, S. 32-55

--- ders.: Die Krankheitslehre auf dem Weg zur naturwissenschaftlichen Morphologie. Pathologie auf den Versammlungen Deutscher Naturforscher und Ärzte von 1822 - 1872. Stuttgart 1989

Bauer, Roger: Hermann Bahr und die 'décadence'. In: Margret Dietrich (Hrsg.): Hermann-Bahr-Symposion 'Der Herr aus Linz'. Linz 1987, S. 25-31.

Baumann, Gerhart: Arthur Schnitzler. Die Tagebücher. Vergangene Gegenwart - Gegenwärtige Vergangenheit. In: Modern Austrian Literature 10, 3/4 (1977), S. 143-162

Beetz, Wolfgang: Die Rolle des Arztes, der Krankheit und der medizinischen Wissenschaft im Werk Arthur Schnitzlers. Med. Diss., Münster 1974

Beharriel, Frederick J.: Schnitzler's Anticipation of Freud's Dream Theory. In: Monatshefte für Deutschen Unterricht, Deutsche Sprache und Literatur 45 (1953), S. 81-89.

--- ders.: Freuds Doppelgänger. In: Literatur und Kritik 19 (1967), S. 546-555

--- ders.: Schnitzler's *Fräulein Else*. 'Reality' and Invention. In: Modern Austrian Literature 10/3-4 (1977), S. 247-264

Benedikt, Moritz: Aus meinem Leben. Erinnerungen und Erörterungen. Wien 1906

Bergel, Kurt: Einleitung. In: ders. (Hrsg.): Georg Brandes und Arthur Schnitzler. Ein Briefwechsel. Hrsg. und mit einer Einleitung versehen von Kurt Bergel. Berkely Los Angeles 1956, S. 11-51

Berger, Alfred Freiherr v.: Wahrheit und Irrtum in der Katharsistheorie des Aristoteles. In: Matthias Luserke (Hrsg.): Die Aristotelische Katharsis. Dokumente ihrer Deutung im 19. und 20. Jahrhundert. Mit einer Einleitung hrsg. von Matthias Luserke. Hildesheim Zürich New York 1991, S. 128-156

Berlin, Jeffrey B.: The Element of 'Hope' in Arthur Schnitzler's *Sterben*. In: Seminar 10 (1974), S. 38-49

--- ders.: An Annotated Arthur Schnitzler Bibliography 1965-1977. With an Essay on the Meaning of the 'Schnitzler-Renaissance'. Foreword by Sol Liptzin. München 1977

Bernard, Claude: Introduction à l'étude de la médecine expérimentale. Paris 1865

Bernays, Jacob: Grundzüge der verlorenen Abhandlung des Aristoteles über Wirkung der Tragödie. Eingeleitet von Karlfried Gründer. Hildesheim New York 1970

Bernfeld, Siegfried / Cassirer Bernfeld, Suzanne: Bausteine der Freud-Biographik. Eingel., hrsg. und übers. von Ilse Grubrich-Simitis. Frankfurt/M. 198

Bittrich, Dietmar: Der Blick aus dem Fenster. Zu einem Motiv in Schnitzler's *Sterben*. In: Philobiblon 25 (1981), S. 119-124

Blume, Bernhard: Das nihilistische Weltbild Arthur Schnitzlers. Stuttgart 1936

Bölsche, Wilhelm: Die naturwissenschaftlichen Grundlagen der Poesie. Prolegomena einer realistischen Ästhetik. Leipzig 1887

Boerner, Peter: Johann Wolfgang von Goethe. Mit Selbstzeugnissen und Bilddokumenten. Reinbek 1964

Boetticher, Dirk v.: 'Schließlich ist es ja Ihr bestes Buch, Sie Schmutzfink'. Spiegelungen der *Reinheit* im Werk Arthur Schnitzlers. Kritik und Provokation. In: Wirkendes Wort 1 (1997), S. 14-31

Bohnen, Klaus: Arthur Schnitzler - 'Renaissance'? Ein Wort zur Einführung. In: Text und Kontext 10 (1982), S. 215-219

Borgard, Thomas: Naturwissenschaft und Dichtung. Aus Anlaß von Monika Ficks Studie zum Monismus in der Literatur der Jahrhundertwende. In: Internationales Archiv für Sozialgeschichte der deutschen Literatur 20 (1995), S. 192-208

Brandes, Georg: Schnitzler-Medaillon. In: Der Merker 9 (1912), S. 337

Breuer, Josef / Freud, Sigmund: Studien über Hysterie. Einleitung von Stavros Mentzos. Frankfurt/M 1991

Broch, Hermann: Hofmannsthal und seine Zeit. In: ders.: Schriften zur Literatur 1. Kritik. Kommentierte Werkausgabe. Hrsg. von Paul Michael Lützeler. Bd. 9/1. Frankfurt/M 1975, S. 111-284

Charpa, Ulrich (Hrsg.): Literatur und Erkenntnis. Texte zum Streit zwischen Dichtung und Wissenschaft. Stuttgart 1988

Christian, Paul: Das Personverständnis im modernen medizinischen Denken. Tübingen 1952

Colin, Amy: Time, Death, ans Secrets in Arthur Schnitzler's *Therese: Chronik eines Frauenlebens*. In: Modern Austrian Literature 25, 3/4 (1992), S. 215-239

Condrau, Gion: Die Bedeutung des Wortes in der Psychotherapie. In: ders. (Hrsg.): Die Psychologie des 20. Jahrhunderts. Bd. XV. Transzendenz, Imagination und Kreativität. Religion, Parapsychologie, Literatur und Kunst. Zürich 1979, S. 994-1001

Corbin, Alain: Kulissen. In: Michelle Perrot (Hrsg.): Geschichte des privaten Lebens. Bd. 4. Von der Revolution zum Großen Krieg. Frankfurt/M. 1992, S. 419-629

Dangel, Elsbeth: Wiederholung als Schicksal. Arthur Schnitzlers Roman *Therese. Chronik eines Frauenlebens*. München 1985

Daviau, Donald: Introduction. In: ders. (Hrsg.): The Letters of Arthur Schnitzler to Hermann Bahr. Edited, annotated, and with an introduction by Donald G. Daviau. Chapel Hill 1978, S. 1-53

--- ders.: Der Mann von Übermorgen. Hermann Bahr 1863-1934. Wien 1984

--- ders.: Hermann Bahr und die Tradition. In: Margret Dietrich (Hrsg.): Hermann-Bahr-Symposion 'Der Herr aus Linz'. Linz 1987, S. 33-50

Derré, Francoise: L' oeuvre d'Arthur Schnitzler. Imagerie viennoise et problèmes humains. Paris 1966

Diepgen, Paul: Geschichte der Medizin. Die Historische Entwicklung der Heilkunde und des ärztlichen Lebens. II. Band: I. Hälfte: Von der Medizin der Aufklärung bis zur Begründung der Zellularpathologie (etwa 1740 - etwa 1858). 2. erg. u. erw. Aufl. Berlin 1959

--- ders.: Geschichte der Medizin. Die Historische Entwicklung der Heilkunde und des ärztlichen Lebens. II. Band: II. Hälfte: Die Medizin vom Beginn der Zellularpathologie bis zu den Anfängen der modernen Konstitutionslehre (etwa 1858 - 1900). Mit einem Ausblick auf die Entwicklung der Heilkunde in den letzten 50 Jahren. 2. durchges. Aufl. Berlin 1965

Diersch, Manfred: Empiriokritizismus und Impressionismus. Über Beziehungen zwischen Philosophie, Ästhetik und Literatur um 1900 in Wien. 2. Aufl. Berlin 1977

Dietl, Joseph: Praktische Wahrnehmungen nach den Ergebnissen im Wiedner-Bezirkskrankenhaus. In: Zschr. d. k. k. Gesellsch. der Ärzte zu Wien. 1. Jg. 2. Bd. Wien 1845, S. 9-26

Doppler, Alfred: Wirklichkeit im Spiegel der Sprache. Aufsätze zur Literatur des 20. Jahrhunderts in Österreich. Wien 1975

--- ders.: 'Der Ästhet als Bösewicht-?' (Schnitzlers Schauspiel *Der einsame Weg*). In: Modern Austrian Literature 12,1 (1979), S. 1-18

--- ders.: Der Wandel der Darstellungsperspektive in den Dichtungen Arthur Schnitzlers. Mann und Frau als soziopsychologisches Problem. In: Giuseppe Farese (Hrsg.): Akten des Internationalen Symposiums 'Arthur Schnitzler und seine Zeit'. Bern Frankfurt/M New York 1985, 41-59

--- ders.: Geschichte im Spiegel der Literatur. Aufsätze zur österreichischen Literatur des 19. und 20. Jahrhunderts. Innsbruck 1990

Duden, Barbara: Geschichte unter der Haut. Ein Eisenacher Arzt und seine Patientinnen um 1730. Stuttgart 1987

Duhamel, Roland: Schnitzler und Nietzsche. In: Amsterdamer Beiträge zur neueren Germanistik 4 (1975), S. 1-25

Eckermann, Johann Peter: Gespräche mit Goethe in den letzten Jahren seines Lebens. Hrsg. von Fritz Bergemann. Frankfurt/M 1981

Eilert, Heide: Abschied von Kythera? Zu Arthur Schnitzlers *Komödie der Verführung* und der Rokoko-Rezeption des Fin de siècle. In: Sprachkunst 22 (1991), S. 215-229

Elias, Nobert: Über die Einsamkeit der Sterbenden in unseren Tagen. Frankfurt/M. 1982

Eliot, Thomas Stearns: Religion und Literatur. In: ders.: Essays I. Kultur und Religion, Bildung und Erziehung, Gesellschaft, Literatur, Kritik. Frankfurt/M 1988, S. 141-155

Ellenberger, Henry F.: Die Entdeckung des Unbewußten. 2 Bde. Bern Stuttgart Wien 1973

Engelhardt, Dietrich v.: Medizin in der Literatur der Neuzeit. Bd. 1. Darstellung und Deutung. Hürtgenwald 1991

Engelhardt, Dietrich v. / Schipperges, Heinrich: Die inneren Verbindungen zwischen Medizin und Philosophie im 20. Jahrhundert. Darmstadt. 1980

Farese, Giuseppe: Untergang des Ich und Bewußtsein des Endes bei Arthur Schnitzler. In: Literatur und Kritik 161/62 (1982), S. 25-32

Fischer, Brigitte B.: Sie schrieben mir - oder was aus meinem Poesiealbum wurde. München 1981

Fischer, Paul: Goethe-Wortschatz. Ein sprachgeschichtliches Wörterbuch zu Goethes sämtlichen Werken. Leipzig 1929

Flashar, Hellmut: Die medizinischen Grundlagen der Lehre von der Wirkung der Dichtung in der griechischen Poetik. In: Hermes 84 (1956): S. 12-48

--- ders.: Rez. von: Boekel, Cornelis W. v. (1957): Katharsis. Een filologische reconstructie van de psychologie van Aristoteles omtrent het gevoelsleven. Diss. Nijmegen 1957. In: Gnomon 31 (1959), S. 210-216

--- ders.: art. "Katharsis". In: Joachim Ritter und Karlfried Gründer (Hrsgg.): Historisches Wörterbuch der Philosophie. Bd. 4. Basel Stuttgart 1976, S. 784-786

Fliedl, Konstanze: Merkbuch und Memento: *Der Weg ins Freie*. In: Schnitzler, Arthur: Der Weg ins Freie. Roman. Hrsg. und mit einem Nachwort von Konstanze Fliedl. Salzburg Wien 1995, S. 447-476

--- dies.: Arthur Schnitzler. Poetik der Erinnerung. Wien Köln Weimar1997

Foltin, Lore B.: The Meaning of Death in Schnitzler's Works In: Herbert W. Reichert und Hermann Salinger (Hrsgg.): Studies in Arthur Schnitzler. Chapel Hill 1963, S. 35-44

Fontana, Oskar Maurus: Arthur Schnitzler (1862-1931) In: Grosse Österreicher. Neue Österreichische Biographie ab 1815. Bd. XIV. Zürich Leipzig Wien 1960, S. 129-136

Freeman, Thomas: Leutnant Gustl: A Case of Male Hysteria? In: Modern Austrian Literature 25, 3/4 (1992), S. 41-51

Freud, Ernst / Freud, Lucie / Grubrich-Simitis, Ilse (Hrsgg.): Sigmund Freud. Sein Leben in Bildern und Texten. Mit einer biographischen Skizze von K.R. Eissler. Frankfurt/M 1989

Freud, Sigmund: Gesammelte Werke. 18 Bände. Bd. 1-17 London 1940-1952. Bd. 18 Frankfurt/M 1960

--- ders.: Aus den Anfängen der Psychoanalyse. Briefe an Wilhelm Fließ. Abhandlungen und Notizen aus den Jahren 1887 - 1902. Frankfurt/M 1975

--- ders.: Briefe 1873 - 1939. Hrsg. von Ernst und Lucie Freud. 3. korrig. Aufl. Frankfurt/M 1980

--- ders.: Der Moses des Michelangelo. Schriften über Kunst und Künstler. Einleitung von Peter Gay. Frankfurt/M 1993

--- ders.: Der Wahn und die Träume in W. Jensens *Gradiva*. Mit dem Text der Erzählung von Wilhelm Jensen und Sigmund Freuds Randbemerkungen. Hrsg. und eingeleitet von Bernd Urban. Frankfurt/M 1995

Fritsche, Alfred: Dekadenz im Werk Arthur Schnitzlers. Bern Frankfurt/M 1974

Fromm, Erich: Sigmund Freuds Psychoanalyse - Größe und Grenzen. München 1981

Frühwald, Wolfgang: Gesundheit und Krankheit. Über den Zusammenhang von Medizin, Literatur und Geisteswissenschaft. In: Münchner Medizinische Wochenschrift 134 (1992), S. 36-42

Gadomski, Ursula: Ärztliche Fragen im Werk Arthur Schnitzlers. Med. Diss., Heidelberg 1970

Gauger, Hans-Martin: Sprache und Sprechen im Werk Freuds. In: ders.: Der Autor und sein Stil. 12 Essays. Stuttgart 1988, S. 129-169

Gay, Peter: 'Ein gottloser Jude'. Sigmund Freuds Atheismus und die Entwicklung der Psychoanalyse. Frankfurt/M 1988

--- ders.: Freud. Eine Biographie für unsere Zeit. Frankfurt/M 1989

Gebsattel, Viktor-Emil Freiherr v.: Zur Sinnstruktur der ärztlichen Handlung. In: Karl E. Rothschuh (Hrsg.): Was ist Krankheit? Erscheinung, Erklärung, Sinngebung. Darmstadt 1975, S. 233-255

Geißler, Rolf: Experiment und Erkenntnis. Überlegungen zum geistesgeschichtlichen Ort des Schnitzlerschen Erzählens. In: Modern Austrian Literature 19,1 (1986), S. 49-62

Göckenjan, Gerd: Kurieren und Staat machen. Gesundheit und Medizin in der bürgerlichen Welt. Frankfurt/M 1985

Goethe, Johann Wolfgang v.: Werke. Hamburger Ausgabe in 14 Bänden. Hrsg. von Erich Trunz. München 1988

Gorsen, Peter: Literatur und Psychopathologie heute. Zur Genealogie der grenzüberschreitenden bürgerlichen Ästhetik. In: Winfried Kudszus (Hrsg.): Literatur und Schizophrenie. Theorie und Interpretation eines Grenzgebiets. Tübingen 1977, S. 13-68

Grabes, Herbert: Speculum, mirror und looking-glass. Tübingen 1973

Grote, Katja: Der Tod in der Literatur der Jahrhundertwende. Der Wandel der Todesthematik in den Werken Arthur Schnitzlers, Thomas Manns und Rainer Maria Rilkes. Frankfurt/M Berlin Bern 1996

Gründer, Karlfried: Jacob Bernays und der Streit um die Katharsis. In: Matthias Luserke (Hrsg.): Die Aristotelische Katharsis. Dokumente ihrer Deutung im 19. und 20. Jahrhundert. Mit einer Einleitung hrsg. von Matthias Luserke. Hildesheim Zürich New York 1991, S. 352-385

Hacker, Friedrich: Im falschen Leben gibt es kein richtiges. In: Literatur und Kritik 163/64 (1982), S. 36-44.

Hahn, Peter: Die Entwicklung der psychosomatischen Medizin. In: Heinrich Balmer (Hrsg.): Die Psychologie des 20. Jahrhunderts. Bd. I. Die Europäische Tradition. Tendenzen, Schulen, Entwicklungslinien. Zürich 1976, S. 932-952

Hauser, Arnold: Sozialgeschichte der Kunst und Literatur. München 1972

Hausner, Henry H.: Die Beziehungen zwischen Arthur Schnitzler und Sigmund Freud. In: Modern Austrian Literature 3,2 (1970), S. 48-61

Held, Klaus: Einleitung. In: Husserl, Edmund: Phänomenologie der Lebenswelt. Ausgewählte Texte II. Mit einer Einleitung hrsg. von Klaus Held. Stuttgart 1986, S. 5-53

Hinck, Valeria: Träume bei Arthur Schnitzler (1862 bis 1931). Köln 1986

Hirsch, Albert: Johann Ritter v. Oppolzer, 405-407 In: Allgemeine Deutsche Biographie, Bd. 24. Leipzig 1887, S. 405-407

Hirsch, Rudolf: Paracelsus und Dr. Schnitzler. In: Modern Austrian Literature 10, 3/4 (1977), S. 163-167

Höpfner, Felix: Wissenschaft wider die Zeit. Goethes Farbenlehre aus rezeptionsgeschichtlicher Sicht. Mit einer Bibliographie zur Farbenlehre. Heidelberg 1990

Hofmannsthal, Hugo v.: Briefe 1890-1901. Berlin 1935

--- ders.: Briefe 1900-1909. Wien 1937

--- ders.: Prosa I. Gesammelte Werke in Einzelausgaben hrsg. von Herbert Steiner. 2. Aufl. Frankfurt/M 1956

--- ders.: Prosa II. Gesammelte Werke in Einzelausgaben hrsg. von Herbert Steiner. 2. Aufl. Frankfurt/M 1959

--- ders.: Aufzeichnungen. Gesammelte Werke in Einzelausgaben hrsg. von Herbert Steiner. 2. Aufl. Frankfurt/M 1959

--- ders.: Reden und Aufsätze II: 1914-1924. Gesammelte Werke in zehn Einzelbänden, hrsg. von Bernd Schoeller in Beratung mit Rudolf Hirsch. Frankfurt/M 1979

Hoppe, Klaus D.: Psychoanalytic Remarks on Schnitzler's *Fräulein Else*. In: Journal of the International Arthur Schnitzler Research Association 3,1 (1964), S. 4-8

Huber, Lothar: Robert Musils Törless und die Krise der Sprache. In: Sprachkunst 4 (1973), S. 91-99

Husserl, Edmund: Das Problem der Lebenswelt. In: ders.: Phänomenologie der Lebenswelt. Ausgewählte Texte II. Mit einer Einleitung hrsg. von Klaus Held. Stuttgart 1986, S. 220-292
Illich, Ivan: Die Nemesis der Medizin. Von den Grenzen des Gesundheitswesens. Reinbek 1981
--- ders.: Genus. Zu einer historischen Kritik der Gleichheit. Reinbek 1983
--- ders.: H_2O and the Waters of Forgetfulness: Reflections on zhe Historicity of *Stuff*. Dallas 1985
Janz, Rolf-Peter / Laermann, Klaus: Arthur Schnitzler: Zur Diagnose des Wiener Bürgertums im Fin-de-Siècle. Stuttgart 1977
Jaspers, Karl: Der Arzt im technischen Zeitalter. München 1986
Jauß, Hans Robert: Ästhetische Erfahrung und literarische Hermeneutik. Frankfurt/M 1991
Jens, Walter: Freuds Briefe. In: ders.: Zueignungen. 11 literarische Porträts. München 1962, S. 63-68
--- ders.: Statt einer Literaturgeschichte. Pfullingen 1978
--- ders.: Sigmund Freud - Porträt eines Schriftstellers. Psyche 45 (1991), S. 949-966
Jobst, Helga: Freud and archeology. In: Sigmund Freud House Bulletin 2/1 (1978), S. 46-52
Johnston, William M.: Österreichische Kultur- und Geistesgeschichte. Gesellschaft und Ideen im Donauraum 1848 bis 1938. Wien Köln Graz 1974
Kampits, Peter: Sprachphilosophie und Literatur als Sprachkritik im Wien um 1900. In: Peter Berner, Emil Brix und Wolfgang Mantl (Hrsgg.): Wien um 1900. Aufbruch in die Moderne. Wien 1986, S. 119-126
Kann, Robert A.: Die historische Situation und die entscheidenden politischen Ereignisse zur Zeit und im Leben Arthur Schnitzlers. In: Literatur und Kritik 161/62 (1982), S. 19-25
Keppelmüller, Elisabeth: Ernst von Feuchtersleben (1806-1849). In: Grosse Österreicher. Neue Österreichische Biographie ab 1815. Bd. X. Zürich Leipzig Wien 1957, S. 30-45
Kerner, Dieter: Der Arzt im Werk von Arthur Schnitzler. In: Hippokrates 20 (1969), S. 803-807
Kindermann, Heinz: Hermann Bahr. Ein Leben für das Europäische Theater. Mit einer Hermann-Bahr-Bibliographie von Kurt Thomasberger. Graz Köln 1954
Kluge, Gerhard: Die Dialektik von Illusion und Erkenntnis als Strukturprinzip des Einakters bei Arthur Schnitzler. In: Jahrbuch der Deutschen Schillergesellschaft 18 (1974), S. 482-505.
--- ders.: Wunsch und Wirklichkeit in Arthur Schnitzlers *Traumnovelle*. In: Text und Kontext 10 (1982), S. 319-343
Kluge, Ingeborg: Wissenschaftskritik in Goethes *Faust*. Frankfurt/M Bern 1982
Knorr, Herbert: Experiment und Spiel. Subjektivitätsstrukturen im Erzählen Arthur Schnitzlers. Frankfurt/M Bern New York 1988
Kock, Wolfram: Zur Frühgeschichte der Laparoskopie, der Thorakoskopie und der Thorakokaustik. In: Christa Habrich, Frank Marguth und Jörn Henning Wolf (Hrsgg.): Medizinische Diagnostik in Geschichte und Gegenwart. Festschrift für Heinz Goerke zum sechzigsten Geburtstag. München 1978, S. 517-527
Köpf, Gerhard: Skepsis und Verantwortlichkeit. Studien zu Arthur Schnitzlers Tragikomödie *Das Wort*. Phil. Dissertation, München 1976
Körner, Josef: Arthur Schnitzler und Sigmund Freud. In: Literarisches Echo 18/19 (1916/17), S. 802-805
--- ders.: Arthur Schnitzler. Gestalten und Probleme. Zürich Leipzig Wien 1921
--- ders.: Arthur Schnitzlers Spätwerk. In: Preussische Jahrbücher 208 (1927), S. 53-83
Kraus, Karl: Die demolirte Litteratur. Wien 1897
Krehl, Ludolf v.: Pathologische Physiologie. 13.Aufl. Leipzig 1930

Krogoll, Johannes: Der Spiegel in der neueren deutschen Literatur und Poetik In: Ulrich Fülleborn und Johannes Krogoll (Hrsgg.): Studien zur Deutschen Literatur. Festschrift für Adolf Beck zum siebzigsten Geburtstag. Heidelberg 1979, S. 41-85

Krotkoff, Hertha: Auf den Spuren von Arthur Schnitzlers *Traumnovelle*. In: Modern Austrian Literature 4, 4 (1971), S. 37-41

--- dies.: Themen, Motive und Symbole in Arthur Schnitzlers *Traumnovelle*. In: Modern Austrian Literature 5, 1/2 (1972), S. 70-95

--- dies.: Zur geheimen Gesellschaft in Arthur Schnitzlers *Traumnovelle*. In: German Quarterly 46 (1973), S. 202-209

Lain Entralgo, Pedro: The Therapy of the Word in Classical Antiquity. Edited and translated by L.J. Rather and John M. Sharp. Foreword by Walter J. Ong. New Haven London 1970

Lawson, Richard H. / Stamon, Peggy: Love-Death Structures in the Works of Arthur Schnitzler. In: Modern Austrian Literature 8, 3/4 (1975), S. 266-281

Lederer, Herbert: Arthur Schnitzlers Autobiographie. Spiegel des Ichs und Spiegel der Welt. In: Journal of the International Arthur Schnitzler Research Association 5,4 (1966), S. 4-9.

Leroy, Robert / Pastor, Eckhart: Der Sprung ins Bewußtsein. Zu einigen Erzählungen von Arthur Schnitzler. In: Zeitschrift für deutsche Philologie 95 (1976), S. 481-495

Lesky, Erna: Carl von Rokitansky (1804-1878). In: Grosse Österreicher. Neue Österreichische Biographie ab 1815. Bd. XII. Zürich Leipzig Wien 1957, S. 38-51

--- dies.: Von den Ursprüngen des therapeutischen Nihilismus. In: Sudhoffs Archiv 44 (1960), S. 1-20

--- dies.: Die Wiener medizinische Schule im 19. Jahrhundert. Graz Köln 1965

Lichtenthaeler, Charles: Der Eid des Hippokrates. Ursprung und Bedeutung. Köln 1984

Lindgren, Irène: Arthur Schnitzler im Lichte seine Briefe und Tagebücher. Heidelberg 1993

Lindken, Hans-Ulrich: Zur Ätiologie und Semiotik des 'Wahns' in Schnitzlers *Flucht in die Finsternis*. In: Text und Kontext 10 (1982), S. 344-354

--- ders.: Arthur Schnitzler: Aspekte und Akzente. Materialien zu Leben und Werk. Frankfurt/M Bern New York 1984

Liptzin, Sol: Arthur Schnitzler. River Side 1995

Löning, Petra: Zur medizinischen Fachsprache. Stilistische Gliederung und Textanalysen. In: Muttersprache 91 (1981), S. 79-92.

Lüth, Paul: Tagebuch eines Landarztes. Stuttgart 1983

Lukas, Wolfgang: Das Selbst und das Fremde. Epochale Lebenskrisen und ihre Lösung im Werk Arthur Schnitzlers. München 1996

Luprecht, Mark: 'What People Call Pessimism': Sigmund Freud, Arthur Schnitzler, and Nineteenth-Century Controversy at the University of Vienna Medical School. Riverside 1991

Luserke, Matthias (Hrsg.): Die Aristotelische Katharsis. Dokumente ihrer Deutung im 19. und 20. Jahrhundert. Mit einer Einleitung hrsg. von Matthias Luserke. Hildesheim Zürich New York 1991

Mahal, Günther: Naturalismus. München 1975

Mahler-Werfel, Alma: Mein Leben. Frankfurt/M 1963

Mandelkow, Karl R.: Goethe in Deutschland. Rezeptionsgeschichte eines Klassikers. Bd. 1. München 1980, S. 1773-1918

Mann, Heinrich: Ein Zeitalter wird besichtigt. Reinbek 1976

Mann, Thomas: Der Zauberberg. Roman. Gesammelte Werke in Einzelbänden. Frankfurter Ausgabe hrsg. von Peter de Mendelssohn. Frankfurt/M 1982

--- ders.: Leiden und Größe der Meister. Gesammelte Werke in Einzelbänden. Frankfurter Ausgabe hrsg. und mit Nachbemerkungen versehen von Peter de Mendelssohn. Frankfurt/M 1982

--- ders.: Rede und Antwort. Über eigene Werke, Huldigungen und Kränze: über Freunde, Weggefährten und Zeitgenossen. Nachwort von Helmut Koopmann. Gesammelte Werke in Einzelbänden. Frankfurter Ausgabe hrsg. von Peter de Mendelssohn. Frankfurt/M 1984

Mannoni, Octave: Sigmund Freud. Mit Selbstzeugnissen und Bilddokumenten. Reinbek 1971

Marcuse, Ludwig: Obszön. Geschichte einer Entrüstung. Zürich 1984

Martens, Lorna: Mirrors and Mirroring: 'Fort/da' Devices in Texts by Rilke, Hofmannsthal, and Kafka. In: Deutsche Vierteljahresschrift für Literaturwissenschaft und Geistesgeschichte 58 (1984), S. 139-155

Mauthner, Fritz: Beiträge zu einer Kritik der Sprache. Bde. 1 - 3. Stuttgart Berlin 1903

Mayer, Mathias: Hugo von Hofmannsthal. Stuttgart Weimar 1993

Melchinger, Christa: Illusion und Wirklichkeit im dramatischen Werk Arthur Schnitzlers. Heidelberg 1968

Müller-Seidel, Walter: Moderne Literatur und Medizin. Zum literarischen Werk Arthur Schnitzlers. In: Giuseppe Farese (Hrsg.): Akten des Internationalen Symposiums 'Arthur Schnitzler und seine Zeit'. Bern Frankfurt/M New York 1985, S. 60-92

Muschg, Adolf: Literatur als Therapie? Ein Exkurs über das Heilsame und das Unheilbare. Frankfurter Vorlesungen. Frankfurt/M 1981

--- ders.: Goethe als Emigrant. Auf der Suche nach dem Grünen bei einem alten Dichter. Frankfurt/M 1986

--- ders.: Ungeheuer Mensch. Dankrede zur Verleihung des Georg-Büchner-Preises 1994. In: Die Zeit 43 (1994), S. 65-66

Nager, Frank: Goethe - Der heilkundige Dichter. Frankfurt/M Leipzig 1994

Nehring, Wolfgang: Schnitzler, Freud's Alter Ego? In: Modern Austrian Literature 10 (1977), S. 179-194

Neumann, Gerhard / Müller, Jutta: Der Nachlaß Arthur Schnitzlers. Verzeichnis des im Schnitzler-Archiv der Universität Freiburg i.Br. befindlichen Materials. Mit einem Vorwort von Gerhart Baumann und einem Anhang von Heinrich Schnitzler: Verzeichnis des in Wien vorhandenen Nachlaßmaterials. München 1969

Nietzsche, Friedrich: Unzeitgemäße Betrachtungen. Mit einem Nachwort von Alfred Baeumler. 6. Aufl. Stuttgart 1976

Nitzschke, Bernd (Hrsg.): Freud und die akademische Psychologie. Beiträge zu einer historischen Kontroverse. München 1989

Ohl, Hubert: Zeitgenossenschaft. Arthur Schnitzler und Theodor Fontane. In: Jahrbuch des Freien Deutschen Hochstifts (1990), S. 262-307

Oswald, Viktor A. Jr. / Mindess, Veronica Pinter: Schnitzler's *Fräulein Else* and the Psychoanalytical Theory of Neuroses. In: Germanic Review 26 (1951), S. 279-288

Otto, Walter F.: Die Götter Griechenlands. Das Bild des Göttlichen im Spiegel des griechischen Geistes. 8. Aufl.. Frankfurt/M 1987

Peez, Erik: Die Macht der Spiegel. Das Spiegelmotiv in Literatur und Ästhetik des Zeitalters von Klassik und Romantik. Frankfurt/M Bern New York 1990

Pelinka, Anton: Die Struktur und die Probleme der Gesellschaft zur Zeit Arthur Schnitzlers. In: Literatur und Kritik 163/64 (1982), S. 59-66

Perlmann, Michaela L.: Der Traum in der literarischen Moderne. Untersuchungen zum Werk Arthur Schnitzlers. München 1987

--- dies.: Arthur Schnitzler. Stuttgart 1987

Platon: Sämtliche Werke in zehn Bänden griechisch und deutsch. Nach der Übersetzung Friedrich Schleiermachers, ergänzt durch Übersetzungen von Franz Susemihl und anderen. Hrsg. von Karlheinz Hülser. Frankfurt/M Leipzig 1991

Pörksen, Uwe: Die Terminologie der Psychoanalyse. In: ders.: Deutsche Naturwissenschaftssprachen. Historische und kritische Studien. Tübingen 1986, S. 150-181

Pohlenz, Max: Die griechische Tragödie. Leipzig Berlin 1930

Politzer, Heinz: Diagnose und Dichtung. Zum Werk Arthur Schnitzlers. In: ders.: Das Schweigen der Sirenen. Studien zur deutschen und österreichischen Literatur. Stuttgart 1968, S. 110-141

Ranke-Graves, Robert v.: Griechische Mythologie. Quellen und Deutung. Reinbek 1984

Rasch, Wolfdietrich: Aspekte der deutschen Literatur um 1900. In: ders.: Zur Deutschen Literatur seit der Jahrhundertwende. Gesammelte Aufsätze. Stuttgart 1967; S. 1-48

Rehm, Walther: Der Todesgedanke in der deutschen Dichtung vom Mittelalter bis zur Romantik. 2. Aufl. Darmstadt 1967

Reichert, Herbert W.: Nietzsche's *Geniemoral* and Schnitzler's Ethics: In: ders.: Friedrich Nietzsche's Impact on Modern German Literature. Five Essays. Chapel Hill 1975, S. 4-28

Reichert, Herbert W. / Salinger, Herman (Hrsgg.): Studies in Arthur Schnitzler. Chapel Hill 1963

Reik, Theodor: Arthur Schnitzler als Psycholog. Mit einer Einleitung und Anmerkungen hrsg. von Bernd Urban. Frankfurt/M 1993

Reiser, Stanley S.: Medicine and the Reign of Technology. Cambridge 1978

Rella, Franco: Freud und Schnitzler. Der Spiegel der Analyse. In: Hartmut Scheible (Hrsg.): Arthur Schnitzler in neuer Sicht. München 1981, S. 200-206

Rey, William H.: War Schnitzler Impressionist? In: Journal of the International Arthur Schnitzler Research Association 3 (1964), S. 16-31

--- ders.: Die geistige Welt Arthur Schnitzlers. In: Wirkendes Wort 3 (1966), S. 181-194

--- ders.: Arthur Schnitzler. Die späte Prosa als Gipfel seines Schaffens. Berlin 1968

--- ders.: Schnitzler in neuer Sicht. Ein bedeutender Forschungsbericht aus Frankreich. In: Journal of the International Arthur Schnitzler Research Association 7 (1968), S. 31-39

Ricoeur, Paul: Die Interpretation. Ein Versuch über Freud. Frankfurt/M 1974

Riedel, Volker: Rez. von: Luserke, Matthias (Hrsg.) (1991): Die Aristotelische Katharsis. Dokumente ihrer Deutung im 19. und 20. Jahrhundert. Hildesheim Zürich New York. In: Zeitschrift für Germanistik N.F. 3 (1993), S. 207-211

Rilke, Rainer Maria: Werke. Kommentierte Ausgabe in vier Bänden. Bd. 3. Prosa und Dramen. Hrsg. von August Stahl. Frankfurt/M Leipzig 1996

Ringel, Erwin: Das Selbstmordproblem bei Schnitzler. In: Literatur und Kritik 161/62 (1982), S. 33-51

Rothmann, Kurt: Kleine Geschichte der deutschen Literatur. Stuttgart 1978

Rothschuh, Karl Eduard: Hyrtl contra Brücke. Ein Gelehrtenstreit im 19. Jahrhundert und seine Hintergründe. In: Erna Lesky (Hrsg.): Wien und die Weltmedizin. 4. Symposium der Internationalen Akademie für Geschichte der Medizin, veranstaltet im Institut für Geschichte der Medizin der Universität Wien 17.-19.September 1973. Böhlau, Wien 1974, S. 159-169

Schader, Brigitta: Schwindsucht - Zur Darstellung einer tödlichen Krankheit in der deutschen Literatur vom poetischen Realismus bis zur Moderne. Frankfurt/M Bern New York 1987

Schadewaldt, Wolfgang: Furcht und Mitleid? Zur Deutung des Aristotelischen Tragödiensatzes. [1955] In: Matthias Luserke Die Aristotelische Katharsis. Dokumente ihrer Deutung im 19. und 20. Jahrhundert. Mit einer Einleitung hrsg. von Matthias Luserke. Hildesheim Zürich New York 1991, S. 246-288

--- ders.: Der Gott von Delphi und die Humanitätsidee. In: ders.: Hellas und Hesperien. Gesammelte Schriften zur Antike und zur Neueren Literatur in zwei Bänden, Bd. 1. Zürich Stuttgart 1970, S. 669-685

--- ders.: Natur - Technik - Kunst. In: ders.: Hellas und Hesperien. Gesammelte Schriften zur Antike und zur Neueren Literatur in zwei Bänden, Bd. 2. Zürich Stuttgart 1970, S. 497-512

--- ders.: Die Begriffe 'Natur' und 'Technik' bei den Griechen. Zwei Rundfunkvorträge zum Selbstverständnis der Technik in unserer Zeit. In: ders.: Hellas und Hesperien. Gesam-

melte Schriften zur Antike und zur Neueren Literatur in zwei Bänden, Bd. 2. Artemis, Zürich Stuttgart 1970, S. 512-524
Schaller, Angelika: *Fräulein Else*: Zum Verhältnis von Dichtung und Psychoanalyse. In: Würzburger medizinhistorische Mitteilungen 10 (1992), S. 369-391.
Scheible, Hartmut: Diskretion und Verdrängung. Zu Schnitzlers Autobiographie. In: Frankfurter Hefte 25 (1970), S. 129-134
--- ders.: Arthur Schnitzler. Mit Selbstzeugnissen und Bilddokumenten. Reinbek 1976
--- ders.: Arthur Schnitzler und die Aufklärung. München 1977
Scheler, Max: Tod und Fortleben. In: ders.: Zur Ethik und Erkenntnislehre. Schriften aus dem Nachlaß. Bd. 1. Berlin 1933, S. 1-51
Schiffer, Helga: Experiment und Ethik in Arthur Schnitzlers *Paracelsus*. In: Gerhard Kluge (Hrsg.): Aufsätze zu Literatur und Kunst der Jahrhundertwende. Amsterdam 1984, S. 329-357
Schipperges, Heinrich: Zur psychischen und sozialen Situation des Sterbenden in historischer Sicht. In: Albin Eser (Hrsg.): Suizid und Euthanasie als human- und sozialwissenschaftliches Problem. Stuttgart 1976, S. 13-23
--- ders.: Von Glanz und Elend psychiatrischer Diagnostik. Paradigmata aus der Geschichte der Seelenheilkunde. In: Christa Habrich, Frank Marguth und Jörn Henning Wolf (Hrsgg.): Medizinische Diagnostik in Geschichte und Gegenwart. Festschrift für Heinz Goerke zum sechzigsten Geburtstag. München 1978, S. 459-468
--- ders.: art. "Diätetik". In: Eduard Seidler (Hrsg.): Wörterbuch medizinischer Grundbegriffe. Eine Einführung in die Heilkunde in 86 Artikeln. Freiburg Basel Wien 1979, S. 65-68
--- ders.: Kosmos Anthropos. Entwürfe zu einer Philosophie des Leibes. Stuttgart 1981
--- ders.: Medizin als konkrete Philosophie. In: Jeanne Hersch, Jan Milic Lochmann und Reiner Wiehl (Hrsgg.): Karl Jaspers. Philosoph, Arzt, politischer Denker. Symposium zum 100. Geburtstag in Basel und Heidelberg. München 1986, S. 88-111
--- ders.: Heidelberger Medizin in Bewegung. In: Peter Hahn und Wolfgang Jacob (Hrsgg.): Viktor von Weizsäcker zum 100. Geburtstag. Berlin Heidelberg New York 1987, S.51-60
--- ders.: Brückenschläge zur Heidelberger "Medizin in Bewegung". In: Helmut A. Zappe, Hansjakob Mattern und Ernst Petzold (Hrsgg.): Brücken von der Allgemeinmedizin zur Psychosomatik. Berlin Heidelberg New York 1988, S. 7-20
--- ders.: Tugenden im Programm der diätetischen Lebensführung. In: H-J. Braun (Hrsg.): Ethische Perspektiven: "Wandel der Tugenden". Zürich 1989, S. 111-125
--- ders.: Der Garten der Gesundheit. Medizin im Mittelalter. München 1990
--- ders.: Impulse der Medizin aus der Heidelberger Tradition. In: Helmut A. Zappe und Hansjakob Mattern (Hrsgg.): Das Philosophische und die praktische Medizin. Berlin Heidelberg New York 1990, S. 60-66
--- ders.: Konzepte der Lebenskunst. Orthobiotik - Makrobiotik - Kalobiotik. In: Jahrbuch des Freien Deutschen Hochstifts (1991), S. 90-108.
Schlein, Rena R.: Arthur Schnitzler, Author-Scientist. In: Modern Austrian Literature 1,2 (1968), S. 28-38
Schmidt, Alfred: Goethes herrlich leuchtende Natur. Philosophische Studie zur deutschen Spätaufklärung. München Wien 1984
Schmidt-Dengler, Wendelin: 'Ein der Natur mißlungener Künstler'. Zur Nietzsche-Rezeption im Wien der Jahrhundertwende. In: Heinz Rupp und Hans-Gert Roloff (Hrsgg.): Akten des VI. Internationalen Germanistenkongresses, Basel 1980. Bern Frankfurt/M Las Vegas 1980, S. 422-428
--- ders.: Decadence and Antiquity: the Educational Preconditions of Jung Wien. In: Erika Nielsen (Hrsg.): Focus on Vienna 1900. Change and Continuity in Literature, Music, Art and Intellectual History. München 1982, S. 32-45

--- ders.: Inflation der Werte und Gefühle. Zu Arthur Schnitzlers *Fräulein Else*. In: Giuseppe Farese (Hrsg.): Akten des Internationalen Symposiums 'Arthur Schnitzler und seine Zeit'. Bern Frankfurt/M New York 1985, S. 170-181

Schneider, Gerd Klaus: Arthur Schnitzler und die Psychologie seiner Zeit, unter besonderer Berücksichtigung der Philosophie Friedrich Nietzsches. Phil. Diss., Washington 1968

Schneider, Manfred: Hysterie als Gesamtkunstwerk. In: Alfred Pfabigan (Hrsg.): Ornament und Askese im Zeitgeist des Wien der Jahrhundertwende. Wien 1985, S. 212-229

Schnitzler, Heinrich / Brandstätter, Christian / Urbach, Reinhard (Hrsgg.): Arthur Schnitzler. Sein Leben, sein Werk, seine Zeit. Frankfurt/M 1981

Schnitzler, Olga: Spiegelbild der Freundschaft. Salzburg 1962

Schönau, Walter: Sigmund Freuds Prosa. Literarische Elemente seines Stils. Stuttgart 1968

Schöning, Udo: Literatur als Spiegel. Zur Geschichte eines kunsttheoretischen Topos in Frankreich von 1800-1860. Heidelberg 1984

Schorske, Carl E.: Wien. Geist und Gesellschaft im Fin-de-Siècle. Frankfurt/M 1982

Schott, Heinz: Zauberspiegel der Seele. Sigmund Freud und die Geschichte der Selbstanalyse. Göttingen 1985

Schrimpf, Hans Joachim: Arthur Schnitzlers *Traumnovelle*. In: ders.: Der Schriftsteller als öffentliche Person. Von Lessing bis Hochhuth. Beiträge zur deutschen Literatur. Berlin 1977, S. 215-234

--- ders.: Über die geschichtliche Bedeutung von Goethes Newton-Polemik und Romantik-Kritik. In: ders.: Der Schriftsteller als öffentliche Person. Von Lessing bis Hochhuth. Beiträge zur deutschen Literatur. Berlin 1977, S. 126-143

Schur, Max: Sigmund Freud. Leben und Sterben. Frankfurt/M 1977

Schwarz, Egon: Schnitzlers vielschichtige Wahrheit. Eine Interpretation von *Komtesse Mizzi oder der Familientag* In: Gerald Gillespie und Edgar Lohner (Hrsgg.): Herkommen und Erneuerung. Essays für Oskar Seidlin. Tübingen 1976, S. 268-281

--- ders.: Arthur Schnitzler und die Aristokratie. In: Hartmut Scheible (Hrsg.): Arthur Schnitzler in neuer Sicht. München 1981, S. 54-70

--- ders.: Milieu oder Mythos? Wien in den Werken Arthur Schnitzlers. In: Literatur und Kritik 163/64 (1982), S. 22-35

--- ders.: Arthur Schnitzler und das Judentum. In: Gunter E. Grimm und Hans-Peter Bayerdörfer (Hrsgg.): Jüdische Schriftsteller und deutsche Literatur im 20. Jahrhundert. Königstein/Ts 1985, S. 67-83

--- ders.: Das Ende einer Sommerlüge. Über Arthur Schnitzler: *Der Weg ins Freie*. In: Marcel Reich-Ranicki (Hrsg.): Romane von gestern - heute gelesen. Bd. 1. 1900-1918. Frankfurt/M 1989, S. 72-80

Segar, Kenneth: Determinism and Character. Arthur Schnitzlers *Traumnovelle* and his unpublished Critique of Psychoanalysis. In: Oxford German Studies 8 (1973), S. 114-127

Seidel, Heide: Wahn als Selbstbehauptung? Die Identitätsproblematik in *Flucht in die Finsternis*. In: Hartmut Scheible (Hrsg.): Arthur Schnitzler in neuer Sicht. München 1981, S. 216-240

Seidler, Eduard: Die Medizin und ihre Auswirkungen auf Freud. In: Heinrich Balmer (Hrsg.): Die Psychologie des 20. Jahrhunderts. Bd. I. Die Europäische Tradition. Tendenzen, Schulen, Entwicklungslinien. Zürich 1976, S. 701-720

Seidler, Herbert: Die Forschung zu Arthur Schnitzler seit 1945. In: Zeitschrift für deutsche Philologie 95 (1976), S. 567-595

Specht, Richard: Arthur Schnitzler. Der Dichter und sein Werk. Eine Studie. Berlin 1922

Speck, Reiner: Die Allgemeine Wiener Poliklinik und *Professor Bernhardi*. Zum hospitalhistorischen und biographischen Hintergrund von Arthur Schnitzlers gleichnamiger Komödie. In: Historia Hospitalium 14 (1982-1984): S. 301-320

Sperber, Manès: Arthur Schnitzler. Epilogische Bemerkungen zu seinem fünfzigsten Todestage. In: Literatur und Kritik 163/64 (1982), S. 16-22
Steiner, George: Der Rückzug aus dem Wort. In: ders.: Sprache und Schweigen. Essays. Frankfurt/M 1969, S. 44-73
Stiefelhagen, Peter: Ein Fingerzeig Gottes? In: Der Hausarzt 3 (1999), S. 6
Storck, Joachim W.: Die Humanität des Skeptikers. Zur Gegenwärtigkeit Arthur Schnitzlers. In: Literatur und Kritik 163/64 (1982), S. 45-58.
Stroeken, Harry: Freud und seine Patienten. Frankfurt/M 1992
Strolz, Walter: Goethes versteckte Sprachphilosophie. In: Jahrbuch des Freien Deutschen Hochstifts (1981), S. 1-86
Sulloway, Frank J.: Freud. Biologe der Seele. Jenseits der psychoanalytischen Legende. Köln 1982
Tarnowski-Seidel, Heide: Arthur Schnitzler: *Flucht in die Finsternis*. Eine produktionsästhetische Untersuchung. München 1983
Thomé, Horst: Kernlosigkeit und Pose. Zur Rekonstruktion von Schnitzlers Psychologie. In: Klaus Bohnen, Uffe Hansen und Friedrich Schmöe (Hrsgg.): Fin de siècle. Zu Naturwissenschaft und Literatur der Jahrhundertwende im deutsch-skandinavischen Kontext. München 1984, S. 62-87
--- ders.: Sozialgeschichtliche Perspektiven der neueren Schnitzler-Forschung. In: Internationales Archiv für Sozialgeschichte der deutschen Literatur 13 (1988), S. 158-187
--- ders.: Vorwort. Arthur Schnitzlers Anfänge und die Grundlagenkrise der Medizin. In: Arthur Schnitzler: Medizinische Schriften. Frankfurt/M 1991, S. 11-59
--- ders.: Autonomes Ich und "Inneres Ausland". Studien über Realismus, Tiefenpsychologie und Psychiatrie in deutschen Erzähltexten. Tübingen 1993
Toellner, Richard: art. "Medizin. Frühe Neuzeit". In: Joachim Ritter und Karlfried Gründer (Hrsgg.): Historisches Wörterbuch der Philosophie. Bd. 5. Schwabe, Basel Stuttgart 1980, S. 984-992
Trebitsch, Siegfried: Chronik eines Lebens. Zürich Stuttgart Wien 1951
Urbach, Reinhard: Schnitzler-Kommentar zu den erzählenden Schriften und dramatischen Werken. München 1974
Urban, Bernd: Arthur Schnitzler und Sigmund Freud. Aus den Anfängen des 'Doppelgängers'. Zur Differenzierung dichterischer Intuition und Umgebung der frühen Hysterieforschung. In: Germanisch-Romanische Monatsschrift 24 (1974), S. 193-223
--- ders.: Einleitung. In: Reik, Theodor: Arthur Schnitzler als Psycholog. Mit einer Einleitung und Anmerkungen hrsg. von Bernd Urban. Frankfurt/M 1993, S. 7-25
Vliegen, Josef: Von Mesmer bis Breuer. In: Heinrich Balmer (Hrsg.): Die Psychologie des 20. Jahrhunderts. Bd. I. Die Europäische Tradition. Tendenzen, Schulen, Entwicklungslinien. Zürich 1976, S. 687-700
Vogl, Alfred: Six Hundred Years of Medicine in Vienna. In: ders.: Essays on the History of Medicine. New York 1976, S. 309-326
Wagenknecht, Christian: 'Um den Reigen': Karl Kraus und Arthur Schnitzler. In: Giuseppe Farese (Hrsg.): Akten des Internationalen Symposiums *Arthur Schnitzler und seine Zeit*. Bern Franhkfurt/M New York 1985, S. 153-163
Wagner, Renate: Arthur Schnitzler. Eine Biographie. Wien München Zürich 1981
Wagner-Jauregg, Julius: Lebenserinnerungen. Wien 1950
Weinzierl, Ulrich: Arthur Schnitzler. Lieben Träumen Sterben. Frankfurt/M 1994
Weiss, Robert Otto: A Study of the Psychiatric Elements in Schnitzler's *Flucht in die Finsternis*. In: Germanic Review 33 (1958), S. 251-275
--- ders.: Arthur Schnitzler's Literary and Philosophical Development. In: Journal of the International Arthur Schnitzler Research Association 2,1 (1963), S. 4-20

--- ders.: Psychoses in the Works of Arthur Schnitzler. In: German Quarterly 16 (1968), S. 377-400

Weizsäcker, Viktor v.: Natur und Geist. München 1964

--- ders.: Der Arzt und der Kranke. In: Karl Eduard Rothschuh (Hrsg.): Was ist Krankheit? Erscheinung, Erklärung, Sinngebung. Darmstadt 1975, S. 214-232

Welzig, Werner: Das Tagebuch Arthur Schnitzlers 1879-1931. In: Internationales Archiv für Sozialgeschichte der deutschen Literatur 6 (1981), S. 78-111

--- ders.: Zur Herausgabe von Schnitzlers Tagebuch. Wien 1981

--- ders.: Der junge Mann und die alten Wörter. In: Schnitzler, Arthur: Tagebuch 1879-1892. Hrsg. von der Kommission für literarische Gebrauchsformen der Österreichischen Akademie der Wissenschaften, Obmann: Werner Welzig. Wien 1987, S. 471-488

Wieland, Wolfgang: Strukturwandel der Medizin und ärztliche Ethik. Philosophische Überlegungen zu Grundfragen einer praktischen Wissenschaft. Heidelberg 1986

Willi, Andrea: Arthur Schnitzlers Roman *Der Weg ins Freie*: eine Untersuchung zur Tageskritik und ihren zeitgenössischen Bezügen. Heidelberg 1989

Wolf, Jörn Henning: Der Arzt und sein Spiegel. Optische Iatrotechnik als diagnostisches Fundament und Legitimationsgrund für ein neuzeitliches Berufswahrzeichen. In: Christa Habrich, Frank Marguth und Jörn Henning Wolf (Hrsgg.): Medizinische Diagnostik in Geschichte und Gegenwart. Festschrift für Heinz Goerke zum sechzigsten Geburtstag. München 1978, S. 477-516

Worbs, Michael: Nervenkunst. Literatur und Psychoanalyse im Wien der Jahrhundertwende. Frankfurt/M 1983

Wunberg, Gotthart: Depersonalisation und Bewußtsein im Wien des frühen Hofmannsthal. In: Winfried Kudszus (Hrsg.): Literatur und Schizophrenie. Theorie und Interpretation eines Grenzgebiets. Tübingen 1977, S. 69-103

Wunderlich, Karl August: Wien und Paris. Stuttgart 1841

Wyrsch, Jakob: Wege der Psychopathologie und Psychiatrie. In: Heinrich Balmer (Hrsg.): Die Psychologie des 20. Jahrhunderts. Bd. I. Die Europäische Tradition. Tendenzen, Schulen, Entwicklungslinien. Zürich 1976, S. 953-1012

Zweig, Stefan: Die Heilung durch den Geist. Mesmer - Mary Baker-Eddy - Freud. Frankfurt/M 1982